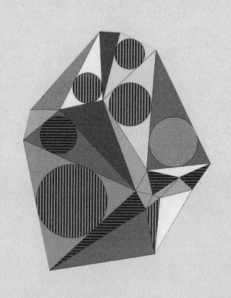

商務印書館（上海）有限公司　出品
The Commercial Press (Shanghai) Co. Ltd.

# 系统治疗与咨询教科书

## 基础理论

〔德〕阿里斯特·冯·施利佩　约亨·施魏策　著

史靖宇　赵旭东　盛晓春　译

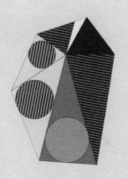

商务印书馆
The Commercial Press
创于1897

Arist von Schlippe / Jochen Schweitzer

**Lehrbuch der systemischen Therapie und Beratung I**

本书根据万登霍克和鲁普雷希特出版社2012年版译出。

# 作者简介

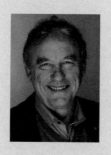

〔德〕阿里斯特·冯·施利佩，哲学博士，教授，心理治疗师。在奥斯纳布吕克大学临床心理学专业任教多年，现任威腾–赫尔德克大学家族企业的领导与动力学教授，魏因海姆系统教育与发展研究所培训教师。

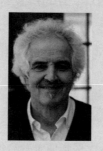

〔德〕约亨·施魏策，社会学博士，教授，心理治疗师，儿童和青少年治疗师。现任海德堡大学附属医院医学心理学和心理治疗教授，海尔姆·史第尔林研究所培训教师。

# 译者简介

---

史靖宇，海德堡大学医学心理学博士，同济大学医学院人文医学与行为科学教研室讲师，精神科医师，中国心理学会临床与咨询心理学注册系统注册心理师。曾在海尔姆·史第尔林研究所接受连续的系统治疗与咨询培训。长期从事心身医学和心理治疗的临床、教学和科研工作，担任中德家庭治疗连续培训项目翻译。

赵旭东，海德堡大学医学博士，同济大学医学院教授，精神医学、哲学心理学博士生导师，兼附属精神卫生中心（筹）院长、附属东方医院临床心理科主任，国家卫计委疾病控制专家委员会委员，中国心理卫生协会副理事长暨心理治疗与心理咨询专委会主任委员，中华医学会心身医学分会副主任委员，中国医师协会精神科医师分会常委，世界心理治疗学会副主席，世界精神病学协会（WPA）都市精神卫生分会常务理事。曾获全国"五一"劳动奖章、西格蒙德·弗洛伊德心理治疗奖。

盛晓春，威腾－赫尔德克大学医学博士，哈尔滨工业大学人文与法学学院教授，心理系主任，精神科副主任医师，中国心理卫生协会心理治疗与心理咨询专业委员会委员，中国心理学会临床与咨询心理学专业委员会委员，注册系统注册工作组成员，首批注册督导师，德中心理治疗研究院常务理事。

# 目　录

这本书将翔实、生动地向读者介绍系统治疗与咨询的理论与实践。

本书的第一版于1996年出版。我们没有料到这本书这么多年来一直销量很好。2006年我们出版了《系统治疗与咨询教科书》第二卷，副标题是"具体心理障碍知识"（Das störungsspezifische Wissen）；2009年出版的《系统式干预》（Systemische Interventionen）一书，则概括性介绍了相关的方法。而今，2012年这版作为对1996年版本的全新修订版问世了。我们希望，这版也会大受欢迎。

这本书在很多内容上与以前的版本有所不同，这是一本全新的书。这些变化反映了主题和作者的不断发展。在过去的16年里，系统治疗与咨询没有发生根本性的"范式改变"，但是在方法和设置上却有大量的创新。这些创新被尝试运用在新的工作领域，并且针对新的问题发展出了新的操作方法，同时也受到基础研究成果以及其他治疗和咨询方法的影响。最终，于20世纪90年代初形成的流派之争的格局得以继续保留（例如可见Grawe, 2005）。有些领域系统治疗理念和实践已悄然从边缘转到了主流。但是它在很多地方一直还对习以为常的思维方式和处理方法起着出乎意料的扰动作用。

对于我们作者来说，我们在1996年至2012年间的个人发展被作为资源注入新版本的改编中。我们一起通过《心理治疗对话》（Psychotherapie im Dialog）期刊与其他治疗流派的代表进行交流达十年之久。我们作为专业人士（如系统治疗两个专业协会的主席）阶段性地参与了"心理治疗政策"方面的工作。我们更多的是在教练、团队和组织咨询领域工作，尤其是与家族企业、医院和社会服务机构合作，并且我们与国际的合作也更多了。

　　因此对于新的版本，我们提出了超越第一版的一些目标：我们想要介绍一种当今更广泛也更整合的"系统治疗与咨询"。为此我们想要在历史部分将1980年以前的贡献，即所谓的"初级控制论"整合进来，而这沿用的是当时由阿里斯特·冯·施利佩（Arist von Schlippe）总结，并在1984年首次出版的《家庭治疗概况》（*Familientherapie im Überblick*）一书中提出的说法。

　　我们想把这本书写得对心理社会学方面的学生和医疗卫生工作、社会工作、教育与教牧工作的实践者，以及管理和企业咨询的学习和实践者都同样具有可读性。为此我们也叙述了企业咨询、教育学和社会工作中系统方法的历史。我们把家庭、组织、合作和网络作为不同的社会系统进行了比较。我们描述了从心理治疗到与各大系统的工作再到教练、团队和组织咨询等系统的设置，并且我们对每个工作领域的介绍都列举了相关的案例。

　　我们想通过这本书把德语以外的其他语言中有趣的想法和实践介绍给大家，也包括还没有被译成德语的内容。不过，我们就只能介绍英语国家的情况了。但是我们请同事们在序言部分简单介绍了英国、西班牙、中国的系统治疗发展情况。

　　我们想要关注第一版中的一些盲点。其中有这样的问题：究竟是什么（哪些过程）在社会系统中受到影响（如何影响）；还有在我们的培训经验中激发出的问题，即人们是如何把我们书中提到的所有的能力逐渐变成自己的；最后还有在系统治疗中如何处理感受和内心过程。

　　对于第一版中有很多内容我们改动不大，因为我们依然觉得这些内容很好。其中包括理论部分、治疗态度和方法等章节。以阿尔伯特·爱因斯坦（Albert Einstein）文献为依据的原理我们尽量忠实于原意：尽可能深入浅出和形象地做描述，但是也不会过于简化。我们想通过大量简洁的例子使内容更生动；通过一系列指南和列表使内容更加一目了然。

　　有哪些内容是我们没有写到的？有哪些内容是因为超出本书的专业知识范围或我们的能力而没有被写进本书的？至少有两方面是我们有意省略的：一方面我们把内容限定为对社会和心理系统进行的工作，而不包括心理治疗的神经生物学方面，例如以系统治疗为基础的生物性干预——深部大脑刺激和躯体治疗等。有兴趣的读者可以参阅施温（Schwing, 2009）和席佩克（Schiepek, 2011）的文献（本书

第六部分也有提及）。在科学研究方面，本书所涉及的内容限定在与前者有直接相
关性的内容。对特定的研究结果和研究方法感兴趣的读者可以参阅《系统治疗／家
庭治疗效果》（*Die Wirksamkeit der Systemischen Therapie/Familientherapie*）（von Sydow
et al., 2007），或《家庭治疗研究方法》（*Research methods in family therapy*）（Sprenkle
& Piercy, 2005），以及《系统工作者研究手册》（*Handbuch Forschung für Systemiker*）
（Ochs & Schweitzer, 2012）。

　　在本书的用语上有多种男性和女性人称的变化。我们认为这么做是合适的，因
为大部分的治疗师和咨询师是女性。我们希望不要让过多的"政治正确"妨碍本书
的可读性，但是也要体现对有意义的"性别敏感"的尊重。我们邀请女性读者，当
然还有男性读者与我们共享这种在女性角色和男性角色之间不断变化的视角。

　　同1996年一样，我们想要建议读者，尽管要对这本教科书的内容有基本的信任，
但也不要过分相信。所有学来的知识都存在风险，在某种背景条件下，其反面可能
同样真实，甚至还要更真实和更可行（更加指明方向，更有目的性）。

# 致　谢

　　对这本创作了多年的新书同样做出巨大贡献的人中很多还不为人所知。尤其
是我们俩的妻子——丽塔·冯·施利佩（Rita von Schlippe）和玛格丽特·罗特尔
斯（Margret Rothers）。我们把家当作"写作的避难所"，并且时常相互拜访，受到
了彼此的热情款待，吃到了可口的饭菜。我们的孩子雅尼娜·冯·施利佩（Janina
von Schlippe）、西蒙·罗特尔斯（Simon Rothers）、马克斯·冯·施利佩（Max von
Schlippe）和阿德里安·罗特尔斯（Adrian Rothers）对有联结的个体化进行了实践，
他们在不同的发展阶段都多多少少对我们这本书感兴趣。雅尼娜·冯·施利佩和阿
德里安·罗特尔斯作为测试读者，对全部书稿都做了重要的检查，并且编写了主题
和人物索引。尤莉卡·茨瓦克（Julika Zwack）、米尔科·茨瓦克（Mirko Zwack）、马
蒂亚斯·奥克斯（Matthias Ochs）和亨里克·科尔迪（Henrike Kordy）试读了本书的
部分内容，我们感谢他们宝贵的批评和建议。范登胡克和鲁普雷希特（Vandenhoeck
und Ruprecht）出版社的君特·普雷斯汀（Günter Presting）多年来一直鼓励和支持我

们，并最终完成了对这本书全新的修订。桑德拉·恩利施（Sandra Englisch）对本书进行了收尾工作。

我们的很多案例反映了我们个人的治疗咨询风格，这受到我们成长过程中遇到的代表人物的强烈影响：包括汤姆·安德森（Tom Andersen）、詹弗兰科·赛钦（Gianfranco Cecchin）、鲁特·科恩（Ruth Cohn）、玛格丽特·黑克尔（Margarete Hecker）、萨尔瓦多·米纽琴（Salvador Minuchin）、弗吉尼亚·萨提亚（Virginia Satir）、贡特哈德·韦伯（Gunthard Weber），等等。其他一些同事作为我们的领导和朋友，为我们提供了宝贵的经验和良好的工作条件，为我们写书创造了条件，包括海尔姆·史第尔林（Helm Stierlin）、于尔根·克里兹（Jürgen Kriz）和罗尔夫·费雷斯（Rolf Verres），对此我们十分感谢。另外，哈伊姆·奥马尔（Haim Omer）也是其中一位很好、很重要的朋友。

14  在魏因海姆（Weinheim）系统教育与发展研究所和海德堡海尔姆·史第尔林研究所的系统培训中，我们与那里的同事一起从事传授系统观点和实践的工作。在我们所工作的大学的威腾家族企业研究所和海德堡医学心理学研究所的同事们则作为研究者及实践者以多种方式支持我们，向我们提出挑战。

我们对德语国家的"系统工作场景"的视野扩展了，我们理事会的同道及系统协会和德国系统治疗、咨询和家庭治疗协会的其他活动对此做出了贡献。《心理治疗对话》（Psychotherapie im Dialog）期刊的编辑团队使我们能够好奇地，并且总是平和而顺畅地与不同的、有竞争性的流派讨论家庭治疗与其他治疗流派的相似和差异。另外，《家庭动力学》（Familiendynamik）期刊的编辑圈也在此列。

国际上的同道对我们思考德语国家的系统治疗与咨询的文化边界给予了帮助。很多英国的邀请人对约亨·施魏策（Jochen Schweitzer）2011年春天的研究访问给予了支持，使本书的国际化得以完成。

最后，我们想要感谢我们的来访者，他们允许我们分享他们各种悲伤的、快乐的、令人担忧的、鼓舞人心的、令人感动的故事，其中一些可以在本书中找到，出于匿名的原因可能看着有些陌生。

# 序　二

## 海尔姆·史第尔林[*]

　　我先前从未看到系统治疗与咨询方面的书能像这本教科书一样，如此清晰和生动地介绍系统治疗的发展、理论和实践。鉴于该领域有如此复杂的发展和变化，本书的作者可说是已然获得了成功，这得益于他们作为治疗师和咨询师所取得的经验，也得益于对德语国家和国际上该领域的参与性观察。

　　该领域发生了巨大的变化，尤其是在近十年，这不禁令人感叹这个越来越多样化和越来越难看透的多元选择的社会。在此出现了越来越多描述精神生活以及建立和评价关系的选择，并且由此对实现幸福与人生意义有了更多的选择。同时也越来越有可能的是，在追求精神导向、幸福与人生意义中被搁浅或迷失方向。对此，我认为主要的原因在于如今存在众多的可能性，它们取决于不同的理论观点和信念，其中主要是围绕心身疾病的评估和治疗，尤其强调病理和缺陷。

　　我在阅读此书时，常常感到很舒服，因为作者没有强调病理和缺陷的倾向，而是不断地呈现资源，即便是那些被看作病理和缺陷的方面也从中挖掘出资源。另外，让我感到舒服的是，书中不断谈论对于受到社会歧视的人和家庭所做的咨询或治疗，并且考虑到了不同的文化领域。本书的作者能够协调不同的观点和解释模式，这可谓是一种挑战。

　　这反映出作者看待疾病和干预可能性的方式，这是由于认知透镜存在着多种观点，换句话说，当其他创新的理论家和实践家多多少少固定在一个特定的领域时，

---

[*] 海尔姆·史第尔林，教授，医学博士，哲学博士，精神科医生，精神分析治疗师，德语国家系统家庭治疗领域的先驱，1974—1992年担任海德堡大学精神分析基础研究和家庭治疗研究所负责人。

即精神分析基础上的"深度心理学"，例如，某种早期的对躯体器官起作用的创伤，一种严重的、由于忠诚感的冲突或代际传递的无法完成的派遣问题，或者一种生存意义上的重要的伴侣关系间持久的冲突，而本书的作者却激发我们不断调整认知的透镜，关注循环过程并且探讨自发产生的问题和可能的矛盾。这使得在阅读这本书时并不总是那么容易，但是我认为这本书确实非常值得一读。

# 序 三

艾亚·阿森*

　　在这本书中作者敢于完成一项如此浩大的工程，这在相关的盎格鲁-撒克逊文献中迄今未曾发现。这部著作一方面介绍了系统治疗与咨询的发展及其与系统理论的紧密联系，另一方面作者也并没有局限在针对咨客的治疗实践，而是包括了组织咨询以及与网络相关的工作。他们这一雄心勃勃的努力是大获成功的，是引人注目的。更加引人注目的是，它并没有成为一本"圣经"或是烹饪书。它能使读者自己从众多的概念和理念中找出符合其工作背景和任务的内容并进行整合。所以作者没有刻意提出特别的原因和证据来说明系统治疗方法比其他方法"更好"或"更真实"。按部就班介绍系统治疗的书籍已经有很多了，它们堪称既专业又与工作背景无关的"不变的处方"，甚至其中一些方法还申请了商标保护，并寻求在市场上推广，但是国际市场上真的不需要再出类似的书了。真正需要的一本书是这样的：能够均衡和全面地总结系统理念和实践，既有历史的视角又有现代的发展和知识。这正是本书大获成功之处，而且本书不仅启发新手的系统观，而且对老手也是如此。

　　很难向初学者做出对系统领域的清晰概览和介绍。然而，在本书中人们可以知道当时的先驱们是怎么想的，他们以哪些理论概念为依据，他们是多么具有探索精神并且逐步发展出新的理念和技术，以及这些理论如何随着时间推移被越来越细化、修改并时而被摒弃。尤其是本书的第三部分，是关于技术的，真可谓系统"珍品"

---

* 艾亚·阿森（Eia Asen），医学博士，伦敦马尔伯勒（Marlborough）家庭服务机构精神科医生和系统治疗师，伦敦大学客座教授。

的宝库。对于高级阶段的学习者，系统理论部分的说明颇具启发，并且提供了一种哲学和社会学的背景，这在盎格鲁－撒克逊的出版物中通常是被忽视的。此外，对于系统治疗领域的前辈，这本书中有很多"糖果"，比如一些轶事或特别的技术，令人不禁"划过记忆的轨道"。

　　这本书将系统治疗和组织咨询结合起来，这在英国是很少见的。其中关于针对网络开展咨询工作的章节在盎格鲁－撒克逊的教科书中也几乎未见，尽管大部分的系统理论实践者都直接或间接地对此展开了工作，而且所谓的为社会系统工作而制作的地图可能对于他们来说是非常实用的辅助工具。此外，本书中关于将督导和团队工作整合起来的章节也是很有帮助的，这些都是系统工作者日常必备的学习内容。有关澄清任务和确定期待之期待的章节在盎格鲁－撒克逊文献中尚未做过详尽和方向明确的介绍。本书中大多数的系统方法在英美的文献中都有介绍，但是也有例外，比如哈伊姆·奥马尔的非暴力抵抗或伯特·海灵格（Bert Hellinger）的系统排列。英国是一个传统上很宽容的国家和社会，接纳各种想法和行为方式；所以，对于本书中各种各样的系统治疗方法并存，我们并不感到奇怪。叙事疗法在英国比在德国更为流行，并且"社会建构主义"思想无所不在。

　　与德国相比，英国在系统工作实践的方法和领域上有明显的差异，原因在于不同的职业政策和社会文化背景。英国多年来推行更突出和更加整合化的多学科及跨学科团队工作。职业阶层比较平缓，很少呈金字塔状。青少年援助、教育学和卫生系统之间的界限划分不像德国那么严格。社会工作者、教师、护士和护工，甚至人类学工作者都可以参加系统培训而最终取得家庭治疗师的认证，并且在不同的领域工作。所以，"心理治疗之外的系统工作"这样的标题在英国听起来有些奇怪，因为英国有一个英国国家健康体系，医疗保险不像在德国那么有权力，可以决定是否可采用系统工作。所以卫生行业、社会工作和教育行业之间有更好的合作，通过这样的方式，系统工作往往是多学科和跨组织的实践形式。在英国，家庭治疗师是一种独立的职业。系统工作在英国很盛行，但是只有一个家庭治疗协会，其中有超过2 000名会员，且有一本非常务实并且很主题取向的双月刊——《背景》（Context）。通过该期刊，来自不同职业分支和工作背景的系统工作者报道特殊的项目并激发相互之间的经验交流。系统研究在盎格鲁－撒克逊的专业领域受重视程度比德国更高，这正是由于循证医学为基础的实践，这里很多年前就有了相应的职业政策。因此，在英国，很多系统培训和继续教育项目都重视高学术标准，致力于开展课题研究工作，并且可以授予系统治疗硕士甚至博士学位。同时，他们也并未忽视实践工作，在职业培训和继续教育中会进行很多提供现场督导的小组工作。

在外国人看来，德语国家的系统治疗场景是特别的，这本书中很多内容有其文化的特殊性。这本书中虽然有一个章节是关于文化的（章节12.5），但是没有关于针对其他文化背景的个人和家庭工作的案例。当然这在德国还属于较新的领域，而在英美，多年前就开始关于移民及其融入方面的工作，文化和性别（受到文化塑造）在系统理论和实践中处于核心的位置。在此，要研究的是，系统方法在多大程度上使用或优先考虑"白人"或以欧洲为中心的标准和先入之见，因此，也需要发展出相应的模式和实践方法，以便带着文化敏感性和跨文化能力，更有意义地同来自其他文化背景的家庭展开工作。在盎格鲁－撒克逊国家"体制种族主义"这个概念已经存在十多年了。这个概念描述了组织当中有意识和无意识的集体拒绝，人们由于肤色、文化或种族血统的原因才能获得相应的专业服务。"体制种族主义"体现出带有歧视的做法和偏见，制造了种族主义的刻板印象，导致了对少数民族的歧视。多文化团队的建立有助于架起桥梁。在多文化城市或国家中忽视多文化团队的建立也可以被看作体制性的种族主义。跨文化学习最好在多文化交汇和多学科的团队中开展，从英国的观点来看，德国在这方面似乎有些欠缺。

把咨客纳入相关治疗的计划和发展以及其他形式的系统实践当中的做法，同研究和评估一样，是一个过程，近些年来这在盎格鲁－撒克逊国家受到了重视。在德语国家的系统工作中，这方面显得有些落后，其中部分的原因可能是等级结构，如上所述，盎格鲁－撒克逊国家的等级结构"更平坦"，不太突出。所以这是个好消息，在这本书中包含了与咨客家庭合作制订计划的一章。

总之，这本书是一本很特别的、方法和背景都很丰富的著作。它由两位在德语国家甚至国际上都很有名的系统工作专家所编写。毫无疑问，它的出版将使得盎格鲁－撒克逊国家系统工作的景象更为多彩，这正是因为不同的文化视角会引发反思和新的思考。可想而知这本书会在其他国家取得在德语国家一样的巨大的、当之无愧的成功。

20

# 序 四

安妮特·克罗伊茨[*]

这个序符合一句谚语"Empezar la casa por el tejado"[1]，诸位希望不要出现西班牙语。是的，一个德裔的西班牙人或西班牙籍的德意志人如何来为这样一本书写序？这本书西班牙语版的第一版（Editorial Herder, 2003）背面，是这样来描述这本书的（作者的随性翻译）：这本书不仅以其独特的方式吸引读者，而且对想要获取知识的初学者来说很有必要，对于想要深入学习者，对于忠实的系统工作者和该方法的批评者，对于专业人士、业余人士和病人也同样如此。

这本书收到的赞誉无以复加。我会对新版写些类似的评价吗？我在开头简短地说了我的评价（也就是这句谚语：本末倒置）：这本书的新版比第一版更好，这是一个成功的、前后一致的、和谐的新老整合，对系统领域从古到今做了总结，以贴近实践的、易懂的和颇具启发的方式反映出理论和实践的发展。因此我能够毫无顾虑地向我的语言地区的读者推荐这本书。

在西班牙语中，人们说："Lo bueno, si breve, dos veces bueno."如果又好又简洁，那就更好了。

如果读者有时间有兴趣，我想多介绍一些背景信息，为什么我会对这本书有如此的评价：我是西班牙一所拥有约30个家庭治疗和系统治疗培训机构的组织领导人。西班牙家庭治疗联盟（www.featf.org）目前有1 650名会员，是该流派最大、最高的组

---

[*] 安妮特·克罗伊茨（Annette Kreuz），心理学硕士，担任西班牙瓦伦西亚（Valencia）家庭治疗中心"Fase2"（www.ctff-fasedos.com）负责人。

[1] 西班牙语，从屋顶开始盖房子，意指本末倒置。——译注

织，它也是目前唯一一个治疗流派，在其章程中明确规定了认证治疗师要定期接受培训。这在西班牙是绝无仅有的做法。

22　　除了很少的例外，几乎所有的系统和家庭治疗协会都加入了联合会，在西班牙的17个自治州中有14个有各自的联合会。自从2003年本书的第一版在巴塞罗那出版后，我的很多同事（当然也包括我自己）会推荐我们的治疗师、咨询师和有兴趣者把它作为基础教材。在西班牙语国家，家庭治疗方面的手册很少，其原因一定是跟巨大的工作量有关，可想而知，"手册"这个名字背后有多大的工作量。只有很少的外国作者攻克了翻译和当地出版商的难关。

在西班牙，系统工作者在最近几十年对于心理治疗日常工作的创新做出了显著的贡献。自从1992年联合会成立以来，家庭治疗方法作为四大治疗方法之一被国家医疗卫生系统认可。临床心理学家和精神科医生将来可以通过系统的夫妻和家庭治疗专业培训使自己专业化。因此，介绍一个系统治疗师最基本的能力，并将其应用到不同的系统设置，扩展到更大的系统，而且将督导工作与理论紧密结合地整合起来，是极其重要的。

在我看来，这本书没有失去其原有的清新风格和优秀品质：案例足够贴近实际和易懂，没有离题，其幽默感让人感到轻松，其概括性的总结简直是巨大的导向帮助。我一开始担心这些案例在新版中会被削减掉，而实际上恰恰相反：新的内容同样有很好的组织结构，这是我在很多西班牙语的出版物中所希望看到的。

作者不仅对近几年系统领域包罗万象的创新和变化做了精心细致的资料扩展，而且也把原有的资料做了调整，使之适应发展形势。系统方法在西班牙也不仅仅限于临床应用。网络工作、现代教育学、教练、调解工作以及组织咨询都越来越多地借鉴系统基础知识。后现代思想动机的过度膨胀在西班牙也导向了一种更加趋于整合的态度，如同约亨·施魏策和冯·施利佩在最后一章中以类似的题目所描述的那样。关键在于整合。

我收到的任务是将本书中未提到的我的母语地区的主题和挑战介绍给读者，可惜我无法满足这个请求。在文化上的敏感做法、移民问题、学校和家庭暴力、新的家庭结构和关系、系统诊断、错综复杂的网络和任务中的伦理冲突——我在这本书中都找到了，这正是在我的文化圈中所探寻的。

# 序 五

赵旭东[*]

系统家庭治疗在中国大陆的发展始于20世纪80年代，这与德国同事有密切的联系。海尔姆·史第尔林和弗里茨·B.西蒙（Fritz B. Simon）于1988年在一次与中国同行开展的研讨会上，作为首位西方家庭治疗师对心理障碍患者家庭进行了访谈。作为研讨会的参与者，此后我有幸作为访问学者从1990年到1993年在海德堡大学与他们一起工作。从那时起我也和约亨·施魏策共同工作过，他是德中心理治疗研究院颇具影响力的培训项目的德方教师之一。很久以来我一直想把他和阿里斯特·冯·施利佩的教科书翻成中文。现在我很高兴能为此书写序，希望这个新版本的中文版很快能问世。

## 家庭治疗在急速变化的中国社会中的作用

家庭在儒家思想中居于核心地位。它是最重要的指引，中国人的日常行为都会围绕着它。但是家庭治疗在中国还是较新的事物。在1978年的改革开放政策实施之前，它在中国大多数地方还是默默无闻，但在有些地区如台湾地区、香港地区，以及新加坡，它已经较早开始实践了（Zhang, 2006）。

家庭治疗引入中国大陆经历了重重困难，其中之一是一种大胆的尝试，即家庭

---

[*] 赵旭东，医学博士，上海同济大学精神病与心身医学教授。

的核心地位被社会集体主义所取代。1949年之后，传统的家庭系统被打破了，很多
小的核心家庭变成了典型的家庭形式；更大的社会系统，如城市中的单位和农村的
乡镇作为基本的社会系统被推行。心理学被批判为"伪科学"，被取缔了近30年，关
于人的精神和人际关系的研究被禁止，而片面的唯物主义主导了生物学取向的精神
病学的发展。

## 家庭治疗在中国的开端

20世纪80年代左右中国的精神病学家和心理学家尝试与中国之外的世界取得联
系（Liu & He, 1991; Zhao et al., 1991）。与家庭治疗直接的接触始于1988年10月在昆明
召开的中德心理治疗讲习班，当时海尔姆·史第尔林和弗里茨·B.西蒙向来自不同
省市的40名中国同行介绍了系统家庭治疗。

中国同行的反应各异，彼此之间有明显的反差。有些参与者对该演示产生了明
显的反感和怀疑，而另一些则表现出好奇和热衷。与其他治疗方法相比，系统治疗
会令人感到困惑和奇怪。不过本次研讨会之后就有两位同事对诊断为精神分裂症的
患者家庭尝试进行了家庭治疗，并发表了最早的相关结果（Chen et al., 1993）。

这样的研讨会在接下来的六年中又举办了两次。然后逐步发展成一个为期三年
的中德高级心理治疗师连续培训项目。1997年到1999年，共有来自全国23个省的110
位中国治疗师参加了培训，其中有40位是参加系统治疗的培训，德方教师有英格博
格·吕克尔−埃姆博登−约纳施（Ingeborg Rücker-Embden-Jonasch）、弗里茨·B.西
蒙、约亨·施魏策、贡特哈德·韦伯、冈特·施密特（Gunter Schmidt）、克劳斯·约
纳施（Klaus Jonasch）和阿诺德·雷策尔（Arnold Retzer）。此外该项目又举办过两期。
如今系统家庭治疗在很多大学、精神卫生机构和综合医院中广泛开展。

与此同时，其他家庭治疗流派也在中国得到推行。熊卫和费立鹏（Michael
R. Phillips）将系统家庭治疗、心理教育和认知行为治疗整合成一种综合性的、适合
中国背景的连续性的干预方案。该方法的随机对照研究结果表明家庭干预组的再入
院率低于门诊常规治疗组（Xiong, 1994）。曾文星和徐静，这两位美国华裔精神病学

家和心理治疗师对家庭治疗引入中国也起到了积极的贡献，他们创作的包括家庭治疗在内的关于心理治疗导论方面的书籍在中国很流行。香港的李维榕在2000年成功举办了两期结构式家庭治疗培训项目。香港理工大学和北京大学于2002年共同推出了一个非常系统式的"社会工作硕士（中国）项目"。依据米兰—海德堡小组方法及理念的系统家庭治疗和米纽琴的结构式家庭治疗是中国大陆最为流行的两种模式。自2004年以来，已有一些关于家庭治疗概论的英语教科书被译为中文版（Patterson & Williams, 2004; Nichols & Schwartz, 2005; Goldenberg & Goldenberg, 2005）。

25

## 自1990年以来的进一步推广应用

1994年第一个家庭治疗中心在昆明成立，家庭治疗在云南省成为正式纳入医保的治疗方法。如今在很多省份，家庭治疗成为医院中最受欢迎和最重要的国家认可的心理治疗形式，并被纳入医保，这在其他很多发展中国家是没有的。越来越多的人知道了这种心理治疗形式。有些带头的家庭治疗师成了明星，就像20世纪60年代美国的弗吉尼亚·萨提亚。

家庭治疗成功地处理了很多案例，尤其是儿童和青少年心理问题，以及抑郁症、神经症和成人心身疾病。儿童和青少年心理问题在中国非常普遍。抑郁症、焦虑症、抽动症、学校问题、进食障碍和其他情感及行为障碍在18岁以下人群中常常出现。这些问题与推行了30多年的独生子女政策有密切的联系（Zhao et al., 2004）。在中国，除了临床应用，家庭治疗的理念和方法也应用在很多其他领域，如教育、社会工作、司法和员工发展（Zhang et al., 2004; Li et al., 2003, 2004, 2006）。

## 关于家庭治疗的临床研究

在家庭治疗传入的阶段，大量关于家庭治疗技术的文章，比如关于循环提问、差异性提问、假设性提问、中立、积极赋义、改释、软化症状或索解取向，激发了很多人好奇的关注（Zhao et al., 1997; Zhao et al., 1999; Sheng, 2000）。不久，李维榕和胡赤怡（Lee & Hue）引入了所谓的结构家庭治疗四步模式（Minuchin et al., 2007）。同时，关于家庭治疗有效性和适用性的实证研究越来越多地受到重视（Hu & Xiong, 1994; Chen, 2002; Chen & Jiang 1997; Zhao et al., 2004）。我本人与同事一起针对137个中国家庭展开了工作，证实了家庭治疗的效果并且发展出了以家庭动力学为基础的、具有文化适应性的治疗模式（Zhao et al., 2000; Yang et al., 1999）。其他研究者展示了家庭治疗与其他治疗方法，尤其是与单独用药相比的优点（Hu & Wang, 2007; He, 2008; Li et al., 2006）。胡维和王玉玲（Hu & Wang, 2007）进行了综合式家庭治疗的随机对照研究，将系统家庭治疗、心理教育和认知行为治疗方法结合起来，对76名抑郁症患者及其家庭进行治疗。最近他们也开始对治疗过程和治疗关系运用更细致的方法进行研究。然而，家庭治疗研究出版物的数量尚不能充分反映如今临床实践蓬勃发展的情况。由于语言障碍，只有很少的国内的研究能在国际刊物上发表。而且我们面临的一个挑战是，在研究中，家庭治疗如何适应文化特征、文化多样性和家庭生活随社会变迁的问题（Zhao, 2009）。

## 非临床的家庭动力学研究

在非临床领域系统概念和家庭治疗技术也越来越流行。国外多种测量和评估家庭功能与家庭动力的问卷和量表被广泛应用。例如奥尔森婚姻质量问卷（Olson Marital Quality Questionnaire），家庭环境量表（Family Environment Scale），家庭适应和亲密量表（Family Adaptability and Cohesion Scales）或洛克—华莱士婚姻调适和预测测试（Lock-Wallace Marital Adjustment and Prediction Test）。这些测量工具激发了有趣的研究项目，但是人们也可以很好地观察其局限性。由于文化因素，一些条目并不适合中国人群，而一些对于深入理解中国家庭很重要的条目（Li & Zhao, 2007）则是缺失的。

国内首个自主研发的系统家庭动力学自评问卷由我的团队在2000年于昆明编制（Yang et al., 2002; Kang et al., 2001）。它以海德堡小组的理论框架为基础，包括四个维度：家庭气氛、个体化、系统逻辑和疾病观念。我们的一些研究利用这个问卷展示了精神病理和家庭动力之间的实证联系。李惠的研究结果提示，中国家庭中父母的教养方式不利于孩子将来在大学的适应。很多父母想要长期保持他们对孩子的影响，甚至当孩子长大成人离家之后仍是如此，这往往会阻碍孩子的个体化。一些家庭把疾病解释为不可控的外部因素导致的，这容易导致宿命论的和悲观的健康观念，反过来使得家庭成员当中容易出现躯体和情感的障碍（Li et al., 2009）。最近，运用系统家庭动力学自评问卷对外地移民家庭和年龄相对应的上海浦东新区的上海本地家庭的1 059位青少年、705位父亲和750位母亲进行了测评（Miao, 2009）。

在当今中国，很多新形式的社会和心理问题作为社会文化急速变迁的副作用而出现。所谓的"4—2—1综合征"成了巨大的挑战，即一个大的家庭配置有祖父母及外祖父母四人、父母两人（夫妻双方都是独生子女）和独生孙子女（独生子女）一人，在家谱图中形成一个倒金字塔形。在这样的家庭中，家庭生活充满了控制，一方面是家长对孩子无条件的爱，另一方面则是对控制的反抗。这是一种独特的中国家庭现象，对此我们必须发展出自己的解决办法。中国政府为了解决这类问题，于2010年推出了关于当今中国的家庭动力、婚姻关系和亲子关系规模最大的研究项目，有十几所领先的大学参加了该项目。

# 总　结

家庭治疗如今在中国被广为接受和采纳，是一种有用的和可利用的心理治疗方法。它适合中国人不断增长的咨询需求，实际上也适合中国的文化，因为它的一些哲学根源都可以在我们的文化中找到。但某些文化障碍与这种"嫁接"的新技术形成鲜明对比。例如，无论是传统的中医还是现代医生，总是习惯于高高在上的权威地位。这使得他们很难采取系统治疗中强调的"中立态度"。甚至有些激进的干预方法只能非常小心地使用。我的一些同事认为家庭治疗是浪费时间，因为心理治疗的价格很低，心理治疗师不能以此为生。出于所有这些原因，我们在运用任何西方心理治疗概念时，都必须谨慎行事，充分考虑文化因素。

# 第一部分　系统治疗与咨询的发展

"系统的"是本书的核心概念。我们首先会介绍系统治疗与咨询的发展历史，接下来是其基本理论，然后是其实践。但是在此之前，我们想先介绍一些含有"系统"这个词素的定义（框1）。这些都是我们归纳的定义，但正如社会科学领域常见的那样，它们并非我们所有同行的共识。

**定义1**

- 任意一组成分，通过多种关系相互联系在一起，并通过边界与外部环境区分开来，就被称为**系统**。这类系统可谓随处可见，从水塘里的青蛙到神经系统中的神经元和树突，到一个家庭中亲子之间的交流，再到电脑当中的线路连接。

- 一个系统是通过观察者**系统的视角**才形成的。因为首先是观察者决定，他想把哪些成分、哪些关系和哪些边界归入这个系统。因此"系统的"是一个认识论的（"我能认识什么？"）而非本体论的（"什么是真实存在的？"）概念。

- **系统理论**是指，对系统内或系统间大量的、同时或连续发生的过程的复杂性尽可能给予恰当的描述。系统理论的概念常常不可避免地是很抽象的，并且通常会是数学性的表述，因为它们要适用现实中各种不同的系统。

- 所有有意识地运用了系统观点的工作形式，都可以被称为**系统式实践**或**系统式的工作**，无论是在生物、工程或是社会心理行业都是如此。

- 只要这些系统式的工作是为了帮助个人或多人，为他们认定的问题找到解决办法，我们就称之为**系统咨询**。

- 我们将这本书的背景限定为**社会和心理问题范畴的系统咨询**。对于为解决纯生物性或技术性问题的咨询，我们只有在其与解决社会和心理问题有关的情况下才会涉及。

- 我们把**系统治疗**或**系统心理治疗**理解为一种特定背景下——人们被或明或暗地认为是"健康出了问题，有治疗的必要"——的系统咨询，即医疗服务中的一种"治疗方法"。如今它与精神分析治疗、认知行为治疗和人本主义治疗合称为心理治疗的四大主要流派（参见 Kriz, 2007）。

- **系统家庭治疗**是系统治疗的一个特殊设置，它常常是病人的"家庭"成员都在场并直接参与治疗，但也并不总是这样，与系统个体治疗相反。针对子系统进行的特殊工作形式，如**系统夫妻治疗**或复杂的**多系统和多家庭治疗**有时也被归入这个概念，有时则会加以区分。家庭治疗通常是"系统的"，但也并非一定如此——它也可以按照其他流派的观点进行。

框1　定义

　　大约从1950年起，系统思想开始运用于心理治疗和咨询，当时有治疗师尝试离开迄今为止熟知的个体和团体治疗领域，并和夫妻及整个家庭一起工作。早期的先驱已经为系统取向的观点打好了基础，尽管他们没有把自己当成"系统工作者"。他们当中有库尔特·勒温（Kurt Lewin）和他的团体动力学，社会精神分析治疗师阿尔弗雷德·阿德勒（Alfred Adler）、雅各布·莫雷诺（Jacob Moreno）和他们的心理剧及社会剧，互动精神病学家哈利·斯达克·沙利文（Harry Stack Sullivan）以及格式塔心理治疗师们和他们的人类知觉的自我组织理论。家庭治疗的形成和推广发生在一个由不同的人、地点和机构广泛联系的领域中，他们相互推动、影响，同时常常相互激烈竞争。那个年代肯定是一个激动人心的时代。萨提亚如此评论这个时期：

> 那个早期的阶段，对我们当中开始做家庭治疗的那些人来说确实是很激动人心的，因为我们进入了一个崭新的天地。胆敢跳出既定的框框，有时会令人提心吊胆，因为我们从理论上并且从实际上真的就那样做了，这简直就是拿自己的职业声望当儿戏。（Jürgens & Salm, 1984, S.405）

1960年到1980年间，"从家庭治疗到系统观点"的跨越（Reiter et al., 1997）明确要求：不仅要发明一种特别的治疗设置，而且还要发展出一种实用性的治疗方法认识论（亦见Levold, 2003a, 2008）；并且，除了进行家庭治疗，还要系统式地进一步发展个体和团体治疗。到了1990年左右，这种方法一方面从心理治疗领域扩展到了学校和校外的教育学以及躯体治疗医学，另一方面延伸到对组织及组织中的人员咨询，即教练、督导、调解和组织咨询。

这些从家庭治疗到系统治疗与咨询，再到系统实践的发展路线（表1）将在下文中得到描述（亦见Georgi et al., 1990; Brandl-Nebehay, 1998; Nichols & Schwartz, 2004; Winek, 2010; von Schlippe, 2010; Dallos & Draper, 2010; Palmowski, 2011; Borst, 2012; Levold & Wirsching, 2012; 两本关于系统实践的详细的"词典"见Simon et al., 1999及Wirth & Kleve, 2012）。此外，这些创新往往备受争议，内部之间和外部之间的"流派之争"很常见。在此期间，某些创新退出了人们的视野，大部分则归入了一个越来越宽泛和不断分化的系统理念和实践的集合中。以下介绍的过去的工作方式如今虽然已经很少会"保持原貌"，但是有助于人们理解当今的系统治疗与咨询实践。

33

34

### 表1　系统治疗模式一览表

| 系统治疗模式一览表 | | | |
|---|---|---|---|
| 名称 | 创立者（举例） | 理念（举例） | 方法（举例） |
| 早期/"非系统式"家庭治疗模式 | | | |
| 精神分析家庭治疗和多世代治疗 | 鲍温（M.Bowen），利兹（T.Lidz），保罗（N. Paul），鲍斯泽门伊－纳吉（I. Boszormenyi-Nagy），史第尔林，施佩林（E.Sperling），马辛（A. Massing），赖希（G.Reich），里希特（H.E.Richter），维利（J. Willi），里尔－埃姆德（A. Riehl-Emde），齐尔普卡（M. Cierpka） | 自恋性投射；替代伴侣；合谋；从原生家庭[1]中分化；过错与功劳账户[2]；派遣；有联结的个体化 | 将无意识的关系过程意识化；关于过错与功劳账户的谈话；家谱图工作；三代人参加的家庭会谈 |
| 成长取向一人本主义家庭治疗 | 萨提亚（V. Satir），惠特克（C. Whitaker），肯普勒（W. Kempler），杜尔夫妇（F. & B. Duhl），加默尔（C. Gammer），基尔申鲍姆（M. Kirschenbaum），博施（M. Bosch），魏因海姆小组（Weinheimer Gruppe） | 自我价值；沟通模式；一致性的沟通和开放的交流 | 幽默和情景化；沟通游戏；家庭雕塑；家庭解构；改释[3] |
| 认知行为家庭治疗 | 利伯曼（R. Liberman），帕特森（G. Patterson），法伦（I. Falloon），斯图尔特（R. Stuart），戈特曼（J. Gottmann），哈尔韦格（K. Hahlweg），雷文斯托夫（D. Revenstorf） | 社会学习理论；学习模式；社会交流理论 | 父母训练；解决问题和沟通训练；强化程序 |
| 初级控制论 | | | |
| 心理研究所 | 杰克逊（D. Jackson），黑利（J. Haley），威克兰德（J. Weakland），里斯金（J. Riskin），费什（R. Fisch），斯鲁兹奇（C. Sluzki），瓦茨拉维克（P. Watzlawick） | 互动循环；解决方法才是问题；双重束缚 | 症状处方；改释；次级解决办法 |

---

1　原生家庭是指自己出生和成长的家庭。——译注

2　功劳账户：由鲍斯泽门伊－纳吉提出的概念，指家庭成员为家庭所做的贡献与付出。——译注

3　改释：对当前的症状系统从积极的方面重新进行描述、定义。——译注

续表1

| 名称 | 创立者（举例） | 理念（举例） | 方法（举例） |
|---|---|---|---|
| 结构式家庭治疗 | 米纽琴（S. Minuchin），蒙塔尔沃（B. Montalvo），阿庞特（H. Aponte） | 结构；边界；子系统 | 活现[1]；面质[2]；交换位置；子系统工作 |
| 策略式家庭治疗 | 黑利（J. Haley），迈德尼斯（C. Madanes） | 等级；病态三角关系 | 考验；症状处方；强调代际边界 |
| 米兰小组 | 赛文尼·帕拉佐莉（M. Selvini Palazzoli），鲍斯考勒（L. Boscolo），赛钦，普瑞塔（G. Prata） | 悖论与反悖论；傲慢；隐藏的关系游戏 | 建立假设；循环提问；悖论式结尾干预 |
| **次级控制论和叙事治疗** | | | |
| 系统建构式方法 | 鲍斯考勒，赛钦，霍夫曼（L. Hoffman），海德堡小组（Heidelberger Gruppe），路德维希（K. Ludewig），莱弗德（T. Levold） | 关系作为一种现实建构 | 治疗对话；不屑一顾地对确定的现实提出疑问；干预性提问 |
| 索解取向和催眠系统治疗 | S. 德沙泽（S.de Shazer），金·伯格（I. Kim Berg），施密特（G. Schmidt），海德堡小组，洛特（W. Loth），哈根斯（J. Hargens） | "关于解决办法的谈话产生解决办法，关于问题的谈话产生问题" | 聚焦注意力的能力；解决取向的提问；利用；同步；想象好的状态 |
| 叙事治疗 | 古利希安（H. Goolishian），安德森（H. Anderson），达洛斯（R. Dallos），韦泰雷（A. Vetere），怀特（M. White），戴斯勒（K. Deissler） | 人"变成了"自己讲述的关于自己的故事 | 对主导的和迄今被压制的故事进行解构性提问；外化；开放的对话 |
| 反映小组和开放的对话 | 安德森（T. Andersen），塞库拉（J. Seikkula） | 多种声音，两人谈话和多人谈话 | 反映小组；开放的对话 |
| **新的发展** | | | |
| 聚焦情感和依恋的系统治疗 | 戴蒙德（G. Diamond），阿森（E. Asen），冯纳吉（P. Fonagy），约翰逊（S. Johnson） | 依恋；创伤；"与其他系统成员共情" | 心智化；聚焦情感的对话；关于早期创伤经历的沟通 |

35

----

1　活现：在结构性家庭治疗中的一种促进性的干预，在治疗会谈中治疗师引导家庭自发地表演出他们的关系，这使得治疗师可以观察并最终形成一个方案或制定为重建家庭未来的交互作用的一整套新的规则。——译注
2　面质：咨询师在咨询中指出求助者身上存在的各种矛盾，促进求助者对自己的探索和认识，最终帮助其实现统一。——译注

| 名称 | 创立者（举例） | 理念（举例） | 方法（举例） |
|------|----------------|--------------|--------------|
| 生态系统治疗 | 因贝尔-布莱克（E. Imber-Black），亨格勒（S. Henggeler），博尔杜因（C. Borduin），利德尔（H. Liddle），萨波斯尼克（J. Szapocznik），阿森（E. Asen），肖尔茨（M. Scholz），科嫩（M. L. Conen） | 把对于每个问题最有帮助的所有解决系统聚集起来 | 在不同的地方从多个系统层面进行干预 |
| 父母教练 | 奥马尔（H. Omer），冯·施利佩，格拉贝（M. Grabbe） | 父母在场；非暴力抵抗 | 声明；降级，静坐，和解的姿态 |
| 排列工作 | 海灵格（B. Hellinger），韦伯（G. Weber），斯贝瑞尔（I. Sparrer），瓦尔加·冯·基贝德（M. Varga von Kibéd） | 社会关系排序；跨代延续的忠诚 | 家庭排列、组织排列和结构排列 |
| 整合 | 品索夫（W. Pinsof），弗伦克尔（P. Fraenkel），卡尔（A. Carr） | 系统治疗整个方法工具箱 | 只要适用，都能用上 |

# 1.　发现家庭会谈设置

最初的以家庭为取向的治疗工作出现于19世纪的社会工作（Broderick & Schrader, 1981, S.6）。然而最初科学兴趣的方向是热衷于寻找原因或精神障碍的某种病因。从20世纪40年代以后，那些早期的家庭研究也是长期遵循这个模式。先是集中在发现"精神分裂症源性的"或者"病理性的"母亲。

> 例如，关于"母亲的性生活受损"这样的说法。这样一种母亲让人产生一种"性不成熟的女人"的印象，但她却公然支配着性成熟的、性生活完全没有受损的男人。但是，男人们在这种情境下究竟怎么办的问题却没有受到观察。大家似乎是在寻找一种存在于一个人内部的某种原因。

这个时期显示，从当时存在的个人为中心和病理取向的思维模式中脱离出来是多么困难。在这个阶段，治疗师首次尝试要抛弃个体治疗设定的条条框框，把家庭拉进治疗设置中。用今天的眼光看，那还不是家庭治疗，而更像是母亲和女儿共同参与的集体治疗形式，或包括患者双亲的治疗小组形式。所有这些尝试促成了对于当时的理论专家和临床专家都具有戏剧性的观念改变。他们将此体验描述为"范式的改变"（Guntern, 1980）。理查森（Richardson）在1945年出版了堪称里程碑的书——《病人有家庭》（*Patients have Families*），听起来这在那个时候还真是一桩很引人动情的发现。

　　与精神分析流派不同，系统（家庭）治疗说不上有哪一位天才的创始人。它同时在多个不同的地方开始形成，相互独立（Steiner et al., 2002; Reiter et al., 1997）。无法说出哪一位是"第一个"开始做家庭治疗的。经常被人们称为"家庭治疗之母"的弗吉尼亚·萨提亚，在谈到家庭治疗的诞生时常常喜欢讲几个很能够反映她那个时代同事们经历的故事：

　　　　1951年，别人向她转诊了一位在多个治疗师那里治疗均无效的26岁的女病人。六个月以后，正当治疗显效的时候，患者的母亲突然打电话来威胁萨提亚，指责她"破坏了亲情"。萨提亚回忆说："不知何种原因，我那天从那位母亲的声音里听到了两种信息：一种是言语性的威胁，一种是非言语的请求。于是我就决定接纳那份请求而忽略那份威胁。我邀请那位母亲来见面。我那样做在当时是一桩很不寻常的事，好在那母亲还是接受了我的邀请。"（摘引自Jürgens & Salm, 1984，S.404）据萨提亚说，第一次共同接触时，她马上发觉，患者的行为表现又回到了治疗开始第一天时的那个状态。她努力在两人当中做新的平衡工作。有关患者父亲的问题导致了下一步，即扩大会谈的范围。萨提亚的评论大概可以很好地反映当时专业圈子里的情况："那时候，父亲们真的没有被当作家庭情感生活的一部分，所以治疗师们一般根本想不到他们。"当父亲应邀来到时，萨提亚又大吃一惊："不管是母亲还是女儿，都又回到了刚开始时那个样子！"如果说，她一开始治疗时是探究那位女儿的**内在心理方面**的话，那么第二步就是在考虑母

36

亲与女儿间的**交流**了，并且认识到了一些重要方面，这些方面是后来所谓"交流理论"的内容；再到后来，她便发现**系统结构方面**——家庭中的三角关系（参见Rieforth，2006）：联盟、勾结、第三方卷入一个隐蔽的冲突关系，等等。过了一段时间，她还把患者"完美的兄弟"也拉了进来，与全家一起做平衡的工作，这使得治疗最终取得了成功。

## 1.1　从精神分析到多世代治疗

家庭治疗当中的多世代治疗[1]方法是从精神分析的根源中发展出来的，旨在让人意识到那些世代留传的看不见的且沉重的关系和任务，使"下一代"从中解脱出来能够"过他们自己的生活"。匈牙利后裔精神科医生伊万·鲍斯泽门伊－纳吉（Ivan Boszormenyi-Nagy, 1920—2007）认为，家庭中记着一笔"关系账"，成员之间相互结算（Borszomenyi-Nagy & Spark, 1981）。家庭成员通常可以清楚地感觉到，他们和家庭的关系是"正"还是"负"。如果账户的收支长期失衡，也就是说给予和索取失去平衡，那么关系的稳定就岌岌可危（参见Stierlin, 2005）。从这个观点来看，心理障碍是关系失衡导致的冲突的一部分。

37　　　　一位年轻的女士继承了她母亲和祖母的遗愿，即致力于解放女性。如果她要满足这个遗愿，就只能在工作上解放自己，政治方面积极主动并因此做出一些特别的成绩。同时她试图兑现另一个深深植根于家庭传统中的遗愿，要做一个为了孩子们而奉献和服务的母亲、一个为家庭牺牲的家庭主妇。在此她陷入了一个使命冲突中，这不仅仅使她自身不堪重负，而且她的孩子也受到牵连，他们自己的意愿被忽视而被赋予过分的要求，并且有可能也会得到使命，去满足母亲实现过的遗愿。

---

1　多世代治疗即多世代家庭治疗，分析三代以上的家庭治疗方法。——译注

海尔姆·史第尔林（1926—    ）从1974年到1992年担任海德堡大学精神分析基础研究和家庭治疗部负责人。他认为，对于一个人来说，联结和驱逐之间的关系形式很有意义。每个家庭必须在家庭生命周期的每个阶段，在联结和个体化之间找到一个新的平衡。联结过紧会导致联结模式的超重，家庭成员将难以形成有界限的和独立的人格。如果太过于个体化，在极端的情况下会随之出现驱逐的模式，而这种模式的特点是孤立和无法与他人做情感的交流。处于这两种不健康的极端之间的方式被史第尔林称为**有联结的个体化**（Stierlin，例如1975; 1980），即，这其中包含的两个方面相互促进并不断发展，使得在保持高度个体化的同时，又能够看似矛盾地充分保持着紧密的联结。史第尔林的另一个核心理念是**派遣理论**。家庭成员代与代之间通过忠诚的纽带相互联系。家庭传统（"我们家族里全是学者！"）、未实现的愿望和未充分发挥的意愿会被当作家庭中有效的联结机制（例如2005）代代相传。人们会为了这些看不见的职责而奋斗：努力使自己胜任，或试图与之抗争且仍然保持关联。派遣不一定会产生病理作用。派遣会使人们获得生活的方向和意义。然而派遣的过程也可能会脱轨，当这些使命与被派遣者的能力或需求不符的时候就是这样，比如，一个家族企业的继承人应该不惜一切代价把这个家族企业继续运作下去。使命的冲突也会使下一代人感到难以胜任，如果一个或多个派遣者分配的任务相互不一致（"尽情去做我想做却没做过的冒险，但同时又要成为一个有威望的名人！"）。

吉森的精神分析治疗师霍斯特－埃伯哈德·里希特（Horst-Eberhard Richter, 1923—2011）在他的著作《父母，孩子和神经症》（*Eltern, Kinder und Neurose*, 1963）和《病人家庭》（*Patient Familie*, 1972）中，把儿童时期的发展缺陷描述为症状性的表达无意识冲突或父母对子女"自恋的投射"。问题涉及整个家庭，孩子只是家庭冲突的显示剂，这在当时是一个彻底的革命性的观点。他的作品作为精神分析治疗方法，对家庭治疗的发展产生了巨大的影响（Richter et al., 1976）。

哥廷根的精神分析治疗师埃克哈德·施佩林（Eckhard Sperling, 1925—2007）和阿尔穆特·马辛（Almuth Massing）、君特·赖希（Günter Reich）发展出一种三代家庭治疗的实践，其中除了把家庭和夫妻会谈作为治疗过程的重点，还会邀请父亲及其父母和母亲及其父母参加会谈，目的是谈论过去未说出来的话题，把冲突公开并对其进行调解，最终使得祖父母一代能够"安享晚年"，中间的一代更加独立自主（Massing et al., 2006; Reich, 1993）。此外，探究在某些历史背景下，如纳粹主义和第二次世界大战时期，禁忌的家族纠葛也是该小组的开拓性工作之一。

　　苏黎世的于尔格·维利（Jürg Willi，1933— ）发展出一个重要的双重关系理论（1976）和一种以此为基础的治疗理念（1978）。在一个合谋的行动中（几个人无意识的协调一致的互动），人们按照不相像的原则寻找自己青睐的对象，这时某些特质会显得格外吸引人，往往是人们自身不具备或不敢发挥出来的，比如表现力、自信、抗风险能力或美丽的外貌，等等。起初他们很高兴能相互结识并为自己的伴侣做出贡献。但是久而久之，这种非常互补的两极分化会变得令人不愉快，并且成为冲突的根源。后来于尔格·维利的兴趣从神经症患者的夫妻状况转到了促进这些夫妻们共同成长（1985）和长期共同生活上（1991）。阿斯特丽德·里尔－埃姆德（Astrid Riehl-Emde, 2003）如今进一步发展了这种治疗方法，其中包括对老年夫妇的治疗。哥廷根和苏黎世的精神分析式的夫妻和家庭治疗的传统路线，如今由曼弗雷德·齐尔普卡（Manfred Cierpka）、君特·赖希和阿斯特丽德·里尔－埃姆德组成的团队延续下来（如 Reich et al., 2007）。

　　大量早期的创新归功于默里·鲍温（Murray Bowen, 1913—1990）和他的后继者菲利普·格林（Phillip Guerin）、托马斯·福格蒂（Thomas Fogarty）、伊丽莎白·卡特（Elisabeth Carter）及莫妮卡·麦戈德里克（Monica McGoldrick）所做的工作。鲍温（1978）的基本想法是，个体或家庭中的慢性焦虑会促使"情感融合"与自主性缺乏或自我分化不足的混乱状态出现。为了克服焦虑，两个人往往会把第三人扯入他们焦虑重重的关系中（使之"三角化"），这使得两人之间的问题难以得到长期有效的解决。人们在选择伴侣时也会找一个与其自我分化程度相当的对象，以至于这种低自我分化会代代延续下去。根据鲍温的理论，精神分裂症状是基于一个历经多代的低自我分化和强烈的情感融合过程。在治疗中，家庭成员首先要学习"热情而冷静地"看待他们关系中的融合和分化过程。接下来要适当地处理这些家庭过程（也可能会是关系长期中断后重新建立联系），使之不要再"卷入"三角化中（Gross, 2012）。

　　系统治疗的经典方法对于实践者会有帮助。"家谱图"（McGoldrick et al., 2009；参见章节13.3和15.7）提供了一个一目了然的可视化的多世代家庭关系的描述，人们可以在纸上通过一个较大的内心距离来观看。在"去三角化"的过程中治疗师扮演了"第三方"的角色，但同时保持着自我的"情感分化"，使自身不被卷入结盟、禁忌、安慰者角色或其他类似的互动当中。治疗师与其中一方谈论他们的三角化策略，而另一方只是倾听。有个著名的"追赶者—逃跑者—干预"理论：如果在某一关系中一方不断地"想要更多"并提出要求，那么他对另一方来说就是"追赶者"，另外一方与之互补，不停地"逃离"，反过来又使追赶者更起劲儿。这样，就可以和"追赶者"一起来讨论他的要求和建立联结的愿望，直至他"停止"提出新的要求，然后观察会发生什么。这种理念在戴维·施纳屈（David Schnarch, 2011；亦见Clement, 2004）如今的性治疗当中再次出现。

　　鲍温的方法尤其对系统个体治疗和系统自我体验有很大影响。鲍温也通过将自己原生家庭的分化过程作为案例发表而出名（匿名，1972）。对于系统治疗来说，多世代治疗方法的挑战始终在于，要透过当下发生的事件去探索行为、经历或者症状的意义。为此，人们会试图理解世代相传的遗愿，并考虑它们在多大程度上被实现了，或者究竟有没有实现的可能。

　　鲍温的理念与从精神分析到系统思想过渡阶段的其他早期的家庭治疗先驱有着紧密的联系，如西奥多·利兹（Theodore Lidz）和莱曼·温尼（Lyman Wynne）。他们也试图通过家庭研究解开"精神分裂症之谜"。利兹和同事（1957）描述了父母婚姻冲突（婚姻扭曲和婚姻分裂）与被诊断为精神分裂症的、卷入忠诚冲突的孩子之间的关联。温尼和他的同事玛格丽特·辛格（Margret Singer, 1965）报道（这些结果在后来的试验中无法被复制），从父母共同观察罗夏墨迹图[1]时相互之间不寻常的

---

1　罗夏墨迹图：一种著名的投射法人格测验，即罗夏墨迹测验中使用的墨迹图片。——译注

交流方式就可以预言，他们的孩子是不是患有精神分裂症。此外，温尼和他的同事（1958）发明了"伪互惠"和"伪敌视"的概念，用来比喻性地描述虚伪的交流，以及作为无形障碍的"橡皮栅栏"，阻碍家庭成员与外界的有效交流。莱曼·温尼持续40多年一直是系统治疗研究领域的主导人物，但对治疗实践的影响并不大。

## 1.2　从人类潜能运动到成长取向的家庭治疗

另一个家庭治疗的"理念家族"可以被归纳为"成长取向"或"体验取向"。总体上这些方法与人本主义心理学概念有着密切的联系，因而强调一个人"此时此地"的体验。这类方法是关于扩展人们能力（"人类潜能运动"）的，比如，鼓励人们说出在治疗室中的切身体会和感受——"请直接讲给他听！"相对于理论体系的发展，体验取向的治疗实践工作显得更为突出。不过，很多理论家还是受到了以下这些创始人物的治疗理念的影响，如弗吉尼亚·萨提亚、卡尔·惠特克（Carl Whitaker）、沃尔特·肯普勒（Walter Kempler）、弗雷德·杜尔和邦尼·杜尔（Fred & Bunny Duhl）、卡罗尔·加默尔（Carol Gammer）、马丁·基尔申鲍姆（Martin Kirschenbaum）、玛丽亚·博施（Maria Bosch）等。

在美国，卡尔·惠特克（1912—1995）被看作"象征—体验性方法"的核心人物（Winek, 2010）。惠特克是一个"有点疯狂的"精神科医生，他的青少年时代是在一个偏远的农场孤独地度过的，这对于精神分裂症式的交流方式有很大的意义，也使得他在治疗中能够采取不同寻常的方式来激发体验。难怪他最重要的文章之一题为《理论对于临床工作的坏处》（"Der Nachteil Von Theorie für die klinische Arbeit"）。受过精神分析培训的惠特克认为，对自身既往经历的分析处理比相信理论更为重要；因为在很好地解决了冲突的基础上，可以使一个治疗师实现一种由自身潜意识承载的治疗风格，而不至于把自身未解决的话题转移到咨客或病人身上（Whitaker, 1976; 1991）。对于他来说，精神疾病的本质是丧失了幽默和放松的能力，并且他在他那常常令人困惑的创造性实践中尤其强调，家庭应该重新学会如何让生活变得好玩。基思和惠特克（Keith & Whitaker，1991）的合集中有篇相关的极不寻常的文章——《加入少许的疯狂并充分搅拌》（"Eine Prise Verrücktheit hinzufügen und gut umrühren"）。

弗吉尼亚·萨提亚（1916—1988）可以称得上是世界上最著名的家庭治疗创始人物。对于她来说，一个人的自我价值感是交流系统的关键。人们的交流协调与否与之联系密切。一致或不一致的交流在很大程度上对于家庭成员自身的发展起作用。如果一个人的自我价值受到威胁，他们往往会表现出某些典型的交流形式（讨好、指责、超理智和打岔的交流形式）。因此，对方无法识别他们的真实意图，以至于也做出了不一致的反应，由此一个"标准化沟通"的恶性循环就开始了（Bandler et al., 1978）。对于萨提亚来说，自我价值是理解人的最核心的关键点（1990; Satir & Baldwin, 1988; Moskau & Müller, 1992）。她认为所有破坏性和病态的人类行为（甚至谋杀、自杀、战争等）都是低自我价值的表达。因此，提高当事人的自我价值是她治疗最为重要的目标。

在体验取向的治疗实践中，发展出了各种各样行动取向的方法，使得人们有机会获得具体的体验。除了沟通训练、绘制共同画面、家庭重建工作坊、创造性的改释等，尤其值得一提的是家庭雕塑，其做法是，让一位家庭成员把家庭像雕塑一样在房间里摆出来，从而受其启发，思考自己内心的关系图画，以及分享彼此的感受和愿望。如今，这种方法被当作系统实践中的标准方法之一（章节16.1）。

## 1.3　从行为治疗到认知行为家庭治疗

行为或认知行为的夫妻和家庭治疗（相关德语概要见Sulz & Hekeerens, 2002）试图把学习理论中的知识用在社会系统工作或以社会系统为对象的工作中，目的是停止不利的行为方式并获得新的有利的行为方式（如经典和操作性的条件反射、学习模式），以及改变不合理的想法。在美国，自20世纪60年代以来，行为夫妻和家庭治疗首先在父母训练、夫妻治疗和性治疗方面发展起来，三者在概念上的侧重点略有不同：

- 行为式父母训练（Patterson, 1971），是让父母在小组中学会如何运用程序化的操作方法，采用强化原则使孩子的不良行为被良好的行为方式所取代。典型的干预方法是，在逐步建立良好行为的过程中（塑形）给予奖赏，奖赏为积分形式，过后积分可以进行有价值的交换（代币法）；并且不去关注不良行为，必要时可以有一个间歇，即把孩子带到一个尽可能没有刺激源的房间，暂时中断其与家庭成员的联系。

- 利伯曼（Liberman, 1970）在夫妻治疗中引入了角色扮演练习和相互强化的学习模式及原则。该方法被用在诸如抑郁症或慢性头痛等问题上。

- 斯图尔特（Stuart, 1969）在他的"一致协议"中强调了互动对象之间相互正性强化的意义（reinforcement reciprocity），"一致协议"是指通过相互沟通达成的协议——"我给你什么，你给我什么？"

在当时和现在都极具影响力的"社会交换理论"（Thibaut & Kelley, 1959）推动了这些发展，该理论认为，人们会采用利益最大化和损失最小化的原则，就像在市场上相互"交换"愉快和不愉快的行为方式——你怎么对我，我就怎么对你。系统方法的先驱们也遵照了这个理论传统（Lederer & Jackson, 1972）。正如假设的那样，在所有的良好关系中，正性强化在数量和质量上明显远远超过负性强化。

夫妻治疗师约翰·戈特曼（John Gottman, 1994；2002）的研究对此有非常形象的说明。依据该研究，从夫妻相互之间正面和负面评价的比例可以预测一对夫妻关系的满意度和未来的稳定性：如果正面评价是负面评价的五倍，那么他们有极大的可能性在多年后仍然在一起生活；反之，如果夫妻的交流中有明显的贬低性的评价，即使只是很少的，也极有可能破坏他们的关系。戈特曼把能够预示关系毁灭的几种交流方式称为"不祥的骑士"，即肆无忌惮的批评、辩护、冷战和鄙视（亦见Schindler et al., 2007）。戈特曼报道说，他观察夫妻之间的互动短短几分钟之后，就能对夫妻关系的维持做出准确性极高的判断（参见Revenstorf & Freudenfeld, 2000）。

行为治疗中的"认知转变"，即"重新发现"人是有思想的存在——只有当人们觉得这么做有意义时，才会接受他人的强化——这在1990年左右也影响了夫妻和家庭治疗（Epstein et al., 1988; Datilio, 1998）。现在把目光转向"家庭模式"，即

> ……个体所持有的所有那些对他们自己的和对普遍的家庭生活的认识……关于家庭生活，为什么家庭中会发生这些事件……良好的婚姻关系应该是怎样的……要建立和经营一个健康的家庭要做什么……每个家庭成员应该承担哪些责任，如果没有做到，会产生什么样的后果。（引自Nichols & Schwartz, 2004, S. 273）

同时，尤其要注意"自动性的想法"，家庭成员在紧急情况下会不假思索地想到："她哭了——她一定很生我的气！""他看上去这么心不在焉——他现在肯定不想跟我在一起！"那些令人在关系中感到痛苦的想法，从逻辑上看是"认知歪曲"或"非理性思想"（Lazarus, 1995）。

引人注意的是，如今在美国，行为治疗和系统治疗方法之间的合作远比在欧洲要紧密，而且也更受重视。早期的行为治疗式家庭治疗的代表人物，例如帕特森，其详尽地研究了米纽琴的结构式家庭治疗，又如伯奇勒（Birchler）和斯平克斯（Spinks），他们于1980年整合了系统理论和行为夫妻治疗，其理由是：行为治疗方法中缺少关系动力学的概念。在美国，行为治疗技术常常会被作为针对个体的有效方法整合到系统式的，尤其是结构式和策略式的治疗理念中，例如它被运用在功能性家庭治疗（FFT; Alexander et al., 1998）或多系统（Borduin, 2009）和多维度家庭治疗中（Diamond & Liddle, 1996）。

此外，系统治疗的代表人物尼科尔斯（Nichols）和施瓦茨（Schwartz）认为现代认知行为治疗符合系统理论（2004, S.279-280）。他们指出行为治疗的长处在于，对具体行为及其变化的细致观察，对于解决问题和沟通能力（"技巧"）的教授，以及标准化的个体干预方法。但另一方面，这种目标导向的"天真的乐观主义"，对于家

43

庭中复杂的阻抗问题却并非一直适用。此外，行为治疗很少针对整个家庭，这可能会产生消极的后果（"例如，治疗的目标是减少儿子对母亲的攻击行为。但是，如果父亲希望儿子有攻击性，或者父亲对妻子的怒气未表达出来，那么治疗目标就很难达到"，S.280），而且仅凭有效沟通和解决问题的能力，常常还不足以解决现实中的冲突并产生更好的凝聚感。

　　如今系统治疗和行为治疗之间是怎样的关系呢？汉斯·立伯（Hans Lieb，2009）认为，这两种方法在其"工具箱"或"适应症"方面区别不大，其根本区别主要是在认识论上。在他看来，行为治疗师更像是致力于初级控制论（见下文和章节6.4）的系统治疗师。两者的联系体现在：都认为关系世界能被当成现实来进行客观描述，对于观察到的结果可以给出明确的原因，并且能够按照目标来控制变化的方向，并能根据系统外部的效应对变化做出评价。而次级控制论之下的系统治疗采用更为"软性"的方法，在根本的认识论取向上与行为治疗的逻辑不同。

# 2. 家庭作为系统：初级控制论和直接干预

　　20世纪60年代末到80年代中期，系统家庭治疗在美国达到了鼎盛，而在欧洲、以色列和拉丁美洲，是在20世纪80年代以后才开始迅猛发展的；在其他新兴工业化国家，如中国，甚至是到了2000年左右才开始发展。这一时期的特点是：对变化的高度乐观主义、治疗师极为主动的治疗态度、速效治疗干预方法的发展，特别是其与精神分析划清了界限以及与各种方法的先驱人物之间有声有色的竞争。

## 2.1　心理研究所

　　在1950年到1980年间，在旧金山以南的硅谷，一个叫作帕罗阿托（Palo Alto）的地方，对系统治疗的发展起到了巨大的推动作用。在该地，精神病学家唐·杰克逊（Don Jackson, 1920—1968）、人类学家格雷戈里·贝特森（Gregory Bateson, 1904—1980）以及工作人员杰·黑利（Jay Haley, 1923—2007）和约翰·威克兰德（John Weakland, 1919—1995）在退役军人管理医院，通过观察被诊断为精神分裂症的年轻男性和他们家人之间的互动，提出了精神分裂症的"双重束缚假设"（Bateson et al., 1969; 亦见框5，章节6.3）。该假设把精神分裂症患者的行为描述成一种现实的和"有意义"的交流行为，如果考虑到病人的背景——病人持续地体验到由其他更有权力的人发出的不一致的、相悖的行为指令，却又不能违抗，从而他们的处境是，不管他们做什么都是"错误"的。双重束缚无法被实验证实（Olson, 1972），但是它启发了很多后来的研究方法，其中包括把"情感表达"作为精神病复发预测因素的理念（Vaughn & Leff, 1976）。

1959年，唐·杰克逊在帕罗阿托成立了心理研究所（简称MRI，见Bodin，1981）。起初在那里工作的有精神科医生尤勒斯·里斯金（Jules Riskin）和社会工作者弗吉尼亚·萨提亚，后来有杰·黑利、保罗·瓦茨拉维克（Paul Watzlawick, 1921—2007）、约翰·威克兰德、理查德·费什（Richard Fisch）和卡洛斯·斯鲁兹奇（Carlos Sluzki）（MRI早期的工作由贝特森等人于1969年总结，见Watzlawick et al., 1969; 1974）。弗吉尼亚·萨提亚后来成为人本主义—成长取向治疗方面的领军人物（见章节1.2）。杰·黑利对米尔顿·埃里克森（Milton Erickson）的催眠治疗进行了分析（Haley, 1973），并发展出策略式家庭治疗（章节2.3），他是萨尔瓦多·米纽琴最重要的助手之一（章节2.2）。保罗·瓦茨拉维克作为赛文尼·帕拉佐莉的团队中早期的咨询人员，参与发展了米兰式治疗方法（章节2.4）。 45

有两本书与MRI的方法联系尤为紧密。《人类的交流》（*Menschliche Kommunikation*, Watzlawick et al., 1969）直到今天仍然很畅销。该书从人类交流的语言规则来分析人的很多古怪行为，使之能够被理解。从这本书中得出的MRI治疗方法在《解决办法》（*Lösungen*, Watzlawick et al., 1974; 亦见 Weakland et al., 1974）一书中得到了描述，它以两个基本假设为基础：

- 那些导致人们来找心理治疗师的问题，只有靠咨客此时此地与他人互动中的持续行为来主动地维持，才会继续存在。

- 如果那些对问题起着维持作用的行为方式改变了或者被终止了，这个问题也就被解决了。

## 2.2　结构式家庭治疗

结构式家庭治疗与萨尔瓦多·米纽琴（1923— ）这个名字密不可分（Minuchin et al., 1968; Minuchin et al., 1977; Minuchin & Fishman, 1981）。该方法认为，每个家庭都需要一个与其各自的生活条件和发展阶段相适应的"结构"（互动的组织），尤其是适当通透或密闭的"边界"，向内向外都是如此。值得思考的问题有，父母的子系统，一方面与祖父母的子系统，另一方面与孩子们的子系统，是否和如何划分边界，并且允许有多少联系。以下是几个边界模糊的例子：

> 一个孩子夜里跑到父母的床上，在他们睡觉或亲热时打扰他们；姐姐在没有受到委托的情况下去教育她的弟弟；父亲未被邀请就决定参与母女俩计划好的逛街购物。

边界的划分过强或过弱时都会出现问题，"我的"和"我们的"体验必须同样具备。米纽琴的工作目的是，在家庭中重新建立适当的代际边界和父母明确的权威。

> 结构式家庭治疗中典型的方法是交换位置。如果孩子变成了父母冲突的缓冲器，或者给人的印象是他们坐在那里明显"一言不发"，那么通常要让孩子腾出父母之间的位置。典型的方法还有，谈论什么年龄在家里开着或是关上自己的房门是合适的；或者鼓励那些似乎很少相互交流的家庭成员一起休闲娱乐，例如闹别扭的兄弟姐妹或是一位常常不在家的父亲和很渴望与父亲在一起的孩子。

要想理解这种方法，就必须要先来了解一下米纽琴这个人。他童年时在阿根廷的一个犹太社区长大，据说他有100多个堂（表）兄弟姐妹，在他的周围，人们必须要非常努力地争取自己的私人空间。他曾经说过，在这样的环境中，弄清楚每个亲戚和姻亲家庭之间如何相互联系和划分界限无异于一个"心理上的磨炼"。他像一个做好征服准备的南美人一样有魅力，他在工作中有大量精心设计的技术、即兴的创造性想法和幽默感，并且非常重视"活现"，即让家庭将眼前的、可以尝试的新的家庭互动在具体的场景中展示。

米纽琴很喜欢用尖锐的比喻来使边界明朗化或重新建立权威："你完全没有自己的声音，你母亲就是你的代言人！"此外，他毫不避讳运用令人震惊的干预。在一次家庭会谈中，他面对三个不听管教的青春期孩子的母亲提出挑衅性的问题："你怎么有本事创造出这些个怪物！"稍后这个14岁的处于道德堕落边缘的女儿每一次试图辩解时，都会被他借此斩钉截铁地打断："我不跟你讲话，因为我不喜欢搭理无礼的人！我只跟你妈妈讲！"

米纽琴的理论和他极为直接的干预方法一直以来都备受争议。一方面，他的标准受到指责：谁来决定家庭内正常的边界划分是怎样的？他们有什么权力如此强烈地干预一个家庭的生活？另一方面，边界概念的具体化受到了质疑，如此看来"边界"仿佛是一个能被观察者客观确定的范畴。然而米纽琴完全从动力学角度来理解边界的概念：不断地对边界做出协商，边界不断地被逾越和修正是家庭生活现实的一部分。代际边界障碍在家庭重新取向阶段甚至可能是必要的。米纽琴认为，只有长期边界僵化并且对成员的个体发展造成障碍时，才有进行干预的必要：父母无法再单独睡觉；母女逛街时父亲一定要掺和进来；一方家长把和配偶的冲突通过孩子来解决；或者大点儿的孩子长期被迫承担父母的教育任务。

治疗工作可以被总结成三个关键词，它们共同的基础存在于一种震动、挑战以及家庭迄今为止对现实看法的危机之中（Minuchin & Fishman, 1983, S.99以下）：

- **挑战症状**：症状不被视为家庭原本的问题，而是家庭某些僵化的互动模式本身的问题，它们使刺激不断强化，却无法改变什么。因此要使家庭接受对症状看法的新的定义，从而使长期的行为模式不再按照习惯的方式进行。

- **挑战家庭结构**：对于家庭子系统内部和不同子系统之间的人际距离调节的观察显示，家庭处在"疏离"（僵化的边界）和"缠结"（模糊的边界）之间的某个地方。家庭成员被要求在这个范围内变化，时而挑衅，时而讨好。

- **挑战家庭现实**："病人来治疗是因为他们再也无法应对他们自己创造出来的现实"（Minuchin & Fishman, 1983, S.103）。因此治疗中会挑战病人的建构并提供可替代的相关框架。例如，在"家庭午餐"（Rosman et al., 1976）时会要求父母带他们的女儿来共同进餐，因为这关系到她的生命，治疗师会强调女儿的实力，她可以通过不吃东西而不是辱骂和冒犯父母来战胜父母。越是强调这种**实力**（而不是不足和有病），父母就越发联合起来成为一个相对于女儿的子系统，并拉大与女儿的（迫切需要的）距离。

## 2.3 策略式家庭治疗

策略式家庭治疗与杰·黑利及其女友克洛·迈德尼斯（Cloe Madanes, 1997）这两个名字分不开。杰·黑利年轻时在帕罗阿托的贝特森那里工作，后来在费城与米纽琴一起工作，最后在华盛顿成立了自己的研究所。他强调清晰和一致的等级对于社会系统正常运作的意义。他尤其对"不正常的三角关系"感兴趣，即一位等级较高的系统成员（如父母中的一方）联合一位等级较低的成员（如孩子）组成一个公开的甚或隐蔽的联盟，来对抗与之同等级的第三方成员（父母中的另一方）（Haley, 1980）。黑利在治疗中也强调清楚的责任分配：由治疗师规定，治疗当中要发生什么，并为所描述的问题制定出一个明确的方法（1973, S.17）。治疗师拥有强大的干预能力这一看法由黑利推到了顶峰。

在他的治疗方法中，会通过创造性的、不寻常的、确实有些"疯狂的"任务，为复杂的问题找出简单的解决办法。他提出的建议被称为"180度"的解决方案，要

求人们与迄今为止毫无成效的解决方案说再见，并做些与已经尝试过的方法相反的
事，即所谓的"次级解决办法"（Watzlawick et al., 1974）。此外，黑利的"考验治
疗"—干预也很有名（Haley, 1989）。"考验"（Ordeal）在德语中多表示剧烈的治疗方
法、严峻的考验。一个治疗性的考验指的是，强迫一个受到某个症状折磨的人完成
一个任务，这个任务虽然是有益的，但是比症状本身更费力、更困难和更难受。它
应该是一种"善意的折磨"，要超过症状本身带来的不适。考验要在症状出现时或
出现后马上实施。其根本的想法是：如果使人们感到拥有一个症状比放弃它还要难，
人们就会选择放弃。因此这种剧烈的治疗方法既要起到治疗效果，又不能成为治疗
师施虐或咨客受虐的工具，就应满足重要的前提：

- 它必须在治疗的而非有私人目的的背景下实施，它只对咨客而非治疗师有
  利，并且不能为了表现权力而滥用。
- 咨客必须下定决心克服他的问题，并为之有所付出，也就是说他必须愿意
  接受考验。
- 考验的过程虽然是艰辛和痛苦的，但是不允许对人产生伤害，而是应该对
  人有利（比如做运动）。
- 考验的方法必须在咨客能够承受的范围内。

比如，对于睡眠障碍可以采用的考验有：咨客在夜里不能睡觉，干点儿别的有
用但是不舒服的事，比如打扫房间、跑步或做操直到精疲力竭（也就是说毫无乐趣
可言），把所有夜里会有的令人痛苦的想法在规定的时间内故意或详细地彻底想一
遍，等等。

实施考验的重要环节是其准备工作。在此不需要让咨客个人或家庭提前知道他
们要做什么。更有意义的做法是，治疗师首先说，他知道一种方法，比眼下的症状
更辛苦，需要付出更大的努力。只有当他们真的准备好了，治疗师才告诉他们是什
么。用这种所谓的"魔鬼契约"测试咨客的动机，只有当动机足够大时，考验才会
对其有帮助。

　## 2.4　早期米兰模式

1975年，一个由四位米兰的精神科医生玛拉·赛文尼·帕拉佐莉（Mara Selvini Palazzoli）、路易吉·鲍斯考勒（Luigi Boscolo）、詹弗兰科·赛钦和朱丽安娜·普瑞塔（Giuliana Prata）组成的团队，以及一本引起轰动的书《悖论和反悖论》（*Paradoxon und Gegenparadoxon,* 1977）出现在公众面前。这本书描写了一种针对精神分裂症和厌食症患者家庭的治疗模式，其简洁的做法和所谓的效果，使得当时该领域的所有方法都变得黯然失色。

米兰模式在大约20世纪70年代末以后，对于系统治疗与咨询在欧洲的发展有着极大的意义（在美国的影响较小）。循环、中立等看法和循环提问等技术直到今天仍是系统治疗"工具箱"中不可或缺的。同时，"米兰"经历了一个从相当激烈的和以干预为中心的系统人类行为学的模式，到后来由鲍斯考勒和赛钦代表的强调合作和建构性对话理念的过渡（Boscolo et al., 1988）。其进一步的发展（英语中被称为"后米兰"）将在第3章描述。

最光彩夺目的人物和小组领袖是玛拉·赛文尼·帕拉佐莉。她出生于米兰一个富裕家庭，自小经历了以疏远为特征的"不幸"教育——由保姆和家庭教师抚养（Zundel & Zundel, 1987）。她在最初实习时对厌食症女孩的治疗感到受挫，后来成为一位精神分析治疗的专家。而正当她对这种麻烦、费时而且多数没有效果的疗法不满时，她开始对贝特森博大精深的思想着迷，她的看法发生了急剧的改变，这一段发展历程在其著作《厌食症》（*Magersucht*）中清晰可见（原版1974，德文版1982）。从1971年起，她只用了四年时间与路易吉·鲍斯考勒、詹弗兰科·赛钦和朱丽安娜·普瑞塔共同发展了在《悖论和反悖论》一书中描述的家庭治疗方法。

大概经过十年的合作以后，约在1980年，这四位同事中的两位女治疗师与两位男治疗师分开，分别发展自己的理论和方法。玛拉·赛文尼·帕拉佐莉后来发明了不变的处方（见下文，译者按）并尝试将其思想应用于大的社会系统当中，如企业和社会服务机构等（Selvini Palazzoli et al., 1984）。她的工作方式极富戏剧性，体现出她这样一位女性的个性——对自己的能力有充分的自觉，而且相对于共情、温情和一致性这样一些特质，她把纪律、技术和精确性看成更重要的治疗质量的标志。因为这些会干扰家庭游戏，使之无法继续进行下去。一个案例中的一个结尾干预的例子可以说明这一点：

> 　　一对夫妇，丈夫身体残疾，妻子年轻漂亮，生了两个孩子：安娜和费德丽卡，后者为索引病人[1]，自童年起就被认为患有精神分裂症。妻子与自己父母及公婆的关系极其紧张，虽然她努力对他们示好也无法改善。丈夫不支持她，反而因女儿的病而指责她；当丈夫责骂女儿时，妻子就对他猛烈还击。赛文尼在与这家人的第二次会谈快结束时，给了这样的干预："你妈妈的行为举止简直就像圣女一样，一心就想着让你的爷爷、奶奶、外公、外婆高兴。她恨你爸爸，但只有在你扮傻，惹得你爸骂你的时候，她才说得出来，把一肚子气放掉。另外，你对你爸也在做着非常重要的事情。你妈很漂亮，你爸却是个瘸子，年纪大，还爱妒忌。你妈也许很乐意出去玩，结交朋友，但她得在家待着，因为她有个发疯的孩子——你真傻，把自己给搅到父母亲的麻烦问题里去了。说你傻，倒不是因为精神科医师说你疯了，而是因为你自己做了决定要发疯，这样就可以让自己变得很厉害。你姐姐快要有男朋友了，然后就可以披上白纱，与他共进教堂了。而你呢？还是要一直这样一脸傻相，哎，哎？"（Zundel & Zundel, 1987, S.140）

50

米兰小组很早就试图将控制论的建构主义付诸实践。家庭则被视为一种由规则引导着的系统："权力存在于游戏规则之中。"（Selvini Palazzoli et al., 1977, S.15）她假设了这样一个悖论，尽管家庭深陷痛苦，却对于一种新的变化不感兴趣，为的是把这个病理性的游戏继续玩下去——"改变我们吧，但别动我们！"这个悖论信息需要用"反悖论"来应答："我们只能在你们不改变的条件下才能改变你们！"

治疗常被称为"长期的短程治疗"。它可以持续数月、数年，但治疗会谈的总次

---

1　索引病人：表现出症状的家庭成员，因而指最初寻求治疗的人或需要治疗的对象。——译注

数却较少，因为各次会谈间的间隔较长。以前一个疗程的总次数多为十次，后来逐渐减少。米兰模式最著名的（也是最经常受到模仿的）特点是其治疗设置：两个治疗师（后来只有一个）在治疗室会谈家庭，另两个治疗师坐在单向玻璃后观察会谈。当观察者觉得治疗师忽略了什么重要的事情，或是系统动力陷入僵局，他们就立即打断会谈，通过"打进电话"或"把门敲开"的方式。治疗会谈的"经典风格"有五个组成部分：

1. **预备会**：治疗小组讨论已有信息，提出初步假设。5—20分钟。

2. **会谈**：治疗师访谈家庭。这部分会谈的目标仅仅是收集信息，而不是推进互动；观察者观察。50—90分钟。

3. **中途会谈**：全部小组成员在另外的房间讨论假设，设计结尾干预。15—40分钟。

4. **结尾干预**：向家庭传达小组的决定，通常包括一个悖论处方，或规定完成一个仪式。小组其他成员密切观察家庭成员的反应。5—15分钟。

5. **小结**：小组讨论整个会谈过程及最后反应。10—20分钟。

结尾干预后会谈马上结束，不与家庭进行讨论，旨在向家庭系统导入信息，避免让任何谈论稀释输入的信息。接下来，家庭成员想得到更早预约的企图，被视为用来阻止家庭中初见端倪的变化的伎俩。以此类推，对于家庭成员的紧急电话也要冷静反应。

> 正如霍夫曼（Hoffman, 1982, S.289）所写，这样的一种态度需要有"钢铁般的神经"——如果一位心烦意乱的女士打电话来要求提前会谈，并说她丈夫抑郁严重，威胁说要把阴茎割了。治疗组将会把此次来电理解为控制会谈的企图，然后回复说，他们已经预见到这样的反应；下一次会谈将按原来的安排进行。（至于那位丈夫的阴茎是否还在，未见报道。）

这样做的目的，是帮助治疗师保持在治疗师的位置上，不至于被家庭的各种尝试拉开而放弃控制，坐到一个家庭成员的位置上。这种做法对于有严重障碍（厌食症和精神分裂症）的家庭特别重要，但这种理念后来更多地被批评为冷漠、疏远。

米兰小组的系统概念以贝特森的思想为基础。治疗涉及的决定性的系统并非由人组成，而是由**信息**和**沟通**构成的。因此，系统并不是由一个个"包裹在皮肤里的个体"作为单位组成的，而是要将重点放在"意义的单位、规则的单位上。应该把家庭更多地看成信息系统，较少地看成由物质、能量构成的物理系统"（Tomm, 1984, S.8）。由此可说，治疗的优先目标既不是要改变"索引病人"，也不是要让其他家庭成员为病态的发生来承担或多或少的所谓责任，而是要尽快地打破家庭游戏的平衡，改变家庭互动的规则。治疗师必须学会从"语言的条件化统治"中解脱出来，比如说，当一个人哭泣时说他是忧伤的：

> 我们不得不强迫自己，避免使用动词"**是**"，尽量用"**显得、像是**"来代
> 替。比如，当父亲在治疗中看上去表情忧伤时，我们得忍住，不说"他（是）忧伤（的）"……相反地，我们注意观察他的有关行为在其他人那里引起的**效应**……恰恰是我们的错误……逼着我们认识到……在呈现出精神分裂症般互动模式的家庭里，所有行为都只是棋局里保证让游戏继续进行下去的步骤，都是表演、伪装而已。（Selvini Palazzoni et al., 1977, S.33-34）

### 指导思想和基本原则

赛文尼·帕拉佐莉等人于1981年提出了作为指导系统治疗会谈纲领的三项基本原则：假设、循环和中立，它们如同三角形的边构成了"该模式治疗技术的支点"（Telfener, 1987, S.162）。在1985年发表的论文中，赛文尼·帕拉佐莉和普瑞塔列举了干预的几条基本原则：

- 中立而积极地描述家庭中所有的行为方式（"积极赋义"），即不做任何批判：中立意味着"提出问题"。你不发表任何言论。发表言论意味着你不中立；你下了某个定义……反之你可以问："你这样有几年了？你何时决定要这么做？"（Boscolo et al., 1988, S.194）；
- 拉长各次会谈间的时间间距；

- 设计家庭仪式；

- 开出悖论处方。

这些原则都出于一个目的——尽快把握家庭游戏并改变游戏。在首先由米兰小组引入系统治疗的方法中，最有意义的当数循环提问技术，因为它是系统思想在方法论层面的直接体现（参见章节15.1）。

## 不变的干预

为了找到更有效的方法来改变精神分裂症患者家庭的游戏规则，赛文尼·帕拉佐莉和普瑞塔在原米兰小组分开后又发展了"不变的处方"，即不管家庭有什么冲突情况，全都接受这种家庭治疗作业（Selvini Palazzoni & Prata, 1985; Henning, 1987）。

她们首先与家庭做两次会谈，治疗师在第二次会谈结束时会说："我们的小组得出这样的结论——这里预约了一次家庭治疗。下次会谈将在某天某时进行。你们（按孩子排行先后点出名字）到时候会待在家里，只有您二位，父母亲要来。"（Henning, 1987, S.6）说完后会谈马上结束。到下次会谈时，她们会给父母布置一个很复杂的作业：

1. 父母亲必须无条件地对本次会谈内容保密。

2. 大概一周以后，夫妻俩要在晚上确定的时间外出，但不告诉任何人去哪里，交替着由父亲或母亲在餐桌上留个纸条，上面写："我们今晚不在家。"

3. 孩子们问起"你们到哪儿去了"，父母只能说"这是我们自己的事"。

4. 父母亲各自在自己的日记本上，记录孩子们对于他们的行为所做的言语和非言语的反应。这些记录将在下次会谈时拿出来讨论。

在以后的会谈中他们外出的时间被不断加长。最后一个阶段是盼咐他们安排更长时间的外出。如果家里有很小的孩子，要请专门的保姆来帮忙带几天，千万别请亲戚帮忙。这种方法在1979年创立，被报道为很有前途（Selvini Palazzoli & Prata, 1985, S.279）。如今除了例外情况，这种方法已不再使用。

# 3.　系统作为社会建构：故事、合作和自我参照

　　1980年后，多种理论的同时发展导致了系统治疗史上的剧烈变化。临床实践方面，包括了对结构式家庭治疗、策略式家庭治疗和早期的米兰小组家庭治疗过于独断和斗争式治疗风格的不满。理论方面，对激进建构主义认识论的深入讨论（见章节8.1）引发了对人际关系"现实"的新认识。这一源自生物学的自我再生概念（字面意思为"自身生成"，见章节6.7）表达了对"生命系统可以被有目的和有计划地改变"这一说法彻底的怀疑。一个"次级控制论"（Dell & Goolishian, 1981; Dell, 1986）的假设被提出来，它强调了观察者（指咨询师和治疗师）对他的观察负有共同责任，并且有着共同制造事实的作用，而过去的理论认为，系统只能从外部观察。系统治疗如今比以往更加关注治疗中的语言及其产生的作用。系统治疗的风格变得谦逊、自省并且较少做干预，强调咨客与治疗师平等的合作，治疗方法和过程变得更加透明。

## 3.1　发现观察者：系统—建构主义治疗

　　米兰小组的两个成员路易吉·鲍斯考勒和詹弗兰科·赛钦（1932—2004）的自传体现了这个转变。他们越来越多地对早期米兰模式的基本设想提出质疑，尤其针对那些冷战式隐喻的言语，如必须识别和挫败家庭里的"策略""反击"和"手段"。

　　在早期的米兰模式概念中可能存在一个暗藏的认识论破绽：一方面它充满了对"系统智慧"和系统的自我组织的尊敬，可另一方面它的策略性手段和"冷战的比喻"却与之相违背。这个破绽可能与早先发生在帕罗阿托心理研究所原来的团队中未公开的争论有关（见Boscolo et al., 1988, S.16以下）。黑利认为，必须通过精心策划的策略式干预实现治疗变化，而贝特森却始终深信，任何一种形式的干预迟早会被证实对系统的生态有不利影响。那时最核心的问题是"权力"的意义问题。鲍斯考勒和赛钦逐渐发展出合作和建构性对话形式的理念。这其中的很多方法都是以"次级控制论"为依据。它更多关注的是：通过语言上灵活的建议，打开系统中固着、

僵化的独白和对话，并与系统一道努力，促成观点、视角的多样性，而不是企图用一种观点取代另一种观点：

> 赛钦曾经谈到，初级控制论的乐园已不复存在，它曾经让人相信，人们可以把一枚瞄准目标的炸弹投到系统中。然而炸弹和目标根本不存在，没有什么"外在的东西"。只有一个大型的、发展的观察系统。它由所有与原先问题有关的人组成。大家的共同努力决定了产生什么样的结果，而这个结果通常会令所有的人吃惊。（Boscolo et al., 1988, S.31）

这样的发展在很多地方同时进行。会谈旨在对人们习以为常的描述进行善意的扰动并予以启发，随之取代了20世纪70年代以专家为中心的治疗风格。治疗小组从单向玻璃后面走出来，坐进治疗室中。他们的交谈不再是为了重要的决定性结尾干预搜集信息，而家庭与治疗师之间的美学和配合变得更为重要。来访者被看成"顾客"，即他们是自己生活经验的专家；治疗师给自己开出一张"一无所知的鉴定书"（Anderson & Goolishian, 1992a, 1992b）。家庭不再被硬说成是根本不想改变的。

由海尔姆·史第尔林、贡特哈德·韦伯、冈特·施密特、英格博格·吕克尔－埃姆博登和弗里茨·西蒙以及后来的阿诺德·雷策尔、约亨·施魏策和安德利亚·埃贝克－诺伦（Andrea Ebbecke-Nohlen）组成的海德堡工作小组采纳了上述的理念，同时沿用了对人、问题和想法的中立态度，循环假设和循环提问，以及高强度的、偶尔带些挑衅性的结尾干预等经典技术。但是治疗语言变得不同：治疗师的表达中会体现出对家庭的自我组织力量和自我组织意愿的信赖。

## 3.2　解决办法取代问题：索解取向短程治疗

索解取向短程治疗模式与通常的系统治疗和家庭治疗方式截然不同（de Shazer, 1997）。它从第一个提问开始就直接切入解决办法而不是问题本身，因为关于问题的谈话只会带出进一步的问题。

> 比如病人说:"医生,我有抑郁症!"治疗师便可以问他:"您从何而知有抑郁症? 您一天24小时都有抑郁症吗,即使在您睡着的时候?"那么,对"夜里睡着的时候感觉不到抑郁"的认识就可以作为"解决问题谈话"的出发点:如何能使病人在白天偶尔也小"睡"一会儿,那样会有什么不同吗?

这种疗法大约从20世纪70年代中期在美国密尔沃基的短程家庭治疗中心由史蒂夫·德沙泽(Steve de Shazer, 1940—2005)及其夫人茵素·金·伯格(Insoo Kim Berg, 1934—2007),还有埃薇·利普奇克(Eve Lipchik)和其他小组成员发展起来(详见 Walter & Peller, 1994 或 Eberling & Hargens, 1996)。"煽动疗法"也属于这种治疗模式 (Farelly & Brandsma, 1986)。治疗的核心观念是:把问题与其解决办法联系在一起的想法是心理治疗中一个重大错误。相反,"不同个案之间解决问题的过程是相似的,尽管问题各不相同,但干预方法普遍适用"(de Shazer, 1989, S.12)。有一个著名的关于门锁的比喻:

> 咨客在治疗师面前的抱怨好比门上了锁,门后面就有满意的生活等着他。咨客做了各种尝试但门依旧锁着;他们认为自己的处境根本没有解决办法。这个结论通常导致更大的努力:去琢磨为什么锁是这个样子或者为什么总打不开。显然,只有通过钥匙而不是锁的帮助才能解决问题……一种合适的干预方法只需找出解决办法,而不必去考虑"锁"的复杂性。(de Shazer, 1989, S.12-13)

这种治疗方法认为资源是现成的,会谈中会建立以资源为基础的关于进一步变化的期待。治疗系统的建立以尽快结束治疗为目标。因此,尤为重要的一点是,要强调咨客和治疗师双方认可的"问题已被解决"的指标是什么。治疗协议中也会特别重视这个方面。治疗工作从一开始就在治疗设置上做了安排:治疗小组通过单向玻

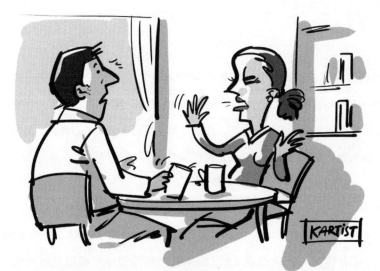

那么我建议，现在我们开始索解取向的讨论！你以你的难以置信的消极的方式、极其愚蠢的论调贬低一切，而我所说的，无论如何与你有天壤之别！

插图1　索解取向的讨论

璃观察会谈，会谈会被中断，暂停之后向咨客传达结尾评论，然后与之告别，并且通常会布置作业。

如今索解取向更倾向于作为一种治疗态度，而较少作为治疗设置。"严肃的问题"要用游戏式的创造性的方式来对待（Freeman et al., 2000）。这种理念在不同的治疗领域都有所体现，其中包括针对个体（例如Weiss, 1988）、儿童（例如Vogt-Hillmann & Burr, 1999）、青少年（例如Vogt-Hillmann & Burr, 2002）和家庭（例如de Shazer, 1992; Kim Berg, 1992）的治疗工作，以及索解取向的结构排列（例如Sparrer, 2001, 2006）。

短程治疗包括一系列具有特征性的不同技术，以下是相关介绍。

### 提问治疗开始之前的变化

询问从预约治疗到进行首次治疗这段时间当中所发生的变化，可能会引出有趣的令人意想不到的回答。一项有针对性的调查显示，预约的来访者中有三分之二在首次会谈前就已经感觉到了变化，并且对于他们所确认的问题来说，这些变化也是他们所期望的（Weiner-Davis et al., 1987）。

### 奇迹提问

这是特别有名的技术，针对从未发生过的例外情况提问："如果奇迹出现，这个问题突然消失了：您早上的第一表现会有什么不同？接下来呢？您的丈夫/妻子/孩子/上司会有什么与以往不同的表现，您如何看出来他们变了？如果您的行为改变了，这些人对您的反应会有什么变化呢？谁会对此最为吃惊？这个奇迹发生后的两个月/半年/五年后，您的关系会发生怎样的变化？"（章节15.3）

### 根据治疗师和咨客治疗协议制定的家庭作业

这种治疗理念从一开始就对改变下功夫。因此"家庭作业"是最主要的拿手好戏之一。根据咨客描述问题的方式，咨客和治疗师之间的关系会被分为不同的类型，并制定出相应不同的治疗协议：

- **观光者**（Visitor）：观光者通常不是自愿来的，他们没有明确的想要解决的问题，没有改变的期望或改变的任务。在这种情况下只对其做出"赞赏"，对其迄今为止所采取的解决问题的尝试积极地评价，除此之外既不进行治疗也不布置作业。
- **抱怨者**（Compliant）：以抱怨为主的人被称作抱怨者。他们往往首先是期望别人会做出改变（比如治疗师或配偶）。对此，治疗当中会布置行为观察和思考的家庭作业。
- **顾客**（Customer）：有想要解决的问题，但对此有个人看法，并能主动应对的人被看成顾客，治疗师会与其制定改变的治疗协议。他们会得到与观察和行为相关的任务。

58

这种方法提供了一系列标准化的作业。这些作业的目标都是为了克服咨客认为自己为了解决问题已想尽办法、无计可施的想法。为此可以布置的作业有：认真观察生活中（婚姻、家庭、关系等）什么应该像现在这样保留下去，一直观察到得出结果为止。在90%的案例中咨客会报告一些有积极体验的事件，这些事件本来是根本不会被他们说出来的（Weiss, 1988）。"意外的干预"仅仅是简单地要求咨客做点完全不同的事。这种干预方法尤其适用于反复出现互动问题的抱怨者。索解取向短程治疗的突出之处，是以极具创造性和轻松诙谐为特点，常常以令人惊诧的效果为看似严重的问题找到简单的解决办法。为此，也许会有一些对于问题的荒谬解释被提出来，但这只是为了把注意力转移到发展新的解决办法上来。

> 弗曼和阿霍拉（Furman & Ahola, 1995, S.102-103）报道了一个因与丈夫激烈争吵而前来咨询的女士的案例。他们几乎每天都为一扇柜门争吵。她通常要开着门，而她丈夫坚持要把门关上。经过治疗小组的讨论，她获得了一个任务，回去告诉她丈夫，治疗小组的看法是：开着衣柜门是一个无意识的，甚至可能是一个潜意识的表示，表示这位女士向她的丈夫发出信号——她想要和他睡觉。三周后她笑着说，他们再也不吵架了，她的丈夫说，这是他听过的最荒唐的说法，而他现在总是亲自去把门关上。

### 问题和解决办法之间的爱情故事：冈特·施密特的催眠系统治疗

海德堡小组的同事冈特·施密特，他像德沙泽一样受到这位1980年去世的美国精神病学家和催眠治疗师米尔顿·埃里克森的催眠治疗方法的影响（具体介绍见Haley, 1973），他对问题和解决办法之间的关系持有不同的态度。他对纯粹的索解取向治疗方法中对于"问题谈话"单方面的消极赋义做了批评。问题和特殊症状的形成仅仅被看作"倒霉"，这破坏性地贬低了通常在问题中容易找到的能力和一个人有价值的需求："问题谈话应该更多地被重视，以便持续地从中获取关于重要需求的信息。"（Schmidt, 2004, S.84）

催眠系统治疗的目标是将注意力放在未来所期望的状态。催眠系统治疗方法将侧重内心的催眠治疗和人际系统治疗联系在一起。催眠系统干预的一些原则如下（Schmidt, 2011, S.80–99）：

- **聚焦于目标**：咨询系统应当把所有参与者的能力放在焦点上，赞赏他们做出的努力，他们针对咨客制订完全个体化的目标，并将此建立在咨客和治疗师平等合作的关系之上。

- **同步**：咨询系统要适应它的咨客——适应其速度、姿势和呼吸节律、语言方式——然后再将咨客慢慢带入对治疗有利的差异的建立当中。

- **想象**：邀请咨客对他们所期望的未来生活做尽可能生动的想象，来代替目前的痛苦经历。这可以在正式的催眠状态当中进行，但是也可以通过循环提问、比喻、逸事甚至随意的交谈进行，这些都围绕着咨客所期望的经历过程。尤其有效的是，想象一个在所期望的生活状态下的姿态。

- **利用**：没有一种现象就其本身而言"是"一种能力或无能、一个资源或非资源、一个问题或一个解决办法——这完全取决于目标、生活背景和当事人的评价。愤怒、生气、缺乏动力、恐惧、失眠也可以作为能力来利用。

- **咨询系统中最理想的观察立场和力量的发挥**：从一开始就弄清楚，咨客在咨询中最需要什么。"我思考，什么会是他们此刻需要的，什么能使他们重新感觉到有力量，使他们偶尔能够有些距离，受到保护，并有信心地去面对这些沉重的话题？"（Schmidt, 2011, S.95）

冈特·施密特的"催眠系统语言"听上去通常比读起来更简单更令人印象深刻，在下面一段治疗记录中就可以感受到（Schmidt, 2011, S.113）：

当您此刻还用习惯性的方式去思考，并沉浸在所有可能的，甚至是折磨人的话题当中时，这很正常，可能每个人都会这么做，但是可能您直觉的（或者无意识的）感知功能已经开始工作了，对记忆做出选择，这正是对您解决问题有帮助的步骤。可能您自己还未意识到，但也有可能有些有帮助的想法已经清晰地在您脑中出现了……

### 3.3 互动作为谈话：叙事和对话治疗

"叙事"这个概念使人联想到叙述故事（Bruner, 1997; Gergen, 2002）。在故事中经验被加以总结，当然故事中毕竟只是对经验的回忆，因为"不能被叙述性地组织起来的内容会被遗忘"（Bruner, 1997, S.72）。一旦一个经验变成了故事，这个经验就不再是其本身，而是由语言规则和叙述习惯来决定的，人们则成了作者。一个经验如果没有以某种方式被组织起来，加上标点，形成符合其叙述目的的形式，就不可能被复述出来。这不是人们塑造出来的经历，而是由属于不同社会关系系统的人根据自己的经验创造出来的故事。

因此在治疗会谈当中，注意力被放在了叙述的方式方法上，而不再是系统中的冲突、边界和等级。现实由相互交织的故事组成。人们的交谈是关于故事，而不是互动过程（除非关于家庭治疗师与来访家庭……）！叙事治疗方法因此更类似于与文本相关的工作，在系统治疗以往的发展阶段中被关注的系统中的互动过程变得不再吸引人（Winek, 2010, S.230，亦见章节6.9）。由此治疗师对行为的兴趣越来越多地转移到对想法上，并且不仅是个人的，还有集体的想法（Hoffman, 1996）。通过故事（叙述），社会系统中的思想和意义被人们共同用语言创造出来（Gergen, 2002; Sluzki, 1992），系统的记忆由故事组成（Luhmann, 1984; Lakoff & Johnson, 1998）。

> 我喜欢这个观点。我慢慢地感觉到，人类的事件就像18世纪的蹩脚小说东拉西扯，完全不是井然有序、在规律重复的变化中发生的。我开始把它们看作瀑布和河流，而不是在它们上面套用控制论的反馈环路。我对自己说：别去想往复的循环，而要想时间长河里的河流。（Hoffman, 1996, S.17）

家庭中每个人的故事非常紧密地联系在一起。家庭成员如何相处，在很大程度上要考虑，他们是否在共同叙述故事或者他们是否相互对立或竞争（von Schlippe &

Groth, 2007）。一个社会系统的各种经验被理解成共同建构的意义，在家庭中被称为"家庭的现实建构"或"家庭的范式"（Reiss, 1981; Reiss & Olivieri, 1982）。史第尔林（1997）提到"家庭信条"，即家庭成员共有的对世界的基本信念，施尼文德（Schneewind, 2010）提出了"家庭独特的内部经验模式"，这个模式由每个人对家庭现实的主观认识汇集而成。故事中每个家庭成员对现实的看法、不同的经验和基本信念交汇在一起构成了相互联系的对"现实"的建构。在重复叙述故事之后，故事就被稳固地保留下来。每个家庭成员其实都是从一个共同的概念和信念体系，以家庭特有的"叙事习惯"来解释现实的。

这个观点引发了一个问题：究竟是什么样的故事统治着一个人的生活或是一个家庭？一个人用什么样的方式对自己或他周围的人讲述关于自己的故事？他会回顾哪些事件，忽略哪些？他如何"成为"他在故事中叙述的那样（Gergen, 2002; Efran et al., 1992; 亦见章节 15.5）。治疗师此时的作用是怀着"无限的好奇心"，采取"一无所知"的立场（Anderson & Goolishian, 1992a, 1992b），去认识和理解咨客的意义，去了解和关注各自的和共同的叙事习惯。 **61**

最著名的叙事治疗的代表人物是迈克尔·怀特（Michael White，1948—2008）。他和戴维·爱普司顿（David Epston）共同发展了治疗性对话的理念，系统化地将求助者与其资源以及形成自身技巧的可能性联系起来（White & Epston, 1992; White, 2010）。这种理念首先被用在咨询师本人身上，体现在：其自身不受"毫无希望的案例""缺乏动机""缺乏自省能力"等描述的消极影响（迈克尔·怀特曾经建议，不用去读咨客的病历记录，只要看看它有多厚就行了）。取而代之，可以将故事"外化"，并且提问："你允许哪些故事支配你的生活？你愿意让这些故事支配你的生活吗？"紧接着，他会尝试解构这些故事，通过找到其他可替代的理解和认识，比如 **62** 通过寻找例外情况——"你最后一次成功地拒绝相信那个'你总是个失败者的故事'是什么时候？你是怎么做到对这些故事置之不理的？当时你是受到什么邀请或鼓励吗？你是如何对此说'不'的？所有自小就认识你的人当中，谁会在听到你做了这

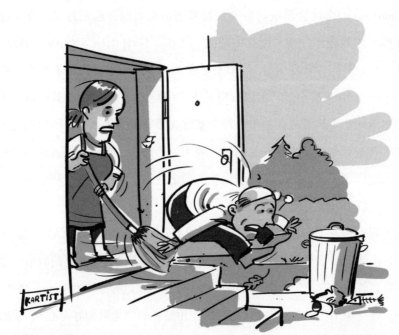

亲爱的，我正在寻求一种新的自我叙述。我感觉在那其中，你不再出现了！

插图2　新的自我叙述

样的事以后最不感到意外？"（详见章节15.5）

　　这是一个获得新的个人生活故事（"重新编写"）的过程。因为每个人都通过独特的叙事习惯来创造自己的故事，他会把某些经历描述成"常规"或"典型"。其他肯定存在过的经历则被描述成例外，被忽略或认为无足轻重。这种提炼"新的叙述主线"的过程在叙事治疗中被称为"本土异国化"（White, 1992，依据Bourdieu）：要把看待现实的习惯方式变得不习惯、不熟悉，就是寻找"事情没有按期望发生"的那些时刻，看看这能否成为改述的出发点。

　　一个45岁的、在德国生活了几十年的外国人这样讲述他的故事：他"两次被流放"，"从出生就被流放"。他叙述的重点是他的母亲怀他的时候想要堕胎，因为她不想要第二个孩子。母亲甚至威胁父亲，如果不同意就自杀。最终在父亲和医生的共同劝阻下，母亲才把他生了下来。一种缺陷性的叙述决定了他对生活的解释："从出生就被流放"。故事还可以在其他哪个"情节"（叙述的基本结构）上来建构呢？固然不能把它当作没发生过，但是去回顾其他那些迄今为止仍被埋没的故事情节是有可能的。会谈中首先就是要轻轻地转移重点，关注故事中隐含的提示：母亲自杀了吗？当然没有，否则也就不会有他。母亲堕胎了吗？当然也没有！如果故事建立在母亲的决定上——不自杀，活下去并把她的孩子生下来，他将会对自己的生活有何不同的"体验"？那会有非常不同的感受！在哪些迄今仍被隐藏的"叙述"中还可能给他带来力量？他如何解释自己面对如此不利的状况仍然活了下来？他描述了自己幼年时极大的生存意志。尽管生存条件很不利，一个婴儿还能够活下来，而且活到了45岁，这表现出这个人有强烈的生存意志。接下来可以再问，如果把生活建立在这个新的"情节"上，他对生活会有怎样不同的体验。这就产生了发展一种新的叙述习惯的机会——一个凭借力量和生活的决心，小心翼翼地去改变一种看似牢不可破的内心画面的机会。

## 3.4　合作代替干预：反映小组

另一个著名的"次级控制论"的代表人物是挪威治疗师汤姆·安德森（1990）。他对"经典"系统治疗的两室模式（一间治疗室和一间观察室）的设置不满意。他认为，治疗小组在隔壁进行的封闭讨论让家庭有不太尊重他们的感觉，造成一种不太有利于合作的情境。安德森开始鼓励家庭旁听小组的讨论。他将麦克风转向观察室，让家庭听隔壁的小组讨论，或者干脆让小组进入到治疗室来，家庭直接听小组讨论。他们发现，这种安排本身就有很好的效果，而且结尾干预或悖论式的评论看来都可以省略掉。

这样的反映小组相当于掀起了一场"系统革命"，因为这一新的理念对许多受人喜爱的系统工作方法——比如单向玻璃（以及把自己隐藏其后的可能性）、开处方及结尾干预（这给了治疗师无所不能的光环）——提出了质疑。是不是应该行动起来，以"解放"为目标，也就是使人们能够把命运掌握在自己手中，相信治疗师不可能对人施加有目的的影响，这样一来在治疗的结构上是否也应该有些解放的成分？难道内容和形式不应该始终相符吗（Hargens & von Schlippe, 1998）？反映小组模式将治疗更多地看成一种合作的情境，而非权力的运作。结果就是尝试了一种新的道路，让治疗师、小组与家庭最大限度地走到一起，为现存的问题找到解决办法。这个概念还在专业人员中产生了有趣的影响：他们不得不在家庭面前字斟句酌，避免在讨论中使用"会得罪人"的语言表达方式（Hoffman, 1996, S.72），如"投射""过度卷入的母亲""缠结"之类，而是要找到一种与家庭和当时情境相适应的语言形式。这种做法将在第19章做具体的描述。

# 4. 新的发展

1990年左右，系统治疗领域开始变得统一起来。繁荣时期那些关于治疗原则的争论似乎趋于平静。新的发展出现了各种各样不同的主题，很难被归纳在一个共同的标题之下。以下介绍其中的一些。

## 4.1 理解自身和他人的感受：依恋、情感、心智化

早期的系统治疗侧重于观察互动序列，20世纪80年代和90年代早期的发展专注于语言和故事，那些以意义为基础的系统正是通过前者来制造现实。尽管人们内心的感受和与之相关联的历史性背景在后来明确地被强调，但总的来说不是很突出（即使有些先驱的工作中以明确的内心感受为重点，如弗吉尼亚·萨提亚）。或许20世纪90年代后半期以后可以算是系统治疗上的"情感转折点"。如此一个情感转折点主要

是受到当时整个心理治疗领域中处于前沿地位的研究的影响而产生的[1]：

- 基于对情感研究的认识，例如**对婴儿的研究**，会更多地强调两个方面：极小的**面部表情信号**对于关系建立的意义，以及**情感的交流**在共建合作性咨询关系过程中的作用（Ciompi, 1997, 1982; Welter-Enderlin, 1998; Welter-Enderlin & Hildenbrand, 1998; 对于一般心理治疗：Streeck, 2004）。

- 另一个重点是**依恋理论**，它由约翰·鲍尔比（John Bowlby）创立并由玛丽·艾司沃斯（Mary Ainsworth）进一步研究发展（见框2）。该理论大大推动了系统治疗的发展（von Sydow, 2008）。早期亲子互动的录像分析表明情感因素在关系塑造中的重要性（例如参见 Hawellek & von Schlippe, 2005; Bünder et al., 2009; Borke & Eickhorst, 2008）；此外，该理论也为夫妻治疗提供了关于伴侣之间互动的可行假设，夫妻把不同的风格作为"嫁妆"带到了夫妻关系中（Loos-Hilgert & Wedekind, 2011）。

**依恋理论**

　　由约翰·鲍尔比（Grossmann & Grossmann, 2003, 2008）提出的依恋理论以所有哺乳类动物固有的生物性需求为基础，在危险的情况下会寻求一个或多个父母角色的保护。刺激水平应该保持在一个舒适的中等范围，不能太令人兴奋，也不能太无聊。他们越是能够安心地回到父母的怀抱得到安慰、抚摸和支持，就越能够自信地再次与这些父母角色分开，去探索新的世界。早期的依恋体验塑造了一个对于自己和他人的"内心工作模式"：他人有多可靠，给人多少安全感和有多少价值，我自己是怎样的呢？这个内心工作模式似乎相当稳定，这种自身的关系模式会在成年以后的亲密关系的塑造中体现出来。依恋理论以不同的依恋体验为基础，描述了不同的依恋类型（Grossmann & Grossmann, 2008）。

65

---

1　被明确称为情感和依恋取向的四种系统治疗方法将在第17章中予以介绍。

- **安全型依恋**：相信他人是可靠的，能够忍受依恋对象离开，能够主动地寻求安慰和进行游戏及探索。

- **回避型不安全依恋**：回避依恋对象，与之缺乏交流，很少表现出分离焦虑，而是表现出一种情绪紧张时不合时宜的安定。

- **矛盾型不安全依恋**：孩子表现出明显的、矛盾的和夸张的依恋行为，对于小的不确定会有高度敏感的反应，很显然其对于失去依恋对象的恐惧提高了。

- **依恋策略紊乱**：这种行为在前面提到过的三种类型中都可能出现。它不是第四种依恋模式，而是在受到精神压力时一种明显的注意力和行为策略的协调性的破裂，此时会暂时完全丧失对依恋对象的定位。

在观察这些类型时要警惕把它们抽象化和当作人格特点来对待。它们表现了可能的关系状况，人们在与他人建立关系时所出现的关系状况可能会有很大差异。对于系统治疗实践尤其重要的是，要关注情感关系的塑造和在不同咨询情况下的关系模式。

框2　依恋理论

- 关于**创伤心理学和神经生物学的研究**表明了强烈的负性情感体验的作用，而它们是以何种方式被情感储存和神经生理性加工的，对此仅凭很多系统干预方法（如循环提问、结尾干预等）本身是无法得知的（Oestereich, 2005; Hofmann, 2006; Hanswille, 2009; Hanswille & Kissenbeck, 2010; Korittko & Pleyer, 2010）。

- **神经生物学研究**提供了很多新的结果，其中包括关于可以促进我们的共情能力的镜像神经元和可以调节依恋行为的激素（催产素）（Bauer, 2005）。

系统治疗中"情感"概念的特点是，首先要在治疗和咨询工作的基础上，有意识地塑造一个"安全的框架"作为合作的基础。这个框架不仅仅通过"对话"来产生，尤其还要通过形成友好关爱的关系（Levold, 2003b; 参见章节13.1），一个通过咨询师的"真诚和一致的自我"承载的和谐一致的联结。传达希望和乐观精神是这个框架的重要部分。要意识到治疗中此时此地的情绪并把它表达出来。治疗师会对夫妻或家庭成员之间情绪调节的差异感兴趣："如果您的配偶在争吵中冷静地回避，您也会回避还是保持联系？您也会冷静下来还是更加激动？"治疗师也会对夫妻双方的原生家庭中的"依恋传记"感兴趣："您小时候，当您想要和父母交流时他们做何反应？"他试图帮助夫妻和家庭成员，能够更加清楚地理解自身的情感表现并且传达给别人，以及更好地理解他人的情感表现。

此外，这种方法比其他方法更加强调：在治疗情况下只有在感到"安全的联结"后，才能与咨客紧密地"合作"并产生有用的治疗结果。这表示治疗师首先要表现出自信，同时要认真对待病人的痛苦和他们对问题的看法。从形成关系的微观层面上来说，要能够意识到自身的情感表达，并且与病人相协调，达到同步或者酌情放慢或加快速度（Levold, 1997; Welter-Enderlin & Hildenbrand, 1998）。

## 4.2  生态系统治疗：探访，多系统的和社区取向的

在20世纪80年代，系统个体治疗的最初理念被提出（章节20.1），几乎与此同时，围绕大系统的工作和对咨客家庭的自然环境的关注（具体的实践工作在第21章有描述）得以复兴，即：

- 邀请家庭及其专业帮助者共同参加会谈；
- 将家庭—学校—同伴小组和邻居纳入多系统治疗当中（多维度的、短期生态系统的等）；
- 在家庭和邻居当中开展探访式家庭治疗和社会教育家庭帮助；
- 多个家庭参加的家庭小组（多家庭治疗）；
- 与咨客家庭共同制订"合作项目计划"中咨询师的服务内容；

67
- 将更大的邻居网络纳入网络治疗；
- 将家庭治疗和社区工作结合起来。

20世纪60年代，在学生和公民权利运动之后，很多这样的工作方式在早期家庭治疗中出现了。例如，沃尔特·拉克（Walter Laqueur）在早期工作中采取了多家庭治疗（Laqueur et al., 1964）；"丹佛州立医院项目"（Pittman et al., 1981）对一个州立精神病医院排队等候入院的病人中的半数采用了"家中家庭危机干预"的治疗；在纽约下东区的一项门诊医疗服务中，埃德加·奥尔斯瓦尔德（Edgar Auerswald）、林恩·霍夫曼（Lynn Hoffman）和理查德·拉布金（Richard Rabkin）把波多黎各移民妇女的精神病性的行为解释为失去家园和缺乏集体归属感而产生的有现实意义的幻觉，他们采取的治疗方案是为其安装电话并分发纽约市波多黎各人的电话号码簿；此外，还有结合印第安人仪式意味的"网络治疗"（Speck & Attneave, 1973），其中会有多达80位同胞为了一个需要帮助的人而举行的大型集会，以此来表达关爱，或对其进行劝说，有时也会给予钱款和很多实际性的帮助。很多早期的德国家庭治疗师了解到了这些治疗方法，并做了尝试（Richter et al., 1976）。

约从21世纪起，这种不仅在家庭背景中也在社区中给个体以支持的"生态系统的"治疗方法，似乎又重新引起人们的注意。这种方法其实从来没有完全消失过，但是它现在受到了新的关注和推广，在理念上得到了更为细致的修改和完善，并在培训中被系统地讲授。这可能与1980年后很多工业国家中出现保守新自由主义转折之后发生的社会和政治变革过程有关。工作所迫的流动性、离婚率的上升和出生率的下降导致家庭规模逐渐变小。由单亲、外出工作的母亲和独生子女组成的小家庭模式成为典型。日趋严重的社会财富分配失衡导致传统的稳定的中产阶级的数量下降，并且有一部分变得贫困。这两个因素加在一起使得诸如金钱、物质保障、时间、稳定的关系、祖父母和亲戚等资源变得匮乏。然而一直以来，家庭治疗师往往只把这些当成"真正重要的"关系问题的次要方面。现在看来，依照家庭如今的规模，仅靠治疗师和咨询师的帮助不足以解决问题。此外，随着专业化服务的进一步发展，各项服务更好的协作已成为一个日益紧迫的任务——"合作管理"不仅是在组织中，

而且在家庭和组织间也变得越来越必不可少。这一切推动了系统治疗与咨询理论和
实践应用领域的扩展，首先是在社会工作、青少年援助服务、家庭教育咨询和康复
方面（Zander & Knorr, 2003）。

## 4.3　甘地遇到贝特森：非暴力抵抗和父母教练

"系统式父母教练"的概念如今与两个理念联系在一起，这两者对系统治疗提出
了挑战并引起了对治疗前提的深入思考（Tsirigotis et al., 2006）。

- 一个是系统式发展咨询，如"婴儿谈话时间"（Borke & Eickhorst, 2008; Ziegenhain et al., 2004; Cierpka, 2009, 2012）和马特梅奥疗法（Marte-Meo-Methods）[1]（Bünder et al., 2009; Hawellek & von Schlippe, 2005; Hawellek, 1995, 2011）：指导父母如何使他们的孩子获得一张关于自己和他人感受的"地图"，例如在不同的情况下让孩子明确自己和他人的感受——"你现在真的很开心是吗?""看呀，你的姐姐现在很难过!"等。这种咨询方法会在第二册（Schweitzer & von Schlippe, 2006, S.251以下）中详细予以介绍，具体操作方法在此不再展开。

- 另一个挑战是21世纪初由哈伊姆·奥马尔提出的"父母在场及非暴力抵抗"的理念（Omer & von Schlippe, 2004, 2010）。它的目标是帮助父母从家庭内部不断升级的冲突中脱身，但同时又保持在关系之中。帮助父母如何保持"在场"，而非心灰意冷地放弃父母的立场（"你想怎么样就怎么样吧!"）或使自己陷入不断升级的恶性循环当中（"你立刻把这儿收拾干净，否则……"）。关于父母教练的具体方法将在章节20.3中介绍。

虽然这两种方法——发展咨询和奥马尔的理念——之间差异很大，但是两者的
联系在于：两种方法都是针对无助的父母。同时它们具体的工作都是着眼于关系、

---

1　马特梅奥（Marte-Meo）系拉丁语，意为"靠自己的力量"。——译注

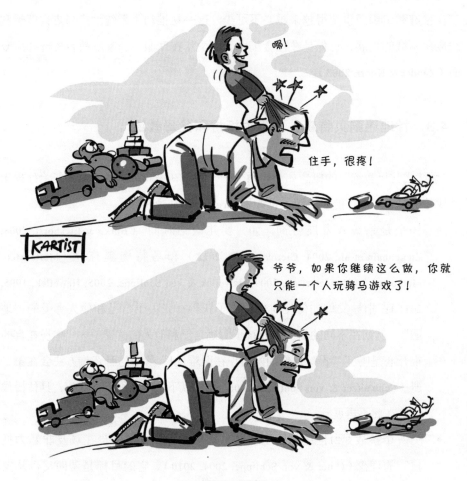

插图3　玩骑马

关系的建立和人际关系技巧，并且在那个时代，一致性原则及奖惩取向重新在咨询中盛行。因此它们和系统治疗与咨询的理念是相一致的。

挑战在于，与系统治疗相比，父母教练代表了一种操作取向的和决定性的立场：在系统方法过程中注重自省和自我参照，而在对父母的教练中则会制定出具体的操作指导。顾名思义，教练是一种在职业和个人生活方面有限的、合作关系的，并且以诉求为取向的陪伴和支持。因而，它的设置是目标取向的和情境性的，参加培训的人对学习和决定负责，协议上会对培训范围做出明确的限定。相应地，与父母一起工作的任务是，他们如何把作为父母的"工作"干好。父母将成为他们的家庭和家庭"管理"的专家。因此，系统式父母教练不是向父母传授如何快速有效地控制孩子，例如通过奖励或有效的惩罚，而是使父母学会摆正自己的位置，在家中发挥父母的作用。

## 4.4　拯救的希望和手工艺的结合：排列工作

在最近关于系统治疗的讨论中，好像没有哪一种理论能像伯特·海灵格的理论那样，激起那么热烈而又极其对立的观点（如 1994）。他的名字和"家庭排列"这种方法紧密联系在一起。排列工作与雕塑工作及心理剧相似：一个人在小组中（并非与他的家人）把他的原生家庭排列出来。这么做只需很少的基本资料，只有外在的事件才是重要的，例如谁死了，有人被赶出家门，从前的伴侣或被排斥在家庭之外的孩子等。当事人把角色扮演者之间的相互关系排列出来，使得房间里呈现出一个"清晰的画面"。接下来要做的就是要寻找一个新的"好的画面"，一种能够把对于当事人而言"好的秩序"表达出来的呈现形式，一种作为资源的"新的内在图画"。治疗师听取角色扮演者的反馈意见（例如他会问：对一种排列中的变化的体验是"更好"还是"更糟"）。

排列工作是在一系列的启发之下进行的，对其描述如下：

### 原始次序和归属

海灵格认为，至少在西方文化圈里，社会系统当中总是存在着一种对系统成员产生某种影响的排序，他称之为"原始次序"。它按照进入系统的时间点发挥作用：较早成为系统成员的人，比较晚来到的成员高一个等级。这样，父母优先于子女，老大优先于弟妹，以此类推。这个排序是"先定"的，受到尊重，关系就平顺；若是背离，则会有障碍。他不仅看到这种动力学在家庭中有用，他还看到，一旦后来者拒绝对较长期在系统中生活的人表示重视和尊重，组织中就会有问题出现。

当有一种精神障碍被诊断出来时，一种并不少见的情况是，系统中的一个成员（常常是一个孩子）处在一个对其而言"不合适"的位置上。在这种情况下，**狂妄**是诸多麻烦事的中心驱动力，而**谦卑**则是解决问题的办法。系统里的人会形成这样的想法：

- 有权或有义务将父母亲的关系理顺；
- 出于对父母中一方的忠诚，必须或可以蔑视另一方；
- 有权向父母索要补偿，实施报复、贬损、驱逐；
- 可以"胜过"哥姐，比他们优越。

那么，在所有这些情况下，正是有人违背了原始次序，与系统内的规律对着干。症状常常提示存在这类暗藏的狂妄，可以产生一种无意识的惩罚动力学。如果在治疗情境中有可能"谦卑地"面对父母（多是通过包含不同措辞的仪式——"我感谢你们，为了我从你们那里得到的一切。这已足够了，剩下的我会自己去做的"），那么内在的和平常常就会降临。从这个观点出发，宽恕父母其实是一种狂妄的表现形式。尊重和谦卑也意味着，父母若是在哪儿欠下债，就留着这份债吧。

对每个人而言，对于一个系统的**归属**是无条件的。因此，一个人无论出于何种理由被排除在系统之外并且因此而不被尊重，也是一种形式的狂妄。在其他人（如史第尔林或萨提亚）那里也有对于这种动力学现象的关注，不过这里增补了一个新的实质性的方面——认同。如果一个系统里的人物被排除在外，常常有一个系统里的后来者会无意识地认同、模仿这个不受敬重的人，而且常常演化为（严重的）症状。在海灵格看来，这种动力就是对于系统的爱和联结（命运之联结）。不过，这种牺牲是徒劳的，因为这意味着一种错位的努力。即使是出于爱而去尝试为别的什么人解决问题，也同样是狂妄。此时这样一种体验作为疗愈：要对那出了局的人看一眼，表示敬重，在"心里给他/她一个地方"。对于"追随"这样一种动力学，也存在着类似的解决办法。在这种动力现象中，一个人（有意无意地）尝试追随一位早逝或戏剧般死去的人（如通过自杀）。然后生命往往是不会被"丢掉"的，毕竟这是令人愧疚的。这与给予和索取的平衡有关。

## 给予与索取的平衡

平衡是寻求解决办法的动力中的关键词。系统中的负罪与无辜均与此密切相关。系统总是在处理给予和索取的问题。在这当中，系统中的给予者总是处于看上去比较有利的地位，因为他的位置是无愧的。谁要是获取了，谁就让自己负了债，因而人们有时会努力化解这样的动力，他们想"一身轻松地"走完人生，避免参与社会的交换。但这只是一种幻想而已。拒绝索取常与抑郁相连，在其后隐藏着许多理由：这不对，这太少了，诸如此类。在有可能索取的地方（尤其是从父母那里），相关人等体验到的是能量、力量的充足补给。类似地，有人带着这样的理念去行动——有可能只是作为给予者走完一生（助人者的理想）。这种观念也被描述为对关系不利的。系统中的平衡，即不断地给予与索取，伴随着这样的认识——人不可能不欠债地终其一生；在有的情况下，除了感恩，没有其他可能性能达到平衡。幸福源自一个高水平的给予和获取的"基础代谢"（Weber, 1993）。

## 被中断的向前运动

上述提到的海灵格理论的所有方面，均涉及他用来解释障碍的一个基本原则——**系统缠结**。另一个基本原则是被中断的向前运动。恰恰在这一点上显示出了这种治疗模式在躯体治疗方面的根源。儿童早年朝着母亲或者父母运动是一种自然的、躯体上的做法。如果在早期阶段的发育由于分离或创伤而没有成功的话，儿童索取的能力就被锁住了，前进也被打断。在此情况下，治疗旨在使运动重新变得可能，并使之达到其目标——爱的体验和感恩之心。

## 寻求力量

排列工作的基本策略可能对系统治疗有特别的意义。这种策略要求不断求索，

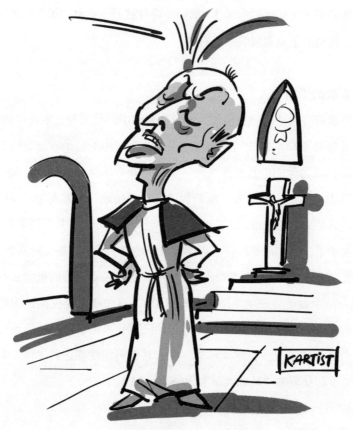

我全部的骄傲在于我的谦卑！

插图4　谦卑

是什么力量可以让一个人摆脱牺牲者和软弱无力者的位置。即使父母批评指责，子女也会谦卑地对待父母的要求，这最终是为了一个目的：获得自主、有力的地位。大家排斥的东西，人们得常留意；那些大家乐意看的东西，倒是可以放到一边去。

### 对排列工作的批判

排列工作一直以来都备受争议。这种方式常常很快就把来寻求建议的人引到一个有存在意义的点上，往往会产生非常强烈的情感反应，并且当事人通过小小的仪式（鞠躬、讲一些固定模式的话等类似的手段）会感到如释重负，这些都给参与者留下非常深刻的印象。这种方法之所以令人印象深刻并且吸引人，是因为在系统排列工作中（雕塑工作中也会出现，见章节16.1）常常会出现惊人的"吻合"（"是的，我叔叔确实长期有严重的胃疼，正如他的扮演者一样！"），并且这些往往会伴随着强烈的情感和感受爆发，使人更加强烈地感觉到这里发生的一切是一个"真实的过程"。这使得寻求建议者乃至治疗师常常会深信，通过这种工作形式能够揭开"被隐藏的真相"，并把人引向解决方案。环绕着排列工作的"光环"使这种方法被大力推广，同时在公众当中分成了热切的拥护者和强烈的反对者两派。新闻报道中既有关于自发的"奇迹"治愈，但也有令人震惊的家庭排列后的自杀事件，这些导致了人们情绪的高涨。诸如此类的例子，比如女企业家变得抑郁，对自己的企业不闻不问，因为这个企业"原本"属于她的兄弟而且她把她儿媳从公司开除了，因为家庭排列的结果是她儿媳在公司里"没有位置"。如果这是咨询师传达的意思，我们认为这种方法存在弊端，与系统的实践相违背。关于排列负面作用的报道越来越多，有鉴于此，还应更加明确地强调其弊端。

由以上提到的治疗信念可以看出，排列工作的描述及其治疗的行为方式与系统治疗的立场并不一致。那些掌握着"真相"的人，是在传播一种世界观而非理论（Breitenbach & Requardt, 1996, S.49），并且对于那些"资历尚浅"的治疗师来说，最好的情况是，他们能怀有一种友好的优越感的态度；最糟糕的情况是，他们会发展出意识上和权力上的支配。在任何情况下，他（她）都知道并能提供解决办法。这样一来解决方法就不再是通过共同的建构来获得，"大众仅仅是有限地被允许提出问题和异议，而且对此只是定期地在表面上做出回应，要么被认为是有障碍或者通过比喻的方式用'智慧的'逸事来作为答案"（Backes, 2004, S.225）。诸如"你是个失败者！""已经不可挽回！"或者"癌症……是对蔑视父母的惩罚"这样的说法（引自Bayer & Seel, 2000, S.490）和诸如迫使当事人双手伏地谦卑地下跪这样的做法，不能仅仅说成是个"表示尊敬的姿势"（Krüll, 1995）而已。这是不合理的专制的行为，

74

反映了一种看起来像是硬性现实的建构形式，它对咨客自身的创造完全视而不见。[1]
这样的做法绝对不是系统治疗方法。关于海灵格工作的第一本出版物（Weber, 1993）
被明确地称为"系统的"，而且很多系统工作机构也在运用海灵格的方法，因此，该
方法总的来说也被包括在了系统治疗当中，这使得业内和外界在认识上都存在困
惑和一部分激烈的批判。因此，德国两个主要的系统治疗专业协会（www.dgsf.org,
www.systemische-gesellschaft.de）在宣布的政策中极其明确地说明这种方法不属于系统
治疗。同时他们表示，在一个系统—建构性操作背景下，家庭排列方法也不能被一
概地指责。对于我们来说这可以作为一个论据，不能走"好"或是"坏"两个极端，
而是要考虑到伯特·海灵格的贡献和他在多方面都极为鼓舞人心的观念，并且这种
方法引起了广泛的思考和讨论，从而明确地否认了这样的想法——任何一位"大师"
都能够识别"真相"。

　　同时，基于这些有争议的观点，产生了一系列关于排列工作的想法，这种方法
并没有被全盘否定，只是与上述被批判的实践做法明确地划清了界限。所以目前有
不少工作是把"海灵格式"（在时间意义上）的家庭排列方法发展成了有利用价值
的治疗工具，并且对其做了进一步发展（例如König, 2004; Sander, 2005; Weber et al.,
2005; Groth, 2004; Groth & Wimmer, 2005）。其中尤为值得一提的是由因萨·斯贝瑞尔
（Insa Sparrer）和 马蒂亚斯·瓦尔加·冯·基贝德（Matthias Varga von Kibéd）发展出
的一种结构排列的形式（Sparrer, 2001, 2006; Sparrer & Varga von Kibéd, 2000, 2010）。在
本书的方法部分（章节16.2和16.3）会具体介绍排列工作。

## 4.5　利用方法工具箱：系统治疗中的整合

　　目前系统治疗在理论上和方法上的内容多种多样，有必要进行一个新的整合，
至少如果人们不想停留在纯粹的结构式或索解取向或叙事的工作方式上，就应当如

---

1　这里适用基尼（Keeney）的一句名言："被当作大师的人，其实踏上了一条最终会使他丧失一位有天赋和创造性的治
疗师所有特征的路。"（1991，S.20）

此（Reiter et al., 1997）。以理论为指导的整合尝试（《理论的折中主义》[*theoretical eclecticism*, Fraenkel & Pinsof, 2001]）从20世纪90年代以来首先在盎格鲁－撒克逊语言地区进行（Mikesell et al., 2003; Stroh Becvar & Becvar, 2008）。其中对"治疗方法"或"治疗流派"（如心理动力学、行为、人本主义、系统）之间的区别，已经不再看得那么重要，而是更加注重个体和家庭治疗之间的区别。在此简要介绍三种"理论折中"的整合办法。

爱尔兰人阿兰·卡尔（Alan Carr, 2005, 2006, S.229-298）把家庭治疗方法分成与我们的分法不太相同的三类：他的着眼点是互动模式（我们所说的初级控制论）、信念体系（我们所说的次级控制论）和背景（这是我们在第1章和第5章描述的所有其他方法：多世代的、精神分析的、以联结为基础的、人本主义的和心理教育的方法）。卡尔建议，无论是对问题或可能的解决办法提出假设还是进行干预，要始终想到这"三大支柱"。在首次会谈中，既要探讨围绕问题的互动模式，又要查明与之相联系的共同的或单独的叙述和看法，还要了解与问题相关的家庭的过去、更大的系统的作用和成员的个人特点。这样一来，治疗师在干预时就有了广阔的选择空间。他可以通过自我观察作业或症状处方来扰动长期以来的互动模式；反映小组可以对家庭当中一些起支配作用的叙述提出疑问；通过对家谱图的访谈可以澄清多年的传说，比如关于家庭中的精神疾病；可以通过心理教育提出一个相反意见。按照阿兰·卡尔的三大支柱模式，可能的系统干预方法如表2所示（Carr, 2006）：

### 表2　围绕三大支柱假设每个方面可以进行的干预方法

76

| 背景 | 信念体系 | 互动过程 |
| --- | --- | --- |
| 讨论与原生家庭有关的主题 | 讨论内心冲突：变化的好处和坏处、对灾难的恐惧、对自身力量或无能为力的估计 | 创造一个治疗的背景：通过澄清治疗任务和协议，通过让每个人都发言，通过商定治疗过程中的规定 |
| 处理更大的社会背景下的话题（如支持网络、儿童保护） | 强调长处和优势 | 在会谈当中改变行为模式：通过活现，通过促使其划分边界，对力量不均衡提出质疑 |

| 背景 | 信念体系 | 互动过程 |
|------|----------|----------|
| 处理体质上的因素（通过心理教育、药物、对学习障碍者的家庭教育） | 对问题改释 | 通过治疗间歇的家庭作业改变行为模式：通过症状观察、症状处方、小的挑战 |
| | 通过分裂的信息或反映小组提供多种多样的视角 | 训练沟通和解决问题的能力 |
| | 将问题外化并将问题的例外情况放大 | 改变相互奖励和惩罚的模式 |

另一种方法是芝加哥埃文斯顿的威廉·品索夫（William Pinsof）和他的同事道格拉斯·布朗林（Douglas Breunlin）、威廉·罗素（William Russell）以及杰·莱博（Jay Lebow）（Fraenkel & Pinsof, 2001; Pinsof et al., 2010）采用的，被称为"以问题为中心的元框架"。虽然我们发现品索夫等人的概念体系有些冗繁，但他们的想法非常灵活并且对于心理治疗体系几乎是革命性的。他们以两个基本前提为基础：

- **健康前提**：只要无法提供其他证据，咨客和他的家庭就是健康的。
- **成本效益前提**：治疗师应该首先尽量尝试最简单和最低成本的干预。

如果问题相对来说难以解决，那么它背后就存在一个"维持问题的结构"，也就是一个可能限制解决问题能力的网络。这些限制可能存在于六个层面：社会组织、生物性、赋予的意义、代际过程、客体关系、自身因素或当事人的自恋。

由于人们无法预先知道维持问题的结构，而是在改变的过程中才能真正认识到，所以诊断和治疗总是同时进行。在同时做诊断和治疗时，要先用简单的理论和干预方法，只有在其不见效的情况下才尝试复杂的。对品索夫等人来说最理想的"治疗途径"是在时间轴上进行，先看人际再到个体，从此时此刻追溯到过去。最简单和最直接的方法是，把病人放在社会系统中，并利用此时此刻来处理其问题。最费时和最复杂的方法是，针对单个病人分析其成长经历甚至是他的性格特点。根据解决问题的难度，理想的治疗过程在时间轴上的进程是：从家庭治疗到个体治疗，从处理行为取向的问题到生物性的问题，最后到心理问题（插图5）。

纽约的彼得·弗伦克尔（Peter Fraenkel）（Fraenkel & Pinsof, 2001）认同品索夫的很多目标设定，但与其相反的是，他强调顾客取向和参与性的策略。品索夫的假设认为，存在这样一个普遍的最优的处理步骤：与搞清楚原生家庭动力相比，在行为层面上的干预总会更快地出现结果。彼得·弗伦克尔对这种假设提出了质疑，他认为与咨客主观的改变理论和动机完美契合的干预方式更为经济。他建议，不要等到现行的方法进行不下去再换方法，而是要不断尝试更加丰富充实的方法。弗伦克尔通过他的"治疗调色板"的比喻提供了一份不同的、补充性的家庭治疗师"工具箱"清单。对于他来说，治疗方法的选择取决于对以下问题的回答：

1. 时间上的焦点是放在现在（结构—策略式、MRI、米兰和成长取向的方法）、过去（鲍温、精神动力的方法）还是想象中的未来（索解取向的、叙事的方法）？

2. 治疗师应该如何间接地（倾听地、确证地、鼓励地）或直接地（心理教育式地、友好的悖论式地、质疑地）工作？

3. 改变的开始首先是针对认知（想法、信念、回忆、故事、幻想）、感受还是行为方式？

干预元框架                              背景                                              78

| | 家庭/团体 | 夫妻 | 个人 |
|---|---|---|---|
| 行为的 | | | |
| 生物行为的 | | | |
| 体验的 | | | |
| 原生家庭 | | | |
| 心理动力学 | | | |
| 自体心理学 | | | |

插图5  以问题为中心的干预元框架矩阵（Pinsof et al., 2010, S.38）

# 5. 心理治疗之外的系统实践

本章简要介绍心理治疗或与心理治疗相关工作领域之外的系统实践的发展与认识。相关的工作实践分散在全书很多不同的章节中。

## 5.1 商业系统：教练和组织咨询之路

大约从20世纪80年代中期，在德语国家当中，不同流派交汇融合发展出一种明确的系统组织咨询。它在团体动力学、行动研究和人类关系学等方法的思想框架下与组织发展联系起来，后者是自20世纪30年代由库尔特·勒温和他的后继者在美国发展出来的。20世纪70年代适逢德国民主化运动进程，从而产生了相关的工人运动和科学研究。后者反映了对最大化利用做法的批判，不过按照弗雷德里克·泰勒（Frederick Taylor）的"科学管理"逻辑，为了提高效益，工作流程倒是被越来越完美地优化。为此，需要探索一条使职业生活人性化的道路（Groskurth & Volpert, 1984）。目标是要成为一个"健康"又"科学"的组织（Krizanits, 2009），以及发展出相应的技术，以实现员工高度参与、开放交流、团队合作、目标取向和乐于试验等想法。鉴于日本大财阀带来的挑战，上述想法得到了实践，这使得这些想法从20世纪60年代末起在其他西方工业国家也非常受欢迎。出于对过于等级化的组织形式的批判，小组和团队的工作能力受到了关注，在其共同作用下整个组织的力量才得以发挥。对团队自身和权力结构的澄清是一个重要的推动力。增加自我实现机会并进而提高工作满意度自然会对企业的效益有所帮助。

随着组织咨询中系统理论概念（Wimmer, 2010）的讨论不断增多，人们注意到一个问题，究竟什么"是"组织？——显然它不光是组织实际所在的建筑物，而且它也不仅仅是人。组织自身发展出的交流模式和结构更令人感兴趣。个体的行为被看作对组织中占统治地位的期望结构产生的共鸣现象（Wimmer, 1995, 2004）。系统理论较少关注系统构成的统一性，更为关注的是系统自身形成时的区别——"也可以说，组织……同时只能通过它不是什么来理解：医院就是医院，因为它不生产汽车，不做天气预报或销售鞋子……核心问题……因此不是何为一个组织，而是组织如何有效地制造出系统（及组织自身）和环境之间的区别"（Jung & Wimmer, 2009, S.103-104）。

在自我再生系统理论的背景下，咨询中呈现出明显的悖论：如果"控制"一个系统的想法是行不通的，那么干预方法以什么为依据（Wimmer, 2010）？的确，咨询本身必然要处理偶然性[1]，也就是说并没有捷径来获悉组织是如何运作的。另外，每个系统自身要决定环境中的哪些刺激对它是有意义的。因此，一个干预始终只能是按照组织自身具体的运作方式来进行。在此背景下，这个早在1969年由埃德加·沙因（Edgar Schein）提出的"过程咨询"的概念变得流行起来（Schein, 2000; 参见Wimmer, 2010）。咨询师越来越少地作为专家向组织传授他的专业知识并像对待一个"普通的机器"一样从外部按照程式化的措施来改变，而是认为"指导性的互动"是不可能的，从而起到过程推动者的作用，使组织成员从中能够找到他们自己的解决办法。

1985年左右，这种发展与融合了建构主义和自我再生理论的复杂系统理论交汇了，并结合了系统家庭治疗实践——尤其是循环提问和悖论干预。科里扎尼茨（Krizanits, 2009）认为，在德语地区，这样的交汇主要发生在维也纳和海德堡两个地方。当时的首批出版物，如伊克斯讷等人（Exner et al., 1987）、威莫尔（Wimmer, 1995）、西蒙和科内克塔（Simon & Conecta, 1992）的书，卡尔·奥尔（Carl Auer）出版社的"管理丛书"（Schmitz et al., 1992），还有组织发展的期刊，都标志着这一发展。科里扎尼茨对主要的发展趋势做了如下描述（2009, S.240-313）：

- 作为元理论的系统理论，尤其致力于复杂性、波动的系统或环境关系以及丰富的视角，它在瞬息万变、难以预测的"市场环境"中，特别是自1990年以来，赢得了很高的信任度和吸引力。据估计，迄今为止，在德语地区至少有10 000名专业人员参加了组织中的系统咨询培训，培训当中也包括来自其他方法的元素。

---

1　即不透明性，简单的定义即不可预测性：一切也可以是截然不同的（章节6.8）。

- 在这个应该处处注重发展自己综合竞争力的时期，系统教练作为针对组织中人员的咨询形式正在发展壮大，较"官方的"组织咨询发展更为迅速，然而存在的风险是，这种教练会被遭到受组织排挤的员工的滥用，而他们仅仅是出于暂时缓解紧张的目的。

- 比"外部的"更为重要的、由组织自身的专业人员进行的"内部的"组织咨询变得越来越多，因为如此一来能够更主动、更持续、更细致，也更经济地支持组织当下不断形成的"重新设计"。

- 过程咨询（"帮助其自助"）和专业或专家咨询（"采用我们行之有效的解决办法"），这两种长期对立的方法正在相互靠拢并更多地作为"互补的咨询"来同时提供（Königswieser et al., 2008），或者可以超越两者的区别从"另一面"来理解：这关系到自我反省和减轻焦虑，两者都要求，既要考虑实质性的一面，又要同样重视**时间维度**（发展观、策略）和**社会维度**（交流模式、创建共识）（Wimmer, 2010, S.94以下）。

重要的是，要能清晰地认识到组织与其他社会系统，尤其是与家庭和团体有何区别（Königswieser & Hillebrand, 2007; König & Volmer, 2008; 亦见章节7.2），以及不同属性的组织之间存在哪些差异，如知识（大学）、价值（如家族企业）、信仰（教会）、法律（法庭）、权力（军队）、金钱（企业）等。

## 5.2　学习背景：系统教育学

由赖因哈德·福斯（Reinhard Voß, 1996）组织的在海德堡召开的"重新发明学校"大会，标志着德国一个独立的系统教育学的开端，系统建构思想被应用于学校教育的核心任务——授课——当中。

### 建构主义的教与学的文化

福斯（2005）、西伯特（Siebert, 2006）、阿诺德（Arnold, 2007）等教育学家提出

了一个"系统建构教学理论"，有时也被称为"互动教学理论"（K. Reich, 2002）或"启发教学理论"（Arnold & Schüßler, 2003）。该理论的出发点是，教师的教学和学生的学习被看作彼此分开、仅仅松散联结的系统。"某人所学到的正是所教的，这样的情况仅仅是个特例"（Siebert, 2006, S.160）。学习内容不是从教师的脑子里转移到学生的脑子里，而是在学习者的脑子中被创造出来的。从积极的意义上来说，学习者是"固执己见的"生物（Voß, 2005, S.11）。只有与其既往的经验和学习愿望相关联、相"符合"的内容才会被接受，并从被动的材料转化为主动的知识。然而对于主题的兴趣几乎总是由被信赖的人——通常是教师和主讲人——唤起的，并通过学习小组（同学）中的交流共同决定。大脑研究者戈尔哈德·罗特（Gerhard Roth）（根据Siebert, 2006, S.162）强调，"关于每一点学习内容……同时被学到的还有，是谁传授的这些内容（来源记忆）以及何时何地（时间和地点记忆）进行的学习"。当然，教师始终都是非常重要的，但更多的是作为推动者，只有当学习者具有相应的学习意愿，并且学习内容对其具有吸引力时，教师提供的知识才会被接受。

这种理念真的改变了教学实践吗？抑或只是"新瓶装陈酒"（Siebert, 2006, S.163）？首先，它对学习者的固执持一种更为轻松、更有好奇心和更尊敬的态度。此外，它注重从不同的改良教学法中发展出来的方法——激发式的方法、自传式的学习、校外非正式的学习、自我组织的网上学习。而且系统实践也可以用在学校中，如澄清任务（第14章）、积极赋义（章节18.2）以及全体工作和子系统工作交替进行等。

格特鲁德·格拉芙（Gertrud Graf, 2006, S.97以下）向她的学生描述了何谓澄清任务。她针对有移民背景的柏林学生，在他们七年级开学的时候进行了调查，有关他们为什么愿意学德语，与他们探讨了他们的学习风格、学习渠道并与他们签订了个人学习合同，其中描述了他们如何能够通过小步骤切实实现他们的大目标。她会根据这些学生的自评并结合同学每周对他们的评价，为他们的表现打分。安格莉卡·贝克（Angelika Beck, 2005, S.22-31）描述道，鉴于很

82

多学生在阅读教科书规定的名著（《艾菲·布里斯特》[Effie Briest]）时感到无聊，她充分探讨了无聊的原因，然后以之作为有趣的课堂教学题材。佩舍尔（Peschel, 2005, S.34-36）介绍了学生如何在公开课上成为一整天学习的主持人。

## 学校发展

这种以学生为中心的教学方式受到官僚主义的学校组织形式和对所有学生都一样的死板的教学计划以及教师"单枪匹马作战"传统的限制。因此学校系统的组织发展日渐成为主题（von Lüde, 1996; Arnold, 2007, S.127-157; Schratz et al., 2010）。学校应该在教师、学生和家长共同合作下，更多地发展独立的方针并且从官僚主义文化中取得更多的自主性。校长要起到推动和主持这种发展的作用，而不是把管理者作为首要的身份。教师应该更多地进行"团队教学"，并且学生和家长要参与制订教学计划。学校的周边环境应更多地被"带进学校中来"。

然而，常常会有诸如此类的抱怨，说这样的学校发展太少见或者进展太慢。在奥地利和德国，系统组织咨询师和学校教育学者参与了两项有趣的国家倡议。

米夏埃尔·施拉茨（Michael Schratz）、维尔弗里德·施莱（Wilfried Schley）和同事（Schratz et al., 2010）受到奥地利文化部的邀请，在一个"领导学会"举办的有数百名中小学校长参加的大型会议中，鼓励施行系统的激励式教学方法并在各自的学校中切实推行改革进程，通过同事间的辅导使得其他学校的校长也能效仿。彼得·福泽（Peter Fauser）和同事发起了"德国学校奖"，这是一个影响广泛的竞争，每年有很多学校受到表彰（Fauser et al., 2010）。竞争的标准除了学生成绩，还有多元化的管理（如包括对有移民背景的学生或身患残疾的学生的管理）、课堂质量、校园生活、对学生和学校环境所负的责任以及学校作为学术机构的方面。

**教师、学生和家长的系统咨询**

长期以来有一个传统，提到"系统的"，通常是把家庭请来，围绕着"问题学生"开始咨询（Hennig & Knödler, 1985），后来它更多地被当作学生、教师、班级和家庭之间的"跨系统问题"来处理（Palmowski, 1995, 2011）。由此发展出了共同的"家庭—学校—会谈"（Aponte, 1976），接下来要从对问题案例的咨询转到如何从教学工作（Molnar & Lindquist, 1990）、教师督导（Ehinger & Hennig, 1994; Voß, 1996）和学校社会工作（Brunner, 1992）层面预防学生问题的出现。特殊教育学家对此做了尤为深入的探讨（Palmowski & Heuwinkel, 2002; Balgo, 2005）。我们在本书1996年第一版中提到的建议在当今仍然适用：

1. 在咨询一开始，首先应该尽可能长远地考虑到这个**可能与解决办法息息相关的学校问题系统**，与问题有关的学生、家庭、班级，甚至学校领导、学校管理或校外同伴等可能因素和相应的解决办法，都要一并探讨。接下来这种长远的眼光要迅速着眼于子系统，并对其开展紧密的工作。

2. 理想的做法是，在首次或最晚第二次会面时，在学校或家庭中做一个共同的**家庭—学校—会谈**。孩子、父母（至少一方）、老师（至少一位）要参加，根据需要还会邀请另一位老师、学校的咨询师或校长。旨在找出解决办法，而不是把寻找困难的原因作为重点。有必要的话会在一段长时间的间隔后再次进行家庭—学校—会谈，但通常这并不必要。

3. 在首次会谈中要**把孩子当成一个有兴趣和愿望的人来认识，其次才作为带着问题的人**。可以着重谈论问题行为的例外情况，孩子的这个行为取决于哪些背景条件。由此做出积极的评价和赋义，有时会为接下来的时间制定实验、约定或家庭作业。

目前胡布里希（Hubrig）和赫尔曼（Herrmann）于2005年出了一本针对学生和教师咨询的全面、实用的索解取向的专业手册，本书根据不同的问题原因做了分类。梅希特希尔德·赖因哈德（Mechthild Reinhard, 2001, 2002）对于常见的"学校问题"，如注意缺陷多动障碍、读写困难或计算困难的系统式理解贡献良多。

## 5.3　不仅仅是治疗和咨询：系统社会工作

社会工作从一开始就是系统治疗师和咨询师当中最常见的行业之一；社会教育工作者和社会工作者在系统培训和协会中是人数最多的。自20世纪90年代以来出现了大量有争议的讨论，要创立一个独立的系统社会工作理论并与系统治疗和系统咨询划清界限。在德语地区，高校社会工作专业的教师，如玛雅·海纳（Maja Heiner, 1995）、约翰内斯·赫维希－莱姆浦（Johannes Herwig-Lempp, 2002）、海诺·霍尔施泰因－布林克曼（Heino Hollstein-Brinkmann, 1993）、维尔弗里德·霍泽曼（Wilfried Hosemann, Hosemann & Geiling, 2005）、海 科·克 莱 沃（Heiko Kleve, 2007; Kleve & Wirth, 2009）、比约恩·克劳斯（Björn Kraus, 2002; 2007）、沃尔特·米洛维奇（Walter Milovic, 2009）、乌尔里希·普法伊费尔－绍普（Ulrich Pfeifer-Schaupp, 2000）、沃尔夫·里彻（Wolf Ritscher, 2002, 2005, 2007）、格奥尔格·辛格（Georg Singe, 2006）和雷娜特·茨维克尔－佩尔策（Renate Zwicker-Pelzer, 2010），以及实践工作者，如弗里德黑尔姆·克龙－克勒斯（Friedhelm Kron-Klees, 1998）或卢德格尔·屈林（Ludger Kühling, 2004），对此都做出了贡献。

**系统社会工作有何"不同"？**

社会工作作为一个专业化的社会功能系统，遵循的是一个完全不同于其他功能系统的"属性"（按照卢曼［Luhmann］的意义来说），如医疗事业、教育系统或经济。关于社会工作的属性可以理解为：社会"参与"（包括）对"不参与"（排除），或者"帮助"对"不帮助"（Hosemann & Geiling, 2005, S.32 & S.61）。通俗来讲，指的是人们的健康（医学）、教育（学校）或金钱（收入、财产）对于社会工作来说，只有当它们的缺乏对人们造成了被排除在社会参与之外的威胁时，才显得重要。因而，那些有经济保障和良好教育的病人很少会成为社会工作的对象。只有当这些方面的资源不足导致了被社会排除的威胁时，才需要社会工作的帮助。

**社会工作者可谓是通才**，他们要对很多方面有尽可能多的理解（如家庭法、社会保障法、债务人咨询、幼儿心理学、城区社会学、社会医学），但各个方面都无须过于专攻。他们的优势在于，这是介于不同专业之间的行业，他们的工作要处理的各种问题是那些高度专业化的职业（医生、心理治疗师、律师）没有、不再或尚未研究的（Kleve & Wirth, 2009, S.205）。他们有点像是"什么事都管"。实际一些来说，如果系统社会工作者完全致力于单方面的工作，如家庭咨询、父母教练、债务人咨询等专一的实践，他们就可能会失去作为介于不同行业之间的专业人士的核心能力。因此，即便是"系统咨询"这个极为宽泛的概念，有时也只能很有限地描述系统社会工作者的工作。

作为通才，很多社会工作者所从事的是比大多数治疗师和咨询师更广泛的工作形式，因此对于他们来说，治疗和咨询能力通常只是为数众多的核心能力之一。部分典型的工作形式有：青少年或老年中心的社会团体工作，目的是安排业余生活和日常生活规划；社区或社会空间取向的工作形式，如居民集会、城区会议、街道社会工作；探访式工作形式，有时会对咨客登门拜访，如探访式家庭帮助（Hargens, 2001），同时也包括团体精神病学（Armbruster, 1998; Stindl-Nemec, 2001）；案例管理工作，如制订帮助计划的会议。

社会工作可以被看成一个特别**充斥着内心冲突的职业**，往往需要承担相互矛盾的任务。下面介绍四种这样的内心冲突（Kleve, 2007, S.33–39）：

- **帮助和不帮助**：社会工作提供的帮助应该是使人学会自助，但是，咨客会对帮助产生依赖性，在长期的帮助下更是如此。
- **帮助和控制**：社会工作要以咨客的利益为取向，但是常常也要肩负对其进行监管的任务。这在儿童保护、失业者和物质滥用咨询当中尤为突出（Osterhold & Molter, 1992）。
- **生活取向和经济化**：社会工作者要尊重咨客固有的生活经验（Thiersch, 1986），从而开放地看待社会工作帮助的目标、疗程、方法。同时，他们要以尽可能少的代价达到最大的收益，并且付出的代价和收到的效果都应该是尽可能清楚地被衡量的。

85

- **社会因素导致的社会问题和个人责任认定**：社会工作中咨客的很多问题都是
  社会因素造成的（如失业或不稳定的工作关系），却要靠咨客个人来克服。

此处社会工作和系统思想恰好契合。两者都认为这样的矛盾心理是不可避免和
"正常的"。两者都不会仓促地按照一方面或者另一方面来解决矛盾，而是通过系统
反思（"心理矛盾反思"），常常是与咨客一起找出一个两方面都适合的解决办法。然
而，鉴于这是一个充满"残酷事实"的现实世界，一些理论构想，如激进建构主义
或一个纯粹以交流为基础的系统理论受到了社会工作理论家的批判（Hollstein-Brink-
mann, 1993; Hollstein-Brinkmann & Staub-Bernasconi, 2005; Graf, 2006; Heiner, 1995; Merten,
2000）。他们指责这些理论过于理想化并且忽视现实社会中的不公，因而容易受到
意识形态的影响。在系统治疗与咨询中不久前才重新提出，对于压迫性和限制资源
的做法要做出反抗这一主题，尤其是在社会工作和青少年援助方面（Herwig-Lempp,
2010; Conen, 2011）。

## 5.4　生病不是一个人的事：医疗卫生服务中的系统方法

由于系统方法在心理治疗中受到欢迎，这种理念也被尝试用于医疗卫生服务
中的其他领域（McDaniel et al., 1997; Altmeyer & Kröger, 2003; Altmeyer & Hendrischke,
2011）。凭借促进合作的会谈设置和系统家庭治疗方法，系统式家庭医学在一门生物
学取向的躯体治疗医学与一种健康和疾病的心理观之间架起了一座桥梁。家庭医学
的作用基于三条原则：

- 对心理和躯体因素同等重视并加以考虑；
- 与家庭密切合作，也就是说，常规把家庭作为整体纳入治疗中；
- 来自医学、社会心理学、护理学及教育学等领域的专业人员以跨学科团队
  的形式与家庭合作。

一个成功的合作，要求家庭治疗师或家庭医学辅导人员在临床上，对不同背景
具有高度的敏感性，在不同的背景下要不同地看待疾病，并制定相应不同的治疗任

务。将不同任务联系起来，在一个发散性的任务网络下保持自身的灵活性是系统实践的一个重要任务。如同一个望远镜要根据不同的背景"调焦"，不同的任务要订立不同的协议。在任何情况下都要创造一个彼此尊重的伙伴关系和共同承担责任的框架。这对躯体疾病和慢性精神障碍均适用（Ellebracht & Vieten, 1993）。系统式家庭医学（McDaniel et al., 1997; McDaniel & Hepworth, 2000; Kröger et al., 2000; Altmeyer & Kröger, 2003; Theiling, 2011）和系统精神病学（Greve & Keller, 2002; Ruf, 2005; Schweitzer & Nicolai, 2010）恰恰是研究这些课题的。关于这一领域在第二册中会有一整章来介绍（Schweitzer & von Schlippe, 2006, S.335-414），此处对于这些想法不再进一步展开。

# 第二部分　针对实践者的系统理论

家庭治疗先驱们的经验不能仅仅从精神分析和学习理论来抽象地理解。系统理论很早就发挥了其作用：家庭事件的复杂性和诸如这样的经验，对一处敏感结构上的干预会毫无预料地在另一处出现效果，都可以通过系统理论，而不是靠分析一个人内心状态或交互作用条件来获得更好的理解。自20世纪50年代以来，系统理论经历了巨大的发展、变化和分化，本章节会对此大致勾勒出一条主线。

# 6. 系统

**邀请您做个练习**（马蒂亚斯·瓦尔加·冯·基贝德引自Schumacher, 2003, S.3）

请您想象一个房间！在这个房间里有一条线把房间一分为二。请您选择一边。您选了哪一边？在您接着往下读之前，请您先思考一下，如果您已经做了这个练习……

我们现在假设，您选择了"右边"或是"左边"。那里发生了什么？您正确地完成了这个练习吗？人们何时可以提出"左"或是"右"？

这只有当您把自己放在房间里考虑才有可能。在没有观察者的情况下无法做出区分：一个人站在房间的一边，把房间分成了左边和右边，而选择与他相对的另外一面，那么房间的"左"和"右"就刚好相反。

因而我们已经面临一个现代系统理论的基本说法：如果没有把观察者考虑进去而做出区分，对一个系统（"左右"诚然是一个非常简单的"系统"）的描述将毫无意义。对此接下来会有更多介绍！

框3　练习

## 6.1 "你无法亲吻一个系统"或"究竟何为一个系统？"

一块石头是一个系统吗？那取决于人们如何来观察它：如果人们对内部的原子结构感兴趣，那么会发现它以一种特定的方式组织起来，使得这块石头作为一个相互联系的组织与它周围的环境分隔开来。但是如果我们从外部来看这块石头，把它说成是一个"系统"就毫无意义。然而如果它被用在了一个建筑或一个雕塑中，它就又被看成一个系统的一部分。

系统"存在"的意义并不等同于"存在"一个被隔离开来的物体——只有当我们看见它并与之建立关系时，我们提及一个系统才有意义。所以人们也不能亲吻或触摸一个系统（当然人们可以亲吻一块石头，但是这里首先说的是社会系统，接下来会有更详细的描述）。只有当我们观察一个关系结构时，谈论"系统"才有意义。并且只有当人们把观察者的观察当作一个系统建构的一部分时（参见章节8.1），谈论"系统"才有意义（参见本章开头的练习）。

系统的概念随着时间的推移不断地变化着。关于系统，最初只有笼统的定义，比如由哈尔（Hall）和费根（Fagen）于1956年提出的，系统可以被理解为"由一组元素或客体与诸客体及其特征之间的关系共同组成"（S.18）。然而仔细探究的话会发现这些被引用的定义还很不完善。一方面，把客体与其"特征"分开有没有意义？如果客体之间的关系本身就是其特征的话，那么客体和特征就无法分开（Kriz，2007）。另一方面，一个包括锅炉工、暖气管和温度调节器在内的暖气系统与一个蚁窝、一个人或者一个家庭、一个社会之间有着重要的区别。比如谁或什么是一个家庭的"调控者"（一个受欢迎的系统理论调控模式概念），并且都有谁怎样来围绕其"转动"呢？最后，系统还应该与周围环境有所区分，换句话说，还必须包含"观察者"，由他来决定把什么看作"系统"，把什么看作环境，只有这样，一个系统才被界定出来。形成系统需要划分哪些元素应该是"内部的"（在系统中），哪些是"外部的"（在环境中）。维尔克（Willke，1993）因而把系统定义为"各部分的整体性的关联，它们之间的关系比起它们与其他元素的关系，在量上更加丰富，在质上更加紧凑。这种不同的关系构建了一个系统边界，把系统与环境区分开来"（参见S.282）。

我们可以把系统和区分过程紧密联系在一起来看。可以对有生命和无生命的系统进行有意义的区分。显而易见，这两者之间的动力学是完全不同的。一个形象的例子：比较一下，当人们看到朋友的车被撞扁了一块时所提的问题和当人们看到对方的头上撞了一个肿块时所提的问题。在两种情况下人们首先会推测，这是某种力量作用于系统而产生了变形。当然如果三周后发现车上撞扁的地方还在，人们并不会吃惊，最多会问："怎么还没把它修好？"而当人们在三周后看见对方头上的肿块和被撞那天一模一样，一定会反过来问："为什么你的肿块还那样？"潜台词是："你都做了些什么，能让你的肿块一直保持原样？"（参见Simon，1990，S.28-29）这种差别显而易见，有生命的系统其自身动力（此处是一个特别的行为）的突出特色在于它能**主动地维持自己的正常运作**。比如某人可以天天去撞挡在路上的柜子，或者拿锤子砸自己的头，因为他觉得"那种疼痛逐渐消散的感觉很爽……"。在有生命的系统中，"一切都在改变，但却总有某人或某事在张罗着，让一切保持原样"（Simon，1990，S.29）。

关于不同类型的系统，海因茨·冯·弗尔斯特（Heinz von Foerster）曾提出过一个著名的概念，即所谓"普通系统和特殊系统"。前者指的是能被观察者完全看清，并能被其调控，至少在理论上，当他具有足够的专业能力，掌握足够的信息之后可以如此。而后者则始终处在变动之中，呈现出某种特有的动力特点，无法从外部对其进行准确的分析或施加影响（框4）。

91

**推断特殊系统之难，难于上青天**

　　举一个与特殊系统相关的例子：假如有一个黑盒子，我们看不见里面。在盒子的一边有红、黄、绿、蓝四个按钮，盒子的另一边有与四种颜色相对应的灯。而盒子里发生的事情无法知晓。当一位研究者按下黄色按钮，对面的黄灯亮，按下其他颜色的按钮，对应颜色的灯亮。那么这个系统就是一个可预告度很高的系统。二者的关联也很清晰明了。机器和仪表都遵循这种原则。

　　特殊系统则完全不同。简单一点说，让我们再来看刚才的黑盒子，只是假如它现在有A和B两种状态，状态A叫作"心情好"，状态B叫作"坏心情"。正如我们所知，外部发生的事情也是与我们的情绪有关联的。我们假设，每一次按下按钮，都会对我们的情绪有影响，要么接受，要么修改，可能的组合见如下列表：

| 状态A："好心情"（＋） | | | 状态B："坏心情"（－） | | |
|---|---|---|---|---|---|
| 系统反应如下： | | | 系统反应如下： | | |
| 按钮： | 灯： | 情绪将会： | 按钮： | 灯： | 情绪将会： |
| 红 | 红 | ＋ | 红 | 绿 | ＋ |
| 黄 | 黄 | － | 黄 | 蓝 | ＋ |
| 绿 | 绿 | ＋ | 绿 | 黄 | － |
| 蓝 | 蓝 | － | 蓝 | 红 | － |

　　此时，研究者几乎陷入绝望：他先按红色钮，红灯亮；再按黄灯，黄灯亮。当他再次按红钮时，绿灯却亮了，等等，此处排列组合的可能性是 $2^{16}=65\ 536$ 种可能的组合。如果把状态的可能性略微再增加一点，比如把输入和输出的可能性增加到四种（比如好/坏心情、激动/压抑、得意/羞怯、愤怒/喜悦），这些天文数字级的可能性，简直不计其数。别忘了这些可能性的复杂程度与一个动物、一个人或者一个家庭相比还只是小巫见大巫。但即便是上面列举的小例子就足见简单的因果思维难以站住脚跟。（根据von Foerster, 1988a; Simon, 2007, S.35－36）。

框4　特殊系统

有生命、有动力的系统具有极其多样的行为方式，这就产生一个问题：为什么我们在具有这么多可能性的情况下还能共同生活？就拿面包师烤面包来说，究竟他有没有可能在前后两次做出完全相同的面包？一不留神，我们就遇到一个非常核心的问题：规则是怎么产生的？有生命的系统之间又是如何建立规则，使得理论上可能无限多样的可能性被尽量简化，使得相互之间能尽量变得有可预见性？系统中，个体"成为特殊系统"的各种可能性又是如何被限制，使得彼此之间可以被相互信赖？同时，还能尽可能为生活的丰富多彩保留空间，就像可能有友好和不太友好的面包师，会将小面包、吐司面包、多谷面包等卖得有时便宜有时贵，但总归还是为周围人提供一种食品。从系统的角度看，如果系统中的个体由于系统运作的要求限制了自己的活动空间并且丧失了自己"潜在的复杂性"（von Foerster, 1988a, S.33），那会怎样？

## 6.2　系统理论发展简史

"系统理论"概念最早应用在生物学上。生物学家路德维希·冯·拜尔陶隆菲（Ludwig von Bertalanffy, 1901—1972）试图发展一个"一般系统理论"，即跨学科的普遍适用的解释模式（von Bertalanffy, 1956; 亦见 Böse & Schiepek, 1989; Baecker, 2005; Simon, 2006）。其基本思想是，系统有其本身固有的规律性，不能仅从单个组分的叠加来解释——整体大于部分的总和（更确切地说，是整体不同于部分的总和）。第二次世界大战以后，系统理论中的"控制论"——工程系统调控学说变得流行起来。无独有偶，在硅谷的帕罗阿托，这一美国计算机工业发展的主要基地，系统式的家庭治疗研究也悄然开始（参见章节2.1）。那时候，研究的核心问题在于如何保持平衡状态（内稳态［Homöostase］，参见章节6.4），也就是如何通过输入信息纠正下一刻的状态和当前状态之间的偏移，使两者之间保持一种平衡（负反馈）。这一研究的前提是，复杂过程也能被计划和调控，至少人们可以在内心里留有某种印象，可以再现这种复杂关系。在这种思想的引导下，系统理论在20世纪六七十年代发展出了结构式和策略式的家庭治疗（参见章节2.2和2.3）。这些流派的治疗师认为，家庭应该被看作一个有功能的系统，治疗师也就顺理成章地在系统中常常使用很多强有力的干预措施（"交流的炸弹"），希望借此能帮助家庭从"功能障碍"转向"功能良好"的状态。

后来的发展表明，事情的发展并不完全像预想的那样。系统并不完全按照人们预定和计划的方向发展。随着时间的推移，人们对所谓"好的"（即有功能的）家庭模式的质疑越来越多：好的标准是什么？谁说了算？作为旁观者，谁又有资格说自己没有夹杂自身利益，能够制定一个代表社会各个阶层的规范？"一个'缠结'的家庭也可能是健康的，并没有出现任何症状。"（Boscolo et al., 1988, S.316）后来，"系统的"一词的含义发生了微妙的变化，形成了对"内稳态的另一面"的理解（Dell, 1986）。对家庭治疗师而言，这一词汇表达的更多是对自身作用的反思："家庭系统只是一种把我们带离常规道路的观念。我们应该搁置家庭系统这一理念，而更多地反思我们自己究竟是一个治疗团体还是一个意义团体。"（Boscolo et al., 1988, S.26）

这一发展与其他领域的进展遥相辉映。在化学领域，普里果金（Prigogine）发现，在化学变化过程中，会自发形成新的秩序，即所谓"耗散结构"（Prigogine & Stengers, 1981, S.63）。在物理学领域，有人发现用协同学理论（Haken, 1984）以及后来的混沌理论（Gleick, 1990; Kriz, 1992）可以描述同样的现象：系统在某些临界条件下，可以改变自身，自发组织出稳定的、我们迄今为止从未见过的全新结构。此后，内稳态作为系统理论核心概念的地位被动摇了。现在，人们对**平衡态**的兴趣已经远不如对系统中如何发生**变化**的兴趣。这些变化（包括细节）事先无法预料、无法计划，甚至不可逆转，从一种看来似乎很稳定的状态突变到一种全新的状态（借用希腊语phasis，亦即"存在形式"一词，有人称之为"状态的跃迁"）。"在波动中产生秩序"逐渐成为关键词（Dell & Goolishian, 1981）。按照"系统第二定律"的描述，如果对系统放弃干预，它则会变得更有规则（Dell & Goolishian, 1981, S.110）。这一表述是观念转变的标志。

20世纪80年代初，关于生命系统中自我再生（"自我创造"）的认识论对于系统理论研究者的观点影响深远（Maturana & Varela, 1987; Fischer, 1991）。自我再生指的是：生命体不断地从自身组分中制造出新的自己，而不必接收外部指令。自此，研究的焦点越来越倾向于生命系统内在、自主、自我组织的逻辑规律，以及从操作层面如何完成独立运作、限制外来影响等方面。环境因素不再被看作具有强烈干预作用的决策机制，而治疗师也只被视为可能对系统自身运作和律动起到某种撞击、激发、扰动作用。那种认为治疗师能够控制系统运作的观点被摒弃。不过，人们始终意识到，人们可以从外部毁灭一个系统，这一点有助于防止对治疗不负责任的态度。

从认识论的角度讲，自我组织理论因其内容涵盖了生命和感知而成为一种普遍的认识论：生命也可以被看成一种认知，系统其实从来就没有"真实地"存在过，世界是我们通过自身的感知"创造"出来的（这句话容易被误解，换句话说，如果没有我们的感知，我们无法想象世界是什么样子）。因为这一点，关于**事物本身的理论**和关于**认知的理论**之间的差异被摆到了突出的位置。这与激进的建构主义（例如von Glasersfeld, 1981, 1991, 2001; von Foerster, 1981; 详见章节6.9）———一种哲学上的认识论观点——不谋而合。

在上述两种理论中，现实与观察者之间都有着难分难解的关系，现实只有通过观察者的行动才得以呈现。众所周知，某种"像复印一样的"对现实的描述是不存在的，描述本身就是现实的基础之一，没有主体的理论也是不可能存在的。

20世纪80年代以来，混沌理论、协同学、耗散结构、自我组织等理念，以及建构主义理论对系统治疗与咨询的理论探讨和临床工作产生了巨大的影响（对各个理论的详细描述见后续章节）。对应用策略和斗争式干预的乐趣也被冷落，由此而产生的压力也减小了许多。因为无论怎样，系统都会朝符合自我组织的方向去发展。这种发展不可避免，因为治疗师既不能客观地描述，也不能朝有益的方向引领咨客系统，治疗师和咨询师的形象和地位也在发生变化。他们对"事务"本身的权威性越来越小，因为没有人会比咨客本身更了解自身状况。他们更应该是启动有益过程方

95

面的专家，是帮助大家描述不同的现实建构并促成对话，并对不同建构进行取舍的参与者。他们更应该对家庭系统（往往是非常特别的）自身逻辑有好奇心，对这些规则为咨客应对日常生活的有益之处给予肯定，其次才是在假设层面对其他可能的思维、情感和行为进行拓宽，以帮助对方扩大选择的可能性。最后，治疗师还要反思自己（在解决问题的过程中）有没有参与制造问题，并审慎地权衡，治疗的结束是否也意味着家庭里会从此太平。

撰写系统理论发展史的学者一般会把20世纪50至80年代称为"初级控制论"时代，也就是发展关于**被观察系统的理论**时代（章节6.4）。而20世纪80年代以后则是**关于观察者**的理论得到发展的时代。这被称为"关于控制论的控制论"，亦即"次级控制论"（章节6.5至6.9）：以控制论之道，反观控制者自身，有时这个时期也被称为"建构主义的转折"（例如Brandl-Nebehay, 1998, S.48以下）。

目前，系统治疗基于三个高级的理论分支，三者均源自次级控制论：

- 根据自然科学中的协同学创立的复杂动力系统理论（Strunk & Schiepek, 2006; Kriz, 2004），其强调自我组织的概念。
- 社会系统的社会科学理论，该理论以自我再生概念为基础，旨在帮助理解社会系统（Luhmann, 1984, 2000）。
- 第三个理论分支与前两个方向"交叉"，因为它虽然与系统治疗的建构主义假设相联系，但它与系统概念无关，即叙事理论。我们已在章节3.3中对其做过介绍。它侧重于"编织意义"，人们在其当中被社会化（Gergen, 2002; Bruner, 1997, 1998）。

在下面的章节中会对系统理论创立的一些方面进行更详细的描述，使人们对这个广阔而迷人的领域有一个概括性的了解。在此之前，本书还要先着重介绍一位人物，他不能被明确地归到以上提到的任何一个方向中。在系统理论成为连贯的思想体系之前，他发展了很多"系统的"观念，因此被认为是现代系统理论的重要开拓者之一——格雷戈里·贝特森。

## 6.3　精神生态学：格雷戈里·贝特森

格雷戈里·贝特森提出的很多关于人际关系结构、社会关系系统中的交流和生态背景的观点至今都被认为很有意义（Lutterer, 2002）。1952年，由他共同创立的帕罗阿托心理研究所（参见章节2.1）对整个领域起到了推动作用。贝特森不断涉足不同的学科和研究课题。他最初学习了动物学，然后在1925年一次加拉帕戈斯群岛旅行之后转到了民族学专业。此外，他还影响了社会科学、控制论和后来的生态运动。除了他的文化人类学研究，他对交流理论也做出了贡献，他的学习层次理论至今仍起着重要作用，同样重要的还有他对认知理论、自然哲学和语言学做出的贡献。贝特森的文集《精神与自然》（*Geist und Natur*, 1979），特别是《精神生态学》（*Ökologie des Geistes*, 1981）对他毕生的工作做了很好的概述。

**分裂始创**（Schismogenese）、**对称性和互补性**
贝特森曾先后在新几内亚、巴厘岛做过研究，有一部分是和他的第一任太太玛格丽·米德（Margret Mead）共同进行的，他研究了当地的部落和团体中社会分化过程是如何进行的。他的分裂始创（字面意思是"由分裂而形成"）理念描述了两个相对立的分化过程（1981）：

在**对称性的关系过程**中一方会对另一方的行为做出同样的行为反应。

> 新几内亚部落的男人们常常表现出自夸行为，而其他的男人会更加吹牛试图比过对方。在大家庭中，兄弟之间往往是老大和老三联合起来与老二和老四争吵。祖父在代际冲突中会站在孙子一边而不是他的儿子那边。

在**互补性的关系过程**中一方会对另一方的行为做出相反的行为反应。

> 当男人们表现得自夸和有攻击性时，女人们的表现是安静和不起眼的，这

在欧洲人看来是屈从的表现。相应地，在日常生活中两性有更大的区分：女人照顾孩子和饮食起居；男人打猎或待在禁止女人入内的举行仪式的厅堂中。

因此贝特森认为，关系模式有以上两种形式。仅仅维持其中一种模式对关系系统来说是危险的，因为它们相互之间会不断碰撞、升级，因此使得整个系统都不稳定。对称性升级会导致战斗和暴力，互补性升级会造成僵化和联系中断。

对于一个社会如何保持稳定这一问题，贝特森从他的观察中找出一个答案：对称性的行为方式总是通过互补的行为方式"维持平衡"，也就是说对称和互补相互替代，夸耀被平静的反应替代，反之亦然。如果没有一个涉及敌对双方的、能够限制对称的"第三方"（法律制度、一位"有病的"成员、一位"高人"）出现，仅仅坚持一种互动模式会因事态升级最终导致分裂，系统解体。很多家庭治疗的观点都与贝特森的这个想法有关，例如，鉴于严重的冲突升级，家庭中有症状者对于整个系统的稳定会起到什么作用。

### 控制论、沟通、双重束缚

第二次世界大战结束后，贝特森和其他几位自然和社会科学家创立了一个跨学科的控制论——关于"生命体和机器的调控及信息传递研究"的元学科，这是该学科命名者所提出的定义（Wiener, 1948）。从1948年到1962年，他基于自己的民族学研究，在MRI对精神病人家庭中的交流进行了研究。研究结果之一是双重束缚假设，尽管它无法通过实验证实（Olson, 1972），但这种对于悖论性交流案例的想法至今仍对治疗有启发意义（见框5）。

### 如何理解"双重束缚"？

双重束缚的基本条件是，存在着一种对于一个个体或所有参与者而言具有重要意义的紧密关系（比方说对于一个家庭里的儿童，但也同样适用于其他情境，如狱中、物质依赖、生病，等等）。同时，这样一种情境又以存在某种紧张为特征，就好像不知何时会有什么灾祸发生似的（"期待性惩罚"）。这是一种以逃避惩罚为优先目标，而不是为了追求奖赏而形成的学习情境。身处如此紧张情境中的人，不得已要面对"悖论陈述"或是"悖论指令"，因为他接收到的话语同时包含着两种互相矛盾的信息——就像是从紧闭着的嘴唇缝里听到这么一句话，"我当然爱你，这你是很清楚的！"无论对此信息的哪一个方面做出反应，听这句话的人都害怕会受到惩罚。悖论性的行动指令牵涉到一些根本无法去实行的行为，因为它们是要"自然地"发生的——"我要你到我身边来做给我看看，你是爱我的！"或者"你看，我真不知道拿这束花怎么办，现在你把它带过来了，这是因为我昨天说你从来没有给我送过花！你应该主动想到给我送花！"

这种交流方式包含三个必要的方面：

- 明确说出禁止某种情形（关于该禁令的沟通是个禁忌）；
- 不允许或不可能离开这种情形（如对于家庭中的小孩子或一个全日制机构[如监狱、收容所、医院等]中的寄居者）；
- 这种交流形式无处不在，导致产生对"悖论普遍化"的习惯性期待。

交流对象感到无所适从，他/她无论怎么做都是"错的"。在这样的条件下就出现了一个很可能会出现的交流形式的背景——其中观察者被描述成"有精神分裂症"（根据Bateson et al., 1969; Weakland, 1969; Watzlawick et al., 1969）。这种表现表达了对某种不可能情形的拒绝。人们会试图变成"另外一个人"或否认自身的存在——"根本没有我"。这样就给交流对象发出信号，他无法回应这种双重束缚关系下的交流。其他的表现形式还有用比喻的方式或"幼稚地"讲话，该类行为被称作"青春型痴呆"、妄想和行为偏执（"全都有危险"）或紧张症（"我一动不动"）。

双重束缚理论对家庭治疗发展意义重大，即使它在今天还一直被争议，也没有被实验证实过，其实也无法证实（Olson, 1972）。对于该理论详细的评判性讨论可参见克罗嫩等人的著作（Cronen et al., 1982）。

框5　双重束缚

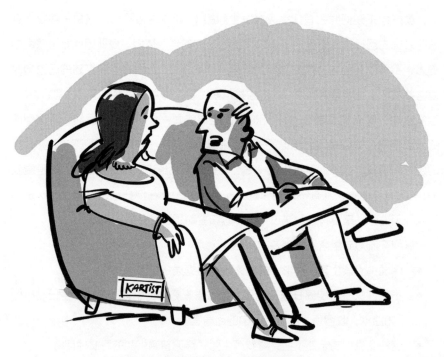

你能不能别让我再敦促你，你自发地做一次！

插图6 自发

学习

从1962年到1973年贝特森研究了海豚是如何学习的，这种动物在智力上与人类最接近。根据前面的研究结果他提出了"二次学习"的概念，这一概念依据所谓的背景标记[1]理论来理解，也就是"学习的学习"。此外，他还利用了哲学家兼数学家伯特兰·罗素（Bertrand Russell）的逻辑类型理论。这表示，一组成分的名称在逻辑上并不是单个成分的名称，因此一个好的"逻辑统计"的目的是要清楚地区分成分的

---

1 背景标记有助于对交流做出解释。一个句子"我现在干掉你！"放在一个在壁炉旁轻松地下着象棋的背景下，与在一个陌生城市漆黑的小胡同的背景下有着完全不同的意义。

成分及其数量。所以一个人去饭店吃饭，不会把菜单上的"菜"名与香喷喷的菜肴 100
混淆，比如去咬菜单。

贝特森（Bateson, 1981, S.362以下）把这个概念分成了以下四个在逻辑上互为基础的学习等级：

- **零级学习**是最简单的接受信息的方式，比如听到铃声，然后去看，闹钟显示早上"七点"。这时只是获悉，还不是学习。

- **一级学习**是通过犯错和改正错误的过程来学习，比如在经典条件反射（巴甫洛夫的狗）或操作条件反射（斯金纳的猴子）中发生的：猴子按一下按钮然后看看，研究者是否会给它往笼子里放个香蕉，它是否按"对"了按钮。

- **二级学习**是一级学习过程中的变化，即所谓的"学习如何学习"。当学生在学习第二种外语时会体验到，所有外语学习过程的要求都是相似的，或者员工从他与三个不同的上级打交道的经验中学会了与领导打交道的一般方法。

- **三级学习**是改变个性和世界观的能力。贝特森认为这仅仅出现在特别的背景下，如宗教和精神信仰，可能在心理治疗中也有可能。

这些区别对于中小学和大学的学习，以及心理治疗、教练和组织咨询中的学习都很重要。贝特森还提出了"四级学习"，但是估计没有一种生物能够达到。这更适合用于进化过程中个体发育和物种起源之间的联系上。

## 精神和自然

我们大部分人在学校里都被灌输了同一种方式：一个名词代表一个人、一个地方或一样东西的名称，但是我们其实更应该学习的是，一个名词可以放在句子中不同的位置上，与句子中其他部分形成不同类型的关系，这样一来所有语法就被当作关系来定义。（Bateson & Bateson, 1993, S.47）

贝特森生命的最后十年是在加利福尼亚的海滨度过的，他在那里把毕生工作中的认知理论和哲学思想都总结在了《精神与自然》一书中。什么是精神？贝特森认为它不是一种"东西"，它"无非就是互动"。精神在何处？贝特森认为，不在任何一个地方——至少不是在一个特定的地方，而是在每个系统相互作用的各部分之间的信息流当中。

> 试想一个人在用斧头砍树，每次都按照前一次砍过之后留在树上的砍痕砍下去，并不断调整和修正。这个自我调节的（精神的）过程通过一个整体的系统进行——树—眼—脑—肌肉—斧头—砍—树；并且内在精神的特性存在于这个整体系统当中。（Bateson, 1981, S.410; 亦见章节11.6）

这个信息流通过在各个系统中制造出的重要差异而被推进。贝特森有句众所周知的名言——"信息是制造差异的差异"。贝特森认为区分"发起人"和"接收人"的精神过程是办不到的——精神是在循环往复进行的互动过程中形成的。因此精神也超越了躯体的界限。

## 6.4 初级控制论：子系统、边界、规则和关系模式

### 部分与整体：子系统和环境

以往的系统理论会把系统看成真实存在的单元，即按照"就当是有系统存在"的思维方式来看，我们就可以从对子系统的区分来理解系统的功能。为了维持稳定的结构，在超过一定复杂程度时就必须组建一个子系统。当联结度过高而不划分子系统时，整个系统的稳定性会降低。此时就称之为"太过交叉联结的系统"：在有些家庭里，或许阻断一些交流比促进交流更有意义（Hoffman, 1975）。

组建子系统的可能性很多（Cierpka, 1986）。每一个系统从内部都可以分成更小的子系统。比如在家庭里可以分成父母子系统和兄弟姐妹子系统，或者男性子系统

和女性子系统。按照另一些软指标来划分，也可以有"喜欢足球的一帮"和"喜欢看电影的一帮"等。往外看，一个系统也是另一个更大系统的子系统，例如一个班级是学校的子系统，一个学校也是教育系统乃至整个社会系统的子系统，等等。父母这一子系统能否从整个家庭系统里分化出来，意义尤为重大（结构式家庭治疗尤其强调这一点，见章节2.2）。因为，如果父母系统的功能和界限不明确的话，便可以认为家庭的存在遭到了威胁。要让做决定的过程有序运作，我们认为必须要求有清晰的边界。如果父母总是拒绝别人的要求，或者孩子被强迫做超过他们能力范围的决定，就有可能出现症状，并在作为交流系统的家庭中以有障碍的形式显现出来。这倒不是说，孩子不能参与做决定的过程（按照初级控制论的观点，即便是完全独立自主的家庭也并非理想模式），而是说他们不能替代父母功能。孩子的权力与成人不同，这是社会学习的一部分，他们也必须学习在这种情形下讨价还价（Minuchin, 1977），并获得这样的经验："我并不是万能的，也不是完全无能的。"（Cohn, 1975）孩子参与父母功能，甚至有时介入伴侣功能的现象，被史第尔林（例如Stierlin, 1997）称为"亲职化"，黑利（Haley, 1980）把这种现象称为"扭曲的三角"，许多"经典的"家庭治疗流派都认为这是家庭结构出现障碍的核心特征：代际边界被秘密地破坏，一个孩子进入父母—婚姻子系统层面，对其心理发展会产生相应的负面结果。

以上所描述的观点清楚地表明了一种危险性，"初级控制论"很容易导致这样的想法：从外部来决定什么样的家庭是"正常的"。同时，所有以上的看法都有助于理解家庭中的过程和完全批判性地探究原因。

### 边界的概念

设想一下，我是一位盲人，借助手杖嗒嗒嗒地走路，怎么走？手杖的末端就我精神系统的尽头吗？（我的系统边界）是通过皮肤包裹而划定的吗？边界是从手杖的中间开始还是从两端开始？或许这些都是些没有意义的问题，手杖只是传递内外变化之间差别的一条途径罢了。界定系统边界的正确方法不是把事情弄得更加复杂，生硬地用一种指标来划定，而是视当时的行为片断和目的而定。比如当盲人过马路时，盲人、手杖、马路是相互关联的概念，但当盲人坐下吃东西时，与手杖相关的信息就不那么重要了。（Bateson, 1981, S.590）

社会系统的边界，如同细胞膜之于细胞的关系一样。有了边界，系统才能与环境分开，建立自我并调节和掌控交流的状况，边界同时也是自身与环境连接的桥梁和通道。在社会系统里，则是通过某些**约定**来看谁和什么是否属于某个系统或子系统。一个社会系统也总是通过这种归属关系来定义其**身份认同**和**意义**是什么。

比如对核心家庭的定义：不包含奶奶（属于"大家庭"范畴），也不包含爸爸的女上司（属于"工作"范畴）、女儿的男朋友（属于"朋友"范畴）。对于国家，我们也可以反思：其意义在于人种学上有血缘关系（单一民族国家），还是在于有实际共同生活基础（多元文化社会）。社会系统在建构其边界时，总要追寻意义这一宗旨，以此来定义其成员标准和运作方式哪些合格、哪些不合格。

在系统治疗的实践中完全可以利用边界的概念，如引发关于边界和建立边界的谈话。关于边界的交流可能会很有趣，只要咨询师不以自身标准化的眼光来看待它（"这个家庭中必须要有更清楚的边界！"）。一次会谈中可以利用单向玻璃或空间上的分界对建立新的边界做试验，在两次会谈当中可以通过仪式或试验来进行。一部分家庭成员可以在单向玻璃后面观察，其他人在没有干涉的情况下如何谈论他们子系统的冲突。结构式家庭治疗有项技术是，调换一个坐在父母身边且心理上对父母十分依赖的孩子的座位，让其坐到兄弟姐妹那边去，并且要求维持或假装这样做，通过尝试性和游戏性的方式在他和父母之间建立边界，从而使家庭获得新的经验。

### 规则的概念

对系统成员行为选择的限制被称为规则。"规则"一词使得人们可以用更抽象的语言来描述反复出现的行为方式——"这家人，要么就是强壮、主动、活跃、乐于助人，要么就是虚弱、被动和有病"，"不懂得关系"，或者"这家人从不谈论感情"，诸如此类。规则是观察者的描述，关于系统成员如何定义现实世界、对事物赋予何种意义、哪些行为被看成是"可能或可以的"、哪些是"不可能或不可以的"等方面的推测。

当系统成员也成为自己描述中的一部分时，规则也可以由他们自己来总结。我们称之为明显的规则。但更多的时候，规则常常是隐含的：只有当它被打破或违反而被看成问题的时候，才会被清楚地表述出来。经验表明，如果能够把与症状行为有密切关联的家庭核心规则表述出来，将会对治疗师和咨询师非常有帮助。限制性的家庭规则常常会使得家庭成员的交往变得迂回和复杂。在一个不允许说出自己需求的家庭里，一些成员会说服其他人去做其实是自己想做的事情。

### 内稳态理念

早期的系统论最感兴趣的问题是，系统在环境变化的情况下如何保证系统参数的稳定，也就是关注达到稳定、内稳态的条件。内稳态常常是通过反馈环路得以确保：偏离平衡状态信息被感知，并由此引发调控行为，使参数恢复原来的状态。比如汽车水箱水位表指示下降时，我们会往水箱里加水；如果温度过高或过低，我们会转动调温器；如果孩子做了错事，我们会打骂孩子或让其产生内疚感。

内稳态理念里设置了一种标准状态作为前提，并且将现实状态与标准状态相比对，通常情况下总会有些不足。其中隐含的意思是，现实状态与理想状态是有距离的，我们总需要去纠正点儿什么以达到理想状态。但从系统的眼光来看，这个理念导致两个问题：一是诱使治疗师从外部为家庭定义一种理想状态；二是很难调动家庭从系统内部产生不同以往的、事先无法预料的、创新的能动性。最后，这种理念也会认定系统有某种保守而趋于稳定的倾向。

随着时间的推移，这种观念越来越被认为过于机械化。基于内稳态模式的看法，即秩序必然是通过对现实状态和标准状态的比较从外部制定出来的，是受到批判的。

对于有没有另外的秩序这一问题新的回答，还有待时日（Gleick, 1990）。不同学科领域都在反复研究同样的问题：系统在什么条件下，又是怎样实现"自我组织"？在没有"指挥官"的情况下，秩序是怎样产生的？首当其冲的都是一些自然科学领域里的理论。有趣的是这些理论全都以共同的经验为基础，赫尔曼·哈肯（Hermann Haken）如是总结："开放系统中自发形成有秩序的结构并非个例，而是在自然和工业领域普遍存在的。"（1984, S.67）哈肯是协同学理论的创立者，该理论来自于物理学，是对激光理论从微观混沌状态到宏观秩序的转变的研究中形成的。耗散结构理论来源于化学，它是由伊利亚·普里果金（Ilya Prigogine, 1917—2003）提出的。生物学方面马图拉纳（Maturana）和瓦雷拉（Varela）发展了自我再生理论。人文和社会科学只是借鉴了这些学科的一些成果，不管有没有道理，系统治疗引入了其中大量的思想。

## 6.5　秩序和混沌：耗散结构、协同学和动力系统理论

### "内稳态的彼岸"：波动

比利时物理学家、诺贝尔奖获得者普里果金在他关于化学反应的自我组织过程的研究中惊讶地发现：在高度联结的动力系统中，在一定的条件下，不需要外部的秩序指令就能自动生成某种秩序。普里果金发现，从稳定的平衡状态经过耗能，又可以形成新的变异。他用"耗散结构"一词来描述这种有悖常理的现象（Prigogine & Stengers, 1981, S.21）："耗散"一词令人联想到混沌和散乱，是一个与有结构相反的词汇。耗散结构指的是这样的系统，其稳定性和属性，只有通过始终开放地接受外部环境的扰动和影响并不断地变动而维持。如果系统状态大大远离平衡状态，或者偶然突破了某一阈值，使系统不能回复到以前状态的时候，就会形成一种新的、事先无法预见的状态。

气象学上有一个著名的"蝴蝶效应"：在高度不稳定的系统里，达成变化的概率经常会在50%附近，而且事先也常常无法预料，状态的变化究竟会偏向这一端还是那一端（也叫"两头摆现象"，即岔口）。这种时候，一点最微小的偶然现象也具有决

定性作用，就像刚才提到的那只蝴蝶忽闪了一下翅膀一样——"小原因产生巨大的效果"。在这个蝴蝶扇动翅膀引发的风暴中，如果正是这一忽闪使得系统状态发生变化的概率从49.9999999999999999%变化成50.0000000000000001%，我们就可以说正是这一忽闪"导致"了这次风暴，即使此处"导致"这个词显得极为荒唐。

基于这些认识，系统治疗倾向于不把治疗性会谈看成"钻研"，而更多的是激励和推动的过程。希望治疗中的干预能达到"蝴蝶效应"中蝴蝶翅膀那一忽闪，对复杂关联系统起到激发和强化变动趋势的效果（亦见Rufer, 2012）。这一观念也符合到目前为止受到公认的观点，即干预的目的在于制造和利用"远离平衡状态"，需要的是扰动而不是固化的共识。同时，由现有的控制模式自发地寻找符合自身条件的、新的、更有吸引力的模式——既有新模式的诞生，又不受治疗的控制——几乎是不可能的事情。

### 协同学：混沌与秩序之间的复杂动力系统

协同学是由德国物理学家哈肯提出的（Haken, 1984, 2004; Haken & Schiepek, 2006）。其核心问题是："秩序是如何产生的？"以及"有没有与组成部分性质无关的、一般意义上都适用的自我组织规律？"（Tschacher & Grawe, 1996）作为一种"场理论"（类似于20世纪20至30年代心理学领域里的格式塔理论），它研究的是在某一个场中，元素之间是如何相互作用（共同—协作理论）、自己组织行为，并从整体上呈现出结构和秩序，具有某种宏观的属性。它研究分析的是，各成分和元素之间是如何相互作用，使得各元素和成分通过"合作性行为"在整个系统自我组织的过程中有所裨益。生物学过程对此展现得尤为充分：大量的元素单元（比如细胞）必须要为整体（比如躯体）协调运作。有意思的是，这种现象在物理学系统中也能见到，在一定的条件下，原子会突然开始出现有"协同性"的活动，即便是在有一定空间距离的情况下也能为满足整个系统功能而"默契"地运动。

哈肯首先是在激光的运动中发现这一现象（例如Haken, 1987, S.39）：当我们用激光灯不规则地照射一个有气体分子的空间，对其注入能量一段时间以后，这些无规律运动的原子就会像彼此"约定"好了一样，进入某种有序状态，并且是自我组织的，没有任何外来的机制来对其进行规划。在波动期，这些原子团碰巧地或多或少彼此穿过或撞击，使得这个过程归于"秩序"。秩序虽然是通过这些成分产生出来的，但它反过来又制约这些成分，"支配"它们，如协同学讲的："长寿命、缓慢变动的东西支配和奴役短寿命、快速变动的东西。"（Haken, 1987）在激光束的例子里，光波就是这样一个秩序维护者。它能把原子中电子的运动纳入自己的轨道。"它奴役似的支配着原子。反过来，在这样一个受光照的区域里，正因为受到了光照，原子才进入这种状态。于是，我们看到了一种互为因果或称循环因果的状态。某物的行为是他物行为的条件。"（Haken, 1988, S.67-68）"秩序"的经典例子就是语言，作为"长寿命的东西"，它迫使其使用者符合其规范。其他与心理学相关的秩序有仪式、习惯、学校、文化、家庭。

协同学所属的复杂动力系统的自然科学理论推动了其他学科的研究者和理论者，尤其是心理学科，将自我组织的概念移植到心理和社会系统的背景中（如 Schiepek & Tschacher, 1997; Tschacher, 1997; Kriz, 2004; Meynhardt & Brunner, 2005; Strunk & Schiepek, 2006）：系统动力是在成员之间动态的交流中经过长期的自我组织后形成的。一种模式"顺其自然"地被渐渐发展出来，只是单纯地通过各部分的相互作用，而没有一个伟大创造者规划的蓝图（系统理论中称之为"出现"）。这种模式"始终不变"地进行下去，并且总是采取同样的行为方式（系统理论中称之为"重复"），由此它就渐渐地趋于一个稳定状态，成为一个"吸引物"（即成为一个"吸引人的场所"），而不会很快离开。

由此看来，诸如家庭中可以观察到的行为方式，就不是由一个特定原因、一个计划、一个有意识的企图或无意识的谋求导致的结果。更确切地说，一种模式是通过沟通和相互作用，在一定程度上是自动发展成吸引物的，它一旦形成，每个人之间的交流方式就受其"支配"，也就是说，自由度被限制了。这在冲突中尤为明显，比如双方都想停止争吵，却身不由己（Glasl, 1994）。

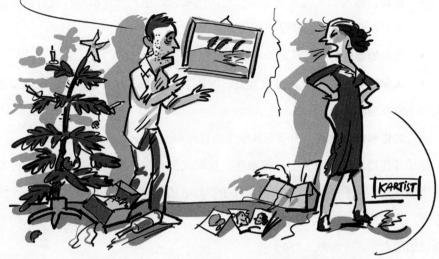

插图7　发疯

## 6.6　以人为中心的系统理论

### 过程层面

克里兹（Kriz, 如1999, 2004, 2009, 2010）发展了"以人为中心的系统理论"，它虽然以协同学为基础，但逐渐脱离了自然科学的解释。它的基本观点是，一个系统的眼光首先要关注不同的过程层面及其共同的作用。一个整合的心理治疗观点尤其要针对以下层面，并结合它们的交互影响来考虑（Kriz, 2010, S.28-29）：

- **感知**，人们通过对感知的加工（尤其是评价）和行为来体验这个"世界"："人无法不感知也不能不做出行为；人通过选择、组织和评价对感知进行加工。"（S.29）

108

- **记忆**，即对经历或者所有层面的信息的储存和回忆，包括躯体记忆。

- **意识**，即人们反过来意识到自己的感知，对感知的评价和自身行为的能力及对这些知觉的自我反思。

- **生物的躯体的**，尤其是**神经活动过程**（Schiepek, 2011）。

- **人际过程**，即一个人对他人发起的行为，和他人对其做出的反应或双方共同参与的交流。

- **文化和社会过程**，为所有其他生活过程形成背景。

克里兹在协同学的意义上，把秩序、规则或模式在所有这些过程层面上分别看作一个循环动力学的结果："比如说，每个参与者的意见和做法因此决定了一个伙伴关系或一个家庭中的交流结构或互动规则。反过来，这些结构决定了每个人的意见或做法的动力学。"（2009, S.250）

### 意义吸引物和完备动力学

在此背景下，吸引物这个概念的意义尤为重要。吸引物是指自我组织过程中形成的秩序，它使可能性空间不断缩小。这一概念移植到人类生活世界中指的是，可能赋予的意义变少了。最初可以对各种情形、表达或行为不断做出多种多样新的解释，然而这种复杂性会随着过程的进行迅速减小，这时一个行为只能有一种或很少的可能的解释方法：在一个彼此非常了解的夫妻关系系统中，一方立刻会"明白"，对方皱眉无非是表达他"永远都不满意"。此处克里兹提出了"意义吸引物"的概念，它是从一组吸引物中发展出来的，即在一个受文化制约的解释范围内，它限制了可能赋予的意义。个体认知的意义吸引物可以是"世界就是这个样子！"（如"我丈夫就是这个样子！""我就是这么抑郁！""他只是想一直利用我！"等）。互动当中也可以产生意义吸引物，它和个体吸引物联系在一起可以被看作一种模式，如"只要这对夫妻谈到钱，肯定会吵架"。

意义吸引物规定了过程的秩序，同时它自身也通过过程事先形成（循环动力学）。当一个吸引物简化成了这样一个描述——"他只是想一直利用我"，并稳定下来，就会推动一个"完备动力学"的过程：符合这个秩序的（或者很容易能够让其符合的）经验就会相应地被作为支持证据——"你看到了吧，我不能相信他！"，与期待不符的经验就会被忽略、被改释或者顶多被说成是例外。在每个关系中存在的波动，即创造性的新的行为方式，就这样通过意义吸引物的力量按照熟知的方式被解释（"他收拾洗碗机只是因为他心情好罢了！"）。"因此这种未被评价和觉察到的灵活性很快就变少了，以至于一个观察者从外部不仅能看出归因和解释的僵化性，而且会发现互动行为模式的僵化性。个体的和互动的吸引动力学就是这样相互联系的。"（Kriz, 2004, S.59以下）如插图8所示，克里兹通过关于对一个孩子行为障碍的抱怨的例子，对复杂性的简化过程做了如下说明（2009, S.251）。

按照该理论来看，对这个行为障碍的描述或"诊断"并非凯文与生俱来的"性格"或"疾病"，而是一种固定模式的结果，在以上描述中多种可能的行为方式（即凯文所做的一切）关系到一个或多或少固定的吸引物（行为障碍）。这个吸引物一 110

| | |
|---|---|
| 凯文捉弄他的妹妹 | |
| 凯文想引起母亲的注意 | |
| 凯文不想做作业 | |
| 凯文还了手，因为他哥哥打他了 | 凯文有行为障碍 |
| 凯文喜欢被重视的感觉 | |
| 凯文行为放肆 | |
| 凯文安慰他的妹妹 | |
| 凯文帮哥哥修理东西 | |

插图8　简化复杂性的过程（Kriz, 2009, S.251）

且形成，就决定了一个"完备动力学"：凯文的表现总是如此，他就是"有"行为障碍。虽然在上述的列表末尾也有"安慰他的妹妹"和"帮助他的哥哥"的描述，但是这些通常就不会再被读取[1]：一旦吸引物形成，那些与之不符的行为方式就会相应地被改释（"这是一个例外……"），甚至被忽视或忘记。

> 在一项对极富攻击性的青少年的观察研究中，发现了"敌意归因错误"（Dodge，2006）。他们无法觉察对方和解的意愿，因为他们会立即把它理解成是"诡计"或"陷阱"，使之与已经形成的意义吸引物"相符"——通过这样的结论，意义吸引物就逐渐固定下来。通过对感知选择性的组织，攻击性被维持下来——孩子一方和相关的另一方都是如此：一个系统通过"合作"，将意义吸引物巩固下来。

陷入僵局的交流模式就可以被解释为，不同的行为方式被意义吸引物缩减成了狭窄的和熟知的描述。人们很快对行为赋予意义，这也被称为"被标准化了的交流模式"（Bandler et al., 1978）。那么咨询的任务就是要"对这些固着的描述进行解构，也就是说要使这个意义吸引物动摇，使得新的解释可能被接纳"（Kriz, 2004, S.61）——例如通过提一些不寻常的问题："凯文一直有行为障碍吗，即使在他睡觉的时候？""最近一次他表现得不像您想的那样是什么时候？"如果能够动摇吸引物，系统就可以在可能的解释范围内寻找新的吸引物，即接纳新的描述和解决办法。[2]

111　　　没有人能保证这个新的吸引物比以前的要"好"。找到什么样的新吸引物，比如和好甚至分手，不是由治疗师能决定的（预测的、规定的、确定的）。但是通过对框

---

1　关于所谓"优先"效应的一个有趣的示例。"第一印象效应"表明，一旦一个看法（即吸引物）形成，后面的信息就变得不太重要了（Kriz, 2004, 2009）。想象一下，把关于凯文列表中的顺序反过来：人们在看到前两条品质后，就很难把这个男孩看作"有行为障碍的"。

2　可以通过改释来进行：提供一个有力的其他解释从而有机会找到一个新的吸引物（见章节18.2）。

架的专业设计（即谈话），人们会大大影响建构和解构过程的可能性。环境条件的改变和系统的改变之间的联系不是线性的。"强大的因果关系"原则并不适用，小的起因也可以产生大的作用。反之，"根据系统的状态（即系统一直以来的'故事'），大的环境变化可能没有任何作用，而相反，最小的影响可能会触发大的变化"（Kriz, 1995, S.159）。这使得以线性因果关系为基础的经典实验性的研究方法难以提供"科学证据"或"有效的干预方法"。因为不考虑系统状态（因为人们想完全按照一个指南）的话，某个时间点上的激发可能意味着"突破"，但在另一个时间点上可能会导致人为错误的过程。并且一个微小的共情反应可能在某个时间点上使人全然不觉，在另一个时间点上却使对方感到自己深深地被理解了。

## 6.7　生命如何创造自身：系统自我再生理论

智利生物学家温贝托·马图拉纳（Humberto Maturana）和弗朗西斯科·瓦雷拉（Francisco Varela）研究了生命（生物的）系统如何与自然中非生命系统和工程系统区分开来。这些观念被引入心理和社会系统中时同样非常具有吸引力（尤其是卢曼的社会系统理论，见章节6.8），尽管这种引入和借鉴的合理性遭到过质疑（包括马图拉纳和瓦雷拉自己，例如Maturana & Valera, 1987; Kriz, 2004）。

**自我再生**（源自希腊语，字面意思"自我生成"）的意思是，一个有生命的系统自身不断地制造出它进行自身再制的成分。所有生物体的各个组成部分都经由自我组织，为了自我繁育而组织联系起来。它们经常制造和复制单个的组件，以及把这些组件有机结合（递归）起来的组织关系。简单地说，它们会用自己赖以生存的组成部分来复制这些组成部分，并因此得以生存。相关的例子，比如细胞，这是一个制造生物大分子的工厂，持续不断地制造着自身的组成部分（生物大分子），以及相关的要素（比如细胞膜），借以与外界分隔，并使得继续制造大分子成为可能。

自我再生系统：

- 一种生物在不丧失自我组织，也就是不死亡的前提下，能在多大程度上发

　　生改变，这取决于自身的结构，或者说自身当前的结构。

- 除了对自身进行复制和再生产以外，它没有别的目的。关于它存在"意义"的断言，只是由观察者强加的而已。

- 它在运作层面是封闭的，其行动受自身状态的影响，而不是受与系统不相干元素的影响。运作的封闭性与信息的封闭是两个概念（见框6）。生命系统能很好地接收环境信息（听或读），但它绝不是被动地被影响、被改变、被设定。外部环境只有在与系统自身的状态发生冲突或可能"扰动"系统状态的情况下，才能成为重要环境（相关信息才会变成重要信息）。

**运作的封闭性**

　　按照早期的系统理论，如冯·拜尔陶隆菲（1956）或米勒（Miller, 1978）的理论，如果没有材料、能量或信息从外部进入系统或从系统中输出，一个系统就被认为是"封闭的"。如果系统和环境之间存在物质或信息交换，那就是"开放的"系统。有生命的系统因此始终被看作开放系统，因为它与环境之间不断保持着联系，进行新陈代谢。

　　相反，现代系统理论不会关注系统在能量或信息方面是否向外界"开放"，而是系统的运作过程是否以封闭的形式呈现给观察者。就此而言，一个暖气系统的运作过程就可以被看作封闭的，温控系统和燃烧装置始终只能参照规定值运作。

　　因此，封闭性与汲取能量无关，而是关系到系统的自主的运作方式。比如一个人可以读报，但是并没有信息从报纸中"流出"，他的脑中也没有"输入"。而是他的认知系统在对刺激做出反应，刺激来自纸上的文字和他的理解之间的关系，通过他自身状态的变化决定了报纸上的黑字有何意义，并产生对其自身来说重要的信息。

框6　运作的封闭性

　　马图拉纳和瓦雷拉在他们的理论框架下提出了一个以生物学为基础的认知理论。他们把人类的认知看作生物现象，并非通过外部世界的对象来决定，而是靠生物体的感知结构（Ludewig, 1992, S.59）。这个观点对本书读者的工作领域可能会有这样的启示：学生、病人、咨客或员工的个性特点，即便他们自己不喜欢，但首先也应该把这些特点看作与其结构相适应的、对于他们的生存有利的。因此，只有在适合其结构的前提下，改变才可能发生。这就要求医生、教师、管理人员或咨询师了解和肯定他们的学生、病人、咨客或员工系统的结构，并且在推进变化时要与之协调一致。所有干预，如果不按照这样来做，那么要么干预对象不照做，要么他们会破坏工作关系（中断治疗、阳奉阴违、解约）。

　　自我再生理念的核心是**独立自主**的概念。生命系统制造、调节和维持其自身。从外部对其过程进行有目的的干预是办不到的。它们是无法从外部被决定的，至少是不能被建构的（当然可以对其进行破坏，对系统采取手段使其毁灭）。A不能单方面决定B做什么、体验什么或想什么。人们常常喜欢采用强制措施，但是人们不能强迫一个人爱上另一个人，"心甘情愿"与其共同生活。这种"无法实现指导性互动"的观点对于系统工作有广泛的影响。从斗争性的比喻转向合作，从努力改变他转向理解他，这使得干预的可能性提高了，尤其是在处理"反抗的"或"混乱的"病人时。

　　究竟如何使封闭运作的精神或社会系统进行交换？如果人们只能对他人起到推动或扰动的作用，使其发生与自身组织结构相符的变化，那么这样的交换究竟是否可以想象？答案存在于"共同进化"的理念当中。生命系统可以在"结构上联结"和"共同漂移"。人们很可能为彼此营造出有意义的环境，并且相互推动。马图拉纳和瓦雷拉提出了**结构的联结**，指两个（或以上）自我再生的单位如此组织，使得它们的互动达到一个递归的和很稳定的特征，使得它们彼此"相称"。递归是指，这些单位相互扰动，而且这些扰动彼此配合得很好，并且它们的步调变得越来越一致。在这样的情况下，两个系统共同"漂移"。有些学者认为马图拉纳的观点往往在与卢曼的社会系统理论结合起来时很有用，但也有些学者强烈批判它采用了生物学的自我再生理论（如Kriz, 2004; Jones, 1993）。尤其受到质疑的是，把生物学理念移植到人

114　类身上是否合适，"运作的封闭性"这一理念是否真的有解释价值；此外，"个体的自我再生单位"（Jones, 1993）**共同**创造现实的观点，是否完全忽视了其生活于其中的共同社会政治**背景**。

## 6.8　交流作为基石：社会系统理论

尼克拉斯·卢曼（Niklas Luhmann，1927—1998）关于社会系统的社会科学理论极为复杂，此处只能对其进行代表性的介绍，主要是根据他1980年后所做的工作，那些在系统治疗与咨询中被采纳的观点。卢曼的基本设想是，运用恰当的概念来理解一个现代的、有劳动分工的和不受任何集权控制（例如在封建时期）的社会的复杂性及其运作体系。为此，他发展了一个有趣的"理论模块"，并终生对其进行"不断修补"。除了少数例外（Luhmann, 1995, 2012; Luhmann & Bednarz, 2005），他的大部分著作都是用德语写的。虽然他在英语国家并未引起共鸣，但他的思想对德国的系统治疗与咨询以及组织咨询的发展有很大的推动作用（例如Ciompi, 1982; Levold, 2003a; Loth, 1998; Ludewig, 1992, 2002; Nagel & Wimmer, 2002; Simon, 2004, 2006, 2007; Willke, 1995, 1997; Wimmer, 2004）。卢曼的主要著作是《社会系统》（*Soziale Systeme*, 1984）和《组织和决策》（*Organisation und Entscheidung*，2000）两本书。

### "做出区分"

卢曼原本是位行政律师，后来成了社会学家，他不想简单"转述"马图拉纳的理论，在他心目中有一个更宏大的设想，试图发展出一种更加普遍适用的理论，用于理解社会系统的思维和概念体系（Reese-Schäfer, 1992）。家庭（Luhmann, 1984, 2002）、组织（Luhmann, 2000）和社会以及它们的子结构（Luhmann, 2004）被看作自我再生的社会系统。他一方面以马图拉纳和瓦雷拉的理论（见章节6.7），另一方面以乔治·斯潘塞－布朗（George Spencer-Brown）的理论（1994）为基础。后者是位英国数学家，他以差异和区别的概念作为中心。只有对一个差异的两方面做出区分才能形成认知——"做出区分"，斯潘塞-布朗的说法与观察的基本功能有关。只有通过观察者对事物的区分并通过命名来"标记"观察的结果，一个现实才能被建构出来（插图9）。

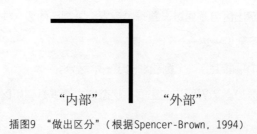

"内部"　　　　　"外部"

插图9　"做出区分"（根据Spencer-Brown，1994）

对世界上每一种现象（感受、想法、关系）进行观察的困境在于，人会对某些现象做标记（观察到），对某些却没有做标记（没有观察到，也就是"未标记空间"），因此这些未观察到的就成了"盲点"——也就是说，这些未被觉察到，因为这些如果被觉察到了，就会对其观察。因此世界上重要的部分始终都是未被观察到的，"这样一来我们就面临一个基本的悖论：每个观察会制造出观察到的和未观察到的。然而，对此究竟什么是相互矛盾的？……问题是……以这样的方式人们永远无法创造出对整个世界的认识和更好的世界，也就是说永远无法证实所体验到的和所做过的，而始终只是和差异有关"（Luhmann，2000，S.127）。

因而不是系统本身，而是差异[1]和做出区分的过程才是重点，"我们可以说：一个系统'是'系统和环境之间的差异"（Luhmann，2004，S.66）。区分的过程总是要以一个观察者为前提，由他对系统及其环境进行区分。环境就是除此以外的一切。因此，这一理论可以被理解成对建构主义认识论的一个实践（框7）。

---

1　因此在这样的背景下，该理论也被称为"差异理论"：观察的对象并非"系统"，而是系统和环境之间的区别，没有这样的区分，系统也就无从谈起。

## 做出区分

### 定义

区分是完美的自制。

也就是说，做出区分是通过设置一个边界，分割出两边，使得一边上的一点不跨越边界就达不到另一边。

例如，在一个平面上，一个圆圈划出了一个区分。

一旦做出了区分，边界两边的空间、状态或内容就是有所区别的，可以被表示出来。

任何区分都是有动机的，除非内容被看作不同的数值，才有可能毫无动机地做出区分。……

### 建构

做出区分。

### 内容

把它称为第一个区别。

把划分的空间称为通过区别而被隔开的空间。

把被隔开所形成的空间部分称为区别的双方。

（Spencer-Brown, 1973, S.1以下）

框7　做出区分

### 期待的期待

卢曼的理论以期待和期待的期待的结构为切入点，该结构塑造了社会系统中的成员。期待的期待是指：只有通过某人期待他人对他有期待，才能构成社会存在——"自我[1]必须能够期待，别人对他有所期待，使他自身的期待和行为能与他人一致……行为的可能性完全是以这样的方式产生的……行为背景通过期待的期待被协调"（Luhmann，1984，S.412以下）。社会的基本原理有相对应的心理学理论，该理论认为自我意识恰恰包含了以下方面：接纳他人观点的能力是指，持有这样一个"思维理论"，即自我意识取决于别人对他的看法。对自我的觉察，"代表的是我们通过他人的眼睛认识的自我"（Rochat，2009，S.3；亦见 Christ，2011）。一个"自己"不能脱离社会背景来考虑。

卢曼认为"双重偶然性"的概念很有意义：人们不知道面前的他人内心在想什么。一个友好的姿态也可能表达完全不同的意思，它是**"偶然的"**。但是人们意识到了并且也知道，对方清楚，他的姿态也完全可能有别的意思，两个姿态对彼此来说就是**"双重偶然的"**。双重偶然性指的是：没有人确切知道，别人对自己有何期待，一切都可能表示完全不同的意思，意想不到的事情随时会发生。[2]因此，双重偶然性会使人振奋，但也可能令人不安。在这样的背景下，人们必须交流，并参与交流的游戏。他们相互仔细观察，他们试图破译他人的交流信号，并且他们会对他或她的"真实的"想法和感受做出假设，等等。一个人如何来想他人对自己的期待、他人对自己的看法以及与自己的关系，会影响其感觉和行为。

　　大量的系统方法技术正是以这些期待的期待为目的，例如"循环提问"（章节15.1）：不直接对一个人提问（如"您为什么哭?"），而是对他交流行为的那一刻提问（"您认为，当您儿子看到您妻子在哭，他会有什么想法?"），家庭成员会得到一个复杂的关于他们的期待的期待的反馈。所谓的雕塑工作也起到类似的作用（章节16.1），其中会要求一个家庭成员在房间里象征性地呈现出家庭关系。通过这样的方式，家庭（系统）就变成了自身的"观察者"，会引入一个

---

1　"自我"和"另一个我"，"我"和"他人"，此处都是广义的概念，表示可能的人。
2　在这一点上我们必须告诫学习心理学家，偶然性从人文科学的意义上来说与学习理论中的意思几乎是相反的。学习理论中，如果对某一良好行为的强化可靠地、同时地和可期待地进行，那么这就是偶然的。

"自我参照循环"，通过反馈回路每个人都能检验自己的期待的期待并有可能做出改变（"我从未想过，你对我们的关系这样看！"）。因此系统实践体现了"应用的认识论"。

### 三个系统范畴：生命、意识、交流

卢曼（例如1984, 1988a, 1988b）提出，为了理解人类现实，他把自我再生系统划分出三个范畴：生命（生物系统）、意识（心理系统）、交流（社会系统）。卢曼认为，这三个系统是独立运作的，尽管这三者之间有千丝万缕的联系，而且相互依存。

这种概念划分使人们理解卢曼的理论有很大难度。到底什么叫作生命、意识和交流独立地、互不依赖地运作？这指的是，这三者中任何一个都无法有目标地影响其他两个。意识不能交流，交流也不能思考和感受。只有交流才能制造交流："人不能交流，甚至他们的大脑也不能交流，意识也不能交流，只有交流才能进行交流。"（1988b, S.884）即使心理系统想到交流，这也只是内心的、想法上的、没有实际进行的："自身的意识如同围绕在语言周围的鬼火飘忽不定……即使在讲话时意识也一刻不停地对感知加工着。"（Luhmann, 2001, S.60以下）卢曼把这些观点作为一个提醒，认为心理和社会方面的病理因素需要截然分开，"并且当人们想要把一方面当作另一方面的表现甚至原因时，尤其要小心谨慎"（1988b, S.63），这种观点明确拒绝了先前家庭研究中的看法，比如对家庭中某个成员的精神分裂症"病因"的看法。

"反正"我们本来就清楚，生命和意识像是两股道上跑的车：意识只能察觉生命赖以生存的身体很少的一部分，现有神经生物学研究对于我们理解意识也没能提供明确的认识。例如，在一本新近的心理生理学教科书里也提到，有一个用事件相关电位脑电图（按照卢曼的划分属心理系统）进行关于认知、心理过程分析的研究历时十几年最终也没有得出一个确切的结果（Velden, 1994）。"即便是不能被附加意识和交流，生命还是要走自己的一生。"（Luhmann, 1988a, S.48）作为自我组织的系统，它们可以互为对方的环境因素，也可以相互撞击和刺激，但却不能有目标地去影响对方："意识……具有某种特惠地位，可以去干扰、刺激、激怒交流，但却无法装载

和引导交流，因为交流只能由它自己来建构。"（1988b, S.893）

正因为意识和交流如此紧密地相互联系在一起，卢曼因此提出了一个核心概念：意义。这里指的是对两个系统都适用的意义，因为意识和交流都是以制造意义为特征的，通过意义这一概念，系统之间的相互扩散和渗透才能在抽象层面上很好地被描述出来。意义是一种主动的选择，只有通过这种选择，人们才能把人类的体验在"浩如烟海的可能性"这一背景下建立秩序："体验和行动是根据意义规则做出的选择。"（Reese-Schäfer, 1992, S.35）

并且我们"反正"也知道，我们很少能把"生命"的意义纳入到意识范围（而且我们也知道，要把情绪、躯体状态纳入意识范围同样是极不容易的事情），这还不包括要把我们意识的内容转述为可以用来交流的状态。卢曼把这种现象称为"超负荷"。

> 例如当两个人谈话时，他们所谈到的内容，与他们能意识到的内容相比就显得少之又少——包括观点、感觉、对自己和他人情绪的观察、谈话的氛围等。他们想说的内容比真正说出口的要多出很多。能被意识到的观念有助于交流，他们只是在"玩"这些概念，并不总是由此建构交流的现实，一个人的意识并不能直接与另一个人的意识发生联络，这种联络或许只有通过某种"状态连通器"把一个大脑与另一个大脑直接连接起来才有可能，幸好迄今为止这仍是难以想象的。同时，与意识发生和运作的步调相比，交流的过程要迅速和全面得多。正因为意识能涵盖和满足的范围有限，所以两个人在交流完了以后还会去想刚才交流的内容，会去回味个别的观点……能进入意识范围的内容只是交流内容中的一小部分。所以双方的"意识"就是交流的环境，反过来，交流也是意识的环境。

之所以会这样，是因为自我再生系统的成分会不断致力于生成和更新自身。事件消失了，不再出现了，或许它会留下痕迹之类的，但"什么能被回忆出来，则是每个系统高度自我选择的事情"（Luhmann, 1988a, S.51）。这就是说，人们总会在发生纷繁复杂的事件之中，偏好选择"回忆"出与其意义建构模式（或称之为人格、信念系统、生活观、生活方式、家庭规则系统等）相适应的东西。

当然，生命、意识、交流这三个系统会持续地相互参与。没有生命的存在，意识和交流就失去了基础，没有意识也就没有交流，反之亦然。尽管三者之间有相互重叠之处（卢曼称之为"渗透"），可是这三个系统从来就没有一个完美无缺的相互替代，也许相互之间可以有很好的融合度，比如可以试想：可以通过语言实现治疗性互动，可以很精细地就意识的内容进行交流，可以通过治疗师的反馈知道所交流的内容被对方"接收"到了，等等。

这个理念认为，社会的、心理的和生物的系统之间具有相对较高的自主性（独立性），它对系统治疗有如下一系列的启发：

- **原则上讲，人与人之间是无法相互理解的**：两个人之间无法直接相互深入地"看清"对方的感觉或者观念。交流中"只是"自己和他人的心理系统被激活了。

120

- **交流模式是独立于参与者的观念和感受的**：当我们对交流进行交流时，交流模式的"本来面目"便得以展现，有时它完全不是按照参与者希望的那样进行。"交流要得以持续下去，就要求自身的组织……能一直坚持到交流结束。"（Luhmann, 1988b, S.887）比如有不少来咨询的夫妻断定，尽管他们做了各种努力，也无法从交流的缠结中解脱出来，交流系统有着"自身的特点"，参与者无法对其随意支配。

- **感受不会说话**：治疗不是针对感受，而是针对关于感受的交流。所以，很有必要一开始就认定（对咨客和对治疗师都是如此），在对对方的观察过程中不能相信对方的价值取向（"我知道您现在的感受"），而只能去探询。

- **正如每一种交流性的治疗一样，系统治疗不可能直接作用于生物学层面，而仅仅只能起到启发、激励的作用**。反过来也一样，基因和新陈代谢也不能直接决定一个人的行为，也仅仅只能起到启发、激励的作用。这也说明了系统治疗对躯体疾病治疗的限度，以及生物学治疗（包括系统治疗的机会）对于精神疾病的限度。

## 6.9　一个共同创造的世界：激进建构主义和社会建构主义

### 建构主义

迄今为止所描述的大部分方法，除了属于初级控制论的方法，在认识论上都涉及建构主义。这就是说它们的兴趣从对系统特点的描述转向了这样一个问题：在社会系统中现实是如何被创造出来的，以及一个咨询师如何在这个创造过程中起作用，成为"共同建构者"。

建构主义的核心命题是，所有认识和观察都具有极端的主体依赖性（Schmidt, 1988）。认识不可避免地受到人类大脑条件的限制（参见Maturana, 1982）。"我们知道什么"与"我们如何获知"不可分割，所谓的"发现"其实是"发明"（Watzlawick, 1981, S.9）。因此，一个观察者并未获得这个东西的"图画"，而是他所指的意义和他的描述之间的一个动力关系网络（Köck, 1988, S.363）。从这个观点来看，撇开这个世界当下的认知系统来谈一个"客观的世界"毫无意义。[1] 如果建构者未意识到建构过程，即他认为，自己的建构是正确的，对方的是错误的，那么他会以自己是有知识、有权力的人自居，从一个系统的认识论来看，这样做有破坏性的危险（Bateson, 1981, S.400以下）。

海因茨·冯·弗尔斯特（1911—2002）和恩斯特·冯·格拉泽斯费尔德（Ernst von Glasersfeld, 1917—2010）是建构主义的核心思想家。这种哲学思想的基础是，一个物体只有通过观察者自身的认知过程才能被建构出来："我们所感知到的环境是我们的发明。"（von Foerster, 1981, S.40）激进建构主义质疑人们认知客观现实的能力，因为现实总是以认知工具为基础，并在人自己的头脑中被"建构"出来。人类

---

1　有种夸大的说法是，世界并不"存在"，然而这种说法就其自身思想体系来说显得自相矛盾，因为它暗示了一个本体论的命题，世界"是"怎样的。

的感觉接收器——人们无论是感觉压力、味道、光、热，还是声音，都只能由刺激的强度，而非其质量所决定。人类的神经细胞感应的是刺激的量，而不是质，因为"……外界既没有光也没有颜色，只有电磁波；因为外界既没有声响也没有音乐，只有空气的周期压缩波；因为外界既没有冷也没有热，只有运动的分子获得或多或少的平均动能……"（von Foerster, 1993, S.26）。

因此，不存在可靠的知识，因为任何对其真实性的认知，都必须通过一个观察者来证实，对于科学发现也是如此。因此建构主义的观点认为，现实只有与对其认知的观察者联系起来才会有意义。建构主义讲的不是"对与错"的本质区别，而是"生存能力"（通过观察发现可行方法的能力）或更适合观察者生活实践的观察。简言之，建构者感兴趣的不是地图的对错与否，而是靠着这张地图能否顺利地远行（局限性在于，如果地图完全是错的，那么凭着它不能顺利完成远行的可能性就会提高）。我们能观察到什么，是理论决定的，这是阿尔伯特·爱因斯坦的一句名言。每个理论的"视角"或偏见都会导致某些问题和对问题的见解的产生，这些见解对于问题和提问者来说是适用的。它们只是一种合适的说法，但是它们描述的未必是现实。

建构主义对人们共同创造"现实"的方式做了颇具意义的评价。交流不可能达到这样一个层次，即相互能够确切地知道对方说了什么，尤其是对方想要表达什么意思。"我认为不可能实现，一个人说的一句话恰好能够唤起我某个想法和概念网，使得把这个讲话者及他的表述联系起来。也就是说，只要转达、发送和接收涉及对内容的理解，这些过程就会造成误导。交流绝不是传输。从一个人那里移送到另外的人那里的，是声音、图像或电报、电子脉冲——简言之，是声音的振动模式、光或电。并且，我们只能根据我们自身的语言经验来解释我们接收到的这些能量变化。"（von Glasersfeld, 2001, S.63）

## 社会建构主义及叙事疗法

社会建构主义比建构主义更加强调，制造现实的过程不光是由我们的大脑结构来完成的，而且也是一个社会过程。美国社会学家肯·格根（Ken Gergen, 1934）被认为是社会建构主义的主要代表人物之一（Gergen, 1990, 1996, 2000; Gergen & Gergen, 2009）。他认为这一理论属于"后现代"理论的范畴（参见章节6.10）。这些理论中最现代的观点是，把人看成机器，把人的行为看成可以计算的程序，"人作为一种社会建构，其行为以一种复杂的方式与社会交织"（1990, S.191），是可以通过一种模型加以替代的。在这种视角下，人不再被视为"实质性的存在"或者被环境因素影响的存在实体，而是"某种社会建构"："他正如别人以及他自己向别人介绍的那样。"（1990, S.195）

与建构主义相似，社会建构主义的出发点也是如此，"客观现实"原则上是无法确知和掌握的。后者评论到，在建构主义和自我组织理论中，个体、他的大脑和个人风格是其观察并形成世界观的出发点。而社会建构主义则更强调人际关联与合作。人类的现实是在人际交往的过程中，在特定的历史背景下被"社会化地建构出来"的。尽管社会建构主义对语言的意义与建构主义有相似的看法，然而它更加强调，语言是根据人们之间交流的需要以故事的形式展现的。它是交流过程中最重要的媒介，"既是人类现实的产品，又是产品的制造者"（Luckmann, 1990, S.204）。它不是从"讲话的人"这方面来考虑，而是从文本和故事方面来考虑，现实的形成不取决于单个的讲话的人。

建构主义认为建构与知觉是通过对生物体的"碰撞"而得以在环境中存在的，但社会建构主义则认为，观念、影像和回忆是通过社会交流得以呈现，并通过语言和共同讲述的故事而被传递："所有的智慧……都是在人类空间中成长，来自于'共同世界'的王国，唯一的途径就是与周围互动伙伴的对话，个体由此获得个人身份的感受或内在的声音。"（Hoffman-Hennessy, 1992, S.17）交谈、**对话**被看成产生"现实感"的来源，由此，我们可以给治疗创造出很多新的比喻（参见Buchholz, 1993）。可以鼓励咨询师们运用诸如"故事""比喻""解释""雄辩与谈判"之类的概念去思考（Deissler et al., 1994; Deissler, 2000），去关注在系统里大家如何共同生产和创造意义。因此，社会建构主义成为侧重**叙事**的系统治疗的核心基础。

如果现实是在对话，准确地说是在"群体对话"中产生的，那么有意义的是，帮助那些感觉受到限制的个体去探究，自己在哪里从"群体对话"栽到了"独白"的泥坑，并且是哪种"集体式的独白"，使得系统中的所有参与者都以同样的方式受到限制。从道理上讲，这里谈到的是一个类似于规则的概念（章节6.4）。规则限制人在系统中的行为。这种共同的独白，即某种与他人说话的共同方式，限制着观念与可能性，意味着对环境的感知被限制，以一种固定僵化的方式进行。因此，在治疗中改变"意义的舞步"就显得十分重要了。明确地放弃那些似乎"正确"的立场，而能看到**观念的多样性**的做法存在着巨大的力量。格根这样推测：苏联的解体也可以解释为，即便是在不遗余力地与世隔绝的背景下，与外界的交流仍然无法被阻止——"对于超越局限性现实观的影响，后现代的透视主义是一个有力的工具"（1990, S.209）。

社会建构主义与叙事治疗方法联系紧密。叙事治疗方法不以系统概念为基础，但它的看法与系统理念完全相符。在社会系统中我们与"无处不在的叙述"有关，它塑造了某种文化下的共同生活，伴随着源源不断的、自我组织而成的意义创造（Kearney, 2002; Bruner, 1997, 1998; Polkinghorne, 1998）。一个人脱离他的社会系统就无法被理解，而只能在意义世界中被理解，他同所有人一样都必然与这些意义联系在一起（Bruner, 1997, S.59）。一个个体通过叙述而形成，一个家庭（Bleakney & Welzer, 2009）或者一个组织（Gabriel, 2009; Zwack, 2011）也是如此。通过对一种叙述的深信不疑（"这就是我的故事！"）而形成身份认同。因此治疗变化也总是意味着一种自我叙述的变化。相应地，一个家庭的经验世界就被描述成共同的建构，被讲述的故事与一个共同的"家庭特异性的内部经验模式"（Schneewind, 2010）有关。

当今全球化的生活也使内心的建构形式发生了巨大的变化，如"自我"概念就是如此。格根把现代人类的自我看成"社会饱和"的一员（1996）。自我不再是从前体验到的皮肤包裹下的个体。个人如今可以通过多种方式（电子邮件、手机和社会网络）与社会背景相互连接与融合，自我也不再只是由个人创造，而是以关系和关联的方式表达。人类越来越多地被他人"占据"，也逐渐具有了越来越丰富多彩的潜能，可以在各种不同的关系中有完全不同的表现。由此对身份产生了全新的认识：它不再是不可动摇的由成长经历赋予的，而是在不同的关系中随时变化着的。

这些思考对于治疗有什么意义？如果我们从不同的角度看一种情形，观点势必不同。如果从这些不同的观点出发，所得出的结论、所产生的评价、所导致的决定都会不同，那么情形本身的意义也就越来越微不足道，"于是乎，大家的兴趣就转向了社会群体如何看待事件本身、如何命名以及如何分类"（Gergen, 1990, S.197）。说到这里，介绍循环提问产生的背景就顺理成章了。我们越来越少去问，事物是怎样的（"第一次出现惊恐发作是什么时候？"），而更多地会问，什么人对此会怎么看（"最先引起谁的注意？"），或多或少戏剧性的描述（"谁最/最不担心？您对此有何看法？"），谁觉得您有问题（"谁为此最感到痛苦？"）以及如果能找出一种不同的描述，什么会改变（"假定这也许是一个机会，那么对什么来说这会是个好事？"），等等（参见章节15.1至15.4）。包括对情绪的看法，也被看成与关系有关的组成部分，与惯常的理解有所不同——"照此看来，我的抑郁症不是我个人的一个部分；而是和我与他人的关系有关。它就像两个人的舞蹈动作，只有在弄清舞蹈的背景之后，这些复杂的动作才有意义。由此看来，原来那是'我们的抑郁症'，而我只是一个承载者"（1990, S.198）。

## 6.10　伟大构想的终结：后现代哲学思潮

源自法国哲学界的关于"后现代"的争论，后来波及语言哲学思想，在20世纪80年代也影响到了系统治疗与咨询。让·弗朗索瓦·利奥塔（Jean François Lyotard，1924—1998）在1979年发表的一篇文章可以被看作"后现代思潮"开始的里程碑式的宣言。在这篇文章里，利奥塔预言了后工业时代"宏大叙事的结束"，它也不再能带给人们任何信仰。这种宏大叙事主要包括对创造的神话以及对幸福未来的承诺。利奥塔认为这些只不过是"文字游戏"，使人容易陷入对专制和集权的盲从，并预言了这种文字游戏将会趋向于分散化、异体化和多元化：许多论点相异的理论会同时存在，并且无法追溯到一个更加宏大的、整合的、"更好更真"的理论。

沃尔夫冈·韦尔施（Woflgang Welsch）是一位德国后现代理论家，他认为后现代理论是多层面的"极端多元化的宣言"（1991, S.4）：是一个"基本价值"开始分化、出现差异的社会；个体也"生活在多元化之中"，也就是自身也同时允许对立的观点和生活方式存在；是一种提出论断时一定要加上其产生背景和有效范围的理论，并对每一个表达随时准备从新的角度替换其"意义"。在这个意义上，后现代主义者告别了现代主义者关于新时代的"基本困惑：关于四海归一的梦想"（Welsch, 1991, S.6）。后现代主义体现在，"允许语言、模式、方法根本上的多元化得以实践，并且不仅会在不同的作品中并存，即便在同一作品中也能得以体现"（S.16-17）。基于这一点，我们甚至对自己也可以持一种疑问的、好奇的态度："……对自己也始终持怀疑态度，别太把自己当回事。"（Richterich, 1993, S.29）这些观点与社会学对社会的评价非常吻合（Beck, 1986），并且适用于建筑学，后现代思想从后者之中获得了重要的推动。

> 德里达认为，建筑与思维和写作一样，是一种开辟世界的方式，如果一个人说"人们是住在作品里，写作是一种居住方式"，反过来也可以说，建筑和居住也是一种'写作'方式，这与命名、意义产生和认定的过程有关。因此，建筑也是一个世界主题：人们用梁柱、地面和天花板'书写'着一个世界。（Welsch, 1991, S.145）

这种理念对于系统咨询提供了一个论据：可以游戏于家庭、小组、组织的不同现实观之间，不认为其中一种比另一种更正确。咨询的含义在于去讲述更多的故事，去提供更强的复杂性，并使得寻求建议者从中能建构出新的意义。许多人——不仅仅是系统治疗师——会把咨询简单化地看成就是以自己喜欢的方式谈话。与后现代主义的"疯狂思想"理念一致，他们建议心理治疗工作者向更多的专家们学习，学习他们的现实观。奥林斯基（Orlinsky）称之为一种特殊的心理治疗模式——"向众多大师学习"（1994）。目前，许多治疗师是从众多的可能性中寻找和发展一种适合于自己的独特风格，而不是单独以哪一个流派的"金科玉律"为基础，完全按照它的指引行事（Schindler & von Schlippe, 2006）。我们提倡参照多种流派（包括一些哲学思想）以临床实际需求为导向开展工作。

法国的两位**后结构主义**思想家米歇尔·福柯（Michel Foucault, 1926—1984）和雅克·德里达（Jacques Derrida, 1930—2004）对于探讨系统咨询特别具有启发意义。他们思想上的前辈，也就是结构主义者（比如列维－施特劳斯），就曾希望通过对人类无意识结构共同特征的研究而最终找到人类的精神结构，这仍然是抱着找到"金科玉律"的希望。福柯和德里达对语言尤其感兴趣。他们很关注哪些结构，尤其是社会权力阶层在语言特别是我们运用语言的过程中究竟隐藏了些什么，又运用语言再创造了些什么。尤其是福柯，他被认为是后现代主义的核心思想家之一。他在世时特别注重对"权力"的研究，以及权力对于贯彻社会活动的影响，尤其是对语言和知识的影响。他致力于寻找那些决定现实建构和日常行为的潜在的系统。

> 哲学是一种运动，帮助我们经过奋斗和彷徨、梦想和错觉，最终从我们认为的真实中解放出来，并寻找新的游戏规则。（Foucault，引自Fink-Eitel, 1989）

为实现这一目标，他借用了"考古学"的方法，试图去重新建构在不同的时代社会是如何控制言论，借以找到和揭露现实中隐藏的策略。他总结出三个被权力阶层用于社会再创造的手段（1991）：

- **忌语**，尤其关于政治和性；
- 对**理智**和**疯狂**的区分；
- 对**真实（正确）**和**虚假（错误）**的划分

福柯作为心理学家的出身，在他的很多作品中都有所体现。使人们意识到无意识的意识条件是他的一个重要出发点。系统治疗受他的思想影响至深，比如，文化决定了现实的建构必然是在一种被限制的框架条件下，而人们对此竟毫无觉察（如理所当然且不加批判地接受精神"疾病"的说法，参见Watters，2010）。人们失去了"自主决定生存构想"的自由，正是通过精细的社会控制形式限制了人们在此方面的意识。系统治疗中由迈克尔·怀特和史蒂夫·德沙泽等人发明的拓展"可能性意识"、寻找例外等做法都来源于此。人作为"能独立自主探索任何可能知识的主体"

127 （Foucault，引自Fink-Eitel，1989，S.45）具有在多种知识中进行独立选择的能力。

德里达是福柯的学生，也是一位哲学家和文献理论家，他继承和发展了前者的思想，致力于找寻我们的现实观背后所隐藏的东西，以及我们又是如何受到这些东西的禁锢。像福柯一样，他不是致力于建构一个关于知识的新系统，而是唤醒人们对占统治地位的论断持怀疑态度。对他而言，理解是与传统参照系（比如理智）的决裂联系在一起的。他是"深刻多元化策略"的代表人物，他认为需要有一种"新的协作方式，它同时用多种语言讲述，并同时用多种文本创造"（引自Welsch，1991，S.143）。

德里达被认为是"差异哲学"（虽然字面上看与斯潘塞-布朗和卢曼在章节6.8中的差异概念没什么关系）的一位特殊代表人物，"差异性思考，意味着不去确定，不去由其他的和不同的东西去追溯和它相同的和类似的东西……差异性思维只是思考和自身的差别，总有不同的表现而不总是那样儿"（Kimmerle，1988，S.7）。这也就是说，不要去写德里达，尤其是不要用盖棺定论的笔调去写他，因为他努力的目标就是要破除言之凿凿的写法。德里达在现实中努力践行**解构主义**（Culler，1988），他也明确指出不要把这当成一种方法去理解。深究起来，其含义是多层面的，可以作为哲学立场，作为政治或者学术策略，或者作为某种风格的读物，呈现的形式不一而足。我们可以把解构理解为对每个现存的描述的某种坚决的批评性"态度"。运用解构主义的人虽然只是在概念系统里工作，但却是有意地开始探求和把玩意义，总是想提供新的联结、相互关系和背景。只要我们还站在理性这一边，真正的解构就无法开始。

这里还要提到在系统治疗中与实际工作有横向联系的假设性提问（见章节15.3和15.4），怀特的寻找例外和发展多选的故事（"把熟悉的变得不熟悉"，见章节15.5）。占统治地位的论断应该通过解构被破除。这种态度隐藏着对我们所描述的现实深深的怀疑，并且随时准备推翻传说中的建构，也就是"在本应该中立的地方也搞政治"（Culler, 1988, S.174）的做法。对一个事物从多角度进行描述本身就是解构，加上寻找表面上看起来次要或微不足道的细节，就能把现有的故事加以变化和改述："写下的就是应该被用来'解构'的，意思是策略性地引入某种对立的观念，并特别地触及不引人注目的细节（例如附带的比喻、注脚、争论中偶然的方向性改变等），有必要时常地去改变那些对传统观念的解释。"（Derrida，引自Jones, 1993, S.139）解构允许人们思考在用占优势地位的叙事方法讲述的故事背后，还隐藏着什么别的东西：哪里有可替代的认识，哪些观点是得宠和有活力的，哪些是被压制的？另一种解构是把原因和结果倒置，这一点也与治疗实践有关，例如试着将"我很伤心，因为我的女朋友离开了我"这个句子反过来说。 128

## 6.11  21世纪初的系统思想

"伟大构想的终结"（Fischer et al., 1992; Schweitzer et al., 1992）也是我们1991年在海德堡组织的一个大型国际会议的标题。适逢后现代思想达到高潮的时期，在世界历史上和系统治疗中很快出现了反向运动，大部分是原教旨主义的，即重新回到唯一一种被认可的支配性的叙述。这部分地影响了如在北美新教中的宗教运动，以及很多后社会主义国家中的大规模游行。一些时事评论家认为这些原教旨主义对于高度发展的社会功能系统也有影响，如"对市场的信赖"形成了片面的市场经济的经济政策和理论，以及相信可以实现一种看似客观的且无须考虑背景的循证医学。我们和很多同行一致认为，大约从1990年后，在此所介绍的理论进一步地分化并且被广泛地应用，但在系统治疗与咨询中并没有采纳或从中发展出新的、其他形式的系统和认识论方法。可能对此也没有明确的原因。在我们看来，这里介绍的理论概念为系统实践提供的财富和潜在价值还远远没有枯竭。对所有形式的原教旨主义观点的讨论和分析还会为评判性的反思提供巨大潜力。

# 7.　社会系统：家庭、组织、合作和网络

本章将介绍三种类型的社会系统的特点，这三者对心理治疗和咨询实践颇为重要：家庭对于夫妻和家庭治疗，组织对于教练及团队和组织咨询，以及合作与网络对于生态系统治疗、案例管理和跨企业的企业咨询。首先值得思考的是，社会系统和其他系统有何区别，如何有意义地区分不同的社会系统。

## 129　7.1　社会系统类型

不同系统之间有何区别，比如一个恒温器或汽车与一个细胞或血液循环之间？恒温器和汽车的运作是靠外部组织的。它们需要外部的调控、确定的数值来参照。相反，细胞和血液循环作为生物过程是通过自我组织运作的。人们可以对其产生影响，但不能随意地开启或关闭。心理和社会系统同样也是通过自我组织运作的。但是它们的特点是，它们的运作是围绕着**意义**进行的。两者的不同之处在于，在**心理**系统中意义通过思维的形式被加工，在**社会**系统中意义则是通过交流的形式被加工。

130　　　社会系统之间会进一步相互区分。卢曼的理论认为社会系统只有三种类型：短暂的互动系统（人们分开后会立刻解散）、组织以及社会团体或社会的、非个体性的功能系统（Luhmann, 1984, S.535以下；Krause, 1999, S.40以下）。这种区分多次受到批判：因为所有形式的社会系统，它们既是相互联系成为一个短暂的互动系统，而同时又是小的和非正式的组织，这与上述三种类型都不符合——如某些团体、家庭亦是如此。福斯尔（Fuhse）这样写道（2005, S.2）："友谊、亲密关系和非正式的联合按

照这样的分类方法无法归类。"威莫尔（Wimmer, 2007）强调："对于理论上的突出挑战恰恰在于，团体的形式把互动系统的核心要素（在场者之间的交流）和组织（成员资格、决策能力）相互联系起来，形成了一个新的系统特质。"（S.109）插图10是关于不同社会系统类型的区别，由冯·阿梅伦（von Ameln）依据卢曼的理论提出，并由我们根据以上所描述的观点做了扩充和修改。

　　**互动系统**是短暂的，例如去餐馆用餐，在剧院大厅的一个约会，排队等车或只是开车（Luhmann, 1984, S.564）。一旦交流持续进行下去，那么它就需要为其成员设定明确的边界。**组织**，家庭也是这样一种系统，其中全体成员之间相对明确地划分

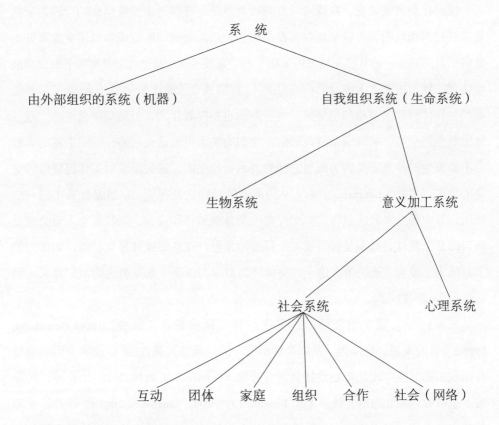

插图10　社会系统类型（本书作者依据Luhmann, 1984, S.16和von Ameln, 2004, S.100编写）

了边界。就此而言，**网络**在概念上并非社会系统，因为它原则上是无边界的（见章节7.4）。但是从网络中，组织之间或家庭之间常常会发展出**合作**，即短暂的但成员身份和目标设置相对清楚的、有界限的关系模式。社会系统的所有这些形式之间都有可能相互转化：一种恋爱关系可以从一个暂时的互动后来转变成一个家庭，一个家庭有时成为家族企业，从两个家庭或组织的互动或者从一个松散的网络产生出合作。

## 7.2　家庭

### 家庭作为社会系统

根据社会系统理论，**家庭**同所有的社会系统一样都是由交流组成的。因为家庭是以联结为指向的，所以家庭中主要是关于关系的交流。家庭成员利用交流来证实他们相互的联系——从"问候时的亲吻"到"说晚安"。夫妻、父母和孩子的情感彼此协调一致，可以进入彼此的内心世界（"你猜我今天晚上梦到了什么……"）并借此产生和体验到安全感和稳定感。内容方面也发挥着作用，但是却不是重点。通过体现联结的交流，家庭成员彼此确定，他们的关系世界是正常的。在不幸福的家庭中不断发生的冲突正是因为成员之间的关系而产生的，这突出说明了体现联结的交流的意义。卢曼（Luhmann, 1984）认为家庭的特别之处在于，家庭是社会中的一个场所，其中每个家庭成员作为一个完整的个体被看待和谈论，同时每个人也会感受到自己是个整体，而不是被看成某个特殊的角色，在意的仅仅是其功能，如作为员工、病人、顾客、选民等。这个"整体性的要求"体现了家庭概念的治疗意义，但同时也有很大的风险。

按照社会心理学的理解，很多状态都可以被看作"家庭"（Beck-Gernsheim, 1998）。总的来说，它作为"共同生活形式"的"亲密关系系统"，使家庭明确地与其他朋友圈、工作团队或运动团体区分开来（Schneewind, 2010, 2012）。此外，代际关系也被称为家庭的重要特质（M. Petzold, 1999, 2002; Jungbauer, 2009）。因此，家庭是对于一个人或多个人存在的最重要的关系系统，人们在此最为迫切地寻求和获取心灵的、躯体的、社会的和物质上的满足（Ochs & Orban, 2008）。在家庭中可以有意义地区分出子系统：父母、夫妻、兄弟姐妹、祖父母等，家庭可以是一个更大的亲属关系的一部分。

很多研究学科和研究方向都以家庭为对象，接下来我们只是做很简短的介绍，推荐读者进一步阅读下文列举的文献。

### 家庭心理学

自20世纪80年代以来，家庭心理学发展成为了活跃的研究领域（参见Liddle, 1992; Pinsof et al., 1992; Pinsof & Lebow, 2005; Liddle, Santisteban et al., 2006; Liddle, Bray et al., 2006; Bray & Stanton, 2009，在德国尤其是Schneewind, 2000, 2010, 2012）。

有趣的是，家庭心理学完全是遵照系统家庭治疗理论和实践进行的，但是家庭治疗文献中却明显很少注意到家庭心理学的研究结果。家庭心理学对于从系统的角度以及运用系统理论来理解家庭过程起到明显的"桥梁作用"（例如Schneewind, 2010）。很多相关研究结果对家庭治疗也有着重大意义，对干预的效果提供了科学依据，并且表明了家庭治疗在家庭社会化方面的重要性。重要的研究课题如下：

- 亲子之间的联结关系在不同发展阶段的特征及其对于儿童发展的意义（例如Suess, 2001; Gloger-Tippelt, 2002）；
- 童年早期风险和保护条件（例如Scheithauer et al., 2002），对婴幼儿父母的咨询（例如von Schlippe et al., 2001; Borke & Eickhorst, 2008; Schweitzer & von Schlippe, 2006, S.237以下）；
- 不同形式的教育风格对儿童发展的意义（例如Maccoby & Martin, 1983）；
- 兄弟姐妹和兄弟姐妹关系对人的发展的作用（例如Brody, 1998; Petri, 2006）；
- 初为父母阶段的夫妻关系变化（例如Gauda, 1990; Fthenakis et al., 2002; Gloger-Tippelt, 2005）；
- 父母冲突、亲子关系特征和儿童行为异常之间的联系（Schneewind, 2010; Krishnakumar & Bühler, 2002）；

- 共同应对夫妻关系和家庭中的压力："家庭内部情感调节"，可在家庭的 "情绪乐章"中观察到（Perrez, 2000, S.81）；"双重应对"，即夫妻共同抗压，可以提高夫妻关系质量降低离婚率（Bodenmann, 2000, 2002）；

- 分手和离婚过程对儿童发展的意义（例如 Schmidt-Denter, 2001; Sander, 2002; Pruett & Barker, 2009）或调解的可能性（Montada & Kals, 2007; Duss-von Werdt, 2011）；

- 学校及家庭与学校关系对儿童发展的作用（Pekrun, 2001; Carlson et al., 2009）；

- 在可替代的生活方式的框架下的生活塑造（例如 Rauchfleisch, 1997）；

- 贫穷及其对家庭尤其是孩子的意义（Walper, 2001）；

- 兄弟姐妹关系及其在生命周期中的发展，同父异母或同母异父兄弟姐妹的意义（Kasten, 2003; Sohni, 2011）；

- 老年期人们的发展过程（Lehr, 2003）。

了解这些研究结果，可以帮助治疗师和咨询师将他们各自的特殊案例，根据这些通过大量案例获得的经验，或多或少地归为"正常或不寻常"。还可以帮助觉察自身工作实践当中的"盲点"（有什么是我很少或从未注意的）。有时他们可以在这些研究结果中为他们的做法找到好的和明确的理由。

## 家庭生命周期

家庭心理学尤为关注家庭生活进程中人的发展（Carter & McGoldrick, 1980; Schneewind, 2010）。至20世纪70年代，这些模型一直被认为是最佳的，家庭要经历大致相同的"正常发展阶段"：从结婚（Ⅰ）到家中有幼儿（Ⅱ）和学前儿童（Ⅲ）的阶段，从学龄儿童（Ⅳ）和青少年（Ⅴ）到脱离原生家庭的年轻人（Ⅵ），父母进入"空巢"状态（Ⅶ），接下来是老年（Ⅷ），家庭生命周期最终以伴侣死亡而结束（Duvall, 1977, S.144）。鉴于如今多种多样的生活形式，要更多地考虑"分支的可能性"（Schneewind, 2010; Carter & McGoldrick, 1980; Krähenbühl et al., 2001）。补丁家庭[1]、

---

[1] 补丁家庭指配偶中的一人或两人将与以前配偶所生的子女和他们共同再生出的子女一起养育，从而组成了一个与传统家庭不同的家庭。西方学者将这样的家庭称为"补丁家庭"。——译注

离婚和再婚、同性婚姻家庭、两地分居甚至生活在两个国家的家庭，以及其他往往是极为个体化的家庭形式，都无法归入传统的模式当中。此外，早期被批判性描述的"空巢"生命阶段，如今对其有了新的看法，更倾向于将其看作夫妻的幸福时光，可以开辟出新的空间，而不是变得抑郁、把索然无味的生活熬到头或是两人不得不分开。

对家庭发展的认识可以帮助治疗师和咨询师把可预期的和不可预期的危机和灾难区分开来，从而对之能够更加从容地面对，并在家庭中发展出更加宽容和开放的互动模式，后者根据家庭自身的发展状态和家庭形式往往各不相同（可简要参见 Egidi & Boxbücher, 1996）。这会使20多岁的年轻治疗师在与青少年和刚刚成年孩子的父母打交道时，在异性恋治疗师与作为父母的同性伴侣工作时，在没有离婚经历的咨询师处理补丁家庭的工作时，都感到非常轻松。

## 家庭社会学

> 让我们来看一下家庭生活，人们会发现重新对称化的现象……例如，当圣诞夜以家庭的争吵而告终，当周日的休息时间由于要照看到处跑的孩子而泡汤，当子女对父母的爱由于对其酒瘾的担忧或者父母对孩子的爱由于对其充满变数的未来的忧虑而被破坏，以及当赡养父母的热情由于他们的固执而变成了严峻的考验。在家庭中生活不仅是指要消除这些矛盾，还要对其珍惜和呵护，因为只有这样才为家庭的"细胞分裂"做好了准备，从严格的意义上来说，家庭为一个新的家庭的建立创造了前提，家庭的社会功能也就实现了。（Baecker, 2007, S.199-200）

家庭社会学（例如Beck-Gernsheim, 1998, 2000; Nave-Herz, 2000）致力于研究家庭作为特殊的社会文化生活形态的功能。作为人类社会的基础设置（König, 1966），它为"对所处社会文化的适应"提供了最重要的框架，即孩子在这里认识了第一个特

134

殊文化或团体的准则（例如Ariès, 1989）。"家庭"的概念随着社会形式的变化而转变（Baecker, 2007）。"现代家庭"（小家庭）是现代工业社会的产物和写照，后现代家庭形式是后工业社会的表达。生物性的双亲家庭以一种浪漫的关系模式为基础，直到20世纪才越来越明确地成为"正常模式"，因为它取代了多世代（或三代同堂的家庭）的家庭（König, 1966）。如今这种形式也因为单亲家庭结构的大量出现受到了威胁，由于后者不断增多，它已不再代表"不完整"（Nave-Herz, 2000）。家庭结构的变化，导致家庭原始的社会功能在某种程度上已不同于从前：幼儿园、学校，尤其是同伴关系变得愈发重要。很多父母对于教育的"正确模式"没有把握，可能也与上述因素有关。同时，家庭已不再是人们生活的唯一形式（Beck-Gernsheim, 1998）。

　　家庭社会学的学者们告诫人们，不要只把目光放在家庭内部过程上；家庭互动和冲突不能单从家庭交流的"情感充值"来解释，这种紧张关系反映了社会角色模式（Schmidt-Relenberg et al., 1976）。因此，社会学[1]是从所谓的俯瞰的角度来观察当今的家庭的。它追问的是，社会如何应对生活形式的多样化和父母作用的变化。它追问的是，如今婚姻已不再是不可解除的，女性越来越晚生育并且同时期待寿命在提高，父母在孩子成年后度过的阶段不断延长，这些现象意味着什么。

　　家庭社会学观点有助于在开展治疗和咨询工作时，有意识地觉察到社会政治因素。我们认为，如果系统治疗师和咨询师把从他们的案例工作中总结出来的极为简洁的经验更多地应用于对工作、社会、家庭、财政和经济政策的政治探讨中，就再好不过了。

## 7.3　组织

　　组织以一种完全不同的交流方式为特征。它由交流的决策"组成"（Luhmann, 2000, S.68）。在企业中最为重要的是，任何一种与决策息息相关的方式。当然，除此

---

1　至少它适用于宏观社会学。它与微观社会学观点的区别此处无法深入解释，尤其是布鲁诺·希尔登布兰德（Bruno Hildenbrand）的工作对系统实践有直接的意义（如2005, 2007）。

以外还有大量与之相关的交流、询问、经过准备的谈话等。当然组织中也存在以关系为取向的交流（"老板，您已经有三次在回忆中忽略我，您对我有什么不满吗？"）。当然参与者很清楚这是"个人"的意思，并非直接关系到企业，因此与在家庭中不同，很容易被拒绝："并非如此，我希望您能妥善做好您的工作！"

### 家庭和组织：重要的区别

家庭和组织之间的区别是多方面的（例如 Tyrell, 1976; Simon, 1999）。在通常情况下，家庭是从私人关系中产生的，最幸福的情况是出于爱慕，而且通常不是出于对外"目的"而建立的。组织则相反，至少在它建立的时刻，是根据它的目的被定义的（Simon, 2007）。并且人们不能够轻易"踏入"一个家庭，而且更难"踏出"（宣布与家庭脱离关系，意味着一个特别紧密的联结，即使它是消极形式的联结），而组织成员至少理论上更容易替换。因此，家庭成员之间的心理和躯体过程要比组织成员之间联系紧密。父亲身体上的不适、女儿失恋的痛苦、对母亲准备的晚餐的喜悦（或不满）都会被密切地讨论，而这些话题在组织中并不常见。

对于组织成员来说，要在更短的时间跨度进行着更快的交换。组织中的给予和接受、功绩和过错之间的平衡的逻辑与家庭中截然不同——通常组织中的平衡是通过支付工资来"清算"，而家庭中的平衡会延伸数十年，甚至跨代（"你们应该过得更好！"）。家庭中的交流绝大多数是口头的，很少是形式化的。家庭中极少会事先发放日常守则或写记录。而在组织中一旦做出决定并以书面形式确定下来，很快就获得了"硬性现实"的特征。

一旦家庭共同买房、成立公司（企业家庭）、合并地产（早期的贵族时期）或推行党派政策（世袭时代），也就形成了混合系统，组织就变成了家庭重要的和持续存在的环境。通过两个社会系统——家庭和组织的限制，以及两者对其成员不同期待的重叠，正如在家族企业中，关系会变得更为复杂（von Schlippe et al., 2008; Gimeno et al., 2010; Plate et al., 2011）。

**组织的目的总是合理的吗？**

最初组织的形成总是为了借助它实现某个目的：组织足球赛、生产服装或汽车、让孩子受教育、推行政治要求。为此他们会发展出一个内部的运作逻辑和交流结构，这些一旦被创造出来，就会不断推行下去，即使最初的目标设定可能不再符合目前的情况或已经无法实现。尤其是当组织的装备足够大、足够好时，它的运作就愈发被其结构所决定和进行封闭式的操作，即它优先和直接对它的内部运作做出反应，而较少对外部的过程做出反应。一个组织一旦诞生，它不需要使自己有任何意义，而是因为它的存在而存在着。因此人们也可以略带讽刺意味地把组织称为"漫无目的地寻找合适问题的解决办法"（Simon, 2007）。

历史悠久的组织往往会失去它们初始的目的，从而必须找一个新的目的。一个敌人已不复存在的军队（如德国国家军队从1989年开始），由于一项环保政策导致技术被禁止使用的公司（如德国电力集团不再使用核能发电），一个不再需要的政府机构（如果国家行政设置分散到区级），一个专业服务机构面临解散和改制（如果青少年保护处按照社会空间地区划分），这些组织就有可能成为系统组织咨询的对象。更加清晰和有勇气地审视初始的和如今仍然适用或已丧失的组织目的之间的区别，有助于及时发现"表面的解决方案"，提出很麻烦但很必要的问题。但答案是什么，将会另当别论。

**组织和它的成员：把成员当作一个组织的环境**

组织中虽然一直有人在工作，但其运作模式在通常情况下却是不断的人事更替：一直以来的外科医生走了，但是手术要继续进行；退休经办人走了，但是退休事务还要继续处理。

可惜这样的做法在实际工作中根本不可靠。在养老保险公司和医院中，如果员工去度假了、离开了或把工作"移交"给了接替的人，信息便被遗失的情况并不少见。因此团队和组织咨询师常常会面临这样一个问题，如果在交接班、兼职或重要的员工离职时信息的流动被中断，信息、知识和能力在何种程度上能被成功地口头或书面传递下去。

要想协调好系统的运作就需要交流。每个交流都离不开两个或以上的参与者，理想的情况是他们理解彼此行为的意义，相互能够预见。

当退休人员对退休规定不理解并且产生抱怨，而办事员不清楚这个退休员工对什么不理解，那么他们两个就需要搞清楚，他们对什么不明白，并且最终如何解决。

组织成员的身心虽然是必要的组织环境，但却不是一个组织的组成部分（见章节6.8）。作为整体，他们对他们的组织来说是不可或缺的，但作为个人是可以替换的。他们在组织中也不是"作为整体的人"而存在的，而"只是"对组织重要的那个部分，通常是他们的工作业绩。他们干的很多事并不取决于他们个人是否觉得有意义（"漠不关心的地带"）。在员工个人的心理与躯体之间，以及在组织中的交流当中，进行着高度的信息选择。在思想和感受方面员工是自由的：谁没有讲话，他是什么意思，这在组织中都无须担心社会的约束。相反这减轻了组织处理员工私生活的负担。可惜的是，成员的能力未必会变成组织的能力：组织可能会比员工的总和逊色（Simon, 2004）。然而未受过良好培训、缺乏动力的员工也可以让组织变得比原本更糟。因此重要人员的品质和组织的品质相互制约。

我们尤其是在员工个人教练中，体会到这样的区分有助于"有成效地打破幻想"。那些很少幻想自己在组织中是不可或缺的人，以及那些很少在家庭中感到困惑的人，在组织中通常不会有创伤性的体验（Zwack & Pannicke, 2010）。

### 组织和决策

组织与其他社会系统的区别在于决策交流的重大意义（Luhmann, 2000）。每个决策至少暂时减轻了不安（因此人们也将其称为"吸收不安"）。组织越大，对待定问题做出决策的需求通常就越高，因为有很多后继的行动方案取决于此。

138

> 例如，在一个手机公司里进行了近两年的磋商，关于是不是应该把公司卖掉，很多员工（"我们是否应该在公司附近买房?"）、顾客（"将来零部件供应能够保障吗?"）、供货商和当地政策委员会（"我们是否应该保留工厂附近的基础设施?"）都参加了。

一旦对组织的一个决策进行交流，它对于员工来说就为了员工自身决定的基础。每个决策对接下来的决定都起着决定性的作用，使之变得有可能或没有可能。

关于**决策的前提**有以下一般原则：何种决策形式会采用何种典型的方式。决策形式分为三类（Luhmann, 2000）：

- **对很多决策都适用的方案**：法律和法令、遗嘱和合约、准则、参考值、使用说明。它适用的情况是，需要快速做出决策并对所有当事人同等对待时。由于它的标准化，可能在个别情况下它会导致令人很不满意的决策。
- **程序**：在少数但是很重要的决策时，要通过程序来进行，这是一种有义务地进行交流的形式。典型的是等级（"必须请示上级"）、一致意见（"我们只能按照所有参与者都同意的做法"）、管理办法（"谁来负责?"）和司法机构（"紧急情况下由法官决定!"）作为第三方力量。最终做出的决策未必是好的，而只是合法的。卢曼（Luhmann, 2000）称其为"合法化过程"。
- **人员**：难以标准化的决策，要求快速和较高的专业能力，往往由单个的人员承担，他们会被批准和授权。在此不必为制定规则做很多工作，但是要花很大心思来寻找、选择、训练、授权和监督这个决策者——其能力是风险因素。

金标准是：组织越清楚它期待什么，纲要就越有意义；如果组织面对的更多是未知数，那么将责任赋予个人或交流程序更有效。可能同等重视这三个前提是保证组织生存的最佳方式。

在对领导层和董事会的系统咨询，以及对基层团队的咨询中，这些是常见的话题。这些想法有助于将目光不断地放在重要的但已否决或要否决的决策，以及目前可能会避免或被搁置的决策上：关于什么必须要做出决定和关于什么不需要？谁来决定，决策过程如何进行，什么样的决策过程适合这个组织？一个决策会产生什么样的影响？有时咨询会起到回避或阻碍一个决策的作用，咨询师对此应该能够立即发现并形成一个立场。

### 等级的作用是什么？

对于等级的经典看法如今已不再适用。老板的权力通常没有他下属估计的大——因为到头来还是员工在实践中决定，哪些"放在前面交流"（过滤功能），以及他们如何把高层的决定"放到后面"实施。这些"辩证关系"反映出领导工作的很多悖论。这种重要计划被"不断推后"实施的想法，长期以来已经触及了它的边界。如果不同部门之间没有相互理解沟通的意愿，去对组织相抵触的功能之间做出平衡，那么所有的领导都是没有效力的（Simon, 2007）："人们甚至必须自问，一个等级是否适用于自上而下地传达指示，同时适合于通过同一个渠道把对其必要的环境信息自下而上地传递。"（Luhmann, 2000, S.211-212）

等级起到"吸收不安"的作用（Luhmann, 2000），减轻了员工的压力，因为有人会对决策负责。同时领导的一个重要作用是指明方向，即设置一个"框架"，使员工能够在其中自由活动（Wedekind & Georgi, 2005）。等级可以加快交流，如果它必须快速进行，例如在外科手术和军事行动中。如果有足够的时间进行交流，等级就不是那么重要。如此，组织的决策通常会比个人的"更明智"（Simon, 2004）。

等级也可以起到防止冲突的作用。正式的等级常常通过所有人都知道它的存在就已经实现了它的功能（"让我们自己决定更好！如果让老板决定，对我们所有人都会很糟糕"）。有了明确的权力结构，往往很少会产生权力斗争。但是等级也常常会为了更高层的个人特权而被滥用。我们很愿意运用这种观点来帮助组织（如果它对此是开放的），为其找出最合适的等级利用形式。对于中低层员工的个人教练，它也有助于找出员工对其上级影响的可能性（"从下面领导"）。

## 组织文化

组织文化涉及整个系统中潜在的、不成文的、不断自发形成的、员工常常完全未意识到的游戏规则。一个企业的文化体现在员工的整体价值观中。它是无从探究的，因为它"不言而喻"，以至于只有当人们不遵从它时，它才会被观察到（Schein, 2003）。它的功能是，自然而然地表达归属感及道德要求。文化存在于行为规则之中，"属于其中的人"就会遵照它，虽然没有人能够说出它是如何以及何时形成的。它体现在象征、仪式和（英雄）故事中（Hofstede et al., 1990）。当一个公司的意义建构还处在发展阶段时，它不会直接受到管理的影响：文化不能被"制造"出来。然而可以利用仪式和象征来传达文化塑造出的价值。

> 惠普（Hewlett Packard）电脑公司长期利用"HP早餐"仪式，以强调部门之间相互沟通的意义：所有员工定期参加一个非强制性的由公司买单的共同早餐。很明显，这样的聚会有利于跨部门之间的工作交流。此外，该公司对象征的意义也很有意识：所有领导包括最高层都是同样坐在大间的多人办公室办公，不存在任何身份的象征——员工也可以随时与最高层领导交谈（Kieser & Walgenbach, 2007, S.131-132）。

"文化"一词的积极意味已不再吸引人。存在"不好的"组织文化时尤其如此。卢曼认为组织文化是"有计划的创新最重要的障碍……一个组织的衰落或许也能在其中找到原因，系统过分注重自身的组织文化而忽略了环境变化"（2000, S.245-246）。咨询机构、医院或其他组织中的团队督导恰恰要注意，对自身的过分关注往往是不利的。"我们完全专注于自己的事，唯一打扰我们的就是病人"，一个矛盾重重的儿童精神科团队中的一员曾经这样讽刺性地评论自己的工作小组。

既然组织文化只能是缓慢地和非计划性地发生转变，那么就不要再指望短期的"文化变化研讨会"会有利用价值。

### 组织中的变化

"想要保持一成不变就必须改变自己。"按照这个悖论，组织必须观察它的环境，看它是否愿意针对外部的变化在自己内部进行改变的过程（Simon, 2007）。组织中革命性的变化遵循的次序是按照达尔文划分的三个步骤即变异、选择和停滞来进行的。"变异"是过程中偶然的和自发的变化。"选择"就是选出能够保证成功的变化。"停滞"就是保留那些一段时间之后仍然保持不变的部分（Weick, 1995, 2001; Groth, 2004）。一个最终被保留的变化，无法归功于此过程中单独的一位创造者、决策者或单一的事件。

组织中的变化可以在不同的层面进行：人事方面是通过交替（辞职、聘用）或重要人员的进一步发展（训练、教练），组织层面是通过改变其正式的结构（条例、组织结构图）或章程制定（年度计划、运作模式）。而组织文化的改变比较缓慢，并且只能非常有限地进行控制。

## 7.4  网络与合作

家庭和组织作为受到约束、有明确界限的社会系统，与网络截然不同，后者与其环境之间没有明确的界限。家庭中划分边界的标准是生物性的亲戚关系或法律上的程序（婚姻协议、收养规定），虽然在自由主义社会中这些边界对于补丁家庭、同性伴侣关系或非婚生的孩子并不完全明确。一旦明确地加入了组织，就算作"跨越边界"，组织对外的边界是通过公司名称和"企业形象"被标明的。家庭通过一个共同的姓氏、标记和标签对外标明边界，如"卢卡斯一家"。

相反，**网络**"没有场所"，它的边界相对家庭和组织是弥散的和变化的。例如一个小学生的朋友圈、一个家庭的邻里关系、一个笔友的交流圈、一个专题的国际研究组织、一个明星的影迷团体。

　　当一个网络中的成员更加稳固地——通常是通过协议——联系在一起，为了实现某个共同的目的时，就形成了**合作**（书面联盟）。它通常是有期限的，参与者有相对清楚的界限，往往是按合同规定的，通常有明确的目的，有时会有一个共同的预算或办公室。例如合作存在于一个精神科联合会的成员组织之间、一个手机公司及其供货商之间、一个快递发货点和收货点之间。

　　网络和合作在理论上的区别是清楚的，但在实践中两者常常会混淆。一个"健康的城市网络"明确规定了所属城市的数量，有独立的工程预算，并且成员间存在合同关系，它从理论上说已不再是网络，而是合作，但它通常还是被称作网络。网络和合作之间的关系很有趣：明确的合作往往是从弥散的网络中发展出来的，当它解除之后，通常会扩散，从而又回到一个更大的网络中。

### 网络的特点

　　网络是社会学集中研究的对象（概况：Holzer, 2006）。网络中的关系模式可以用数学或图表来表示。关系的密度和质量及社会网络的作用可以被描述出来，例如，通过在一个"网络卡片"上添加那些重要的人物（Schwing & Fryszer, 2006, S.283，章节 13.3）。如：一些彼此有好感的人们组成的松散的朋友网络（"你们有兴趣参加我的生日宴会吗？"）、同事之间组成的跨部门的网络（"我们去食堂，你一起去吗？"）、经济中的"逻辑网络"、科学领域的"研究联盟"、城区中的"市民论坛"。人们可以将与朋友、邻居、熟人组成的社会网络和与同事及合作伙伴之间的"机构网络"区分开来（Otto & Bauer, 2005; Bauer & Otto, 2005），并且区分面对面交流的网络和纯虚拟的电子网络。

　　**模糊的边缘**："网络没有边界"（H. White, 1995），它没有场所，它的边界相对家庭和组织是弥散的和变化的。它从哪里开始，在哪里结束？通常既没有名称也没有成员名单。人们不知道它在哪里结束，并且它对成员的约束力通常远比组织或家庭中要小。"技艺高超的邻里关系维护"（Littmann & Jansen, 2000）在此具有愈发重要的意义。

一个由科学家组成的工作网络中的同事可能来自不同的国家，他们会不定期地通过电子邮件交流，他们还会不定期地在会议上见面。可能有些同事之间常年没有任何联系，但是突然有一个新的项目，使他们有两年的时间在一起密切合作，之后又会分开，转入一种"平静状态"。

网络本身并不是正面的，例如人们可以看到腐败的黑手党网络。"网络工作"变成了一个动词，意思是有意识地呵护社会关系。这种做法并非不计个人利益，通过网络工作也会让人获得"社会资本"。例如，如果人们通过与他人联系，为那些寻求联系的人起到传递者的作用（"中间人"），那么他可能迟早会得到报偿（"我那时帮过您，您现在是不是也能帮我一次？"）。

**潜在可能性**：一个网络不仅是由当前的，而且也是由潜在的关系组成，即必要时，关系是可以更新的。网络的魅力在于这些潜在的可以激活的联络和关系——人们不一定要利用，而是"当需要它的话"可以利用。它是一种理想的资源"储备"，对于艰难时期（"我们迫切需要一个更大的支持圈"）和兴旺时期（"我们现在正处于上升期——只要再多些支持者，我们就能有所突破"）都是如此。现代媒体技术使极为迅速的更新成为可能。处在电子社会网络时代的今天，一个人平均能与130个人建立联系，这其中的每个人又能再联系到130个人，联络圈以天文数字的速度迅速增长，它将在最短的时间内变得无法预测，信息会到达谁那里，又会产生什么样的增长动力学（Kruse, 2004）。

我们参加的一个作者小组（von Sydow et al., 2007），通过互不相识的美国、英国、西班牙、希腊、韩国和中国的同事查找相关研究，通过提供这些研究结果，使得系统治疗在2008年作为循证基础的心理治疗方法被认可。

**强的和弱的关系**：在网络理论中对强的和弱的关系做了区分（Granovetter,

1983）。强的联结特点是，频繁的联络和很近的距离，它们无须再"谈判"，人们感到自己受到很好的"照顾"。但是人们也只能获取很少的新消息，因为他的同伴掌握的信息跟他是一样的。比如，当人们找工作时，会更多地利用弱的联结。它作为联结点起着"桥梁的作用"，更容易提供机会。一个人认识一个人，这个人又认识一个人，他可能知道，哪里正好有个职位空缺。能够提供重要信息的弱联结的好处往往被低估。强的关系提供保护和安全感，弱的关系更容易发现新内容。

网络观点在系统咨询中可以用于两个相反的方向上。当咨客感到自己被孤立而且缺乏资源时，就可以把目光转向他已经进入或可以进入的网络来寻求帮助。相反，当咨客感到网络过于复杂并需耗费精力呵护潜在的网络关系时，这些观点将有助于起到使存在的联结失活的作用。

## 从网络过渡到合作

网络几乎是不可以被规划的。它原本就是自身形成的或已经存在的，但是人们可以有意识地对其塑造和经营，对其"投资"或忽视。网络越是被强化和正规化，相互签订合同并管理一个共同的账户，那么它的特征就越接近一个家庭或组织。通常只是出于怀旧的原因才把它叫作"网络"。

> 起初只是对于糖尿病、厌食症或精神障碍病人松散的地方性治疗网络，一旦有了规章制度，收取会员费并共同与一个保险公司签订了合同，它就变成了一个组织，即使它出于历史原因保留"网络"的名称。从一个轻松的甚至以一个网络为基础的朋友圈可以发展成缔结婚姻和建立家庭，同样也可以形成共同的企业或成立协会。

组织之间在某些情况下会相互合作（通常仍被称为网络），这发生在其环境条件迅速改变，使其独自无法应对时，或者当其在高要求的背景下，想按从前那样行事但其内部又缺乏能力时，组织就会需要"合适的伙伴"，后者具有的，正是其缺乏的。在活跃的经济网络中组织之间往往同时既是竞争对手（"不是他们就是我们取得项目"），又是合作伙伴。当网络变得越大，其任务要求越高，组织间合作得越久和越信任，其特点就越接近组织。它们发展得更为集中化，更多地通过书面形式缔结合同关系，并需要一个专门的主管，在其中也必须进行"投资"。

### 合作关系的维护

一旦网络的一部分建立了可以被利用的合作关系，就必须对合作关系进行维护。对合作伙伴相互关系的要求是没有"排他性"的。合作伙伴的很多"外部关系"更有助于关系的丰富。合作伙伴必须寻求不断进步的视角：如果它们不再向新的彼岸出发，合作就会渐渐停止。关于如何及何时解除合作的规定，有助于制定出富有成效的合作阶段。合作伙伴要理解彼此的时间差异（"他的行动为何如此缓慢?""他为什么突然施加这么大的压力?"），并使自己的步伐与之协调一致。他们必须能够相互做出预见，为此他们应该明确自己的目标、价值、内部矛盾和"漏洞"。每一方越是"能够独自渡过难关"，合作就越稳固。双方往往必须迅速建立起彼此的信任，对此尤其有帮助的是，在一开始就单方面地为对方投入。合作伙伴可以作为学习机会和免费的质量管理系统而被利用：越是好奇地探索伙伴的差异性，就越有可能"免费学习"。最后，在每次合作中都应该产生某些具体的成果，否则合作就会失去吸引力。

此外，组织（通常称作机构性网络）间的合作必须对几个方面特别关注：特殊的资源（人力、时间、金钱）"仅仅"应投入在网络维护中，比如为了与赞助商协商或招揽赞助人；应讨论权力问题和使权力保持平衡，并尽可能委派"正确的"行动人，即那些不仅具有专业和办事能力，也具有自我反思和自我约束等品质的人。

### 对网络与合作的系统咨询

合作关系在例外的情况下也是弥散的网络，它使系统实践者的任务范围扩展，并对以下方面提出越来越多的要求：

145

- 帮助长期处于"休眠状态"的网络激活，通常通过对带头人的教练及在"启动会"中采用大型活动的激活形式；

- 在就协议的公平性以及合作程序的谈判上，予以协助，尤其是当合作伙伴对其缺乏信任或持怀疑观望态度时；

- 在出现危机状况时解决冲突，即在经历失信或负面的代价—利益—权衡时解决问题。

如果一个咨询师把自己的任务不仅仅看作为咨客提供建议，使之改变对自身和环境的看法，而且是使之在建立网络结构、推进和支持改变的过程中积极行动，那么网络咨询就会形成一种特别的形式。在系统实践中，这种做法由来已久，尽管经常会被遗忘。罗斯和阿特尼弗（Ross & Attneave, 1983）早在20世纪70年代就尝试通过大型的网络聚会帮助孤立的家庭建立社会支持。目前，在系统式父母教练的非暴力抵抗中，尤其强调的是争取支持网络（参见章节20.3）。这是指，与无计可施并且往往非常孤立的父母（如单亲母亲）一起，寻找那些可以和父母一起努力的支持者，非暴力地对抗他们的孩子的古怪和粗暴的行为（Danzeisen, 2007; Ollefs & von Schlippe, 2007; von Schlippe & Grabbe, 2007）。

146

# 8. 现实、因果关系和创造社会现实

根据系统理论概念，现在要对三个核心问题进行仔细的讨论，它们涉及系统治疗重要的认识论前提：什么是真实的？如何看待因果关系？语言在前两个问题上起到什么作用？

## 8.1 现实：何谓真实？

"一个系统不是被呈现在观察者面前的那个东西，而是被他所认识到的那个东西。"（Maturana, 1982, S.175）这句话里隐含着系统理论在认识论方面的一个精辟判断：一个系统并不是某种现实里"存在"的东西，而是被某个与之有某种关系的人认识到，并用有意义的语言说出来的那个东西。而那个观察和讲述此事的人可以决定，如何来把这个高度复杂的生态系统划分成小一些的整体并表述出来，比如"人""家庭""行为"。对事物进行观察的时候，如果脱离了观察者，事物的真实与否就无从谈起。这倒不是说，客观现实并不存在，而是说，在我们谈论现实的时候，如果忽视了观察系统和被观察系统之间的相互作用，一切就显得毫无意义。席佩克（Schiepek, 1987）曾说："系统认识系统。"

在日常生活当中我们以"天真的现实主义"看待这个世界，却很少意识到我们自己是多么紧密地和他人联系在一起，不断地共同建构着现实。人们相当地渴望，这个世界上"存在"着简单的可以解释的事实真相，人们可以确定并证实其真实性（Kriz & von Schlippe, 2011）。人们会感受到生活是"有联系的"，如果人们有意义地建构他们的生活，如果他们体验到了生活世界的秩序和可预见性——当然这不是对每个人自身而言，而是置身于复杂的社会系统中，每个人都参与了其意义建构。

"建构主义思想"对以下的看法提出了质疑：日常生活中理所当然地存在着秩序、稳定性和可预见性，并且这些都是可以被"找出来"的（见章节3.1和6.9）。建构主义的核心命题是：我们，无论以何种方式，总会在建构我们自己经验世界的过程中加入我们自己的东西，正如同我们自己（和其他人一起）制造出了日常生活中的秩序、稳定性和可预见性。由此看来，世界的秩序是在通过区分得出认识后才形成的。我们不断地致力于理解和掌握周围世界，创造一些概念，画出关于这个世界的"地图"，以便自己能更轻松地找到自己的位置，明白自身的处境。其实每个人都耳熟能详的词汇，诸如心理、身体、疾病、家庭等，也属于这些概念中的一部分。但不要把这些概念与"外部的现实"混淆："我们在感知这个世界的时候常常忘记了我们自己在感知的过程中都做了些什么，以及为什么会以这种方式来感知。"（Varela, 1981, S.306）冯·弗尔斯特的表述更加极端，他认为我们所感知到的周围环境，其实只是我们的发明（von Foerster, 1981, S.40）。

147

建构主义的基石在于康德的一个经典命题：理性的规则并非源自自然，而是做出规定，任何理论必然始终都是关于观察者的理论。即使看似牢固的认识的支柱，如时间和空间，也不再是客观的存在，而是不可避免地要用我们的理性来观察，并用概念系统来对之进行描述。这一过程就会因为概念的应用而使理性和客观现实之间出现偏移：

> 如果时间和空间是我们的体验的坐标或秩序原则的话，那么我们根本无法想象超越体验世界之外的事物，因为形式、结构、事情的经过和任何一种方式的规定在没有这些最真实的坐标系统的情况下是无法想象的。我们所谓的知识，因此也只能是一个基于体验的"现实"的写照或体现。（von Glasersfeld, 1991, S.23）

现实其实是某种具有功能的差异。这句话的意思是：纷繁复杂的世界，原则上是可以以不同的方式加以简化的。而我们称之为"真实的"或者"真的"这样的东西，其实也是一种非常个人化并且各自为其准确性负责的事物。一个人所选择的模式很难简单地用"正确"或者"错误"来加以评判，最多只能从某种角度出发来评价其正确与否。此外，正确与否还不可避免地会带上从某些标准出发衡量其恰当与否，或从某种伦理的角度来评价现实的色彩。因此，从系统治疗的世界观出发，就总会去尝试将复杂的世界变换着角度来将其简化到自己的观念系统里来，使得内在地图能为自己的行动提供有效的导向。

在人际关系领域里，我们也只能接纳这种关于现实的概念，这与我们强调的"软现实"或"关系现实"（Stierlin, 1988）有关：比如我是否"真的"很爱我的太太或只是装作如此，旁人很难非常"客观"地评价（但试图证实这一点的人却并不少）。现在我写字所用的到底是一张桌子还是一块牛排，这应该是毋庸置疑——且慢，真是这样吗？ 20世纪物理学领域里的相对论对此就有自己的说法，那就是：许多我们认为稳定不变、无可争辩的东西，其实都是一种过程，并且它还处在不断的变动之中。测不准原理总结了物理学家的经验：一位观察者所观察到的究竟是粒子还是波，取决于观察者所处的状态。当时的研究者在报告这种现象时真可谓诚惶诚恐，因为他们的结论使整个经典物理学这一坚实的大厦遭到了前所未有的质疑（Heisenberg, 1955）：稳定性原本只是出于解释需要的特例情况，而变化却始终在意料之中。

> 一对夫妻在一次令人感动的会谈之后，过了14天又来了，并报告说："可惜我们之间完全没有改变！"治疗师可以问他们"您二位是如何做到的？"而不是继续花精力去搞明白，问题出在什么地方。

当然，不仅要关注到对这一过程的个性化的理解，我们也应该重视带有共性的理解，这一点十分重要。对现实的理解不能陷入唯我论的泥沼之中，还应该强调具有同一性的一面。我们称之为"现实"的东西，存在于对话和交谈之中，通常是一个漫长的社会化和语言化的过程。在纷繁多样的现实观中，不同的系统都在致力于建构和统一关于我们如何看待事物的所谓公理。而大家所公认的现实观，又在很大程度上决定着我们是否感到幸福和满意。但这并不意味着家庭中的所有成员看待事物的观点是相同的或应该是相同的。建构主义看待社会系统的观点是，"理解"更确切地说只是例外，而"误解"才是常规。如果现实和客观并不"存在"（尤其是没有"客观的关系现实"）这样的观点能被接受的话，那么其他不一致的看法就会被好奇地接受而不是被评价（参见Cecchin, 1984）。"他／她怎么会看待事物如此不同？这表达了什么意义？"或许更恰当的问题是，"撒谎的人恰恰知道事情并非如此！""生病的人恰恰很清楚我描述得有多正确！"

段末的告诫：不要让以上所述的立场导致你把建构现实看成随意的和掌握在当事人自己手中的。《做个不幸的人指南》（*Anleitung zum Unglücklichsein*, Watzlawick, 1983）一书中隐含的意义是，幸福完全掌握在自己手中，这可能会使人产生这方面的误解。现实建构也关系到社会环境条件，而不仅仅是家庭本身。软性的现实建构同样也可以创造硬性事实，而这只有当人被送进监狱后才会发觉。要决定是不是去游泳，首先附近必须要有个游泳池和有足够的钱买门票。一个女人的现实是，这辈子做个家庭主妇、母亲和丈夫背后的伟大女人，这通常并不是由她和丈夫讨论协商决定的（即使如今比过去更多地会这么做）。虽然做出这样的社会建构往往是由于既定因素，如幼儿园没位置、找不到工作或是没有个人收入，但是这些毕竟是"硬性"现实。

149

## 8.2 因果关系：什么导致什么？

如果这个世界不是按照我们想要的那样"井然有序"，而稳定性和秩序的体验更倾向于被看作观察者的成果，那么这个日常生活中如此习以为常的因果关系概念也会显现新的光芒。因果关系是对因果链的思考，即"一件事发生了，因为之前发生过另一件事！"尤其是**线性因果关系**形式，即"一方的作用力越大，对另一方产生的影响越大"。用线性因果机制来描述世界的复杂性，它就会越来越被简化。这可能对搞清很多事件是有帮助的，但是往往产生的结果令人困惑甚至会有害，尤其在人际关系现实方面。此外，这种想法也会蔓延到家庭治疗思想中，家庭是导致障碍的"原因"。"难怪孩子和他的母亲在一起时会这样！"然而，把因果描述用在人的心理和社会生活中，会引起有问题的后果。

这个由控制论的创立者诺贝特·维纳（Norbert Wiener）提出的**循环因果关系**的概念值得考虑，以便理解交错的系统中的相互作用。然而系统理论考虑的是，完全放弃因果关系概念是否更有意义。因此戴尔（Dell, 1986）提出了"协同进化模式"。在寻找原因这一点上引入对模式的描述，它当中没有哪个因素具有决定性地位。"模式"理念的优点在于借此也可以把观察者包括在内。

理论家和哲学家长期以来都在探讨因果关系是否"存在"。早在1739年，大卫·休谟就提出假设，因果关系根本不存在于自然界当中，而是"一种心理需求"，康德也提出了类似观点（参见 Riedl, 1981）。尼采把因果关系或多或少地看成自我欺骗："内心体验的基本事实是，结果产生之后，对原因做出想象……因果模式……因此并非不容置疑的基础，而是一个自编过程的产物。"（引自Culler, 1988, S.96）维特根斯坦的说法更加明确："对因果关系的相信是迷信。"（1996, S.29）

　　因果关系可以被理解为一个观察者为减少复杂性的尝试。它存在于我们的头脑之中，而不是在外部。因此，问题就变得有趣了，"遵循一个因果假设何时是有意义的?"而不是"一个因果假设是正确的吗?"如果人们放弃把因果关系作为理解世界的优先原则，这并不意味着治疗师或咨询师不能够再介入，也不意味着人们完全不必相信治疗会有效，而是说，通过我在一个系统中所做的一切，我成了一个复杂交互作用结构的一部分。然而我的行为产生的作用是无法或只能极为有限地预见到的（框8）。

### 因果关系

　　有人想要灯光，就按了开关，他在因果关系思维的帮助下达到了一个功能性的结果。更为复杂的因果关系理论观点可能会对开灯起妨碍作用。"灯光"和"开关"的概念通过一个因果关系被有效地联系起来。

　　开关→灯光

　　如果我作为一个认知主体通过简化复杂性，在"躯体"和"障碍"或"母亲"和"精神分裂症孩子"之间也建立一个相似的因果关系，我就忘记了，这些概念并不代表东西，而是代表过程。我忘记了，通过我的认知行为，围绕我的复杂性与我的语言系统共同做出了区分，把"母亲""精神疾病""精神分裂症"或类似的概念完全隔离开来。在这个认知行为当中我按照天生的习惯，应用了因果认知策略。

　　母亲→精神分裂症

　　或者，同样有问题的是：

　　家庭→疾病

　　如果可能的话，就可以在概念之间划出上亿的交互箭头，来代表一个复杂领域的交易过程，其中有不计其数的小的序列在进行着。把母亲和孩子之间的事件分割成部分因果关系的小块也没有错，"因为母亲做了X，为此孩子就做了Y"。这样的简化复杂性的尝试可能有助于作为大量咨询案例中的治疗指南（当然通常也是成功的）。然而，把当事人看成一个共同发展出来的模式的一部分，这种观点似乎使这个简化过程变得更恰当，尤其是避免了暗含的对过错的责备。

框8　因果关系

因果关系，尤其是线性因果关系，总体来说，按照系统的观点，并非有帮助的解释原则。孩子既不被看作"被弄病了"，也不被看作"被利用的"或"有病的"母亲或父母的"牺牲者"。**家庭不会让人生病！**家庭中每个成员往往会成为一个"关系舞蹈"（Ritscher, 2007, S.17）的参与者，这可能伴随着痛苦。一个症状更倾向于被理解成信号，可能是为整个家庭的呼救，因此在系统治疗中"病人"也常被称为"索引病人"，以表达他在系统中的"指示剂"作用。系统治疗不是通过简单的、因果的、指导性的方式来对待原因，而是帮助生命系统改变其关系模式，以找出对于健康和康复更有利的边界条件。根据索解取向治疗的创立者史蒂夫·德沙泽的观点，人们可以毫不留情地说："如果你想到一个解释或假设，你就可以坐在角落里，吃一片阿司匹林并等待着，直到这次发病过去。"（Kleve, 2010, S.9）德沙泽在治疗工作中很少对问题的原因提问，对此他简单地将其解释为"倒霉"。寻找原因的人往往会向后看，看过去。倒霉的人会耸耸肩，简单地抱怨几句，收拾一下然后开始寻找解决办法，而不是困在其中，一味地想搞清楚现在究竟"真实地"发生了什么。

## 8.3　人们如何创造社会现实？

对传统观点的颠覆在于，是文化而非生物学塑造了人类的生活和精神。（Bruner, 1997, S.52）

### "语言的丰富性"

如果"现实"可以被看作达成一致意见的结果，并且因果概念作为可能的认知工具而非本体论的统一，那么值得思考的是，在社会系统中它是如何被"制造"的，我们**与他人共同**体验到的现实是什么？语言上的行为协作现象是人类所特有的。"语言的丰富性"（Maturana & Varela, 1987, S.226）使得我们将事物本身和不同的人对于事物的说法区分开来[1]——"精神不存在于大脑当中，而存在于参与者的语言互动之中"（Tomm, 1989b, S.201）。如果我们不对这个世界做出描述，就无法认知这个物质世界："语言永远不是被某人发明出来的，而只是用来内化一个外部的世界。因此它不能作为一个公然创造世界的工具。认知活动在由语言所构成的行为的协作下，创造出一个存在于语言之中的世界。"（Maturana & Varela, 1987, S.253）

杰恩斯（Jaynes, 1988）在一本关于意识的详尽的书中提出，语言是一个"感知器官"，而不仅仅是"交流工具"。因此，意识似乎与感知具有类似的功能，因为我们不可能对我们未意识到的事物有意识，所以我们创造了一个连续的和恒定的体验世界，以弥补我们意识上的"盲点"，通过一个积极的和自我组织的过程使我们的世界变得稳定：

152

> ……丰富的、不断涌入内心世界的感受，如同一条河流，时而缓慢地通过漫不经心的情绪而交织在一起，时而急速坠入突如其来的念头的峡谷，在另外一次，又同样通过我们情绪高昂的日子而呼啸——这种感受无异于……这样的一个比喻，即主观意识在主观意识中的显现……并且正是因此，认知空间里导致了盲点的漏洞被堵上，不留任何空隙，意识合上了它的时间漏洞并为容易混淆的表象提供连续性。（Jaynes, 1988, S.37-38）

这个过程不是发生在个体身上，而是发生在社会交流当中：我们不断地对自己

---

1　因此社会系统理论也被称为"*差异理论*"（Luhmann, 1984; 见章节 6.8）。

和相互之间叙述世界是怎样的，从而把这种叙述稳定地维持下来。"人们是本性难移地、熟练地说故事的人，他们把习惯变成了他们讲的故事。通过不断重复，故事就被固定下来变成现实，并且有时这些故事会把讲故事的人困在某个框架之内，帮助它们自身创造。"（Efran et al., 1992, S.115；亦见章节3.3）人的生活在一个意义世界中展开，在对话、交谈和叙述中，"意识的素材如同诗歌一样，是一个语言上的暗喻手法的作品"（Jaynes, 1988, S.77-78）。按照这样的观点，家庭系统不再被看作控制论下的整体——家庭成员相互调节他们的行为，而是被看作语言的系统——家庭成员通过谈话制造出意义从而创造了一个共同的对现实的描述。

### 语言作为秩序维护者，语言用于简化

我们认为语言的任务通常在于，应该提供真实、客观、现实的描述。我们必须时常意识到，语言创造而非临摹我们对现实的体验。协同学的创立者哈肯认为，语言是一个维护秩序者的典范，每个遵照它的人都被它"奴役"（1987, S.64；亦见章节6.6）。此外，沃夫（Whorf，引自 Mengham, 1995, S.18）把语言理解为"几乎独立的智慧"，它反映了个人的语言能力。

> 如果我们想走出无言的黑夜，那么我们必须征服在语言中起作用的语序、规则和语法结构……因果链和标点似乎不假思索地通过这种方式产生出来，把主语和谓语添加在一起，把单词按一定顺序排列，从而产生句子以及解释。"石头打碎了玻璃。父亲让母亲痛苦。丈夫的不忠使妻子心碎。洛特由于矮胖被同学嘲笑，因此患上了厌食症，等等。"即：如果我们一直讲话，我们一直遵循语言习惯或它的语法规定，那么几乎不可避免地会自然而然地产生因果关系、解释、意义和现实联系。（Stierlin, 1990, S.267-268）

弗尔斯特关于"简化"的概念很有意义。其与哈肯的"秩序维护者"说法相似。

两种情况对于个体来说都通过系统的归属性而缩减了选择的可能。有生命的系统与无止境的、大量的和无法预见的行为及体验方式的保留剧目，在它归属到一个系统的过程中被"简化"，这指的是，适合系统规则的行为方式会被分类，其他的则被压制（von Foerster, 1981）。

　　研究表明新生儿的感知系统能够以多种方式组织新信息。婴儿刚一出生就能伴随着环境中的说话声，做出微小的躯体活动，而且开始以这种方式将源源不断输入的语言流进行断句和分析，并且不管是汉语、俄语或德语都可以（Kriz et al., 1987，S.25）。这种普遍的能力在几个月后会随之消失。而对母语音节的分析会越来越明确，也就是说，孩子们对母语音节理解得越来越好，却失去了他普遍理解语言的能力。这就产生了一个限制作用。但这也是部分的限制，因为在一个更高的水平还有一个克服的机制：对一种语言的理解。语言是一个系统。进入这个系统，孩子的认知系统和语言系统之间的结构的联结意味着选择的可能性减少，同时能够更好地应对世界的复杂性。因此学习既是限制又是扩展。

　　语言中也体现出了社会结构，它限定了一个人和家庭的活动空间："……每个人在一个过程中既是承受者，又是行为人，这个过程虽然允许了家庭的意义范围，但却不能掩盖这样一个事实：同样在家庭中，信息构成了人们日常行为的最大部分，信息对我们自身和他人来说在维持社会现实上意义重大。"（Kriz, 1990, S.103; 亦见Berger & Luckmann, 1970）

## 语言的递归性

154

　　语言有一个特质：反身性的可能。我们可以通过讲话对我们创造现实和加标点的方式进行思考——即使像史第尔林（Stierlin, 1990）强调的那样，令人吃惊的是，迄今为止能够对语言秩序的威力进行的探究是多么的少。完全不加反思地应用语言并非完全没有危险，他提示我们，一个关于硬性的且没有矛盾的秩序的设想，如何可以通过语言付诸实践。他是这样考虑的：

> 它的实现，可能让人印象最深刻的是体现在被我们称为抽象化的过程中。我们通过语言把一个具体的看法和一个已存在的背景抽象化，最终也就实现了一个反身过程，使得我们能够认识到我们使用语言的局限性和危险，并思考语言如何起到维持秩序的作用。但是抽象化具有两面性，这也导致了将每个抽象概念具体化的尝试。正是语言的具体化和它生效的方式，证实了它是"硬性的秩序维护者"。这对于德语心理学术语并不适用，它充斥着具体化，如，"无意识的""抑郁症""本能""精神病""心理参照物""自我"，甚至"真实的自我"，这似乎为我们展现出一张语言地图，让人想到卫星城市里的钢筋混凝土建筑——具体化就是堆积如山的住处。（Stierlin, 1990, S.268）

语言可以反身地用于其自身的现象也提示了，我们对于用语言创造现实的做法负有责任。一个关于谨慎使用语言的例子体现在对关键词的使用上（见框9）。

## 利用关键词的工作

如果能以特别的方式使用关键词，那么就可以为一个被现实描述所困的系统提供新的选择（Bindernagel et al., 2010）。有些关键词适用于很多情形，其他的只在特殊的情况下适用。关键词所涉及的新的不熟悉的含义越丰富，就越是能够触发积极的联想的搜索过程。例如鲍斯考勒等人（Boscolo et al., 1993, S.113以下）提出了"罢工"这个词。在一个家庭中当出现症状的人不断退缩，变成了一个足不出户的隐居者，那么就可以问家庭："你们如何解释这个事实，他/她罢工了？"或者问当事人："您何时决定要罢工的？"恰恰在精神疾病的背景下，这个词提供了大量新的意义，它是"多义的"：它体现了这样一个想法，这是一个自愿的、故意的行为，而不是刻画出一个无助的疾病的画面。它暗示了一种关系："您是针对谁或什么事而罢工的？"这样一来就能够进一步地思考：罢工可以是合理的或不合理的，为了某个人或反对某个人而进行，它的目标可能是取得什么或阻止什么。此外罢工早晚会结束。关键词使得人们可以轻松地运用不同的"语言游戏"，会使参与者获得更多的活动空间。新的语言游戏的关键词是"想法"。可以这样提问：父亲何时第一次产生了这样的想法——他可以不当他的孩子的好爸爸。从本体论来看这个游戏是："谁是无能的？"从认识论来看这个游戏则是："谁认为他是无能的？"

框9　关键词

## 语言和系统

语言的相互协调是为了构成一个共同的意义。这样的意义可以持续很长时间，如"婚姻""家庭"或其他相似的意义。然而也可以是短期的，如约好一起去吃冰淇淋。围绕第三方（"婚姻"或"吃冰淇淋"）会产生一个特殊的系统。第三方会成为一个组织原则，以此建立起一个复杂的，有时是固定不变的交流系统。因此针对一个问题组织起来的系统就被称为"问题系统"或"与问题相关的系统"：人们通过自己的行为创造出一个系统，其目的是解决问题，但是同时他们并不想共同参与系统的建构（Ludewig, 1997）。相似地，在一本书即将出版的过程中，人们可以把作者、助手、同事、出版商、编辑之间的相互交流称为"书籍系统"；把生活用品零售商、供货商和顾客之间的交流称为一个"生活用品系统"。因为这不是关于人们自身而是关于他们之间的交流，所以问题系统的构成成分永远不会是完全固定的。随着一个问题定义的改变，问题系统也会变化（Anderson & Goolishian, 1990; Loth, 1991）。对于表面上的"硬事实"，语言所起的作用尤为有趣，例如，当存在一个已经证实的器质性病变时（框10）：

## 慢性疾病在其语言背景之中

当处理慢性疾病时，要区分人类现实的两个不同方面：疾病和慢性化。我们以儿童哮喘为例。关于哮喘，支气管痉挛、药物的作用、肺部叩听，与对这个现象的说法在完全不同的层面上发生。这是一个决定性的区别，肺部的杂音被描述成"一个小感冒的体征"，还是"只是你把它想象成如此"，或是"痉挛性支气管炎"或"哮喘"。"内部"发生了什么与如何命名无关。然而描述方式决定性地影响了处理方法并且也影响了疾病本身。

一个事件持续的时间越长，区分疾病和对疾病的说法就越重要。因为，一个"小感冒"事实上通常几天之后就会痊愈，与对它的说法无关。然而对于一个持续很久的疾病，关于它的说法在以下方面会产生决定性的影响：一个人如何对待疾病，如何估计自身的可能性和如何体验。慢性化，不仅是指患上一种疾病并且无法预计会持续多久，而且更重要的是指，与自己和与他人谈论疾病。谈到慢性疾病（如哮喘），只有在如下情况下才会有意义，即当人们除了看到与疾病相关的过程，尤其是能够看到与之相联系的与语言有关的过程时：

- 问问自己，为什么偏偏是我"碰上"了；
- 责备伴侣，他为什么要结婚，虽然他一定知道，他的叔叔和奶奶有哮喘；
- 自己因愧疚感而受到折磨；
- 想象死亡，并因此而承受对死亡的恐惧；
- 问问自己、邻居、朋友、亲戚对此是怎么想的；
- 成立或加入一个自助小组；
- 当医生询问有无吸烟时，良心不安地对其撒谎；
- 服用治疗哮喘的药物，想到其他的孩子能出去玩很生气，因此会抱怨母亲强迫他待在家里；
- 因为做雾化吸入[1]与父母争吵；

---

1　治疗儿童哮喘的方法。——译注

- 时常担心下一次灾难；

- 对于母亲：因为恐惧无法入睡，为了保险起见立即到孩子的房间躺下，以便听到孩子的呼吸节律，即使伴侣变得越来越生气；

- 对于兄弟姐妹：嫉妒父母把注意力都放在了生病的孩子身上；

- 对于孩子自己：自己和别人说清楚，自己什么也不能做，因此在学校里可以免去运动；

- 咨询不同的专业人员，他们会说：这会加剧；这是心身疾病，因此这是终生的；把药全部停掉；如果您不规律服药，情况会更糟；只服用天然的物质；试试针灸或节食等；

- 对于专业人员自身：有一定的想法并对其宣传，对同事有诸多抱怨，比如那些赞同或反对自然疗法、赞同或反对心理辅导之类，并相应地

- 在大会上和书中介绍自己的经验和教学观点，并为自己辩护，其他的观点被当作错误的而废除，提供研究证据等。

　　专业人员参与了上述语言过程的顺序的编排，并且他们对此起着重要的作用。疾病的关系环境是它的语言背景。我们所体验到的和命名的躯体疾病，通过语言化的行为变成了一个社会建构。如果我们思考一下我们描述疾病的方式，就有可能做出一个重要的区分：病人、家庭和专业人员谈论疾病的方式是创造了还是减少了自由空间？（Altmeyer & Kröger, 2003; Altmeyer & Hendrischke, 2012）

157

框10　慢性疾病和语言

　　以上说法扩展出了一个对问题系统的理解。问题是围绕某个事物用语言组织起来的，没有这个语言的组织它可能根本就不存在，而且看起来绝对是完全不同的：一个问题制造出一个系统，而不是一个系统制造出一个问题。

# 9.　问题作为共同成果

## 9.1　问题决定的系统

　　古利希安（Goolishian）及其同事在1988年引入了"由问题决定的系统"这一概念，它把系统理论对于问题产生的基本观点表述得更加清晰。"有问题"不应该是一个系统（比如一个家庭、一家医院或企业）本身所具有的结构性特征（"医生，我有抑郁症。"——"哦，那你把它带来了吗?"）。人们或许可以换一种角度看问题：有些时候，甚至一个偶然的举动或者话题可以通过人际交流的层层作用而形成一个与之有关的社会系统。就是说，**一个问题可以创造一个系统**。这一观念可以有多层含义。首先，问题不应该被看作某个社会系统固有的"功能障碍"（病理现象）的表达方式，而应该是其社会环境过于纠结的结果。在系统理论发展的过程中，曾经有一段时间出现过一些隐含指责意味的理论观点，比如"父母交流偏差"（Wynne & Singer, 1965）、"父母分歧"（Selvini Palazzoli et al., 1991）或"精神分裂症源性母亲"（Formm-Reichmann, 引自Simon et al., 1999, S.285）等概念都曾盛行于一时。问题系统可以由不同的故事情节、不同的参与者构成，也可以出现在系统的不同层面：

- 属于"精神病"这一问题系统的有，病人的行为、与其邻居的交流、某个警察、救护车司机、精神病专科医院的若干工作人员；与之相联系的还有精神病学相关学说、与申请病退养老金有关的种种手续。
- 属于"差劲的科室"这一问题系统的或许有，五个科员之间的互动、科长和他的前任、企业监督员以及低迷的市场行情。

　　相应地，就可以在完全不同的层面上进行干预，如果一个社会系统中被发现有明显的问题，并引发抱怨时，通常完全不必对这个社会系统进行一个"总的整修"。因为并不是系统作为整体要改变，而是只需要改变围绕着问题的交流。如果所有或至少那些"重要的"人认为问题被解决了，那么问题就算解决了。这种想法在一定程度上约束了治疗师和咨询师当中普遍的传教士式的想法。

## 9.2 什么是一个问题？

问题就是一方面被某人看作不希望的和想要改变的状态，而另一方面被看作原则上可以改变的。路德维希对问题提出了相似的定义，即"所有关于交流的主题，且被认为是不希望的和可以改变的"（Ludewig, 1992, S.116）。这个定义的要点已经表明了可能的解决方式：

1. **一种状态**：如果一个问题被一系列的人认为是某种状态，那么这已经是一个选择后的结果。在同时发生的很多过程中有一个或一些引起了特别的关注，它们被命名，其他的过程则被忽视。并且这不止一次地发生！大量的由不同的人描述成"总是如此"或"无法改变"的行为和交流，对于过程的维持是有必要的，它最终被称为"状态"或"问题"。当某事物被持续地描述成问题并对其确信无疑，那么一定是很多人在共同维持着它。

2. **行为人**：总是需要有一个或多个观察者来发现状态和对其进行描述。这些可能是统一的或有争议的，这是否是个问题，问题"实际上"出在哪里及每个人对问题的"原因"的看法。

3. **不希望的和想要改变的**：这种状态至少被一些描述者描述成不希望的或想要改变的。被看作"有问题"，因此人们想要它改变或催促别人来改变它。因此区分"问题"和"痛苦"是很有用的。只有当承受者主观体验到痛苦，并告诉了其他人，或者被他人估计到了，并且他们对此有进一步的交流，一个痛苦才会变成问题。比如，当一个人说他很痛苦，而另一个人的反应是，"这是你自己想象的！"他们对此没有进一步的交流，因而就既不会发展出一个问题系统，也不会发展出帮助系统，除非有人把这个事情说成是有问题的："有人承受痛苦，却没人帮他！"（Loth, 1994; 亦见 Anderson & Goolishian, 1990）

4. **可以改变的**：这种状态被看作根本上可以改变的，也就是说，它至少被一些参与问题过程的人（"成员"）描述成可以改变的。问题与"命运""倒霉""不幸"的区别在于，总会有个人认为，问题系统的某一个参与者（通常是其他人……）能够结束这种不希望的状态。通常各种描述上的不一致已经是"问题"的一部分："只要你想，你就能改变它！""不，这超出我的能力！"

这四个因素的共同作用最终构成了被描述出的"问题"。咨询过程的任务是，确定参与了实现"问题状态"的人和交流，并把他们积极地纳入解决问题的过程中，至少要将其纳入考虑范围。此处"家庭治疗"这个概念显得有些问题。它可能会被理解成所有家庭成员必然作为"共同肇事者"，都与一个临床相关的问题有牵连（因果观念！），并且同时也是问题的共同受害者。相反，"问题系统"这个概念，尝试理解那些相互交错的不同的描述——它们创造了所谓的"问题"（参见框11）。无论如何对问题都会有新的提法，即谁可以被看成一个这样的问题系统的成员（关于成员资格的概念见Ludewig, 1992, S. 110以下）。可以想想看，除此之外他们还可能有哪些其他的成员资格。所以某人喝酒的行为会被描述成有问题的，而他在另一个系统中则表现出完全不同的建设性的行为，比如是个好的会计或钢琴弹得很好（Loth, 1994）。

系统咨询和治疗涉及很多极为迥异的问题：卫生服务中急性或慢性的症状、社会工作中贫穷及与之相关的行为问题、家庭咨询中婚姻危机和代际冲突、组织咨询中的效率低下和对工作不满意。总的来说，可以把它看作尝试让一种问题状态变成无问题状态，即找出解决办法。这可以通过很多不同的方式来实现：通过让人们尝试新的过程（"新的状态"），也可以对现有的过程做出完全不同的评价（"积极赋义"），或让人们接受无法改变的事实并考虑，如何最好地应对人们无法改变的现实（"接受无法改变的现实"）。通常也不能期待解决办法让所有的问题参与者都满意：有时有些人觉得问题已经解决了，其他人觉得变得更糟了，还有人觉得没变化。

### 一个问题的形成

一个人观察到某事，这被他描述成"有问题的"。比如，可能一个老师会给一位母亲打电话，告诉她八岁的儿子在学校里上课不专心听讲，经常走神，破坏课堂纪律。此外他的社会行为表现出明显的不足，课间经常与同学发生冲突，这样下去可不行。

母亲感到不安，她与丈夫谈论此事，父亲对老师的说法很生气，为此夫妻两个争吵起来，不过他们一致认为，这样做不起任何作用，必须找到一个解决办法。父母与儿子谈论此事，他们也和老师做了一次谈话。他们没有找到任何解决办法，而且家庭从早到晚都离不开这个主题。早上出门前，父母叮嘱儿子在学校里要注意。中午父母会询问儿子在学校里的表现。母亲每次听到电话铃都胆战心惊，她担心又是老师打来电话向她告状。下午孩子做家庭作业受到了严格的监督，自由活动也受到了限制，直到他的学习成绩有所提高。因此，共同看电影的计划也取消了。儿子的朋友询问发生了什么事，但是总有一天会无人再问起。此外，祖父母也在电话里关切地询问并说道，他们早就认为父母的教育方式太自由散漫，换作他们就不会发生这样的事。吃晚饭时，父母表达出他们的担忧，如果儿子在学校里不好好学习，总是表现异常，在学校里待不下去，那么儿子会成什么样子。

然后当事人常常会寻找问题的解释，这种解释很有说服力，以至于很多相关的人都很赞同。但是解释并不等于事情本身。一个问题的恶性循环开始了，在此会对过错做出认定并寻找有过错的人。母亲会受到指责，称她管教不严。相反，母亲却认为是父亲常常不在家不管孩子。教师也会遭到抱怨，说她的课不够生动有趣。儿子会受到责备，说他总是那么懒、那么有攻击性，如果他努力的话就不会破坏课堂纪律，也不至于如今限制他的自由。争吵会越来越多，却没有找到一个解决办法。

161

久而久之，所有参与者就表现得仿佛他们的问题已无药可救，是某人的过错，因而解决办法就单单掌握在某一个人的手中。越来越多的监督，越来越大的压力和限制，导致家庭和学校及家庭内部的交流氛围变得更糟。所有人都觉得无能为力，不被理解而且受到孤立。总有一天儿子内心会做出反抗，在家里会表现得越来越像个"小"孩子。此外，父母之间的争吵和相互指责会不断增多，直到最终母亲拿起电话拨通了心理咨询处的号码。那么接下来咨询师应该如何妥善地接手这个"问题系统"？

框11　问题的形成

## 9.3　问题如何被创造出来？

概括来讲，对于一个问题最初的生成（"问题吸引物"，参见章节6.5和6.6）可以这样描述：

1. **发现问题—发明问题**：某人（如一个或多个家庭成员、老师、领导、警察、咨询师）在观察一个或多个人的行为（配偶、家庭成员、学生、工作部门、犯罪嫌疑人）或观察自身时，得出这样的想法——这里"有问题"。

2. **一个由问题决定的交流系统的形成**：这种想法在与他人的交流当中传播，使问题变成了参与者交流的主要内容和交流关系的中心。越来越多的人被牵涉进来，同时他们共同的注意范围变得越来越狭窄，并聚焦在"有问题"的点上。

3. **对问题的解释**：会为问题寻找并找出一个解释，并对其进行协商。一方面它是很有说服力的，以至于被人接受，但是另一方面无法提供任何摆脱问题的出路和解决办法。一些对于所谓无法解决的问题的解释方式特别适用。

- **把过去说成命运**：把过去的某些不可逆转的事件（错误、罪责、幼儿时期的创伤、生理缺陷、事故或中毒导致的后果）说成对当前的问题具有决定性的、无法改变的影响，如"他被这段关系毁了"，"她的精神受刺激了"。

- **一个无能的或恶劣的、没有能力的或不愿意改变的人的过错**：把复杂的人际关系问题归咎于参与者的个人特点，同时否定了其解决问题的能力或意愿（一个本质不良的暴躁的孩子、一个无能的同事、一个不堪重负的组织）。

- **"我们太弱小"**：所有问题的参与者都被解释成无助的，认为解决的权力掌握在外部的第三方身上，他们对此无能为力，"上级""社会""上帝""克格勃或中央情报局""市场""父母把他牢牢控制住，他根本无法摆脱"。

4. **使问题固定下来的做法**：所有参与者持续这么做，就好像问题根本无法被解决或者解决办法仅仅掌握在其他某个人手中。此处非常明确地体现出了"描述的力量"。因为被说成没办法解决或只有某人能解决，可惜行不通，就使得新的创造性的方法无法被找到。此外，在问题被固定下来的持续关系中，尤其往往存在强烈的对称和互补关系形式，它们相互强化并稳定彼此。

## 9.4　问题可以是有用的吗？

早期的系统理论提供了一种解释，解释了为什么问题在系统中被制造和维持：因为问题有利于维持当前的平衡，而这一"系统的内稳态"受到外部和内部环境变化的威胁。由于成员的生理方面不断成熟以及社会环境的进一步发展，在一个系统的生命周期中，在长期的稳定阶段后总是会出现"批判性的转折"：一个孩子的出生、配偶的死亡或离婚、退休、失业。这会使人感到危机，因为它使系统的身份受到质疑。这使得人们尝试使旧的平衡重新建立起来。杰克逊（Jackson, 1957）首先提出了这样的想法：一个家庭成员的症状是有用的（"功能性的"），因此一些症状出现后不会在波动过程中消失，而是变得稳定。因此家庭治疗师提出了"症状的功能"的假设。一些关于功能的假设特别流行：精神分裂症患者的家庭成员不想从他们的"精神病游戏"中退出（Selvini Palazzoli et al., 1991）；一个孩子观察到了父母充满冲突的关系，就表现出症状，以转移父母的注意力（Minuchin, 1977）；夫妻关系中一方希望得到另一方的爱，但是不相信自己会得到，那么他就不会意识到爱的表达，因为这样会使他的信仰体系混乱（Elkaim, 1992）；年轻人让自己的生活变得失败，是由于潜在的父母的派遣（Stierlin, 1978），即父母不期望自己的孩子比他们更成功或更幸福，或者他们不想跟孩子分开。然而从这个观点来看，一个症状并不是对于旧状态的无谓坚持。它同时体现了"像从前那样不行了"，但新的尝试尚不可能。

163

一个十几岁的女孩表现出厌食症，父母满怀担忧的关心照顾也就被激活了（"别让我死了！"），并且她让父母感到挫败（"你们让我吃，我就是不吃！"）。一个30岁的精神病人，还和父母生活在一起，但几乎不和父母交流——即使说话了，也是父母无法理解的混乱语言——他既保持了对父母的忠诚又同时与父母划清了界限。伴侣由于严重的性功能障碍躯体上与其不再有亲密的行为，但是生活上其他大部分方面还保持着他们的关系。

人们常常可以针对症状行为有利的方面归纳出一个双重特征来：它既是问题又是解决办法。它导致了痛苦，但同时阻碍了其他参与人所想象的更严重的痛苦。

一个人不断地大声鼓掌。另一个人问他，"您为什么这么做？"他说："为了把大象赶走！"另一个人说："但是这里根本没有大象！"第一个人说："是啊，您看到了吧，这么做很有效！"

症状在系统中具有某种功能，即它在某种程度上是有用的，这样的想法在今天看来并非毋庸置疑。这种短路的想法很容易暗示，只要父母是团结的，孩子的行为障碍就会消失；或者，只要家庭对这个索引病人完全放手，精神病症状将"不复存在"。在章节8.2中关于因果关系的想法在此处也适用：如果"功能"被看作存在于**系统当中**，那么它可能会引起误解。然而，从次级控制论的意义来说，观察者被看作背景的一部分，那么显然，所谓的功能也是**观察者想出来的**。因此，咨询师认为症状具有某种功能的想法，**能够**为他的艰巨任务开辟一条出路，因为咨询师是最乐于让症状消失的人。这样他就能够为家庭提供一个令人吃惊的新框架，但是他还不完全确定，症状现在就消失究竟是否有意义。或许值得注意的一点是，家庭的平衡可能会因此被打乱。那么就可以这样做：在过于仓促地采取改变行动之前，先考虑
一下目前状况的好的方面。这也适用于组织当中——往往值得思考的是，通过一种严重的病态、低生产率或一个懒惰的领导，哪些问题被解决了，或者这些"问题"

在组织中对谁来说有哪些优点。

## 9.5　疾病作为问题

系统思想可以被顺利地用于解决教育学、青少年援助服务和组织发展方面的很多课题，而在医疗服务中很多专业人员却发现很难接受系统治疗的认识论看法："疾病"终究是现实，它是存在的，并不仅仅是由某人"命名的"一个"问题"！

事实上，引入疾病概念（在精神病学中是在1800年以后才被引入的，在成瘾治疗中是20世纪60年代才引入的）在一些学科当中既有很大的进步，又同时存在很大的不确定性。以前精神障碍和严重的成瘾行为被认为是道德败坏的生活方式问题；通过惩罚、限制自由、贬低甚至驱逐的方式来对其"治疗"。系统治疗师基于认识论的倾向是，把疾病概念，尤其是慢性的，放在背景中考虑，使其相对化，从而对"疾病"这个概念本身提出质疑，这引起了人们的关注和震惊。

对于认识医疗服务及其运作规则、认识咨客系统均适用的是："要尊重事物的存在。如果它没有任何意义，那么它将不复存在！"疾病概念及其体现（诊断方法和诊断名称、入院和出院小结、医学实践和处理方式）可以被看作对恢复健康这一问题而言，暂时的尽可能好的规则，因为这一问题迄今为止还没有在更广泛的层面上有更好的解决办法。在此基础上，可以同病人、家属、治疗人员和资金提供者一起思考，如何更好地利用疾病概念的规则，来尽可能满足不同参与者大相径庭的实际生活利益。

因此，《更自信地与医生和药物打交道》（"Selbstbewusster Umgang mit Ärzten und Medikamenten"）这篇文章介绍了，医生在开精神药物时是按照哪些规定来"执行功能"，以及病人与医生谈话时如何能够对开药起到影响作用（Greve et al.，2007）。文章的作者描述了，如果病人只想短期住院或长期住院治疗，应该如何跟他的医生打交道，使得医疗保险认为这是合理的（"您能够如何帮助医生，让他们把工作做好？您认为医生需要做什么，使得他不但能够做出一个明确的决定，而且还能执行他的决定？"）。在"SYMPA理念"[1]（Schweitzer & Nicolai，2010，S.112-115）的框架下，在病人出院之前医生会与之讨论，关于出院诊断他们想要告诉哪位家人而不想告诉谁，以及他们自己是否想做出一个替代性的非官方的个人诊断，使得他们感觉前途更为乐观。

在英语中的一个区分对于有效地和有区别地对待疾病概念很有帮助，它把"疾病"这个概念从固定的"有病/没病"的两分法意义中解放出来。在英语中，对于德语单词"疾病"（Krankheit）有三种翻译方法：disease是生物医学上的，illness是体验到的，而sickness是社会认可的疾病，人们会发现这与卢曼在生物的、心理的和社会的系统之间做出的区分是一致的（参见章节6.8；亦见Eder, 2006）。因此，我们总是能够饶有兴致地询问，疾病的哪一方面对于我们的谈话对象最为重要：是血液检查或影像检查的结果，是病人头部、背部或腿部的不适感，还是开个病假单并允许其在床上躺几天。

在精神科团队的培训中，有一项卓有成效的练习，使团队成员对疾病诊断的双重特征敏感，即把诊断同时看作"正确的或错误的"或者"有利的或有害的"（Schweitzer & Nicolai，2010）：每个成员得到一张字条，上面写着诊断名称、年龄和性别。所有的人站成一排，他们前面有足够大的空间。现在会对所有的成员提出同一个问题，可以回答是或否。谁回答了"是"，就允许向前走一步。接着会观察到很有趣的现象，对于问题"您想成为当地网球俱乐部的名誉会员"，"在您的家庭中做重大决定时总会征求您的意见"或者"您不乏追求者"，以及"您会轻松地接受提前退休"或"您很看好养老院里合适的房间"，所有成员都会向前走一步。最后所有成员交流他们的体验并会注意到，诊断对于他们来说，使得哪些生活选择变得轻松了，哪些变得困难了。

---

1　SYMPA（Schweitzer & Nicolai，2010）是一项关于治疗和研究的项目，其中把系统治疗方法作为标准手段在精神专科医院执行和评估。

## 9.6  诊断的目的?

诊断的经典做法是，查明症状并将其确切地归入某一个复杂的综合征，这有可能会提示某个病因。相反，一个"系统的诊断"强调不同的重点：

1. **背景和/或理由?** 因为循环思维认为，任何一个当前的问题状况都是没"有"原因的，把它看作一个交互作用的循环圈中的一部分更为恰当，因而，无须"在深度上"探究（问题的原因是什么），而应"在广度上"，即识别不同的过程，当前的问题状况就植根其中。不是去寻找"导致问题的原因"，而是寻找"维持问题的模式"。

2. **正确的和/或有用的?** 建构主义的立场，不是去寻找一个正确的原因，而是更喜欢用开放性假设的方式来提出诊断（"可能是这样的"），并且对此会采取一个尽可能中立的立场（"也有可能是其他那样"）。这对于章节13.3中描述的家庭状况"过程诊断"的方式同样适用（详见Cierpka, 2008）。每个诊断会根据以下条件来评价：如果人们遵从这个诊断会有何后果，即它对于参与者的实际生活有哪些有利的、无关紧要或有害的影响？这样的提问会很有启发性：如果人们相信或怀疑诊断，他们的生活会有何改变？很有趣的提问是，何人从哪个角度提出、代表、怀疑、讨论某个诊断？一致或冲突的诊断与哪些利益相联系？

3. **目前的情形和/或可能性：** 一个系统的诊断不仅对当前的症状、问题、背景感兴趣，而且对尚未实现但可以想象的未来可能的状态（"有可能会发生什么，如果……"）同样非常感兴趣。还包括对躯体、心理、社会和物质资源的提问，这可以帮助咨客解决问题（Schweitzer & Ochs, 2008）。

4. **诊断＝干预＝诊断：** 根据库尔特·勒温的一句名言，只有当人们试图改变一个社会系统时，人们才能从根本上认识它，因此诊断与干预通常几乎是同时进行的。咨客系统对干预的反应有助于收集更多的诊断线索。

我们认为，系统治疗师对那些治疗帮助不大的诊断同样可以并且应该尊重地对待。其中包括：明确的因果背景的假设；那些按照规定都正确，却对实际生活没有帮助的诊断；对"现实状态"做了详细描述，却没有体现出新的可能性的诊断；以及与最终干预毫不相干的诊断。所有行业都已经建立了详细的、专业上"正确的"、具有专业特殊性的诊断规定（并且接下来会提供证据），如果不遵照这些规定，往往可能会导致负面的后果（亦见框12）。

此处证明了一个"既……又……"的态度，即诊断既是按照专业知识被"正确地"制定的，同时又要根据它产生和运用的背景，探究它对于实际生活的益处／害处，以及它所暗示的未来可能性。凭借这副"双面眼镜"就可以进行有益的谈话：

> 在一次案例讨论中，一个年轻的精神病人生气地说，他反对"精神分裂症的诊断"。他只是对人很不信任，因为在他的生活中，他有过很多与人打交道时不好的体验。在询问情况后，一位坐在他旁边的住院医生说，过去有位由于偏执表现被诊断为精神分裂症的精神病患者，但是通过长期观察，把诊断定为早期创伤性精神压力后的分裂样人格。当我（约亨·施魏策）给他读了ICD中的诊断标准指的是"回避与人接触"和"行为退缩，沉浸在自我世界中"时，他表示同意："我就是这样的！"并且我问清了，哪些地方可以证实他的退缩行为。然后我们继续讨论，将来在什么样的生活情况下，他可以保持退缩，何时他更想走出个人世界。最后，我建议他记住，把"精神分裂症样的"这个词，当作聪明的、可以自主选择是否与人交往的一种能力的代名词。

此外，在组织中进行系统教练时，也可以通过"对／错"和"有利／有害"的双面眼镜来考虑诊断。

> 一个大组织的领导很生气地向我（约亨·施魏策）报告了一个"360度转折的反馈"结果，其中所有员工匿名对他做出评价。他认为很多评价是不公正的"耳光"——尤其是那些能力不强的员工，他去年有充分的理由对其提出批评。

在听完他长长的气话之后我建议他，我们可以首先假设，这些评价客观上同他想的那样是错误和不公正的，但是我们也可以考虑，从哪些员工的角度来看，站在他们的立场上这些评价是有现实意义的。对此他想到很多：他可能侮辱或伤害过谁，可能使谁的自我价值受到贬低。然后我们思考，他如何来利用这些信息，并最终聚焦在三个特别"麻烦的"员工和一个问题上，他如何能在下一次的年度讲话时，既不侮辱也不批评就能达到效果。

**系统的谈论和协商诊断：一个可能的谈话提纲**（依据Schweitzer & Nicolai, 2010, S.119）

168

**谁提出了哪些诊断？——对现实提问**

- 病人（咨客、学生、委托人……）如何给自己下诊断/这个自我诊断对他来说是好是坏？
- 医生（教师、心理工作者、企业咨询人员……）的诊断触发了病人怎样的想法、希望、担忧？
- 病人和诊断者的诊断之间如何协调或陷入冲突？

**谈论诊断还是保持缄默？——循环提问**

- 在多大程度上病人（咨客、学生、委托人……）能够接受诊断者的决定？
- 诊断者应该（不）告诉谁什么？
- 病人（咨客、学生、委托人……）想（不）告诉谁什么？
- 诊断有利和不利的方面（问题提问和解决办法提问）？
- 诊断有哪些积极的副作用（新的机会）？
- 它有哪些消极的副作用（限制、羞耻感）？
- 假设诊断能够改变，哪些小的改变会使病人"更容易活下去"？

**对诊断能做什么？——总结**

- 诊断者和病人（咨客、学生、委托人……）能否对诊断名称和治疗结果达成一致?

- 如果答案为"是":他们现在一致的想法是什么?
- 如果答案为"不":对于双方的不一致,他们下一步想怎么做?

框12　做出诊断

## 9.7　如何让一个问题慢性化:一个指南

有生命的系统处于不断的变化之中。一个有生命的系统(如体细胞、宠物、心理学家或精神病人)无法不发生变化。心理治疗长期以来的方向是"我们如何让自己改变?"然而系统的观点认为更有趣的是相反的问题:一些人如何做到让自己不变或至少给人的印象是他没有变化?并且尤其是,一个人在与他人的交流中如何做到,让一个问题在一段时间后仍然未被解决而是长期存在?这是某种能力,即"问题持有人"围绕自己的问题建立了一个慢性的时间体验,伴随着无止境的过去,一个像蜗牛一样慢的现在和一个已经不存在的未来。我们每个人都可以在自己身上制造一个慢性化的体验状态。我们在下面的"问题制作表"中介绍了相关的启示(见框13和框14)。

仅靠单独行动使问题慢性化,是很难实现的。以精神疾病事业为例,它体现了很多参与者的交流行为是如何相互影响并制造出慢性化的:家属、精神科专业人员、各种照料系统、媒体、科学、很多社会权利的规定,等等。

起初一个家庭成员被定义成"有精神疾病的"会使家庭中的压力减轻,他们不必再对改变其不正常的行为负责。不是他或她的自由意志要这样,而是疾病造成的。这使得家属更容易团结一致对抗疾病而不是对抗病人。同时这也减轻了家属的负罪感。所有这些使得"精神疾病"这个概念在家庭中如此有吸引力。然而伴随着所有参与者的负罪感的消失,相应的影响作用也就消失了。对于基因自带的或幼年获得的疾病,除了照顾、护理和否认病人自身的责任,人们还能做什么呢?

对心理疾病，尤其是精神疾病本质的不同观点导致了不同的工作形式。家属工作（即心理教育治疗）通常认为，精神疾病的易发性是生物性的，或通过幼年的发育过程决定的，必须长期不断地对其加以克服，例如病人及其家属学会，注意诱发因素以及疾病发作时如何应对（例如Rabovsky & Stoppe, 2009）。系统的观点担心，这些做法恰恰产生了人们不希望的副作用，更加确定了疾病角色，并且会阻碍个体逐渐从疾病角色中脱离。但是，同时也应该看到，对患者自身更好地应对疾病提供支持，当然也是一种复杂的系统干预。

精神科的照顾系统通常是以"治疗链"的形式组织的，其中病人从一个治疗机构中出来后通常同时就进入了另一个机构：从医院出来到一个疗养院，从疗养院出来到社会精神病学机构的看护，从作业治疗到为精神障碍患者团体开办的工厂。这促进了有共同疾病命运的病人亚文化的形成。社会权利的规定最终为那些恰恰对经济有危害的人提供了一个生存模式，使其已有的问题被维持下来（参见Schweitzer & Schumacher, 1995）。以税收为经济来源的国家，其福利制度通常是按照贫困原则建立的：如果一个人一无所有，且能够证明自己有足够困难和足够慢性化的问题，他至少会得到一个最低生活水平的福利（康复措施、后续治疗、提前退休）。这使得人们从一个无聊的但是没有压力的病人生涯中重新回到一个充满竞争的社会有很大风险。

170

---

**练习：使问题慢性化的建议**

**基础课：**

1. 避免发现随时间产生的变化，因此把注意力都放在保持不变的事物上，别去注意那些发生改变的事物。

2. 避免通过某种仪式来明确地标记您生活中的变化。不要庆祝生日或庆祝考试通过，不要庆祝婚礼或退休，不要去参加周年纪念或葬礼。

3. 对于过去发生的事件，始终把自己看作受害者，从不看作实施者或当事人。尽可能详细地分析，您的无情的或过度照顾的父母、压制人的老师、同学、老板或同事、您的疾病或社会关系是如何和为什么从来不曾给过您一次选择的可能。

4. 如果您能够创造出一个如此稳定的、有问题的过去，那么您就不要受这种想法的干扰：如今您可以比过去更好地应对问题。只需按照这样一句格言行事："我命该如此。"

5. 把您目前的行为尽可能描述成有缺陷的，坚决不要说成有意义的或创造性地应对麻烦所做出的反应。绝不要在背景中来看待自己和他人的行为，而是看作一成不变的性格或缺陷。

6. 避免细致地描绘未来，一定要把未来当作不可捉摸的空洞。如果您现在感觉很糟糕，一定不要去想象如果您感觉好一些时您的表现会跟现在有何不同。

如果您在思想上已经做到了，您必须要有相应的行动，并且您具备了一个稳定的、慢性化的、由内在问题决定的体验模式。更有帮助的是，如果有些重要的他人对您谈论这些观点，您要表示强烈的赞同并且相应地要表现得像一个"无助的可怜虫"。

框13　使问题慢性化的建议——基础课

**使具体精神疾病问题慢性化的建议**

**高级课：**

要想实现精神疾病的慢性化，还要有更多的行动，并且还需要通过周围的人提供"友好的帮助"：

7. 避免把您的行为说成是，可以被周围的人理解的和同情的（否则您就"只能"达到神经症性的慢性化）。

8. 您也要阻止周围的人获得这样的印象：整体来看这是您所希望的状况或者

您乐在其中（否则您就会被归为"人格障碍"或"犯罪"，这会导致您和周围人的很多争吵与公然的冲突）。

9. 您一定要做到，让人把您送进精神病院，因为没有诊断您就不能被认可有病。没有正式的病人身份就会不断地使周围的人感到困惑：您的行为是"精神病性"的特殊表现，还是您的乐趣和反感、您的嗜好和决定。您需要通过医生、护士、社会工作者和心理学家来证明您的世界观。

10. 您现在要继续扩展您的"阴性症状"和"阳性症状"，然后您就可以在某些帮助下满足前提条件，使得您从社会权利方面可以被认定为劳动能力受限、持续的精神残疾或可提早退休。

11. 您要系统地改变您的熟人圈。您就待在医院、日间诊所、病人俱乐部和保护机构，直到您的朋友圈变成主要是由与您世界观相似的人组成的。

12. 您最迟现在要办到：您有一份病例档案，它可以不依靠您而独立地发展，并且不断被完善。

**注意**——这个"标准程序"的风险和副作用：从第9点开始这个过程就无法靠自身的力量扭转。存在这样的危险，您的每个想要重新表现的"正常"的尝试（比如通过攻击性的行为改变您目前的状况）都会作为对您不利的您发疯的证据（例如，认为您"开始发作了"）！

框14　使问题慢性化的建议——高级课

第三部分　实践：基础

在系统理论通往系统实践的道路上有些重要的中途站，即在第10章到第12章中，
我们会在这些站点停靠，之后我们再介绍治疗方法。这几个章节把很抽象的系统思
想逐步翻译成具体观点：社会系统中的哪些过程可以被有利地影响（第10章），要解
决问题需要对咨客及其问题持怎样的态度（第11章），以及哪些发展步骤有利于培养
咨询和治疗的系统能力（第12章）。

# 10. 一张与社会系统一起工作时的地图

变化是奇异的事情。一方面它时刻在发生，一切都在运动之中，这个世界没有
一刻会和它的前一刻是一样的。另一方面，人们的生活如果没有对"身份认同"的
意识，没有稳定感和秩序感，如果无法确信他人明天还会像今天一样按自己所预
料的那样表现，并且人们可以信赖自己也表现得"同以往一样"，这将是不可想象
的。有时，我们无意识地做了很多来维持这种稳定性，这种稳定性有时甚至可以变
得如此牢固，以至于我们感觉我们的心理和社会的日常生活是不变的；有时这种一
成不变让人觉得不适，尽管我们做了很多改变的努力。西蒙和加丰克尔（Simon &

Garfunkel）早在20世纪60年代就在他们的歌《拳击手》（*The Boxer*）里唱道："在经历不断的变化之后，我们多多少少还是原来的样子"。

鉴于不断变化着的世界与我们同时体验着的稳定性甚至恒定不变之间存在着紧张地带，我们与其考虑变化如何产生，倒不如思考不断制造出稳定性，即使令人痛苦仍维持着"秩序"，这是如何办到的（参见章节6.5和6.6）。那么变化意味着，观察这个"制造"稳定性的过程，并且在有可能的情况下去扰动它。但是，究竟哪些过程是我们在社会系统中可以稳定或改变的？我们可以特别地描述"对变化敏感"或"对成功起关键性作用"的过程吗？这些过程能否用尽可能低的代价和尽可能高的回报被稳定或改变？

在这一章中我们会描绘出一系列可能的"地图"，它们勾勒出对于维持和改变社会系统非常成功的过程。它们的大致结构是依据了大卫·坎特（David Kantor）和威廉·莱尔（William Lehr）1977年提出的经典的但很少被关注的家庭关系过程的理论构想。我们认为，这个结构也有其他方面的权衡，对于其他如邻里关系、协会、工作团队等社会系统也"适用"。它们的精细结构是以我们自己在治疗、咨询和研究中的经验，以及其他对我们有影响的作者的文献为取向的。

坎特和莱尔认为，在家庭中每天发生的事件围绕三大**目标维度：**

1. **效能**（Power）：如何个别地或集体地实现成员不同的请求？这里涉及的主题有自我效能、决定、权力和等级分配。

2. **意义**（Meaning）：如何使自身的价值观和信念与自身的生活实践尽可能地协调一致？这里是对世界观、意识形态的思考，但也包括什么赋予生活（共同的）意义，以及赋予精神上的意义。

3. **联结**（Affect）：对于情感联结的意识，特别是情感联结的感受如何被体验到？这里涉及的问题是关于联结和情感氛围的相互关系。

对于坎特和莱尔来说，这些维度是咨询过程的核心。效能、意义和情感联结是在"途径维度"上被讨论和协商的，"途径维度"也可以被说成是表演节目的"舞台"。因为只有建立了足够的信任，人们才敢对感受、权力和价值进行争论。这样一来，诸如此类的争吵就变得容易：关于另一个人"从来没有时间"，"当需要他时，他从来都不在"，或当家人想一起共度美好时光时，他总是在这时候已经"筋疲力尽"。因此，对于一个社会系统的成员及其咨询师来说，一开始往往比较容易的是，最好在"空间""时间"和/或"精力"的层面上来行动，从而为目标维度找到途径。这些"途径维度"有：

1. **时间**（Time）：人们如何在此时此地相互协调他们的行为，他们如何处理突发的和逐渐的变化，他们同时或先后会做什么。

2. **空间**（Space）：他们占有多少空间，他们如何分配有限的空间，他们如何安排相对的座位。

3. **能量**（Energy）：什么推动他们并保持运作。

途径维度能够更容易地（更表面地、不复杂地、没有冲突地）展现与人们有关的社会系统的生活世界，并从那里实现第一步小的变化，而目标维度上的变化则被认为是"最终"真正有意义的变化。因此，在我们的地图上我们先把那些在社会系统中能够被改变的部分放在一边，先从途径维度开始，然后"直接"奔向目标维度。

从认识论上来说，对于这样一个地图，我们必须一方面要做到仿佛我们这里所描述的过程的确存在（"初级控制论"），另一方面我们不能把地图和风景混淆。地图代表了一个由作者制造的事实，它应该能够在社会系统中满足咨询的灵活性。

接下来会详细介绍上述三个途径维度。

## 10.1　时间：我们如何相互协调

时间众所周知，但是却难以对其进行定义（Boscolo & Bertrando, 1994）。它和空间都属于"二律背反"，即康德描述的（Hagenbüchle, 2002）：我们既无法想象时间从何时开始（"在这之前是什么？"），也无法想象它是无休止的（"它一定是从某个时间开始的！"）。时间观念多种多样。古希腊人把时间分为："永恒"（Aion），无限的永存；"计时"（Chronos），客观化的、可衡量的和可控制的时间；"时机"（Kairos），"恰好的时刻"。客观的、被测量的和被规定的时间观念（计时）可能与各个心理和社会系统多种多样的内在现实（时机）有明显的不同，并且可能形成冲突。

此外，区分西方国家的"时间箭头"和东方国家的"时间轮回"的观念很有意义。线性时间概念和一神教当中神的旨意联系在一起。它把现在的生活看作和评价成为将来的生活做准备，最好的情况是天堂，最差的情况是地狱。时间轮回的概念强调事件必然的循环再现，以及坦然接受的必要性。时间箭头的概念促使预测、计划、预防和未雨绸缪。时间轮回的概念则促使顺应必然性、灵活适应所有可能到来的事。

有一个家庭在每次会谈时都会报告说，他们原有的问题被解决后又出现了新的、更严重的问题。我们在第六次会谈之后问家庭成员，他们究竟是否能够想象一种更好的、没有问题的生活。父亲回答说："您知道吗，如果您的童年也像我和我妻子那样不幸，那么您可能根本就无法相信一个更好的生活。您就会认为所有不幸的事都是不可避免的，并且如果这些只要能够交替发生我们就很满足了。我们不指望治疗之后我们会更好，如果每次不管怎样还能过下去，我们就满足了。"

178

### 展现途径维度中关于"时间"的提问

- 个人、小组、家庭/团队分别占用哪些时间？
- 谁来决定时间？
- 谁来安排时间？
- 谁在家庭中最需要时间？
- 主导的时间观念是什么？
- 如何安排时间？

- 关于时间和协调时间的谈话占据多少空间？

- 哪些时期被看作是没有问题的，哪些是有问题的？

- 每个人认为自己解决问题需要多少时间？

框15　关于"时间"维度的提问

时间维度在治疗设置或背景下能够通过以下方面变得明确（亦见框15）：

- 询问每个成员的年龄，并借此表达他们所具有的生活经验。例如弗吉尼亚·萨提亚在一次会谈开始时写下了家庭成员的出生年份，接下来她把自己的年龄也写下来，并把年龄相加。她吃惊地说道："鉴于这个房间里有积累了175年的生活经验，我们一定能够共同为家庭的担忧找到一个好的解决方法。"她的评论是一个很棒的加入形式——每个人对解决问题都贡献自己的一份经验。

- 一个"时间饼图"可以明确表示出，如何大致地以百分比来分配供每个人或团体支配的时间，每日或每周计划具有相似的功能。

- 家谱图可以提供一个关于时间的多世代视角（参见章节15.7）。

- 可以画出生活历程路线和生活历程全景图并进行讨论（有一篇关于老年人咨询的佳作，参见 H. Petzold, 1985）。

- 关于时间的比喻有助于使人对不同人的不同时间观念变得更有耐心："诸位只是有不同的时钟"，"一个人坐的是汽车，另一个坐的是飞机"。

本书的一位作者对于他儿子到深夜还不睡觉的习惯，在无数次的争论之后得出这样的结论："现在我明白了，你完全没有问题，只是碰巧生在了错误的半球，你原本是个澳大利亚人！"这个改释的玩笑提供了持续的资源，有助于最大限度减少关于去睡觉的争吵。

- 您在一个假设的、额外的周日会做什么?
- 您知道有关时间的格言吗,您对此有何看法?

### 过去、现在、未来:系统朝哪儿看去

注意的焦点可以放在过去、现在或未来。通过这样的"专门研究",人们可以投入地做一些事情,如回忆过去、很随性地活在当下、充满幻想地和系统地制订未来计划,但是人们相互之间或与外部世界也会发生激烈冲突。

> 在移民家庭中,每个家庭成员都还保留着对家乡的清晰回忆,对故乡充满思念,与故乡保持着联系,保留母语和宗教信仰。还有些人很快就学会了移民国家当地的风俗,找到了工作,结交了新的朋友。在好的情况下,上述情况会受到赞赏,例如父母在办事时,孩子可以为父母做翻译,或者孙子对祖母讲的关于家乡的事感兴趣。但是也可能会导致强烈的冲突:如果在一个传统的家庭中,妻子比丈夫更快地找到了工作,丈夫会为此争吵;或者女儿沾染了新的国家的"不道德"的习惯,并且父母因此重重地责罚她。

帮助咨客在看待不同时间角度上找到一个平衡点,是系统咨询的一个重要的任务,尤其是存在年龄差异的咨客系统中,冲突因此而起或可以预见。

> 在一个企业的领导人会议上,16个部门负责人和短时间内换的第五任新厂长参加了这次会议。这位厂长原先在政府部门短期工作,他想对这个发展停滞的企业进行现代化的革新。通过回顾从工作时间最长的员工进厂到现在的企业历史,这段"时间旅程"(参见章节16.4)表明,过去的四位厂长总是推行彻底的整改措施,其中三位没多久就离职了,而第四位"坚持"了,因为他不久就熟悉了这个企业所重视的传统。

系统治疗丰富的技术和方法使得平衡过去、现在和将来变得容易（Borst & Hildenbrand, 2012）。

### 系统在时间上的发展：处于不断的变化之中

如前所述，我们把稳定看作一个有生命的系统原本需要探究的特殊状态，而变化是顺理成章的常态。为了能够更好地理解发展周期的动力学，大量关于家庭和组织发展阶段的模式被提出。它们应当预测，哪些发展要求可能会使家庭或组织陷入危机重重的转折当中，通常可以如何解决这些危机。充满危机的转折点往往是咨询和治疗的"入场券"。发展阶段的模式表明，人们可能面临哪些挑战。关于个体的心理发展，发展心理学提供了大量的模式，描述了从儿童到成人或到死亡的发展过程（Berk, 2011）。

迄今为止，对于家庭来说，杜瓦尔的家庭生命周期的概念（Duvall, 1977，由 Carter & McGoldrick做了更新，1980）具有指导性，在章节7.2中我们对此已有介绍。家庭生命周期的每个阶段都使家庭面临必要的"二级变化"，即改变自身的规则，并且每个人必须要经历心理上的变化。格拉泽尔和李维胡德（Glasl & Lievegoed, 2004）提出了组织发展的四个阶段，在过渡时期会出现典型的可预期的危机。**开拓阶段**，通常是由充满活力并且行动灵活的创始人塑造的，在这个阶段之后，随着创始人变老或组织的成长需要，会出现功能性的分化，如专家角色和部门的分化。在这个**分化阶段**的过渡期出现的冲突与艰难漫长的培养接班人的过程有关（Breuer, 2008; von Schlippe, 2009a）。如果由于专家和部门之间的边界过多导致信息流通不足，"专业白痴"和"部门利己主义"猖獗，那么危机会延续到**整合阶段**。在此阶段，往往出于用户和顾客的角度，专业部门会再解散，以利于形成生产团队和地方团队。

> 在一个金属产品公司，不再按照采购、生产、销售和组装来分别组建团队，而是不同专业部门的专家为生产一个专门的产品（如环保冰箱）而组建成一个新的发展小组。

如果市场、需求、法律规定或政治背景变化得太快，以至于一个组织根本无法足够快地适应，那么它在一个**联合阶段**经常会密切地和其他组织合作，以此共同实现这些快速变化的目标和任务。

伴随着可预期的、被称为"正常的"危机，也会出现不可预期的、"不正常的"危机，例如家庭中的离婚，但更多的是早逝、意外事故、灾难、一个孩子或父母一方严重的慢性疾病。在企业中可能会是资不抵债、大量裁员或严重的企业事故。虽然我们的文化为正常的危机预备了仪式（入学典礼、洗礼、婚礼、就职访问、政府声明、继承诉讼、葬礼），但是对于不正常的危机却没有，因此它们更难被克服。家庭所面临的一些事件伴随着"不明确的丧失"，博斯（Boss, 2002）对此做过描述：

> 科恩（Cohen，1999）列举了家中有一位成年阿兹海默病人的例子：家属所处的情形是，可以说那个亲爱的人已经"失去了"，虽然他还活着。他可能躯体上还存在，或由于长期住院已经不在家里了，但是他还在。这也就是，心理上已经和亲人告别，但同时还不允许真的这样做，这就使人们体验到对亲人的背叛。这种不明确性和与之相关的内心矛盾感给家庭带来了明显的压力。此处通过仪式可以提供一个重要的支持（Boss，2002；参见章节18.6）。

### 稳定状态和不稳定状态

动力系统理论（章节6.5）在一个更加抽象的水平上研究时间进程中的过程变化。协同学中对时间序列分析的研究显示，系统中的干预很少以恒定的速度逐步和线性地（"越是干预，越会有变化"）引发变化。正是一系列过程的同时发生，为不稳定预备了基础，没有这些，重要的变化就不会发生（Schiepek, 2004）。

对于系统实践来说，上述观点有多方面的重要性。首先，重要的是，自己（有时是来访者）要意识到，通常在一个变化之前，要先有一个不稳定的阶段。要想挺过这个不稳定状态，就同时需要一个足以承受的关系作为稳定的框架。

其次，有些时刻有利于变化的发生，有些则不利。在不稳定的、对变化敏感的时刻，一个小小的干预就可以起到很大的作用，但对于其他时刻可能就不起作用。这种有利的时刻是无法强迫或诱导的。因此"系统的合理的无为"和留心等待"时机"有时更有意义（亦见 Rufer, 2012）。

> 长期照管学生、病人、康复者或者长期与领导及公司一起工作的专业人士知道，可能很长一段时间他们的咨客都"没有任何变化"，但是接下来人们常常会突然目睹惊人的发展动力，其中很少的推动、指示、支持就会达到很大的效果。

对于"对变化犹豫不决"的咨客，有时一个评论会很有意义，即把这种迟疑积极地评价为有意义地等待"时机"： 182

> 我认为您现在正处在一个很好的变化的道路上，但是您或许觉察到，您可能有充分的理由不想仓促行事。可能我们的咨询应该有几周或几个月的间歇，然后再检查一下，对于接下来的变化，时机是否已经成熟，或者您是否还想再多等上一段时间。

然而对于系统成员来说也具有意义的是，不断地、一步一步地进行改变边界条件的工作，并相信总有某个时刻会达到那个临界点，在这个点上变化很容易发生，正如一句中国俗语说的那样："锅烧到一定火候，水突然会烧开。"

## 系统的节律

纽约的夫妻治疗师兼爵士打击乐演奏者彼得·弗伦克尔（Fraenkel, 2006, 2011a, 2011b）研究发现，夫妻关系中的冲突通常与不同时间观念的不协调或不适应有关。他乐观地假设，可以把关系冲突（"如果你爱我，你就会……"）改释成时间风格的不同（"我们只是时间风格不同！"）。这样一来就能够比较心平气和地谈论冲突，使之更容易解决。弗伦克尔提供了一个对时间维度的细致分析，以判断人们的做法相互协调或不协调。在夫妻治疗和工作坊当中，夫妻可以根据下面的表3做个自我诊断。

### 表3　把关系冲突当作时间差异

（彼得·弗伦克尔提出的维度，例见Schweitzer, 2011, S.55）

| 短的、中等的、长的⇒时间跨度 时间冲突维度⇓ | 以秒和分计算 | 以天和星期计算 | 以年和十年计算 |
|---|---|---|---|
| 时间点：什么时候？ | 何时开口，何时停止？ | 何时睡觉、起床、同寝？ | 何时生孩子？何时退休？ |
| 持续时间：多久？ | 一次谈话聊多长时间？ | 一起去度假几天或几周？ | 在这个房子里还要住几年？ |
| 速度：多快？ | 晚饭后过多久收拾厨房？ | 多久决定下来买辆新车？ | 付清房贷要多久？ |
| 频率：多频繁？ | 多久注视一次对方？ | 多久浇一次草坪，拜访公婆/岳父母？ | 多久换一次工作，多久寻找一个新的生活重心？ |
| 顺序：首先是什么？ | "她在前，他在后。" | "先工作后享受。" | "先在事业上取得成功，然后再要孩子。" |
| 节律：有何规律？ | 打断谈话 | 每周日晚上一起看电视剧《犯罪现场》（Tatort）？ | 总是在圣诞节之后那一天的晚上拜访家人？ |

夫妻可以一起来看一看他们有何差异，从而明确双方不同的评价，并共同找出办法，看看两个人如何能够处理好这些差异。在此，有些特别的干预方法会有帮助（参见Schweitzer, 2011）：

1. 谈论时间神话并对此提问：

1）自发性的神话（"只有当关系的形成是自发地或无计划地发生时，才有价值"），

2）完美的神话（"我们必须协调一致"），或

3）完全的自我监督的神话（"如果我们的时间相互不一致，这是……的责任"）。

2. 使时间分配可视化，如通过时间饼图或时间线（参见Grabbe, 2003）。

3. 给予良好的时间实践更多的空间，如约定"神圣的时间"，可以是很短的，或

者让美好的事件有规律地发生。

4. 对于有很大时间压力的夫妻，弗伦克尔（Fraenkel, 2011a）推荐"减压舱"（在两人下班之前的一个简短的休息仪式）和"60秒欢乐时光"的练习，在一天当中把两人相互想着对方的美好时刻与"情感连线"结合起来（如简短地通电话或发短信），虽然时间很短却能产生稳定感。

此外，在组织当中团队成员之间或企业部门之间时间上的协调也很重要。企业中的时间压力不仅和"时间太少而工作太多"有关，还和时间协调不妥有关（Zwack & Schweitzer, 2010）。

### 通过时间解决冲突：历时的和共时的模式

鉴于时间顺序，系统过程可以用两种方式描述：什么是同时发生的（共时）和什么是按时间顺序发生的"一个接一个"（历时）？所有同步形成的时间顺序让人感到混乱和难以应对，而所有历时形成的时间顺序让人感到无聊。

路易吉·鲍斯考勒（口述）曾经说过，人们有能力在同一段生活中做最相互冲突的几件事，只是最好不要在同一时刻。米兰小组把这句话应用在结尾干预的单双日练习中。这个练习会向一个同步运作的咨客系统推荐，把他们相抵触的愿望和倾向，按照历时顺序来做，通过在双日做一件事、在单日做相反的另一件事来实行。在某些家庭中，家庭成员之间的交流方式被看作矛盾的，他们的做法是相互之间提出不一致的行为期待，对此就可以通过引入时间概念来起到消除悖论的作用：悖论变成了一个正常的"心理矛盾"（Simon, 1988）。

184

我们可以推荐在孩子教育问题上存在分歧的父母，周一按照母亲的方式来教育孩子，周二按照父亲的，周三按照母亲的，以此类推，虽然令人困惑，但至少比他们现在的状况要强。我们可以推荐家中有精神异常者的不安的家庭，每逢周一把他看作有能力的年轻人，周二是精神有问题的人，周三是有能力的年轻人，周四又是有障碍的人，等等，以此检验两种看法对共同生活的利弊。

在另一个案例中，一对拥有自己企业的夫妻不断地争吵，为的是儿子同他的父亲——企业的创建人——没有划清足够的界限。妻子认为，儿子应该把父亲赶出公司。儿子目前是公司的所有人，但为了不让父亲感到被驱逐，他忍受着父亲很多"怪癖"。妻子认为，这表示儿子的行为还"像孩子一样"，因此她更加强烈地要求，儿子应该像"成人"一样做事。"他成年了，他可以这么做！"和"他表现得像个孩子，他做不到！"这两种描述不可动摇地并存。对这对夫妻的要求是，在接下来的几周内，一周当中去"相信"一种描述，另一周"相信"另一种描述，这带来了有趣的体验。一方面他们的争吵更加激烈和针锋相对，另一方面他们也体验到了放松和平静的阶段。令两人吃惊的是，夫妻关系在不同的星期里有更加强烈的体验，而且与是哪一周无关。以前妻子在她的愤怒和感到自己强求丈夫之间徘徊，以至于她总是同时既批评又要体谅丈夫。现在她可以有力量地与他面质，也可以和他平静地谈论这个话题，这两种方式对他们两个来说都感觉不错。

185　　同样的原则也可以用于预测多年后的未来空间。冲突可以通过为未来的变化找出一个最佳时刻而得到解决，如果双方的愿望都受到重视，并且通过未来提问（章节15.3）或者一个时间线之旅（章节16.4）展开一个穿越未来几年的心理历程，在其中寻找和检验对双方的愿望来说一个最好的时间点。

　　一对有不同文化背景的夫妻想要继续在其中一方的国家赚钱谋生，但是大部分时间在另一个贫穷而迷人的国家生活。但是对于半迁居的速度和时间点两人意见不一致。通过时间线之旅两人体验了接下来的四年，很清楚地呈现出频繁往返于两国之间这样的生活的魅力和压力，他们在想象中尝试暂时地分离（妻子在发达国家赚钱，丈夫在贫穷的国家盖房子），去孩子们学习所在的地方看望他们，并且从这段旅程的一个暂时的"终点"——四年后的今天，回看这段过渡时期。他们发现，如果他们比妻子开始的预想更慢地向前推进计划，并且计划出比起初更长的分别时间，那么他们的计划就可以实施。两人最后一致地说："这样可能行得通。"两年之后，咨询师收到邀请，去他们新建的房子拜访他俩。

### 轻松对待时间——五个要记住的句子

五句容易记的代表性句子总结如下，这是从针对时间的工作中提炼出来的，对社会系统的成员及治疗师和咨询师都有用处。根据我们的经验，它们有助于更轻松地应对时间这个主题（Schweitzer, 2011）。

1. "凡事都有特定的时期"（传道书，旧约）——有时值得去等待。

2. "容易的就是正确的"（关于时间的道家思想）——人们发现，当事情变得容易时，就是找到了正确的时间点。

3. "人们可以在这一生中做完全相反的事，只是最好不要同时做"（路易吉·鲍斯考勒）——做完一件再做另一件事，你就不会疯掉。

4. "世界末日总是排倒数第二"（海德堡教区牧师扬-格尔德·拜因克 [Jan-Gerd Beinke]）——人们可以相信，灾难过后生活总会继续下去。

5. "我的时间不是你的时间"（彼得·弗伦克尔）——尊重地对待参与者相反的时间观念，有时会避免关系中的冲突。

## 10.2　空间：我们是怎样的关系

对于空间概念，通常是利用其表达的喻义，但是有时也会用厘米和米等可测量的距离来描述系统过程的宽度、高度和长度。平面的二维比喻（长和宽）可以区分"远和近"——用来说明情感联结。利用高度还可以区分"上和下"——在此是与效能有关的主题，如权力、影响、独立性及其反义词。空间的比喻更多地强调现在是什么，较少涉及将来会是什么。它更多地提到"结构"而非"过程"。因此空间的比喻尤其多见于结构式和策略式治疗（第2章）及雕塑工作（章节16.1）。

### 目光能看多远：微观系统、中间系统和宏观系统

如果把目光"向外"看，越过系统的界限，放眼更大的社会系统环境，那么一个社会系统中的成员就可以有意识地将其视野拓宽或缩小。他们可以"从外部"获取信息、启发、鼓励、物质支持或新成员，或者他们可以通过狭窄地聚焦在系统的"内部生活"，从而与外部的喧嚣分割开来（插图11）。

在组织咨询中重要的学习过程往往发生在这样的情况下，即把放在老板、员工、企业氛围和内部冲突上的向内看的眼光扩展到：

- 顾客、病人、咨客、学生、买主；
- 供货商、付款方；
- 资助方，如保险公司、青少年保护处、银行；
- 管理机关和有兴趣的公众。

如果上述各方的观点也被觉察到并得以反映出来，那么主要的内部冲突相对来说往往就处在了次要的旁观席。如果那些通常只作为相对立的敌对方被齐聚一堂来共同协商，那将会更有趣。

### 成员资格：谁应该是属于其中的一员？

每个社会系统都必须定义它的边界：谁或什么属于我们，谁或什么不属于我们（参见第7章）？只在偶尔的情况下这才是"天生的"，如通过出生顺序，否则大部分是一个决定的结果——"我们是谁？"和"我们想成为谁？"。

187

　　　　一旦在平安夜家庭要共同庆祝圣诞节，也就决定了"家庭"是被理解成核心家庭、血亲还是邻里关系：相应地，是否邀请祖父母（如果是，那么哪位？）、大儿子的新女友、未结婚的大姑或是住在对门的友好的女士。

　　　　一旦一个社会教育机构的"所有团队成员"都应该参加团队督导，也就决定了，团队的界定应该由实际的出席还是员工的专业资格决定。因此，问题在于是否要邀请公益劳动负责人、保洁女工、物业和被辅导孩子的父母。

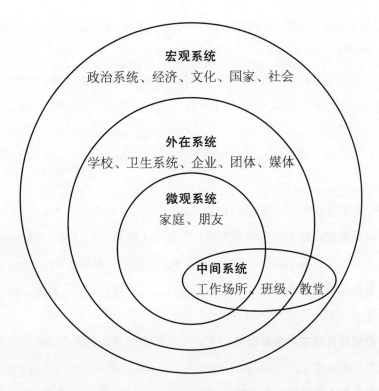

插图11　布朗芬布伦纳（Bronfenbrenner）的系统层面（据布朗芬布伦纳理论所做的描述，1981）

在家族企业中关于归属性的问题有着重要的作用：配偶的家庭成员能否成为股东（是，否或者只有在存在婚姻关系的时候）？收养的孩子是否属于家庭？（详见Plate et al., 2011）

188

### 展现途径维度中关于"空间"的提问

- 有多少空间供您支配——共同的、独自的，谁需要哪些个人空间？
- 谁来安排空间？
- 生活空间位于哪里（住所、城区、租住的公寓、财产、房间……）？
- 外部和内部的空间占有多少位置？

- 谁如何设定边界？如何评价空间（回避、逃跑、保护……）？是否可能在其中隐退或封闭起来？
- 边界可以逾越吗，比如被探听？谁为自己筹划空间，谁的空间被筹划？
- 有没有想象的空间，它们有何用途？

框16　关于"空间"维度的提问

明确空间维度的办法（亦见框16）：

- **家庭雕塑**：每个人占有多少空间，每个人需要多少空间，谁能在他的位置上看到谁，看不到谁？这符合日常生活体验吗（参见章节16.1）？
- **象征和物品雕塑**：在此有很多可能性，用硬币、积木、石头、椅子等来组建出复杂的场景（Frohn, 2010）。
- **用空间比喻来对关系提问**："您的女儿和您的岳母关系有多近？""您觉得谁看起来离祖父距离最远？""谁最有可能认为，您的侄子占了很大的地方？"
- **在画板上共同描绘出设想**：房屋平面图、内部空间、想象的空间。
- **比喻**：谁在车里或是火车里的哪个位置，谁来驾驶，谁是"火夫"，谁是乘客，等等？
- 借助**不同的材料**（如绳子）可以使自己的空间、自己的边界被看到（Bleckwedel, 2008; Lauterbach, 2007）。

### 结构：边界和联结

远和近是在不断变化的，所有成员之间的距离不可能是相等的——"我们所有人的距离都一样"这样的想法也可能是很危险的，如果它变成了一个信条，就会使成员很难拉开距离。坎特和莱尔（Kantor & Lehr, 1977）建议，按照以下三个方面来看家庭中的日常空间利用：

189

**划分边界**（Bounding）：一个家庭如何定义和维持他们的"领土"，他们如何"控制进出的交通"？

家庭发展出外部世界的地图（允许女儿晚上独自去哪里？）和道路（如放学或下班回家的路），使成员能够在上面活动。他们筛选并过滤危险和安全的材料（电子游戏、杂志）与人（保险代理人、孩子的朋友），然后允许或组织他们进入。家庭会设置"检查站"，看所有这些是否被遵守。

多少人居住在同一个空间里？有一个大的集体的客厅还是只有私人房间没有共同的空间？房间有门吗，常常是锁着的吗？有没有一个共同的电视（电脑、收音机、游戏柜……）或每个人自己的房间里有自己的设备？厨房是用来做什么的？

**联结**（Linking）：人们在家庭内部空间里是如何相互联结或区分的？

通过共同的娱乐或活动"搭建桥梁"；不参加的人"产生距离"。人们可能被"排除"在共同的活动之外，他的活动被限定在某个特定的方向上。对所有这些过程和参与者的认可和命名（"识别"）是很重要的，这使得所有成员能够感到自己"被看到"和"被认可"。

**集中**（Centering）的目标是，使家庭明白其自身的意义。

对此会为家庭内部和对外的"道路交通"制定游戏规则，并维持和传授下去。家庭会做出分析总结，什么进展得好，什么进展得差。在家庭集会时会宣布这个游戏规则，敲定或提出异议，并重新协商。会拟定期望的目标，但也会接受随后可能发生的事。最后，所希望的家庭空间形式必须要让大家都知道。

## 10.3　能量和信息：什么推动我们并保持运转

从能量的角度来看，会提出这样的问题：什么推动着人"前进"和"保持运转"，人们从哪里获得力量或什么使人筋疲力尽？以下提问往往可能是好的切入点：人们如何对待能量，"电池中的电量"如何，能量在何处交换、获得、耗费或损失？（框17）

**展示途径维度中关于"能量"的提问**

- 谁获得了能量，带动家庭、团队去做咨询？

- 如何对待能量，谁或什么汲取了能量，新的能量从何而来，有没有"自由的空间"供人加油？

- 谁最有可能注意到能量流失？

- 能量如何被评价？

- 冲突地带和休养地带在何处？

- 能量是什么感觉？哪些比喻适合能量的形式（如闪电、河流、天体、电流、葡萄糖）？

- 能量如何流动（如躯体练习、呼吸练习）？

- "能量饼图"是什么样的？百分之多少的能量用在何处？什么带来能量？什么消耗能量？

- "加油站"在哪？——什么带来乐趣？哪里可能是新的加油站？

- 每个人如何对待能量（如营养、金钱、自由时间、清醒、睡觉、工作）？

框17　关于"能量"维度的提问

### 把"具体的"资源看作能量

系统治疗与咨询常常更关注交流和关系等"软性因素"，而非诸如金钱、社会生活空间的布置、工作场所等硬性"事实"。这个观点特别在三个工作领域中提出了挑战：

- 对**系统社会工作**提出的批评，认为那是一种注重交流和社会建构的系统方法，忽视了切实存在的贫穷和很多咨客的不平等待遇（此外还有Ritscher, 2002; Staub-Bernasconi, 1995）。
- 在**家庭治疗**中，观察到小型的家庭，如单亲抚养者拥有的能够被激活的资源会越来越少。
- 在**企业咨询**中，将系统过程咨询和专家咨询组合成"互补咨询"[1]。

具体的资源通常是物质的，即房子、衣服、电器、食物、交通工具等人们生活和工作所需要的东西。它们通常也是非物质的，但是可以购买，如不是由国家提供的教育和对孩子的辅导。此外，对家庭治疗师的建议是，要了解和关注人们的生活实践方面。并非"一切"都是交流，也存在具体的物质的背景条件，它可以使建设性的交流变得很容易或很困难。

### "钱推动世界"：金钱

金钱作为象征性的普遍的交流媒介（Luhmann, 1984）属于"能量"的特殊情况。一张欧元纸币不好吃，不能当衣服穿，也不能用作门帘。但是人们可以用它交换生活用品或家具等资源。人们用钱虽然不能买到一切，但是很多东西都可以用钱买到——这种普遍的可交换性构成了金钱的吸引力，并且使钱成了导致无数社会矛盾的东西。赚钱可以变成嗜好和超越满足实际需求的能力象征。对个人控制金钱的斗争可以变得很激烈（"你又没有经过我的同意从我们的账户上取了钱！"）。

对钱的处理和支配，在伴侣关系中尤其是个重要话题，应该对其进行讨论（如Goldner, 1988）。作为"能量"维度的一部分，象征性地来说是围绕这样的问题：谁能"打开或关掉水龙头"，如何决定对钱物的支配，关于金钱的依赖性和独立性是如

---

1　这里是指把企业咨询的两种不同的方法结合起来：专业性的专家咨询是针对改组和策略取向，它与一种更加"软性"的过程咨询结合起来，后者主要涉及交流和对关系的澄清（Königswieser et al., 2008; 亦见Wimmer, 2010）。

何施行的，如：谁有权支配银行账户？这是如何被决定的？伴侣同意这么做吗？如何决定大的开支？

## 10.4　效能：我们如何达到目标

这个维度包括权力和无权、影响和无影响力及依赖性等问题。它在个体层面上涉及自我效能的体验（Bandura, 1997），这是一个重要的内心稳定的状态，能够体验到有能力完成某事，能够起到影响作用，即便可能是有限的。在伴侣关系、家庭、团队等当中，这一维度和这样一个问题联系在一起，即谁有发言权，谁来决定，以及个人有多少自由空间可以持有并且明确表达自己的立场。

> 在一个开明的社会，起码在家庭中，民主的权力分配是不言而喻的。但是由于存在很多差异，这个原则并不容易实施。孩子应该有和父母一样的发言权，并且他们本应该是"最好的朋友"，这样的想法可能难以实现。
>
> 在一些企业中也有相似的文化，领导感到很难实现自己的领导功能。在某些非营利的社会服务机构中人们甚至很反感有个"领导"（在诸如此类的说法——"朱蒂丝只是做得很像模像样，事实上我们都是平级的！"——中可以明显地感受到）——某种结构形式有时会暗中起到掩盖和破坏等级的作用。

在过去几十年中，对所有关于权威和权力的图画的拆除导致了这样的景象：好的关系原本只能在没有权力的关系基础上才能形成。但是这种完全没有权力的想法与"坚信权力的神话"有相似的危险，这是贝特森（Bateson, 1981, S.614以下）对人性"认识论疾病"的看法。父母会无助，组织会因为没有等级而停止运作，"猴子统治了动物园"（Kühl, 1998）。

权力和无权之间的震荡可能涉及的挑战是，找到一种不固着于"不是……就是……"的形式。一种"新权威"的形式以保持在场，而不是以一种正式的角色为基础（Omer & von Schlippe, 2010），它可能意味着在某些关键点上确切地发挥作用。如今我们正在经历一个传统权威观念的回潮，这看起来像是针对过去几十年解放主义的反对运动（Bueb, 2006）。例如，为无助的父母提供"天才保姆"模式，使得父母能够按照规范来行使权力。

对于系统咨询师的挑战在于，有些关于"正确行使权力"的观点，不能运用在咨询中，或只能用于提供信息。系统的态度（第11章）固有的观点是，人们想要的共同生活是，每个声音都有空间，每个声音都被听到。越不这样做，一个社会系统就越显得独裁，并且会有更多公开的或掩盖的暴行。不允许人们对此发表言论是虐待或滥用权力的极端形式。

## 10.5  意义：我们如何成为我们想要成为的那样

态度和价值、世界观、信仰、意识形态、对意义的思考、精神意义，所有这些概念所描述的都是被人们认为重要的东西，是被当作正确的或错误的、好的或坏的来感知的东西，也是人们为之争论的东西。大量的理论概念致力于研究的问题是，哪些含义对人们来说有"意义"，社会系统理论中，意义是核心范畴，它将心理和社会系统相互联系起来（参见章节7.1）。"发现意义"是卡尔·维克（Karl Weick, 1995）的组织理论的核心（指的是人们为了组织中发生的事发明的一个事后的"好的故事"），"意义吸引物"是以人为中心的系统理论的一个核心部分（Kriz, 2004）。在象征的交互论中，意义被看作社会的基本组成部分，例如米德（Mead, 1980）写到，一个社会甚至在意识到意义之前就已经建立了"意义的机制"（S.117）。在接下来的过程中产生了自我意识，也就是人们的反思意识——关于自身，关于发展有意义的手势或象征物，关于承担角色以及角色的普遍意义。这就形成了一个"对现实的社会建构"（Berger & Luckmann, 1970）。

当然，意义也是心理学的一个重要概念。"语义记忆"包括我们对事实、概念和词义的知识，但是也包括泛化的（有时并不符合实际）信念，比如，"我必须在任何情况下都是最棒的!","我是毫无价值的!",等等（Goschke, 2007, S.98）。人们的意识对这些"信仰/信念体系"或"心理模式"进行自我组织（Johnson-Laird, 1983; Seel, 1991）。[1] 这些理论认为，人们的知识是以内在模式的形式组织起来的（即更大的"意义包裹"），也常被称为"模式"，它一旦形成，人对世界的认知就会很大程度地受其影响。贝克抑郁症理论中的模式概念受到公认（引自Goschke, 2007），它描述了抑郁症患者消极的基本信念会导致认知、记忆和思维的歪曲。说唱团技术（章节16.5）有助于将个体或整个家庭、小组和团队中僵化地制造问题的信念体系，通过一种赞赏的、非指导性的方式进行持续的扰动。

此外，家庭的经验世界也被看作一种建构，它可以追溯到家庭共同的信念体系。赖斯和奥利维耶里（Reiss & Olivieri, 1982）就此提出了"家庭范式"或"家庭建构"的概念，史第尔林（Stierlin, 1988）则把共有的基本世界观信条称为"家庭信条"。施内文德（Schneewind, 2010）对此提出了"家庭独特的内部经验模式"概念，它由每个家庭成员对家庭现实的主观认识汇集而成。在所有的案例中都会描述，每个家庭成员对现实的看法、经验和基本信念是如何相互渗透成为相互联系的"现实"建构并稳定地保持下来的。因此，每个家庭成员的现实体验并不相同。相反，往往家庭中很多冲突的原因就在于意义层面上不一致的体验。

> 一个常见的例子：一个家庭对于应该如何庆祝圣诞节无法达成一致。母亲的原生家庭认为圣诞树上一定要有彩条装饰，否则就不像过圣诞节，而在父亲的家庭文化中彩条被看作庸俗的。只要双方都坚持认为，圣诞节必须共同庆祝，人们要忠于其原生家庭的传统，我们之间不允许有不一致，做出妥协是不可能的，这样就会产生一个无法解决的矛盾。然而，一旦不再坚持这样的想法，就可以找到解决办法，比如在偶数年装饰彩条，在奇数年不装饰彩条。

---

1 由于不同的概念相互重叠，并且不同的用法在一定程度上会令人产生困惑，所以此处只是提一下，而不做深入介绍（参见Rouse & Morris, 1986）。

### 系统逻辑：平衡和公平

在意义层面上尤其重要的是，理解系统中公平和不公平的体验以及平衡逻辑是如何形成的。鲍斯泽门伊－纳吉和斯巴克（Boszormenyi-Nagy & Spark, 1981）的理论认为，家庭中对公平的看法和公平的动力学很重要。公平是一个存在性的基本范畴（Stierlin, 2005），它决定了人们在其各自的相关系统中的感受。"社会比较过程理论"（引自von Schlippe & Klein, 2010）提出，人们时常在各自的社会相关领域中与他人做比较：抽象的遗产继承的多少并不重要，重要的是，人们自身比他人获得的是多还是少。它决定了自我价值感，代表了人们所体验到的解决办法是公平的还是不公平的。

不公平的感受是一种很强烈的体验，蒙塔达（Montada，2011）认为所有冲突都是出于不公平的感受，因此应该对这种感受加以调节。相应地，在家庭治疗尤其在夫妻治疗中，往往围绕的就是这样的问题，即如何平衡所体验到的感情伤害和不公平感。恰恰是在夫妻关系中，如果一方使另一方受到伤害并且双方的角色固化为实施者（过错、过错感）和受害者（伤害、委屈），那么双方的互动就有陷入僵局的危险："受害者"处于"道德上的优势地位"，但为此要交出"权力"，并伴随着持续的被伤害感，"实施者"会遭受良心的谴责，这种感受使得双方不可能处于平等地位。在这样的情况下，可以通过仪式建立平衡，使当事人有机会重新恢复一种"给予"和"获取"之间平衡的关系。

乌尔里希·克莱门特（Ulrich Clement, 2002, S.130）描述了"道歉"（"新教"模式）、"忏悔"（"天主教"模式）和补偿损失（社会模式）三种可能的平衡做法。按照"新教的逻辑"常常会使人面临矛盾，因为"原谅"发生的前提是，只有当请求原谅的人"真心实意地"意识到："他应该要认识到错误，然后真诚地请求原谅！"然而一方如何能够确定另一方真的是这么想的呢？按照"天主教的逻辑"，和解需要有行动，进行忏悔就是一种行动，它与商务往来的逻辑相似：人们忏悔时，未必一定要这么想。克莱门特描述了夫妻关系中进行补偿仪式的步骤和方法，其中一方对另一方犯下的并且在"罪状"中承认的一个过错，可以通过一种仪式的形式来弥补（见框18），只要另一方潜在的内心矛盾并不抵触这种补偿（因为这可能会带来一种潜在的获益——做个"无辜者"）。

**补偿仪式**（根据Clement, 2002, S.135以下的内容简化而来）

1. 就什么是需要弥补的过错达成充分共识：什么是"被损坏的东西"？

2. 检验一下，弥补的时机是否已经"成熟"，通过弥补可能会失去什么？

3. 商定好这种弥补是单方面发生的，而不是相互抵消。

4. 如果双方彼此都有怒气，需要有一方先开口道歉（比如通过掷硬币）。

5. 不是把关系中"积累的"所有过错，而只是把一个"典型的"过错作为补偿仪式的目标。

6. 由接受道歉的一方提出补偿应该如何进行："您要求对方做什么？"

7. 补偿过错的做法要符合现实（既不是"太便宜"，也不是"太贵"）。

8. 再一次确认，是否真要进行这个补偿仪式。可以再回到第二步，并确认一下是否存在内心矛盾："仔细考虑一下，这么做的坏处是，以后就不能再指责这个过错了！"

9. 现在双方要讨论时间、地点和形式。这几点不可低估，这关系到"编剧的美学"，所以要慢慢来。仪式应该在一个特定的时刻和场景下进行，并且只能进行一次。重复进行会削弱补偿仪式的效果，甚至会毫无作用。

10. 仪式进行之后不能进行附加的商定，不得"上诉"。

框18　补偿仪式

196　　**神话、传奇故事、仪式：故事和赋予意义的做法**

　　一个团体要保障他们的团结，常常通过两种补充机制：通过集体共同的有关团体的起源（创始传说、英雄故事）和去向（传奇故事）的叙述，以及通过仪式（共同的促成意义的行为）和仪式性的行为方式。这些方面被不断地传承和实践，通过这样的方式，团体的传统就被传递下去。反之，通过对神话和传奇故事的质疑或改述、放弃仪式或者以完全不同的方式来进行仪式，就会产生重要的变化。神话、传奇故事和仪式也会显著影响家庭和组织的生活，为变化的产生提供契机，而且这些变化往往是很深刻的。

> 一个家庭是劳工出身还是贵族；在上个世纪他们的祖先是"为了伟大的事业而奋斗"还是"恶劣的镇压机器的帮凶"；他们是始终"遥遥领先"或是"毫无机会"；他们是"通过努力奋斗而成功"还是"始终被压制"；这些故事大大影响后辈们想象的可能空间。家庭的传奇故事之间往往被塑造得大相径庭，这取决于他们是把"健康长寿""银行账户和不动产权"或是"很多激动人心的事件"作为好生活的追求目标，还是把工作或休闲、严肃的献身精神或充满乐趣的享受作为生活方式（von Schlippe & Groth，2007）。

神话有助于社会系统之间的外部区分。神话在内部是权力和分配的冲突可以依附的素材，尤其是关于**故事的所有权**（如果存在很多相互竞争的故事，那么谁持有故事的"真相"？谁有权对故事进行加工？）以及**在统治性的故事与被压抑的故事之间**（哪些故事"得以实现"？哪些行为可能允许了这些故事，哪些阻碍了它们？是否存在被压抑的故事可以替代哪些居统治地位的故事？）。

> 在宗教领域中，神父和教徒之间的冲突；在现代科学社会中，不同的评定者之间的冲突；在家庭中，两个原生家庭之间或年轻人与老人之间的冲突；在企业中，例如发展部和销售部之间的冲突；在这些故事中得以解决。

对这些故事的探究和可能的质疑属于叙事治疗/咨询的范畴，如解构性提问和欣赏的询问（Bonsen & Maleh，2001）。仪式可以说是神话和传奇故事实践性的、行动取向的姐妹。仪式的表现形式可谓是通过共同的行为把故事所包含的意义表达出来。治疗和咨询工作中的仪式将在章节18.6中进行介绍。

197

## 10.6　感受：将我们联结起来

意义（meaning）是有关人们认知世界的方式方法，而感受（affect）则涉及直接的体验。感受是内心的状态，是对我们遇到的事物最直接和最贴近躯体的评价：愉快—不愉快，紧张—放松。当我们受到某种危险的威胁，我们的感受会帮助我们以最快的速度做出反应，它是我们生物性功能的一部分，感受会更经常和更直接地转化为行为而不是想法。因为感受先于语言产生，人们不能把感觉的过程看作符合语言的秩序原则。尝试用语言来解释感受可能是"冒着坠毁的危险"："当人们说'我爱你'的时候，意味着什么？能够使人们的共同生活变成地狱的很多冲突是这样产生的：每个人都认为，对方知道他们对其表达的主观意思是一种客观的表达。"[1]（Simon, 1990, S.160）

同时，感受是关系系统的重要组成部分（Grossmann & Grossmann, 2003, 2008）。它使得人们相互联系并产生联结感 。人们在紧密的关系中，在与对方保持距离的远和近之间矛盾地徘徊，表现出的两个极端是缠结/融合和驱逐，家庭治疗对此始终有浓厚的兴趣。整个第17章都是描述夫妻和家庭治疗中处理情感的形式。

### 联结、驱逐以及联结和驱逐间的摇摆

有时成员的关系非常缠结和矛盾，尤其令人印象深刻的是，家庭中的青少年太早、太突然或太晚甚至不与父母分开（Stierlin, 1980）。对于完全由单一的联结模式支配的家庭，满足感和安全感似乎只有在家庭中才有可能得到，外面的世界显得充满敌意和可怕。强烈的联结容易出现在情感（"你的感受也是我的感受！"）、认知（"你所想的也是我想的！"）或忠诚层面（"你想要的也是我想要的！"），或者同时表现在所有这些层面上。在完全由单一的驱逐模式支配的家庭中，情感的需求，尤其是相互依赖的意愿无法被满足，儿童和青少年被迫过早地独立。在情感上，驱逐表

---

1　此处引用的文献清楚地说明了感受维度和意义维度（感受赋予的意义）之间的联系有多么紧密。

现为冰冷和拒绝的气氛；在认知方面，表现为对他人的想法不感兴趣，很少或完全没有忠诚的联结。

## 气氛

气氛（"家庭氛围"[1]、"企业氛围"）被看作一个社会系统中在某个时间点上遇到的整体的情绪，它比情感更模糊，更难以捉摸。哲学家赫尔曼·施米茨（Hermann Schmitz）把感受称为"倾注在空间中的气氛"（2007, S.26）。它描述了对系统中当下总体状况的一种模糊的、共享的、持续的共同体验。例如，"风和日丽的季节""冰河时期""清风"或"极度瘫痪"等比喻都是对气氛特征的描述。在自我体验中，气氛可以通过躯体的感受被体验到：它是热的或冷的，人们感到被束缚还是自由的，不安还是放松。观察者可以从成员的表情、姿态、语言和互动方式上读出气氛如何。

社会学家雷蒙德·舍尔（Raimund Schöll, 2007, S.329）和哲学家马蒂亚斯·奥勒（Matthias Ohler, 2011）描述了企业中由于不同情感渲染的人际关系而形成的极端气氛："情绪高涨的—忙碌不停的""激烈的—斗争的""消沉的—无能的""友好的—平和的""冷酷的—有距离的"和"贬低的—妖魔化的"。

　　　　舍尔建议管理者通过自我和他人的观察来觉察团队中的气氛，并且也要鼓励员工这么做。气氛不可能魔法般地消失，例如通过笑话或咒语让一切立马变好（参见章节7.4中的组织文化）。更好的情况是，首先接受这些气氛，并给其空间，例如在经历丧失之后允许处理悲伤的过程，并通过悲伤仪式给其空间，这样一来告别这个悲伤阶段会变得容易些。

我们置身于气氛之中，但是我们也能影响气氛。在家中和单位中，通过对颜色和材料的选择、房间摆设、窗户、灯光布置、绿化等对空间的布置就可以影响气氛。此外，还可以通过大间的多人办公室或小间的单人办公室、关闭的或打开的房门、

---

[1] 参见前面章节描述的"家庭范式"。

父母卧室和孩子卧室间的距离或者领导办公室与保洁工休息室间的距离，来设置距离的远近。气氛体现在时间的安排上，如午餐的时间、工间休息文化、工作进程的节奏、会议持续的时间和日程。气氛体现在对每个成员的关注上，例如设置一个给婴儿换尿布的房间或无障碍通道，以及通过设置厨房、咖啡机或休息室来照顾到身体的舒适。

> 舍尔建议，在一个与气氛有关的家庭、团队或组织咨询中，首先要留意当下遇到的气氛并共同讨论："您此刻感到这里的情况如何？您用一个从1到10的量表如何给现在的情绪打分？您的邻居会对这里的气氛说些什么？哪部电影的片名会是个恰当的描述？"通过这些讨论可以形成假设，并最终为"气氛的总体规划设计"中地点的选择、房间内的布置、特定情形的动作设计以及交流形式做出设定和实施。

# 11. 态度

系统实践并非直接转化系统理论中的概念，或者单纯运用手艺技术。系统实践者**本人**和治疗**关系**（Loth & von Schlippe, 2004），与治疗工作的**背景**一样起着决定性作用。两者通过一系列基础的、以激励为前提的具体做法和态度相互联系在一起。

## 11.1 合作与关系

在系统治疗中，对于治疗关系意义的看法，随着时间的推移发生了明显的变化（参见 Reiter et al., 1997）。早期家庭治疗的特征是持有这样一种态度：为家庭提供一种"通过交流来解决问题"的实际经验（Stierlin et al., 1977），在一种"一致的和开放的关系"框架下或者是直面家庭故事中避讳的话题（Boszormenyi-Nagy & Spark,

1981）。从20世纪70年代中期开始，由于米兰小组"激进的"控制论方法的影响，一致性和共情等方面受到了怀疑，它们被看作可能失去治疗师位置的信号。因此，取而代之的是一个无法被看透的策略：采取中立的态度。在一次会谈结束时，没有一个家庭成员能说出，治疗师是站在哪一边（Selvini Palazzoli et al., 1981, S.137）。与家庭成员建立一种个人的或亲切的关系是不符合这种模式的。史第尔林等人（Stierlin et al., 1977）把这种模式描述成与前述的交流模式相对立的，是"通过系统的改变来治愈"的理念：工作的目标是使家庭的"游戏"无法进行下去。在当时，对于治疗关系的传统看法从多方面受到质疑，甚至是受到讽刺，而以操纵为工具则获得明确的赞同（例如Watzlawick, 1977, S.14）。

随着时间的推移，这种明显与一种操纵式的做法相联系的结构式的权力越来越多地受到质疑，例如：

- 咨客被人透过镜子观察，但是他们却看不到对方；
- 咨客在不允许参与的协商之后，带着悖论的、"神谕般的"结尾处方被打发回家；
- 咨客的说法仅仅被看作"伪装的"（Selvini Palazzoli et al., 1977, S.33-34）；
- 并且他们被看作"对手"而非合作伙伴。

鲍斯考勒和赛钦在离开赛文尼-帕拉佐莉（Boscolo et al., 1988; 亦见章节2.4）之后，在一次自我批判的反思中对冷战隐喻的治疗取向提出了质疑，其中主要是关于策略性地"挫败"咨客的"手段""花招"和"计策"。反思的结果是，需要改变系统工作的前提。除了"交流模式"和"系统变化模式"，一种"合作模式"出现了：治疗和其他所有的系统实践都被看作共同寻找好的描述，并且建立在一个尽可能准确理解咨客愿望和需求的基础上。

现代的自我组织理论强调一个更深入的观点（例如Kriz, 1999）：如果治疗意味着在自我组织系统中去推动"秩序与秩序之间的转换"，并伴随着原有模式的动摇和混乱，那么对此就需要一个充满信任的关系作为稳定的基础。一个持续的友好关切的"情感框架"（Welter-Enderlin & Hildenbrand, 1998）被看作这样一个基础，它使得来访者、个体、夫妻、家庭或团队能够深入思考对于他们来说有威胁性的内容和挑战，并为之做出改变。因此，合作模式需要以关系作为基础（Levold, 1997; Rufer, 2012）。

## 11.2　扩大可能性空间

从广泛的意义上来说，系统实践的首要任务是探究那些被当作问题的关于现实的描述。因此，一次咨询会谈可以被理解成一次热切的关于现实描述的交流（von Schlippe et al., 1998）。在这个意义上，一种系统的治疗态度不是指向功能不良的、有问题的或困难的方面，而是寻找能够启发或扩大可能空间的描述。海因茨·冯·弗尔斯特在描述系统思想和治疗方法时提出一个伦理要求："干预的目的始终是要扩大可能性！"（von Foerster, 1988）在系统实践中这个要求有显著的后果：治疗师会特别仔细地思考，应该如何描述才是更恰当的，使其能够扩大咨客对可能性的意识。通过未来取向和假设性提问可以"激发可能性意义"（Simon & Weber, 2004）。同时以怀疑的眼光来看待描述现实的传统，这种传统的描述会起到反作用，即确定的诊断和慢性化的叫法有可能会强调受害者角色或病人角色（Levold, 1994）。这样一来虽然可能导致系统思想与原教旨主义的宗教观点和道德观、神圣的科学传统产生冲突，但是会给所有当事人带来很多乐趣。

## 11.3　独立自主作为关键词

假设您尽了全力来支持一个身处困境的人。您提供了您全部的知识、经验和周围的所有可能性。最终您得知这个您想要帮助的人也确实好了一些。而在您正为之高兴时，您可能在不经意中发现，这个人认为他变好的原因是他调整了饮食——而您也不确定在会谈中是否谈到过这个话题，那么您帮到他了吗？

某些做法是否有帮助，应该是由那些被帮助的人来决定的。在此我们面临一个引人入胜的区分。一方面要承认，意义，即联结的意愿和联结的能力，只能从人们自身当中被创造出来；另一方面同时要考虑，只有依靠他人，才能使意义对自身产生作用（Loth & von Schlippe, 2004）。因此寻求帮助的人始终被看作自主的、无法指导的，是他们自己生活的专家。

同时，必须要认识到意义得以实现有其必不可少的社会性前提。社会经济问题不能被看作个人的心理问题：如果五个人住在两室的房子里，他们的行为不能被描述成"缺乏耐受挫折的能力"（Markard, 2005）。因此，一个症状或一种障碍也可以有其自身的意义，并在一定的背景下因其顽强克服困难的表现而受到赞赏。在治疗对话中，要尝试找到对症状或障碍的赞赏性描述，要克服阻碍去利用潜在的解决问题的现成资源，并重新发现这些资源且对其加以利用。

这种观点的实际效果很重要，因为它对自主和控制的看法不同以往：自主是治疗工作的出发点（预先假定）而不是治疗的目标。这意味着放弃所有操纵性或权威性的施加影响，此外，也要放弃把咨客变得"更加自主"的想法。改变不属于治疗师或治疗方法，更别提治疗流派，而属于咨客自身。系统的自我理解在于，为建设性的改变准备专业的、恰当的框架条件，并且同时放弃有目标、有计划地进行改变的想法。治疗的专业性在于，把咨客作为自身的专家，治疗师陪伴其前行，但并不知道咨客"原本"应该去向哪里。因此，治疗师更倾向于作为"参与的观察者"，为建设性的谈话创造空间，并且设法做到让咨客保持对话。

## 11.4  伦理的另一面：阻止和界限

系统治疗与咨询首先被认为是"赋予可能性的工作"。但是在很多专业背景下，"阻止"，即有意识地限制他人实施行为，与赋予可能性一样重要。

- 青少年保护处的工作人员必须制止家长殴打或性侵孩子。
- 有自杀倾向的人必须受到心理社会和医学专业人员的暂时保护，使之无法实施自杀行为。

- 领导（即使他受过系统咨询培训）必须在他的工作范围内阻止员工占用大部分的工作时间进行家庭事务和休闲。

一个团体越自由，这个团体中就越是赞同"允许"，而更倾向于把"阻止某行为"看作令人生厌的坏事。这会导致一系列有问题的互动。作为领导、青少年保护处的工作人员或精神科医生，可能不会觉察或者否认自身职业角色所决定的有关控制和阻止的任务（"我们的工作完全是以员工/咨客/病人为取向的"）。然而这会成为禁忌，使得双方很难开诚布公地讨论棘手的实际情况。而另一方（员工、青少年、有自杀行为的病人）反正也不相信治疗师会对此不管不顾。如果这种禁忌没有坚持到底，最终将会使所有参与者更加失望。

如果某些被视为不能接受的事情发生了而未加以阻止，就会违背伦理准则。这些准则往往首先对实际工作中不允许发生的情况做出规定，例如，心理治疗师与其咨客之间的关系（不能有性关系）、教师和他的学生之间的关系（不能体罚）、领导和员工之间的关系（不能对其霸凌，不能要求其从事违法行为）。如果系统治疗师和咨询师对于明确的违背伦理准则的行为毫无反应，那么由于他们不想采取任何限制措施（比如通过惩戒诉讼程序），他们不仅会遭到严厉地指责，而且可能会因此被吊销从业的资格。

一方面，重要的是要清楚地区分，人们是在什么样的背景下工作。担任某种社会监督职责的人不能同时从事心理治疗工作（Cecchin, 1988）。明确地提出道德界限（"在这样的情况下，我不能也不会对您做治疗！"）和提出明确的规定（"只要您无法做出保证，我就有义务……"）有助于解决这种两难的局面。因为在人们开始心理治疗工作之前，必须要保证停止暴力行为、停止性侵犯——并且不仅是说说而已，而是能够清楚地检验是否做到。只有当治疗工作的框架条件得以保证，相应的咨询背景才能够连同一个清楚的标志建立起来："现在，在我们把这些澄清之后，我们就有了一个共同的基础，在这个基础上我们能够谈论诸位以后想要如何相处。"在工作背景下有意义的是，以一种确切的方式指出目前的立场（Omer & von Schlippe, 2004），说出那些无法容忍的行为并提出条件，同时不要贬低当事人个人（"我把这种行为称为骚扰。在我的部门我对此不能容忍。我愿意调解团队中的冲突，只要能够保证，这样的事不会再发生！"）。

在其他情况下可能需要协商。目标是在保证必需的准则的前提下，在所限定的范围内实现尽可能大的自由行动空间。这体现在一个有决定权（和决定义务）的人对于另一个人：

- 第一步要明确告知自身的监督义务（"如果我发现您有自杀行为，我有义务阻止您的自杀行为——紧急情况下会把您送到一个封闭式的精神科病房"）；
- 第二步要搞清楚存在哪些可活动的空间（"如果我在接下来的半小时能够信服您没有自杀的危险，我们可以共同考虑一条其他的路"）；
- 最后与咨客设计出可替代的解决办法（"您有没有可以信任的人在接下来的三天里可以给您支持？我能否相信，当您在周末出现自杀的想法时，会给急诊医生或精神科的危机干预服务打电话？"）。

在精神科的背景下，系统的协商尤其体现在用药、诊断、限制自由等方面  204
（Keller, 2002; Greve et al., 2007; Schweitzer & Nicolai, 2010）。在青少年保护处背景下采用的探访式家庭治疗中，向家长明确说明该机构有权监督父母和采取保护青少年的措施，对提高治疗动力起着重要的作用（参见章节14.4）。

## 11.5  形成假设

假设是一种暂时的、需要在咨询过程中进一步检验的设想。在经典的科学理论中，假设作为认知工具，通过证明一个假设是要保留还是摒弃，来推动对某一问题的研究。在系统治疗中自赛文尼·帕拉佐莉等人（1981）开始，对**提出假设**的理解有所改变。在此，一个假设的意义在于，它是否有用。而它是否有用可以通过以下方面来衡量：

- **排序功能**：通过假设要对家庭会谈中众多的信息归类，将其分成对治疗师重要的和关系不大的，从而首先在治疗师的脑子里开辟一条认知秩序之路。

- **激发作用**：假设具有提供新信息的特点，首先要为治疗师，然后为家庭提供新的观点，不仅是用来检验所有那些通常会想到的可能性，而且要提出和探究新的可能性。正当一切一成不变地运作时，假设中令人吃惊的内容促进了意想不到的和不可能的变化。

因此，不是由于找到了一个正确的假设，而正是假设的多样性促使了观点和可能性的多种多样。因而，提出线形因果的假设也是可以被认同的，只要人们能够接受这一观点：或许一切也可以是截然不同的。那些违背习以为常描述的假设提供了更多新的和令人意想不到的认识。弗曼和阿霍拉（Furman & Ahola, 1995）提出，正是那些不寻常的、富于想象力的解释才是解决问题最佳的催化剂。人们必须要消除这样的观点：只有唯一一个正确的做法。因此，治疗师偶尔会为咨客的问题提出最不可能和令人费解的解释。

在系统治疗师看来，一个假设涉及的一个问题系统中的成员越多，越能够将不同参与者的行为以赞赏的方式联系起来，这个假设就越合适、越有用。一个假设应该尽可能这样表达，使它既可以把**好的意图**跟无意的**负面影响**联系在一起，又能够反过来把因某个问题所承受的**痛苦**与问题**积极的副作用**联系起来（详见章节18.2）。

## 11.6 循环

请您想象一棵树和一个拿着斧头的人。我们观察到，斧子在空气中发出嗖嗖声，并按照特定的方式切入树干上已有的砍痕中。如果我们想要解释这些现象，我们会把它与树上不同的切面、这个人的视网膜、他的中枢神经系统、他的神经传导、他的肌肉的运动、斧子在树上留下的不同飞行轨迹都联系起来。我们的解释（为了特定的目的）总是要经过这个循环。如果人们想要解释或理解人们的某些行为，那么理论上这些行为总是与完整的循环有关。（Bateson, 1981, S. 589）

循环指环状形式。循环思维尝试将一个系统中相互联系的交流行为用环路来描述，使得这些行为的关联性显现出来。实践方法是将单个的因果假设联系在一起。因此，从两种观点相互作用的角度来看，"学生们没有积极性，是因为教师不行"和"教师感到沮丧，是因为学生没有积极性"，接下来形成这样的想法："学生和教师感到沮丧，使得相互失去积极性。"进一步的循环，比如，可以把社会背景考虑进来："义务教育及其实践使得学生和教师的个人积极性对于学校机构的存亡而言是多余的；相应地，没有积极性的学生和沮丧的教师又推动国家来维持法定的义务教育长期以来的形式。"

循环思维的应用方法将在第15章中详细介绍。

## 11.7  从各方结盟到中立

"各方结盟"（Boszormenyi-Nagy & Spark, 1981; Stierlin et al., 1977）是一种能力，即同等地对待所有家庭成员，认可每个家庭成员所做的贡献，并能够与矛盾关系的双方都打成一片。与之紧密相关的概念是中立（Selvini Palazzoli et al., 1981）。此处，并非把中立作为目的，而是从它的作用上来理解它。如果系统咨询的参与者在事后搞不清楚，咨询师站在哪一方，赞成哪一方的观点，对问题的看法如何，那么咨询师就是"中立的"。

中立是一个容易被误解的概念。中立不是指没有个人看法，而只是不要以一种教条的形式提出看法。如："您应该这样，不应该那样！"（参见Cecchin, 1988）一个咨询师可以做到很好地表达出自己的观点并且还能恢复中立，方法是明确地讲出，他的观点可能对咨客系统根本不合适。中立也不是指冷漠地保持距离。相反，那种毫无个人情感的风格，就像早期的米兰模式经常采用的那种，如今常常受到批判。此外，在系统治疗中，研究（例如Green & Herget, 1991）显示，建立一个温暖的、充满共情的关系是治疗中合作的重要基础。也就是说，治疗师要完全参与其中，并且在会谈中阶段性地密切关注每个成员，甚至必须这么做，"目的是要尝试找出最令人

206

反感的做法或事件背后的意义"（Hoffman, 1996, S.67）。

中立有几种不同的方式：

1. **对人中立**：咨询师更加支持哪一方，始终是不明确的。这有助于使他们不卷入成员之间的冲突之中。此外，这能够与每个人建立一个有成效的"内部距离"，并且更容易把注意的焦点放在"中间"。

2. **对问题或症状中立**：咨询师究竟把症状或问题看成好的还是坏的，始终是不确定的，例如，一个少年离家出走，祖母干涉妈妈对孩子的教育，爸爸很少在家，祖父酗酒，妈妈服用安眠药，某人有犯罪行为。同时，咨询师想要消除这个问题还是建议维持下去也是不明确的。

3. **对看法中立**：咨询师在会谈中，赞同哪一种问题的解释、解决问题的想法、价值观、态度始终是不明确的。一个40岁的人是否不应该再和父母住一起，还是14岁就应该搬出来；是应该一天打扫一次房间还是一年一次；一对夫妻在性爱中是采取施虐受虐式的，还是纯粹的柏拉图式的，咨询师对此都不会明确表达看法。这样一来咨询过程对于其他人就是开放性的，可能会产生比咨询师提出的更好的主意。

我们认为，令人担忧的职业病的表现是，系统治疗师无论何时何地都保持中立。我们把中立看作在特定咨询背景下的一种专业态度。它并不适用于与自己的孩子、亲人、同事的交往中。它也不适用于暴动、救济或社会监督的情况。我们建议，要时刻意识到，在什么样的背景下中立有意义，在什么背景下没有意义，并且在系统咨询中，当有充足的理由时，能够有意识地放弃中立态度。

## 207　11.8　从中立到好奇

赛钦在1988年建议，早期米兰小组提出的中立、循环、假设的原则（Selvini Palazzoli et al., 1981）要按照好奇的观点重新建立。中立有利于一种满怀尊重的好奇态度，而不去确信某种因果关系和评判道德的好坏。如此来理解好奇，反过来也使中立变得容易。就像赛钦认为的那样，两者通过一个美学的立场相互促进，也就是说，对模式和可能模式的多样性感兴趣而不是做出评判。假设和循环提问可谓是维持好奇态度的技术手段。这三者之间存在一种递归关系：它们相互创造。

"已经找到一种'正确的'描述"的想法会阻碍人们寻找其他可能的描述。然而好奇可以使人们不断地寻找其他描述。把好奇作为系统治疗的基本态度具有颇多意义。它反对一种修理逻辑，即认为人们可以完全看透另一个系统并对其进行调控。系统的好奇对每个系统固有的自身逻辑感兴趣，对之不做好坏的评价，而是朴实地把其看作有效的，因为它对于这个系统来说，明显被证明为是革命性的。如果我们认为自己对于一个系统什么是好、什么是坏一无所知，那么好奇心也就不会受到社会控制。此外，好奇反映了这样一种态度：把"治疗师的不知"当作资源（Anderson & Goolishian, 1992）。这种"不知道的"态度反映了一种特定的立场，其首要目标是避免草率的认识。"福柯认为，他工作的动力是'保持好奇，这不是指努力去获知答案，而是允许问题的答案自己呈现出来'。"（Fink-Eitel, 1989, S.11）

## 11.9　轻视想法，尊重人

赛钦等人（Cecchin et al., 1992, 1993）建议，系统治疗师不要看重那些人们确信的观点。从而系统实践就有了一个"保障机制"来避免过于确信，这也包括对系统治疗本身。因为，这个问题当然也很有趣，即什么时候需要有意识地怀疑系统观点，并且恰恰不去遵循系统理念。例如有意识地遵照线性假设，不中立，表现出站在某一方，指责某一方的过错，等等。当然在这一点上最好给读者明确的说明，即何时要脱离这本书的内容。

我们想要抵制诱惑，不妨先来听一个案例：在米兰家庭治疗研究所，一位治疗师在一次治疗会谈中觉察到一位母亲希望得到关于教育孩子的指导。他的同事认为这没用而拒绝了她。最后他们决定利用这个有分歧的讨论。治疗师对母亲说："您成功地让我相信，您无法胜任。我相信您并且认为我应该给您一些指导。但坐在镜子后面的我的同事认为，给建议没用。因为他们所遵循的系统理论不允许他们这样想。因此，我和同事达成一致，请您允许我相信您能力不够。但是这仅仅是在接下来的三个月，并且我要为我相信您会产生的后果负责。三个月后，我们会再次对此讨论。"然后，治疗师就给了她一些简单的指导建议。三个月后，这个病人按照指导做了，并且她的行为有所改善。这位治疗师说："我的同事想知道，您为什么会按照我的指导做，根据系统理论人们是不会听从的，为什么您听从了？"她回答说："我按照您的指导做，是因为与您那些坐在镜子后面的同事相比，我更能忍受您。"（根据Cecchin et al., 1992, S.11-12）

看起来，正是这种对待自身信念的灵活性使创新的潜力被发掘出来，这在治疗和咨询中也是必不可少的。短程治疗的始祖米尔顿·埃里克森说过，他有两年多的时间，每天晚上都接待一位精神分裂症患者看电视。而埃克哈德·施佩林，这位精神分析家庭治疗的重要先驱人物，有时会邀请重症病人到他的家里，他甚至有一次带上一位厌食症病人参加他的家庭度假："我永远都不会忘记，当我们在圣玛丽海滨（St. Maries de la Mer）吃海鲜的时候，她是如何第一次学会享受美味。"（引自Hosemann et al., 1993, S.122）他提出了这样一个令人耳目一新的说法："我不相信任何理论，我只是运用它而已。我只运用对我有帮助的那部分理论。"（S.127）这两个例子都映照了一句俗语，让人们学会不要盲目地相信任何权威和定理："遇佛杀佛。"（Kopp, 1978）

## 11.10 治疗作为扰动和激励

马图拉纳的"扰动"（Perturbation）概念的德语翻译迄今为止并不令人满意。Verstörung（例见Ludewig, 1992）这一概念乍一听会让人想到夜里打扰别人休息，这与严肃的咨询师和治疗师难以联系在一起。

我们以一个蚁群为例。按照规则，当蚂蚁在寻找食物的途中遇到另一只蚂蚁它

就会跟在这个蚂蚁后面跑。蚂蚁长期以来按照这种方式找到食物。它们会遇到的问
题是，如果一个长长的蚁队中领头的蚂蚁碰到了蚁队中最后一只蚂蚁，它们就会结
成一个圈，蚂蚁会持续地围着这个圈转，直到最后饿死，因为它们完全围着这个圈
子转，就无法再找到食物。对于这个蚁群来说，系统治疗扰动的意义在于，在任意
一个位置的两个蚂蚁之间放块板，把这个圈截断。这样一来，这个模式就通过外力
"被扰动"，这块板后面的第一只蚂蚁就必须寻找一条新路。这样"治疗"就结束了。
扰动可能是一种非常经济的干预方法——蚂蚁不需要"很成熟"，不需要学习，不需
要服药和救济。打破模式就够了。

> 对于这样的恶性循环，一个很好的例子是关于睡眠障碍的。一个男士来做
> 咨询，因为他常常半夜醒来无法继续入睡。每晚当他醒来后，他都会不断地看表
> 并陷入巨大的压力之中："我现在又过了半小时了，三刻钟了，整整一小时没睡
> 着，我明天还必须保持充沛的精力，我该怎么办？"这个圆圈闭合了：他无法入
> 睡，因为他睡不着。在这样的情况下，治疗由一个简单的建议组成：他应该把他
> 的闹钟翻过去，不再看它，直到它第二天早上响起。这样他就不可能再因为时间
> 不断过去而陷入压力中，他不再知道他醒着躺了多久，这个圈被打破，睡眠障碍
> 消失了（并且一个随访调查显示两年后也没有再出现过）。

一个干预是否是一个有意义的扰动是由咨客系统决定的：如果蚂蚁从板上爬过
去，如果那个人把闹钟翻过去还是睡不着，那么就不会发生持续的扰动。因此，路
德维希（Ludewig, 1992）建议，他创造的德语翻译概念"Verstörung"，仅仅表示对于
干预做出的改变反应，而咨询师相应的做法被称为"Anregen"（推动）。

## 11.11　资源取向、索解取向、顾客取向

这三个概念相互紧密联系着。它们标志着系统实践典型的基本态度：从资源来

考虑、从具体的解决办法入手以及始终以对方顾客的利益为取向。史蒂夫·德沙泽小组（参见章节3.2）尤其强调以索解为取向的原则。其核心看法是，每个系统都已经具备了解决其自身问题所需的所有资源，他们只是现在没有利用罢了，为了找到资源，人们不需要把精力花在问题上，而是应该从一开始就把焦点放在建构解决办法上。

　　从索解取向的观点来看，关注点并非是否存在问题和不足，而是当人们把精力都花在这些问题上时，有哪些选择为当事人打开或关上了。社会建构尤为感兴趣的是，我们在日常生活中的所作所为有何益处或坏处。并且，以这样一种观点为出发点，在治疗中常常被证明是有益的，即人们在其发展的每个点上都具备很多可能性，但是出于对其主观意志的尊重，由他们自己决定可以做什么，至少暂时还不做（偶尔做）什么。

　　顾客取向原本是出自经济学领域的观点：供应由需求决定（Loth, 1998）。另一方面，从"顾客"（Kunde）一词的词源来看，有精通的、知道自己的需求的意思。顾客取向的概念作为系统治疗的服务理念（Schweitzer, 1995），把这两种观点很好地结合起来。它是指服务者要尽可能准确地提供顾客主观上想要的，而不是根据专业人士认为顾客所需要的。专业的干预不是按照"客观的指征"或"匮乏"来设置的，而是按照主观的顾客自己提出的需求。顾客取向为规定整个机构的服务内容，选择治疗中的话题，做出干预决定，例如在青少年保护处，以及督导停滞不前的治疗和咨询等方面有很大的启发和推动作用。

　　当治疗师（往往是惊讶地）确定，他们根本没有从任何人那里得到任务时，顾客取向有助于避免不必要的工作。按照这样的观点，似乎"不合作的"，"没有动机的"或"很困难的"咨客、家庭成员或专业人士都不是顾客，因为他们没有表达任何需求。但另一方面，供应上的漏洞也变得明显：顾客已经有某种需求，但并不是专业人士迄今为止所认为的顾客的需求。

　　在很多工作领域都证明了确切地澄清顾客的愿望是一种避免时间、金钱和精力的不必要损耗的方式，他们不必提供没有需求的东西。但另一方面，在公共卫生和社会服务事业中，尤其是对于那些贫穷的咨客和国家的监督任务方面，这样的澄清由于很多原因绝不是容易的事：

- 有些机构不仅仅为病人或咨客负责。一个精神病医院主要是为筋疲力尽的家属和邻居、为警察和法院提供服务。在这里工作的专业人员想要在工作中把自己的理想和目标在病人身上实现；这和病人主观的需求并不一致。
- 在这些领域，顾客委托的任务很少被清楚明确地提出来。出于理解上的原因，人们往往不想对自己或对病人澄清他们究竟想要什么；有些人更喜欢抱怨而不是表达愿望。他们认为，其他人反正也不会按照自己想要的那样做，因此他们也就完全不会说出愿望。有些人索性就不与其他人交流。为了阻止别人理解他们，他们就尽可能不明确地交流，以至于人们无法理解他的话。有些人出于社会期望的原因，往往讲出来的不是他们想要的而是他们认为其他人想要听到的。

因此，顾客取向首先要求做出一个详细的澄清，哪些人是指派任务的人，这些人确切想要什么。任务澄清的根本问题是：谁想要什么？从谁那里？要多少？从何时？到何时？为什么？针对何人？顾客取向的任务澄清的实践方法我们将在第14章介绍。

# 12.　系统能力和治疗关系

在关于实践的章节尤其是方法部分（第四部分），我们想要提供贴近实践的指导，但同时又避免"开出"脱离背景的不变的处方。因此，事先还要讨论一下，究竟什么样的技术在系统实践方面可以被采用，人们如何把技术和其他更为基础的能力在经过多年的发展之后与自身个性和风格整合起来，并且尽管如此仍然能够灵活地运用方法。因为，方法只是作为成功的系统工作的一部分，可能并不是最重要的。系统能力是指，同时具备多种复杂的能力和特质（Manteufel & Schiepek, 1994；亦见Schiepek, 1999, S.417以下；框19）。

**系统能力**（依据Manteufel & Schiepek, 1998）

系统实践者们工作的背景各不相同，但无论是治疗、咨询、管理、教育或社会工作，只要他们具有以下能力，都能够被称为具有系统能力。

1. 考虑到**社会结构和背景**：理解期望、任务、能力、角色、规则，并且既能遵守它们，又能有的放矢地把它们作为话题来讨论。

2. 很好地把握**时间**：对于时间上系统固有的动力以及特别有利于改变的时机能够觉察、利用和促进；能够等待和避免时间压力，也能够发展出观点、取向和目标。

3. 很好地处理**情感维度**：既不惧怕咨客会产生强烈的情感反应，同时也要关心自身的情感反应；利用现有的能量，但不要做无谓的耗费；促进咨客的参与和归属感，但是也能忍受对抗和矛盾。

4. 发展良好的**社会交往能力**：其中包括通俗易懂的语言，对于对方接受的意愿、外语、规则、交往形式和运作方式具有敏感度，并且能够跨专业合作及支持自身和他人的自我价值感。

5. 创造自我组织的条件以**推对系统**：一方面乐于试验，不怕犯错；另一方面也具备互补的能力，在关键的变化期间能够传达确定感；还要具备利用现有资源和动机，启发式地解决问题的能力。

6. 利用**系统理论知识**塑造系统过程：简化系统中事件的复杂性，使得有可能进行有针对性的处理。

框19　系统能力

这些系统能力不仅仅针对个体的能力，而且也包括在大大小小的多人系统中（家庭、团队、组织等）已具有的或者额外加以训练的"应急能力"。团队能力是指，一组共同工作的人能够针对工作环境，在不同情况下恰当调整自己的角色和相互关系（Kriz & Nöbauer, 2008）。

## 12.1　什么使得治疗和咨询成功？

50多年的心理治疗研究结果显示，方法本身极有可能只是使治疗成功的很小一部分因素，可能这样的结论也适用于教练和组织咨询。泰德·阿萨和米夏埃尔·兰贝特（Ted Asay & Michael Lambert, 2001）通过对各种不同治疗过程治疗效果的大量研究分析得出结论，各种技术在心理治疗的成功上只占15%的比重。咨客方面的因素更加重要，如症状的严重程度、性格和生活状态，以及社会支持和社会保障的程度，估计它们共同所占的比重达到40%。治疗关系（30%）也起着重要的作用，为此咨询师能做的有接纳、热心和共情。病人和治疗师对于合作成功的希望和期待对于成功也占有很大的比重。阿萨和兰贝特报告说，对于至少50%的咨客而言，在最初的5到10次治疗时会取得明显的进步。估计20%到30%的咨客需要25次以上的治疗。

即使技术本身并不重要，但是由谁来做治疗却并非不重要，然而，心理治疗研究采用的是"不同寻常的非人的"取向，只注重所应用的方法。倘若把治疗师本人也考虑进去，就会得出不同的结论。在一项通过大量不同案例的研究中，特别成功、一般成功和特别失败的治疗师被清楚地区分开来：有80%的治疗师取得一般成功，而只有约10%的治疗师取得了特别好的治疗效果，而其他10%治疗师治疗失败并且他们本应该放弃这个职业。因此，实际的人际交往在治疗过程中应该比应用技术更加受到重视（亦见 Welter-Enderlin & Hildenbrand, 1996）。

哈布尔等人（Hubble et al., 2001）从大量的研究结果中得出结论，治疗舞台上真正的英雄是咨客，他们认为治疗的成功取决于咨客的资源、合作性、对治疗关系的评价，以及对于问题和解决办法的觉知。由此看来，只有当咨客认为技术重要和可信时，技术才有帮助。相反，治疗师对所描述的成功因素起到以下作用：

1. 治疗师能够把注意力放在对变化的觉察和讨论上而非停滞在病理上："您是否注意到，从您登记治疗到今天首次做治疗这段时间已经发生了积极的变化？如果真是这样，您是如何做到的，您为此做了什么？"

2. 治疗师能够对咨客社会网络中有用的资源感兴趣，并鼓励咨客利用且表示赞赏："谁对您的日常生活有帮助？您如何获得这些帮助？在过去您能够得到哪些帮助，您那时是如何做到的？"

3. 治疗师能够适应咨客不同阶段完全不同的动力。只要咨客还没有看到问题（内省前阶段）或看到了问题，却没有决定要做治疗（内省阶段），他们能够和咨客一起权衡改变的优缺点，对他们的内心矛盾表示欣赏，并且不提出改变的建议。到了晚期阶段（准备、行动和维持获益），积极的行动方式才有意义。

4. 治疗师能够采用尽可能灵活的处理方式适应咨客对好的治疗联盟的看法："您到这儿来的期待是什么？为此我们的谈话应该做什么，怎么做？您自己如何能发现自己的进步？您希望在我们的工作过程中，我的方式是直接的还是有所保留的？"

5. 治疗师能够促进希望和对成功的积极期待。一方面，可以通过治疗情景在方法上和组织上的结构设置（运用躺椅、系统脱敏、单向玻璃、反映小组、结尾干预等），治疗师本人要确信其效果并传达这种信息。另一方面，要始终尽可能具体地把一个更美好的未来呈现在眼前："您戒酒以后，具体会有什么不同？这种情况即将发生的第一个征兆是什么？谁是第一个发现您已经戒酒的人？"

6. 因此哈布尔等人（Hubble et al., 2001）认为，专门的治疗技术主要有两个功能。它们有助于在治疗中，尽可能明确地集中在一个焦点上工作（如移情分析、脱敏、对关系模式的循环提问）。另外，使那些没有从某种治疗流派获益的咨客，通过体验其他的治疗方法获得进行新尝试的勇气。

## 12.2 利用"自身"建立治疗关系

尽管治疗师的"治疗关系"和"自我体验"在系统治疗实践中不断被提出，但是长期以来，两者所起的作用与精神分析和人本主义治疗传统相比明显要小。随着不同治疗方向（社会建构主义、叙事、文化敏感、女权主义等）之间的评判性讨论，从20世纪80年代中期起，系统治疗出现了很大的变化，透明、与咨客建立平等关系以及治疗师对"自我"的反省，都引起了激烈讨论（例如Ludewig, 1999; Levold, 1999; Molter, 1999）。弗拉斯卡斯等人（Flaskas et al., 2005）对这一发展做了深刻的描述。

要想做到对咨客的痛苦和喜悦感同身受，对"自我"的认识是很重要的，但是与此同时，在与咨客建立关系时，做出的反应和干预要不受自身成长经历的限制，才能为咨客系统的进一步发展服务。因此，按照系统思想，不是从一个"真实的自我"出发，而是从"很多个自我"出发（例如Schwartz, 1994），它们在不同的背景下被不同程度地激活，并因此能够总是"如此"，但也能变得"不同"。[1]

215

人们要认识自身的很多个自我就要仔细地、好奇地和欣赏地去寻找，根据自身塑造出的独特的能力和弱点，根据自己的"手稿"或"偏见"，根据自己在原生家庭、如今的家庭或工作背景中所偏爱的角色，以及根据其他重要的人对这些体验质量的看法（Rivett & Street, 2009）。这不仅仅可以通过传统的自我体验模式（如个体治疗、家谱图、家庭建构研讨会、排列研讨会等），而且也可以通过同事间的团队训练来进行（Schley & Schley, 2010）。小组成员可以相互对彼此的原生家庭进行访谈，由此会更容易地理解团队中的极端和冲突（Rivett & Street, 2009）。

具体说来，在治疗或咨询情况下，治疗师的内心体验不会因为每个咨客的"不同"而受到内在固定模式和文化敏感性的影响（Rivett & Street, 2009, S.221以下），不把自身的专家知识强加给咨客（Anderson, 2007, S.49），并且仅在对咨客系统进步有利时进行"自我暴露"，但也不是说得越少越好（Roberts, 2005）。对此有些相关的练习，如留心和在场、文化敏感性、有意识的无知态度，以及适度地对待自己对生活的叙述（亦见Gussone & Schiepek, 2000）。

## 12.3　好事多磨

在系统咨询师和治疗师的所有培训中，重大的挑战在于，在多个领域中同时发

---

1　这个观点与人本主义心理治疗密切相关，其中一个动态的自我只有在与对方保持联系的"行动中"才能"形成"。

展多项能力，且相互协调相互整合，使得这些能力浑然一体：关于理论和方法的知识、态度，"把自我置于背景中"的自身体验以及关于复杂的过程形成的知识。[1] 所有职业培训的风险在于，脱离背后的基本态度来分别传授单个的技术，从而这些技术有时看上去是机械的、生硬的、没有联系的、模式化的，而且与对象缺乏交流。因此，我们鼓励参加培训的学员，在其早期职业发展期，将自我体验、理论学习和技术手段尽可能地相互联系起来。

对咨客的基本态度往往是治疗师形成理念和假设的基础。它会影响到干预的选择或凭直觉运用技术（Madsen, 1998）。因此，从一种资源取向的基本态度来看，一个社会系统的能力和长处以及问题的例外情况似乎是不言而喻的。此外，咨客是解决自身问题的专家，治疗师应该"尽可能给咨客以必要的支持，但尽可能少给"，诸如此类的观念未必能使人在应用方法和提问技术时以责任交给咨客作为目标。因此，"哥伦布式的提问"（Jankowski, 1998）——一种著名的侦探提问风格——把自身的疑惑表达了出来（"我这会儿感到很混乱，我不确定我是否已经正确地理解，您能不能帮帮我，我现在束手无策"），可能显得不合适和做作，但是如果治疗师不这样表达，他就必须时时刻刻要做一位无所不知的专家。

有些人从一开始就灵活地应对很多这样的挑战。他们常常在生活中占据有利的条件，从他们的家庭、朋友圈、工作中来获得这些能力。人们都可以在生活中与孩子或在夫妻关系中练习这些能力，如在组织孩子的生日派对、安排青少年的课余时间、乐队排练、领导一个部门会议或病房交班时。因此，有丰富的生活和职业经验的人在系统治疗的谈话中很快就熟练了。人们在练习中学习，从自我体验（"在我的拿手好戏中，我有哪些能力有助于我在社会系统中登台表演？"），实践取向的理论倾向（"诸如自我组织、复杂性简化或解构等概念对于我的治疗实践有什么意义？"），自我鼓励以及培训师、督导师和同事的社会支持中获取支持。

但是，根据我们的经验，系统治疗与音乐、体育、数学等类似，不是人人都适

---

[1]　英国家庭治疗协会提出了一位系统家庭治疗师应该具备的具体的能力，具体参见Stratton et al., 2011。

合。那些在人多的情况下以及对于紧张的人际关系很容易感到不舒服的人，那些不喜欢担当领导角色的人，那些无法采纳索解和资源取向观点的人，那些喜欢找原因和不喜欢采纳"可能性思维"的人，可能会感觉其他的治疗流派更适合自己。

帕特森等人（Patterson et al., 2009）估计，刚入行的治疗师通常会首先练习具体的治疗能力，并且紧抓着这些技术不放；然后逐渐会从理论上对于形成的不同假设进行细化和完善；在第三个阶段，在治疗中越来越多地有自我意识地利用其个人风格、优势和生活经验。这个过程需要时间。帕特森等人估计，到治疗师在工作中感到能完全地确信，这需要五到七年的实践或5 000到7 000小时的治疗。但是，根据他们的经验，治疗师在一个月后已经可以体会到确定感不断增加的重要进步，在500到700小时的治疗之后，假设已经非常清楚明确，即使处理起来还显得不是那么确信，而大部分治疗师在经过1 000到1 500小时的治疗后，除了常规情况，对于特别棘手的案例或不熟悉的主题仍会感到不确定。

我们自己的经验是，参加系统治疗培训的学员要感到自己有稳定和持续的能力，根据不同的人和已有经验，这需要一到四年的"发展时间"。

## 12.4　谈话的能力

系统的谈话需要特殊的能力，尤其是有多位谈话参与者时。在此系统谈话的引导者必须积极地承担起领导任务并赢得所有参与者的合作（框20）。这要求很大程度上的自我授权，与第11章描述的态度和第1到第10章中介绍的系统理论知识都有联系。

**谈话的能力**

1. **自我授权**来领导谈话：自己意识到，自己有能力并且有理由去积极地领导谈话。

2. **实践各方结盟**（见章节11.7）：对所有参与者同等地看待、交谈，不要与一个人谈得时间过长，而要对所有人同等地赞赏。

3. **联结**：把参与者的表述联系起来——"作为妻子您对于丈夫的观点怎么看？作为女儿您更加赞同母亲还是父亲？"

4. **关注关系模式**：对于互动和阐述中不断重复或看起来最受关心的内容感兴趣，而不拘泥于细节。

5. 在治疗中**忍受紧张冲突**：乐观的现实主义，把冲突看作正常的、可以预期的和常常能够解决的，因此在谈话中对之不回避，而是积极地谈论（Weeks et al., 2005, S.145）。

6. **善于提问**：所有在脑中出现的假设都转化成问题并尽可能立刻提出来，表达的方式要使人们能够接受，并且可以忍耐问题的所有答案。

7. **对于看起来已被确信的事小心地提出质疑**："到现在为止看起来情况是这样……那么所有的人都是这么看吗？""我不确定你们是否像目前看起来的那样看法如此一致……您允许一个完全不同的看法吗？"，等等。

8. **重复的总结**：在谈话当中和谈话结尾，作为治疗师对所提供信息做何理解，对同意／拒绝之处进行提问："我这么看是否正确，您对大部分的话题表示同意，除了……？"

9. **做出决定**：明确地安排整个过程，不仅针对单次谈话，还要针对一个长期的咨询过程：通过建议时间计划、会谈顺序、下一次谁来、下次会谈前要做的试验和家庭作业。

框20　谈话的能力

## 12.5　尊重多样性：对文化敏感的系统治疗实践

主要是在英语移民国家（美国、加拿大、澳大利亚、英国），从社会系统的角度来理解各方结盟的系统态度似乎面临一个相反的要求。文化敏感性要求，不仅要接受多样性和差异，而且还要觉察到常常会被掩盖的权力和剥削关系，其存在于占支配地位的多数群体和特殊的少数群体之间，并且在家庭和组织中体现出来。尽管近年来"多元化"成为处理多样性的关键概念，但在其他国家，相关的讨论迄今为止还很少。其中首先是在组织的背景下"多元化管理"方式被提出，潜力和创造性相互协调，使得具有很大文化差异的不同员工团体都能充分发挥作用（例如 Ely & Thomas, 2001; Pauser & Wondrak, 2011）。

重要的文化差异比如有（参见McGoldrick & Hardy, 2008; Winek, 2010, S.29−58; Walsh, 2003）：

- **性别**：女性和男性的关系（详见 Walters et al., 1991; Hosemann et al., 1987; Goldner, 1988; Goodrich, 1994; Hennecke & Schuchardt-Hain, 2011）；

- **性取向**：如何对待异性、同性、双性和变性（例如Bigner & Gottlieb, 2006; Laird, 2003）；

- **社会阶层**：贫富之间的紧张关系（例如Boyd-Franklin, 2003; Laszloffy, 2008; Walper, 2001; Walper et al., 2001）；

- **宗教**：穆斯林、犹太人、基督徒、佛教徒和无神论者之间的多样性（Walsh, 2009）；

- **权力**："压迫者"和"被压迫者"（McAdams-Mahmoud, 2008）；

- **能力**：有或没有被社会认为是重大的身体或精神方面的残疾（例如Tsirigotis, 2011）；

- **家庭形式的差异**（例如Ochs & Orban, 2008）：双亲和单亲家庭、离婚（Greene et al., 2003）和再婚的家庭（例如Visher et al., 2003）、收养孩子的家庭（Rampage et al., 2003）；

- **年龄**：青年和老年（Richardson et al., 1994; Lehr, 2003; Johannsen, 2008; Friedrich-Hett, 2011）；

- **肤色、民族和"种族"**（例如Daniels, 1998; Hardy, 2008; Dolan-del Vecchio, 2008; Singh & Dutta, 2010）；

- **不同的移民身份**（Falicov, 2003, 2008）：合法或不合法的"移民"、已经永久离开祖国的侨民（Sluzki, 1979, 2008），他们之间在返乡的看法上有差异。难民、工作移民或结婚移民之间的动力是无法相比的（参见Gallisch et al., 2002; von Schlippe et al., 2003; Radice von Wogau et al., 2004; Hegemann & Oestereich, 2009）。

由于系统理念接纳多元的文化，其根源也是多种多样的。约从1980年开始，当时的家庭治疗的系统思想受到越来越多的批判。首先是从女权主义的眼光来看（Hare-Mustin, 1978; Welter-Enderlin, 1987; Rücker-Embden-Jonasch et al., 1992），受到批判的是循环因果（如在夫妻关系中），它把所有参与者归以同等程度的责任，同等地放到问题的循环圈中，比如被打的妻子或受到性侵犯的女儿被看作问题循环圈中同等重要的肇事者，并把受害者说成共同过错人。此外，直到1973年，同性恋才从美国精神病协会的精神障碍列表中划去，又过了很多年，男同性恋和女同性恋家庭的特殊性才引起人们的注意，尤其是对那些不顾原生家庭和自己孩子的反对，公然坦白自己是同性恋者的人所做的咨询（Bigner & Gottlieb, 2006）。早些时候（McGoldrick et al., 1982），以本族为中心的观点在家庭治疗中已经受到责备，并且要求治疗师要对不同民族组建家庭的形式，以及来自不同移民国家的家庭中的角色分配有兴趣并且予以尊重，如在美国黑人（Hines & Boyd-Franklin, 1996）、美国拉美（Garcia Preto, 2005）和亚裔家庭（Lee & Mock, 2005）中，不同的男女角色、教育方法、情感交流形式和向治疗师表达观点的方式。对于这一主题有大量的已发表文献（例如von Schlippe et al., 2003; Radice von Wogau et al., 2004; Hegemann & Oestereich, 2009；框21）。赛义德·皮尔穆哈迪（Saied Pirmoradi, 2012）提供了一个从系统的视角进行跨文化家庭治疗和咨询的介绍。

## 文化敏感性

对文化敏感的工作是指什么？辛格和杜塔（Singh & Dutta, 2010）收集了大量的简短而详细的练习，通过在治疗和咨询培训中进行这些练习，学员可以在自身的体验中感受差异并进行反思：

- **名字游戏**（10—40分钟）：双方互相提问，他们的名字是什么意思，谁给起的，是如何做出决定的，这个名字对他们意味着什么，如何影响他们的生活。

- **我是谁**（10—20分钟）：双方互相讲述，他们在工作中、在家中、在国外和对一个陌生人的表现有何不同。

- **文化家谱图**（2—3小时）：根据各自的家谱图双方相互提问，他们来自怎样的原生文化，这个文化的哪些方面如今他们认为是积极或消极的。然后进一步区分：在这种文化中男女角色或老幼角色看起来怎样？如何处理移民或跨文化婚姻中的协商？在原生文化中具有哪些对他人的成见或偏见，作为家庭成员他们在原生文化中体验到了哪些偏见？

- **特权核查表**（15—30分钟）：学员用是或否回答20项陈述，并讨论背后的经历，如："在电视上我看到我的种族的成员有很强的表现"，"如果我出示一个信用卡，我确定我的肤色不会妨碍我的信用卡信誉"，"我能得到一份渴望的工作，而无须怀疑这只是为了一个起码的公平对待才得到的这份工作"，"我能够胜任一个艰巨的任务，却得不到嘉奖，我是我的种族的一个装饰品"。

框21 文化敏感性

## 12.6 直觉和即兴：把握好"恰当的时机"

有时通过一些小的重要细节和短暂时刻，系统动力就能够清清楚楚地呈现出来，并且易于理解（Keeney, 1991; Rufer, 2012）。英国儿童和家庭治疗师吉姆·威尔逊（Jim Wilson, 2003, 2006, 2010）在很多案例中有相关展示。在此详细列举一些（个人经历过的）场景，以说明如何能够把握令人印象深刻的场景并使之上演。

221　　　　一个10岁的男孩威胁他的母亲和老师，他第5次来做治疗时，离了婚的父亲令人惊讶地头一次陪他来。他的母亲打电话说，她对儿子和治疗已经感到非常厌烦，今天不能再来了，因此必须让他离了婚的父亲带他来。这位父亲（一个粗壮的男人）和儿子（可以预料，他有一天也会像他父亲一样粗壮）都很胖，并排坐在一个对他们来说十分狭窄的沙发上。父亲的胳膊搂着儿子的肩膀，儿子看起来感激和自豪地从左下方靠在父亲身上，他们俩不断意见一致地讲述母亲所做的都是错的。一位观察者最后提示父子说，他们两个坐在沙发上看起来是多么有力量、充满信任和一致：或许母亲实际上是无法解决问题的，可能父子俩是一个团队，他们自己能解决问题。从这时起父亲陷入了持续不断增加的而富有成效的压力中，他的生活中并没有安排整天照顾儿子，但他有时在他的生活中必须为儿子做些调整，在这次会谈中他开始思考他应该如何做。

　　　　杰米，12岁，他母亲快40岁了，有4个孩子，他是其中之一，他还有个"歹徒父亲"（治疗师已经到监狱中拜访了他一次），他旷了好几天的课。治疗师成功地为杰米上学建立了一个支持网络，其中包括他的母亲和他最大的同母异父的哥哥的女朋友及其特殊学校的老师。这次谈话提出了很多实际性问题：谁如何能够支持杰米，在接下来的几周让他大多数时间去上学。杰米不愿意参加谈话，他在房间的一个角落里忙碌地玩不同的乐高组合玩具。他总是间接地被扯进来（"杰米，你现在对此什么也不用说，但是我从你的老师那里听出来一个小小的但持续的改善！"）。杰米渐渐地开始关心起他10个月大的侄子（他同母异父的哥哥的儿子），他渐渐变得安静，直到过了一会儿在大沙发上母亲和哥哥的女朋友之间坐下来并舒服地靠着母亲，现在看起来比先前充满了信任。观察者非常欣赏这幅画面，以至于他问能否给整个网络拍张照片，杰米坐在母亲和"嫂子"之间，他的侄子在"嫂子"腿上，治疗师和老师也是其中一部分。

即兴创作也很有意义，如果能够制造出有利的时机，可以突然改变治疗设置，例如，当长期缺席的家庭成员又突然出现时。

10岁的路易丝和8岁的苏珊受到母亲新伴侣的性侵犯，从此以后表现出明显的创伤。她们的父亲是一个卡车司机，他常常出差并且由于他的妄想型精神分裂症状要反复住院治疗，因此，孩子的监护权被交给了爷爷奶奶。治疗师邀请他们参加会谈，治疗师（和一位拜访者）和两个孩子在地上玩耍，他们坐在单向玻璃后观察。治疗师让咨客观察，这与通常的情况相反。在这个生动的玩耍会谈中，路易丝说，父亲现在又出现了，但是可能只是因为他从他的新女朋友那儿搬出来了，他不知道父亲是否会留在家里，最好他还是走吧，他反正也不会好好照顾她们。治疗师与祖父母及孩子的姑姑茱莉亚约定，几天后来一个"成年人的会面"。在会谈结束后，他临时决定邀请父亲。父亲确实来了，也很高兴。现在他们开始讨论，一个只能短时间在家、像访客一样的父亲，如何成为一个足够好的父亲，即使他被耳边时常出现的声音折磨。

# 第四部分　实践：方法

现在我们来看看系统治疗的实用方法丰富的资源。在此，我们按照一次治疗或咨询的大致顺序来介绍：一开始是建立联结和提出最初假设（第13章），以及澄清和协商任务（第14章）。最大的篇幅是提问（第15章）和象征性—行动取向的干预（第16章）。我们会用一个章节谈论感受（第17章）。我们在方法部分的最后会介绍治疗师和咨询师在治疗当中或会谈结尾如何明确提出对咨客的印象、看法和建议（第18章），并且我们还用一个单独的章节介绍反映小组的理论和方法（第19章）。

# 13. 首次接触：加入和收集信息

每个咨询——系统的也包括在内——一开始都是建立联结，其中咨客和咨询师（通常是小心地和有步骤地）相互认识变得熟悉，逐步收集和处理信息并从中做出关于问题形成和维持的背景以及可能的解决方法的假设。我们接下来会描述开始阶段的三项任务。虽然我们在此是逐个介绍的，但在实践中它们通常是平行地进行。

## 13.1　加入：相互认识、制定框架、建立信任

"加入"（米纽琴使之在家庭治疗中流行起来，1977）从咨询师的观点来看是一个过程，咨询师在内容上、情感上、讲话的方式和非语言表现上要适应咨客系统，同咨客建立良好的联结，被其接受，同时也要为这个过程担当一个领导者的角色。其中的艺术在于，一方面要走在咨客后面，因为要针对他们的请求来工作；另一方面要传达清晰感和方向感，使咨客确信，这是在以一种好的方式对待他们的请求。在加入的过程中会对这样的治疗关系做准备（Loth & von Schlippe, 2004）。

"加入"在字面上的意思是：联结、结伴、联系。尝试互动如"建立联系"是一种"加入"的方式，例如，"把咨客从他站的地方接过来，相互变得熟悉，找到一个切入点"（Schwing & Fryszer, 2006, S.33-35）。按照埃里克森的催眠治疗的语言，加入有两个部分："同步"，即配合咨客的速度和习惯，然后越来越多地"带领"，即重新制定治疗的速度和游戏规则并对旧的提出挑战。之所以加入，为的是使咨客的"内心进入"咨询的情境，克服开始的紧张，在交谈的过程中对治疗师／咨询师建立信任（框22）。

226

---

**加入**（根据 Schwing & Fryszer, 2006, S.34-35）

- 几分钟的闲谈："您到我们这儿来的路上情况如何？您是否很容易就找到了我们？是的，我今天早上也遇到了堵车！"

- 对于家庭（或者比如说团队），不要首先通过问题，而是通过其资源和兴趣来认识他们："您的工作是什么？您从中得到的乐趣是什么？您如何协调工作与照顾孩子？家庭成员有哪些爱好？"对孩子可以问："你最喜欢哪门课？你最喜欢的游戏／音乐是什么？谁是你最好的朋友？"

- 咨询师简单地介绍自己和工作机构：他／她在这工作多长时间了，这个机

构的特别之处和它的主要任务是什么，总的框架（一次会谈的时间框架、
会谈的间隔、总的工作平均持续时间、费用、保密义务等）。

框22　加入

## 13.2　人无法不提出假设：对第一印象的加工

一个系统治疗培训[1]上课的第一天，一开始会做这样一个练习：四个互不相识的
学员为一组，在没有任何重要的预先信息的情况下，轮流用五分钟相互进行推测。
其中三个人坐在一起谈论第四个人，这个人只是倾听：

> 这是怎样的一个人？他学过什么专业，工作背景如何，他工作多久了？他
> 的婚姻状况？他是独生子女，还是老大、中间的、老小？他最重要的爱好、能
> 力、个人价值和厌恶是什么？他在两性关系中的表现，在朋友当中、工作团队中
> 又如何？……

第四个人在倾听时保持沉默，然后有一分钟的时间对他所听到的表示抗议、赞
同、修正或补充，然后进行到下一位。学员们总是惊奇地确认，他们自己在仅有的
关于外表和第一印象的信息基础上能够对第四个人做出如此之多的推测。显然这足
以激发出大量的最初假设，第四个人常常会令人吃惊地证实其中的一大部分推测，
但也会拒绝和否认很多。推测、偏见、成见、假设，这些显然都是我们在社会联系
中不可避免地会提出的。

詹弗兰科·赛钦和路易吉·鲍斯考勒可能是系统治疗历史上最有创造性的"假
设者"，他们建议把这种"先入为主的印象"作为提出更为细致和更有推动作用的治

227

---

1　来自海德堡的海尔姆·史第尔林研究所。

疗假设的点子库，将其运用在系统治疗当中。首要的要求是，开放地觉察和接受所有关于人们外表的、声音的、举止的最初印象（表情、姿态、体格），互动方式（打招呼、座次）和背景（建筑、家具和灯光等）。

> 当我作为组织咨询师为了一次咨询前的谈话来拜访这个组织时：我会是进入一个舒适的老建筑，还是一个现代的玻璃建筑，或是一个嘈杂的工厂大厅？我是等在那里，还是会有人在公司入口接我？我的谈话对象看起来是紧张还是轻松，满面愁容还是精神焕发，穿着正式还是非正式？在他同事介绍他时，他会点头还是疲惫不堪地看着天空？
>
> 如果我作为探访家庭治疗师来到咨客家中：楼梯间是打扫过的还是陈旧不堪，房间的门是开着的还是锁上的，客厅是收拾过的还是乱七八糟的？无人来访还是不断有邻居拜访？房间里是令人压抑的寂静还是有电视的声音？父母挨着坐还是孩子坐在他们之间？

同样值得一做的是，把自己在最初情境下的内心反应（如不确定、疲倦、放松、好感或厌恶）作为重要的信息加以留意。

> 我感到确定还是不安？我想待在这里还是马上离开？根据第一印象我喜欢谁，不喜欢谁？我保持清醒还是有一种沉重的疲惫感向我袭来？作为治疗师或咨询师我感到很有动力和有挑战性，还是从一开始就表示怀疑和没有希望？

这些第一印象通过治疗—咨询性的提问会相互联系起来并形成暂时的假设（章节11.5）。应该马上通过提问、提出看法或通过试验的方式来验证这些假设，并且一旦有更为复杂或更灵活的假设看起来更加吸引人，就乐于摒弃先前的假设。赛钦和鲍斯考勒（口头上）强烈建议，永远不要跟自己的假设结婚。

228

## 13.3　使系统可视化：收集信息、画图、讨论

系统治疗与咨询希望帮助咨客，通过理解复杂的背景使之能够从中看到尽可能简单的解决办法。这要求收集很多信息，然而这些信息可以通过很少的核心词或可视的地图来进行总结，使得其复杂性得以简化。

在咨询之前和咨询的开始阶段，除了收集关于咨客提出的请求和任务方面的信息，首先尤其要收集的是事实方面的信息，然后越来越多的是关于观点的信息。按照施温和弗里斯兹尔（Schwing & Fryszer, 2006, S.29）的区分，"事实"是被咨客系统的成员高度证实的信息。而"观点"是每个人不同的、可能有争议的信息。事实可以是：谁是成员？每个成员年龄多大和成为成员有多长时间？这个系统的历史上重要的事件和大的变化有哪些？这个问题是从何时出现的？为解决这个问题，到目前为止都做过哪些尝试？这段时间谁尝试要帮助解决问题？可以预料，从事实到观点往往可以顺畅地转变。

这些事实性的信息，一开始从电话登记簿或登记表，从转诊记录、病例、网络上的自我描述，从第一次谈话或最初的观察中收集（Cierpka, 2008）。接下来我们将介绍一些用于收集和重新组织这些系统信息的常用形式。这些描述形式本身没有什么价值，只是作为形成假设和谈话的出发点。

### 家谱图

家谱图用以清晰地描述多世代家庭系统。人们通常会使用符号语言，为此会采用特定的象征符号（McGoldrick, Gerson & Petri, 2009，见插图12）。

根据会谈的进程，一个家谱图通常包括三代，以原生家庭或索引病人的家庭开始。在一个家庭中，共同生活的人可以圈在一起。然后在图中标出重要的事实：

- 姓名、年龄或出生日期，可能还有去世日期：一个家庭中首先"谁是谁"。
- 结婚的日期，可能还有相识的日期，分手和离婚的日期：在夫妻和家庭咨询中，当然尤其是在离婚和再婚家庭中会很有趣。

- 居住地、家庭的祖籍、居住地变化和原因（如逃亡）：这些信息恰恰在对移民家庭的工作中是有必要的，为此采用图画的描述往往会使工作变得非常轻松——人们可以很容易地通过象征符号来表现而不需要解释，比如这是关于妹夫的母亲的信息，她还住在土耳其（参见 von Schlippe et al., 2003）。
- 疾病、严重的症状、死亡原因：家谱图可以作为家庭医生的基本材料，把家庭成员的不同疾病在时间联系上很快地搞清楚。
- 职业和位置。

附加的"软"信息也可能很有意义：

- 为每个人归纳出三个性格特点。
- 描述各个家庭的气氛特征：和谐的或好争吵的。
- 家庭中特定的会引发争吵的问题：如"吃醋"或"财产继承"。
- 在家谱图中的"空缺之处"，人们会发现禁忌和信息断裂：从哪一位祖先的线上没有连续下来？所有的信息中缺少谁或哪些事件？

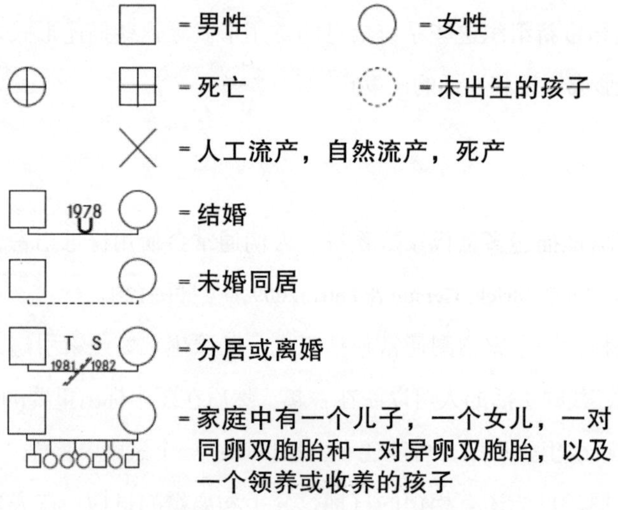

插图12　家谱图的象征符号

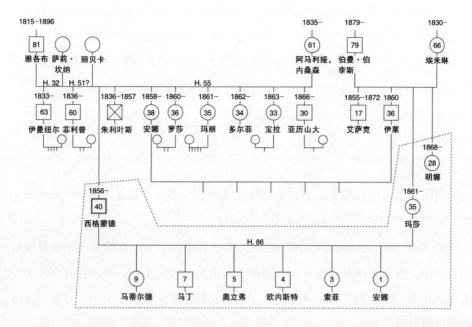

插图13  弗洛伊德家庭的家谱图（McGoldrick & Gerson, 1990, S.19）

可以把家谱图特定的部分用颜色突出显示或补充特别的家庭事件或代际模式。家庭合影或物品（祖父的一个工具）可以为圆圈和方框赋予生命。然而最重要的信息是家庭的历史，这也属于家谱图素材（Heinl, 1988; Deissler, 2006; Beushausen, 2012）。它为全新地理解现在塑造了背景。

一个有趣的例子：西格蒙德·弗洛伊德（Sigmund Freud）忍受着间歇性偏头痛和某种严重的工作障碍长达40年。这个家谱图（插图13）为此提供了很多假设：

他是由于孩子太多而不堪重负？不久前才搬来他们家的妻子的妹妹，对这个一直努力做到理智和控制欲望的男人是一种诱惑？也有可能会产生一种与他的原生家庭相似的状况：他父亲的第二个妻子比他父亲年轻很多，同他这个前妻生的儿子一样年纪。另一种可能是，弗洛伊德妻子的姐妹关系非常紧密，自从妻子的妹妹搬到他们家，使弗洛伊德变成了一个边缘人物，会不会他因此又出现了偏头痛？他在原生家庭中是长子，有众多兄弟姐妹：是不是永远的责任对他来说太多了？最后，他的父亲在同一年去世了，这件事对他这个对父亲言听计从的儿子来说意味着什么？关于这个家谱图的详细讨论见麦戈德里克等人（McGoldrick et al., 2009）。

### 系统符号

家谱图由系统符号构成。它源于结构式家庭治疗传统，这是米纽琴（Minuchin, 1977）提出的一种特定的"速记"形式（插图14）。

凭借这些，家庭会谈的最后就能迅速勾勒出暂时的假设。这种速写绝不能理解成系统诊断。根据那些被视为对于问题系统有重要意义的人物，可以把以下几个系统方面运用符号整合起来（有意义的是，根据人们想要清晰展示的不同方面，还可以创造出很多符号）：

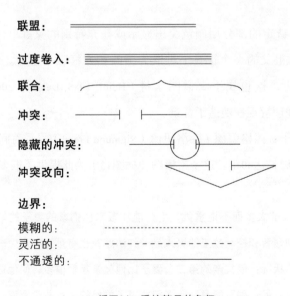

插图14　系统符号的象征

- **联盟**：用来表示一种关系，非常紧密但并不是针对第三方。
- **联合**与联盟意义不同，它表示一种（通常是秘密的）针对第三方的两人的联合，并且至少跨越两代人的边界。
- **开放的或隐藏的冲突**：这往往伴随着联合，它起到转移冲突的作用。如果一个孩子被卷入父母的冲突之中，这种冲突就被称为三角化（1977；亦见Haley, 1980或Fivaz-Depeursinge, 1991）。所谓隐藏的冲突指的是，如果观察者发现很多迹象，不一致的沟通、暗示、突然的沉默等都提示了冲突，但是参与者却没有明确地讲出来。

### 家庭—帮助者—地图或任务旋转木马 232

从生态系统的观点来看，咨客系统拥有众多的帮助者和/或监督系统，除了家庭以外，还有非正式的帮助系统，如邻居、朋友、同事，以及正式的帮助和控制系统，如学校、医生和医院、社会服务、法院和警察、心理治疗师等，这些都需要考虑进来。通过这样的方式，就会形成一个任务旋转木马（von Schlippe, 2006, 2009a），它列出了重要的任务提出者（"内在的任务提出者"），并且包括了开放的和隐藏的任务。一张"家庭—帮助者—地图"（Schwing & Fryszer, 2006, S.78以下）是围绕着一个家谱图或者一个米纽琴式的家庭结构卡编制的，其中是关于当前的专业帮助者，以及用虚线下划线标出的曾经的帮助者。赫维希－莱姆浦（Herwig-Lempp, 2004）建议用一张"VIP卡"作为社会工作的工具：围绕着一个咨客划分出"家庭""朋友/熟人""工作/学校"和"专业帮助者"四个区域，分别在各个区域内填上所有对于咨客来说重要的人。当前对于咨客越重要的人，在纸上填得越靠中间（插图15）。

### 时间轴—纪年卡 233

如果想对家庭进程中的历史事件同时进行处理，可以使用纪年卡。其中以填卡人父母的相识写起，按照每个家庭成员（行）每年（列）来填写，那些特别重要的事件，为了与按照时间顺序发生的事件做比较，也单独列在一列中。完成这样的一

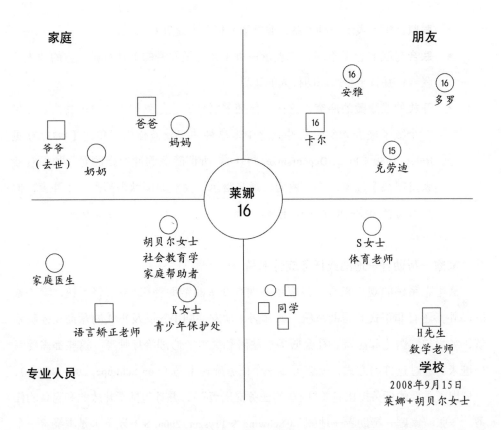

插图15　一个女学生的VIP卡

个纪年卡需要花很多时间，但它常常会显露出令人吃惊的相互联系。

　　为家谱图附上一个简洁的问题纪年又快又简单，其中按照时间顺序把生病的日期、第一次诊断的日期、迄今为止的住院和门诊心理治疗的日期列出来。这有助于使问题生涯与家庭发展之间的相互联系变得清晰。施温和弗里斯兹尔（Schwing & Fryszer, 2006, S.88）把这两者与系统历史的另一方面通过一个唯一的时间轴联系起来：问题或症状发展的历史与目前为止为解决问题进行的所有尝试的历史（插图16）。

| 咨客既往病历 | | | | | | | |
|---|---|---|---|---|---|---|---|
| 年份 | → | → | → | → | → | → | → |
| 疾病病历 | | | | | | | |
| 资源，成功解决的问题，迄今为止解决问题的尝试 | | | | | | | |

| 咨客既往病历 | | | | | | | |
|---|---|---|---|---|---|---|---|
| 年份 | → | → | → | → | → | → | → |
| 疾病病历 | | | | | | | |
| 资源，成功解决的问题，迄今为止解决问题的尝试 | | | | | | | |

插图16　问题与解决方法的纪年卡（Schwing & Fryszer，2006，S.88）

## 房屋平面图

234

与纪年相对应的空间图表是"房屋平面图"（Hubschmid, 1983）。在这个表里，会给每个家庭成员或者某个人布置任务，把家里的住房平面图画出来。从每个人画图的差异中可以体现出家庭成员对房间体验的不同。特别之处（例如没有门和墙，相似大小的房间被画得大小差异极大，等等）可以反映出有趣的信息："在发展过程中必须不断地有越来越多的房门被锁上，使得下一代变得独立自主。这个过程是痛苦的，还伴随着丧失。如果在治疗中谈论门的话题，这种痛苦就可以感受得到。"（Hubschmid, 1983, S.229）

### 组织结构图

对于机构的咨询通常是从正式的组织结构图开始。在很多机构中已经有这样一个图，如果没有，那么至少对于大型组织，在咨询过程的早期阶段这样的图是有意义的。组织结构图描绘了决策和组织过程大部分的等级架构（插图17）。

235　　　　所有平级的员工或部门会被并排画出，对于大型公司只分别列出领导层。职能机构（如秘书）通常不会被正式标出来，但是建议一开始就把秘书包括进来，因为与家谱图相似，组织结构图特别用于有关工作关系的重要谈话的一开始，而对此秘书常常起着一个尤其重要的作用。

这会产生很有趣的"非正式的组织结构图"。马利克（Malik, 1989, S.492）对组

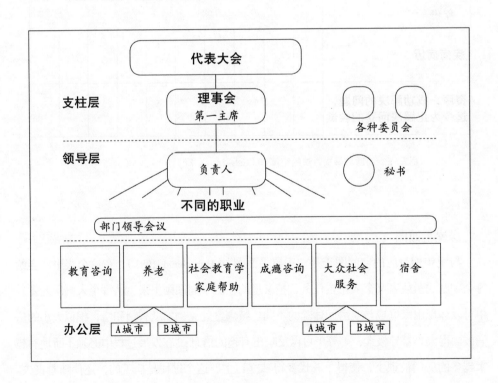

插图17　一个大型社会团体的组织结构图

织结构图的表面结构和深层结构做了区分。深层结构反映了关系模式，分析和理解关系模式往往是咨询过程的一个部分，甚至是核心。分析正式的和非正式的组织结构图之间的区别，将为机构中有关联盟和权力的问题提供重要的假设。对于组织结构图，可以提出以下问题：

- 谁占据哪些正式的职位，谁占据哪些非正式的职位？谁担任非正式的领导职务？谁是非正式的信息连接点，在谁的房间休息喝咖啡？等等。

- 谁是系统中的成员，有多长时间了？

- 从哪里可以看出冲突的线索、联盟和联合？

- 哪里有"鬼魂"，即那些即使已经离开了系统却仍然属于系统的人，例如尤其受到爱戴的已故领导，在他的光环下，继位者开展工作困难重重；或者在慈善机构中并不少见的是，热忱的已退休的负责人作为退休员工在组织的董事会中占有一席之地并控制他的继位者？

- "地下室里的尸体"躺在哪里？通过哪些事件可能使人们的命运联系在一起？比如谁通过谁坐到了哪个位置上？

- 全职员工、兼职员工在报酬、工资等级等方面的差别：哪些工作受到重视，哪些不受重视？

- 系统的百宝箱：哪些过去的资源和经验会被提出来？

# 14. 订立协议：澄清和协商治疗任务

## 14.1 "重头戏?"：澄清治疗任务

澄清和协商任务，首先是内容上的澄清，接下来是对那些往往多种多样并且相互冲突的期待进行协商。期待可以是被明确表达出来的，但常常也可以是未讲出来的。而且在一次系统咨询当中，不同参与者的期待可能大不相同。

### 询问在场者的期待

如果已经澄清了咨询的背景，就应开始考虑在场者的期待在多大程度上是一致的这个问题。这些期待常常大不相同。一位父亲想让已经成年的儿子搬出去住，母亲认为他在家挺好，儿子自己没有主意并观望父母的"决斗"如何进行下去。丈夫想通过夫妻治疗挽回婚姻，而妻子却想借此说服丈夫离婚。

对于澄清不同的期待可以进行系统式提问，比如在夫妻治疗中可以提出下列问题：

- 您认为，您的妻子对这次会谈抱有什么期待，您认为您的愿望和妻子的一致还是不同？

- 我今天必须怎样做才能满足您妻子的愿望？我能做什么，使得这个谈话从您的丈夫来看是失败的？

- 如果这次咨询达到了您的目标，您如何能够发觉？接下来您的表现会与今天有何不同，您的妻子会有什么不同的做法？

- 假设这次夫妻治疗表明您二位不适合生活在一起，谁会对此感到震惊，谁会感到轻松？

### 不在场的第三人的期待

看不见的第三人常常也怀有期待。或许是那些当前根本不在场的人发起的治疗：青少年法官把一个判处缓刑的少年犯送去接受心理治疗，家庭医生将一位病人连同其家庭转诊给一位家庭治疗师，人事经理把关系不和的部门领导或秘书送到公司内部组织发展部门的沟通研讨会上。咨客和在场或不在场的转诊者之间的期待往往是不同或相矛盾的。如果咨询师面临的是无法解决的任务，那么这些差异必须首先要予以澄清并进行协商，否则他会陷入困境。

可以通过以下提问来搞清楚不在场者、转诊者或者机构的角色：

- 来进行心理治疗是谁的主意？

- 转诊者的期待是什么？

- 这里必须发生什么才能使转诊者事后说：这次会谈是值得的/这是不值得的？

- 为什么转诊者恰恰是把您送到这里？为什么恰恰是转诊给我？

对于这些问题的回答可以明确咨客自身的和来自他人的动机，他们赞同来做咨询的特殊原因，以及他们对系统咨询原有的了解。它们也提示了系统咨询对于咨客和转诊者之间的关系具有哪些功能，究竟哪些帮助是"真的"被期待的，哪些是尤其不被期望的。所有这些信息能够帮助咨询者避免不必要的过度关注，并通过一个三方协议（见章节14.4）为直接和间接的任务提出者之间达到良好的、合作性的平衡提供保障。

> 家庭治疗被用作一个青少年性犯罪者管教规定的一部分。在第一次家庭会谈的末尾，我们建议他同管教员说清楚，需要多少次家庭治疗才够满足管教规定：一次会谈，十次会谈，还是更多？在第二次会谈中他报告说，管教员没有规定次数，形式上也可以就一次。从此以后我们就可以在这些谈话中转向家庭具体的请求。
>
> 一个15岁的女孩被诊断为选择性缄默，她只和唯一一个人说话，就是她的单亲母亲，她与母亲同来进行第一次治疗。很快我们就发现她至少有12位专业帮助者，从康复师和骑术教师，到辅导家庭作业的家教和家庭医生，再到神经科医生，统统被委托对这个女孩进行治疗。治疗师们明白了，他们在这个帮助系统中可能只是第13和第14号。他们问道："如果女儿开口说话，所有的帮助者和母女之间会发生什么？"
>
> 一家大型机构中的一个专业服务部门盼望已久的督导被上级批准了。然而这个督导应该按照企业领导官方的目的来进行，即加速组织改革，但这个目标恰

恰遭到了该专业服务部门大部分员工的拒绝。因此，督导师邀请企业领导参加第一次会谈，并调查双方的期待在多大程度上是一致或矛盾的。结果表明，企业领导只是想借此平息员工团队的抗议，但是为督导出资的前提是，督导要为前面提到的被员工拒绝的改革目标服务。为了使所有人满意，接下来的督导将针对团队的问题和愿望来进行。

### 谁想要什么，从谁那里，何时，多少，为什么？

一个专业服务机构为咨客提供的不同性质和不同强度的服务越多，就越需要准确地澄清，从所有这些提供的服务中，咨客方面想要什么和不想要什么。对此涉及以下问题：

- 确切的期待是**什么**：社会教育学背景的家庭帮助者应该只对孩子的家庭作业提供帮助，还是也对母亲的感情烦恼提供咨询？这个孩子接受的儿童和青少年精神病治疗应该只进行心理治疗还是也需要药物治疗？

- 对**谁**有期待：是一位年轻的还是上年纪的家庭帮助者，一个女性还是一个男性更受欢迎？这个青少年患者应该接受封闭的急性期住院治疗还是开放式病房的心理治疗？这里尤其要澄清的是，在强制治疗的背景下有多少协商的空间（Borst & Leherr, 2008）。

- 期待**多少**：家庭帮助者应该一周来三次还是每两周来一次？这个孩子应该在儿童和青少年精神病医院待三个月还是仅仅14天？

- 期待**何时**：家庭帮助或住院治疗应该现在就开始，还是在暑假后再开始？

- 期待**什么**：家庭帮助是"为了不放过任何机会而做的最后尝试"，否则就要采取更严厉的措施，例如把孩子送进收容所或剥夺其监护权？一位58岁的心梗患者在心脏康复治疗之后想要退休还是继续原来的工作？

通过细致的任务澄清可以使工作变得大为轻松：不做或很少去做那些不被期待的事，因为这些事成功的可能性不大。

## 14.2  区分动机、诉求、任务和协议

在一次咨询或治疗中，具体应该围绕什么来一步步予以清晰地澄清，做出一份流程计划是很有帮助的。根据洛特（Loth, 1998）的观点，应该按照一个逻辑上的分类将动机、诉求、任务和协议等概念清楚地区分开来。

- **我知道，把咨客带到我这里的动机是什么吗？** 通常是一个具体的有决定性意义的事件。但是这还不一定成为共同工作的足够的基础，即便它可能非常紧急，以至于作为咨询师会不由自主地想，这一点必须要先解决（显然人们很快会想到一些主意，如何应对或必须解决问题）。

- **我知道，对方想要实现的具体的诉求是什么吗？** 这个提问方向有助于进一步准确地区分，对方的希望和渴求，以及担忧是朝向哪个方向。其中也暗暗地表达了对方对于问题形成的日常理论，因此在此处应该要深入地问这些问题（同样，也要问清楚其他重要人物可能的诉求）。

- **我知道，对方确切希望我做什么吗？** 提出这样的问题有时有些勉强：对方确实已经说过了，他们想要什么！但是这个问题至关重要，因为它涉及会谈对象在咨询中为咨询师提供了怎样的角色。只有当这些真正搞清楚以后，人们才能决定，他们是否愿意接受咨询。

- **我是否已经准备好，并且能够提供确切的服务？** 然后，就要非常仔细地来检验：在对方对我的期待当中，我能够做到什么，我想要什么，我已经准备好了做什么。或许可以在此处提出一个有关可能性和界限的好建议，如果建议被采纳，由此就可以发展出一个共同的、一致的目标，并且确定所期待的结果、为此预计需要的总疗程和会谈的次数以及咨询或治疗的地点和参加者。目标、疗程、地点和参加者可以在以后的治疗中不断调整并对新的情况做出检验（亦见Loth, 1998）。治疗协议和商定下来的目标也会影响到治疗或咨询何时结束——如果咨客或咨客的一个重要关系人说"该结束了"（Hargens, 2007），因为要么是目标已经实现，要么他们已经不再相信

239

　　治疗和咨询对于目标实现有帮助。

　　下面的框23介绍了会谈中从动机到诉求和任务，再到协议的一种方式，当然在实践中并非刻板地遵守，而是可以灵活地变换。

**澄清"4+1A"任务**（根据 von Schlippe & Schweitzer, 2009, S.21-22; Loth, 1998）

**1. 动机（Anlass）: 是什么让您来到这儿?**

- 什么让您来到这，有没有起因，当前的动机?

- 您为什么恰恰是现在希望咨询? 如果您半年前或半年后来会有什么不同?

**2. 诉求（Anliegen）: 您在此想要达成什么?**

- 今天这里应该发生什么?

- 今天的会谈最后应该发生什么，在全部咨询结束时应该发生什么，使得您能够说（或者每个人都能说）: 这是值得的?

- 询问在场者对问题的定义、问题的解释和诉求，如果有多人参加会谈，可以对每个人进行询问。不在场者也要考虑进去（尤其是转诊者）。

**可能的提问**

- 关于问题的解释: 您（或另一个人）估计这个被抱怨的问题出在哪里? 您认为这个问题为什么是这样，它是怎么变成这样的?

- 关于灾难的想象: 您担心的最糟糕的情况是什么? 您如何解释事情并没有变得更糟?

- 关于迄今为止解决问题所做的尝试: 您到现在都尝试过什么? 有没有问题没有出现的例外情况? 当时有何不同?

- 关于当前的解决问题的想法: 您认为现在应该发生什么?

**3. 任务（Auftrag）: 您想要我做什么?**

- 您具体想要我做什么?

- 我怎么做可能会使您感到失望？

- 在场的或不在场的人中谁还想让我做点什么？具体是什么？您也希望吗？如果大家兴趣不同，我们应该如何处理？

### 4. 商定协议（Abmachung）：我能提供什么帮助？

- 我的理解是（总结）：……

- 赞赏每个人：每个人都有一个好的动机！

- 找到合作的基础，通过：

  1）适应和划分边界：我用我的方法可以这样做，在这个机构中我们能够做的是这些，至少以这种形式来做是不行的，但是……

  2）提供帮助：我能为您提供这样的帮助……

- 外部框架（暂定的会谈次数、地点、收费，等等）

### 5. 开始工作（Arbeitsbeginn，"第5个A"）——（期间）总结：我们现在位于哪里？我们如何开始？

- 到现在为止这是一种好的方法吗？您满意吗，我们是以一种接近解决办法的方式在谈话吗？

- 我自己满意吗？

- 采纳新的想法、愿望，可能会修改协议。

框23　澄清任务

治疗师常常感到借助以上"4+1A"方法将任务的形式结构化是有帮助的。没有必要总是按照先后顺序来处理动机和诉求。"通常它是根据一次有机的谈话过程，在动机和诉求之间来回变动，有时更多的是奖牌的这一面，有时更多的是另一面。"（Loth, 2005）详细订立协议的方法可以是正式的、成文的，而且或多或少要包括商定目标的细节。协议的一致性在于，即使明确地写出这些目标，也不应该把它们写得过于限定，以至于稍后无法再做调整。因此，英语当中原本喜欢用"订立协议"

241

（contracting）这个词，因为它比德语中的"协议"（Kontrakt）一词更好地表达出过程的特点。

索解取向和催眠系统治疗师尤其会把明确提出激励性的和具有良好现实性的目标看作他们工作的基本前提。由此看来，目标可以帮助人们通过想象力（"解决问题的恍惚状态"，章节3.2），从问题状态转到解决问题的状态。但是另一方面，令人担忧的是，目标可能会使咨询系统变得枯燥无趣，使得发掘可能性的自由空间变得狭小或受到阻碍（von Foerster, 1988b, S.123）。

目标对于治疗的聚焦和咨询过程有双重功能。从一开始它就标记出一个大致的概况，表明哪些成员有多么强烈的愿望做哪些重大的改变。由此就能够在开始阶段评估咨客期望做出多大的改变、改变的动机有多强，以及成员在这些方面的一致性和不一致性。可以向咨客提问："今天这里要发生什么，使您能够在咨询结束时说：这是一次好的会谈？"由此，在接下来的治疗过程中，任何时候都有可能重新来确定目标。

## 14.3　在正式的和更大的系统中订立协议

在小系统中（个人、家庭和夫妻），澄清治疗任务可以在第一次共同的会谈中进行，而根据我们的经验，在正式的和等级化的系统，如组织咨询中，澄清治疗任务必须在准备阶段进行。在开始第一次咨询会谈时，要告诉所有到场的人统一的治疗目标和大致的流程。作为咨询师，不要认为任务提出者已经做过相关的告知，咨询师必须亲自确保完成。咨询师也不要认为，这个来做咨询的想法是经过深思熟虑的，并且能够确保双方的合作成功。一个好的任务澄清有时也可能导致这样的后果：一个已经考虑好的，但是没有意义的组织咨询措施被取消。

在组织咨询中，一次细致的任务澄清包括以下的流程：

1. 事先通过电话或书面澄清诉求以及外部的框架条件（如所需的时间、地点、报酬）。

2. 与寻求咨询的个人或小组（"提出任务者"）进行深入的个体化的澄清任务的    242
   会谈，主要是围绕：

1）提出任务者对**目标**和方法的**想法**

2）**参加者**：谁对这些目标是重要的？应该邀请谁？不该邀请谁？为什么？参加
   者是有义务的还是自愿的，为什么？

3）**兴奋、怀疑和邀请政策**：被邀请人以及未被邀请的人对于咨询的可能的态
   度；检验这样的做法是否有意义。

4）**已有的经验**：是否已经有组织咨询的经验？回忆一下当时的咨询如何成功或
   失败？其中哪些经验这次可以借鉴，哪些不可以？

5）**过程**：哪些主题应该按照怎样的顺序以何种形式来处理？哪些咨询形式对于
   被邀请人过于无聊，哪些完全是实验性的，哪些具有推动性，哪些正好合适？

6）**总结**：根据任务澄清的结果，当前的咨询究竟是否值得做？应该按照原计
   划，还是想出了其他可能更容易成功的处理方法？是什么样的？

3. 有可能计划好的咨询，还未开始就已经结束了。如果咨询看起来还有意义，
   咨询师就可以提议一个进程计划，其中描述一下咨询的目标、主题、工作形
   式、时间计划和地点。参加者当中有经验者越少，这个计划就要越详细。咨
   询的透明性可以部分减轻对于咨询过程不可预见性的担忧。

4. 这个进程计划要寄给所有参加咨询的人，并请求他们在咨询开始以前给出反
   馈意见。理想的情况是亲自去获取这些反馈，如简短地拜访一个例行的部门
   会议，或者与参加人员中的代表（如企业顾问、对外服务员工、后勤服务）
   进行一个简短的电话会议。

我们建议，咨询师要养成按照商定好的协议和迄今为止取得的中期结果定期进
行评估工作的习惯。哈根斯（Hargens, 2005）建议，约有七分之一的问题可以这样
问："如果我们这样来交谈并处理您的请求，那么是否离您的目标更近了？"（参见
Burnham, 2005）

## 14.4　自己没有诉求：非自愿和三方协议

很多时候，通过澄清任务背景可以清楚地发现，直接的谈话对象实际上对谈话并不感兴趣，过来只是因为他们必须来（例如Conen, 2002, 2011）。通常的情况是：青少年感到是被他们紧张不安的父母"随身携带"来参加家庭治疗的（Liechti, 2009）；一个已经打算离婚的人，来做夫妻治疗只是"为了背后不受指责"；父母"忍受"家庭探访或多家庭治疗是为了避免失去监护权；一个部门领导之所以来参加领导教练，是因为不然的话，他将在经受了大量的抱怨之后职位不保；一个部门需要配合一项整改管理项目，但是对此他们并不看好，认为只会带来消极后果。

对此，咨询师特别需要具备建立合作关系的能力。关键在于，要把非自愿（拒绝合作）看作一种解决问题的行为（Conen, 2005; Conen & Cecchin, 2007）。这是指，愿意尝试去理解非自愿行为可能的意义，并把存在于其中的合作潜力开发出来。如此看来，非自愿行为就可能提示，由第三人定义的问题不被当事人接受，由此反映出当事人的自我认同是一项重要资源，在拒绝中存在着他全部的力量和他自我价值感的体现。如果这种品质被认可，那么就已经朝更加合作的方向迈出了重要的一步（框24）。

因此，避免陷入一种关于正确问题定义的权力争斗是很重要的。相反，应该探索如何利用具体的形势。由一个施加压力甚至提出强制要求的监督机构、一个没有提出问题或对问题有截然不同定义的咨客系统和一位以咨客仅有的一点点自身动机作为合作基础的咨询师，三者之间组成的"不可能的三角"提供了这样一种合作的形式："我应该如何帮助您，才能使其他人不再烦您，让其他人不再认为您……好使您尽快摆脱我？"

---

**非自愿背景下订立协议的提问**

- 您到这儿来是谁的主意？
- 他或她想要什么，这里应该发生什么？他或她对问题如何解释？

- 这么做也是您的意愿吗？您同意这么做吗？如果同意，我们能订立一个协议吗？

- 如果回答"不同意"，进一步了解不同方面的问题是很重要的，例如：

  - 您想通过来这里实现什么？（有意义的是，我们不妨这样想：到这儿来就意味着有一点儿合作的意愿，即这是为了让第三方满意。）

  - 您知道第三方具体想要您做什么样的改变？（在此，接下来就可以决定，是否邀请第三方参加会谈或者请咨客与第三方澄清这个问题。）

  - 第三方最起码的希望是什么？您如果照做，对您来说意味着什么？

  - 如果您不来参加会谈，会有什么后果？您愿意怎么做，以避免产生这样的后果？

244

框24　订立协议

如果商定合作没有成功，就应该寻找一种可能性，即以赞赏的方式来描述对方的行为，通过强调对方愿意付出很多，甘愿冒险，为了保持坦率而不屈服。会谈结束时要告诉咨客，他可以再次预约或者告知他在什么样的情况下，咨询师会做出与其进一步合作的准备（参见 Walter & Peller, 1994）。

### 三方协议

与非自愿密切联系的话题是，作为第三方如何不直接牵涉到事件中，却仍被看作协议的一方。一个三方协议，也被称作"三角协议"，是为了更加强调事件过程的特点，无论在怎样的案例中，它都会表明，这涉及不止一个的任务提出者。在下图中A（"提出诉求者"）可以是单独一个人、一个团队或一个家庭，B是"咨询师"，C（"老板"）可以是一个提供费用者、一个官方部门、孩子的老师，但是也可以是机构本身，它提出一定的规则或限制（插图18）。

一般要做的是：必须澄清第三方的角色。一定要询问，第三方认为咨询中要

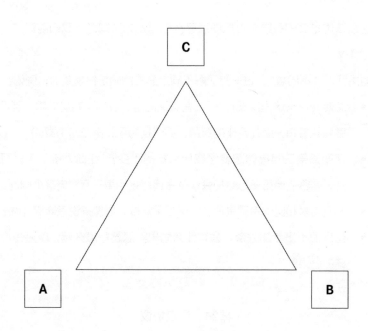

插图18　三方订立协议

做什么。C也可以是为咨询师提出任务的人（如机构本身，在组织内部教练的情况下），那么就需要与其具体澄清一下，有多少自由活动的空间，在哪些方面是不受机构限制的。如果咨客A并不知道C，即第三方，想要他在咨询中做何改变，那么与非自愿情况下的做法相似，可以要求他再一次去第三方那里澄清目标，或者在一开始的会谈中三方全都到场。如果A和C无法找到共同的目标，就可以讨论一下，A是否至少愿意合作，以使C感到满意。

245　　　　三方协议作为"明确角色的基础坐标"（Kallabis, 1992）规定了互动的结构，并且实现了透明性，建立了三方的联系。在督导或教练中，如果由C来付费，如果C（如领导）命令，A去做咨询或者C以其他形式处于一个相对于A掌握权力的位置时，并且咨询的结果会对这种关系产生影响（如一位老板威胁一位员工，如果实现不了一定的教练目标，他就会被辞退），那么就需要签订协议。除了在形式方面（参加人员、时间、资金、取消会谈的规定和会谈取消后如何处理），还应该在以下方面达成一致：咨询的意义和目的，以及咨询报告看起来应该是什么样的。在此尤为重要的是，要明确告知保密义务或一般的保密原则。同样，诸如关于团队总的发展情况的定期报告，以及将要处理的主题涉及的范围也需要达成一致，但无须告知详细的内容。此外，对于终止咨询也要达成一致意见（如无论如何还要进行一次告别会谈）。在多数情况下，建议把这种协商一致的结果通过书面形式确定下来。

## 14.5  何时结束？结尾的澄清

一个系统咨询何时结束？最简单的答案是：如果咨客提出结束，即是结束（Hargens, 2007），也就是说，如果咨客系统告诉咨询师，所抱怨的问题已被完全解决了或有所改善，或者他们已经放弃借助咨询来解决问题的希望，在这两种情况下都要结束咨询，即使双方有着极为不同的感受。第三种可能性是，由第三方批准的咨询或治疗的次数已经耗尽，然后就必须与参与者协商，他们如何最佳地应对这种限制。

然而，在实践中很少出现所有当事人对于应该何时结束咨询意见一致的情况。咨客系统的各个成员对此意见不一致，转诊者不同意结束，或咨询师自己也认为，治疗步骤还有必要进一步进行。因此，有益的做法是，在做中期总结时，不断地把已经达到的目标和期望的目标进行相互对照，以避免理想化的治疗成功的设想使切实的治疗步骤贬值。咨客系统中的不一致可以通过循环或假设性提问来澄清：

> 假设您的丈夫对夫妻治疗的结果满意，但是您不满意，您能成功地动员他继续参加治疗吗？如果不行，您愿意独自来做治疗吗？如果行，您的丈夫会欣然接受，还是感到生气然后是否与您一起来？假设你们始终无法达成一致，这对您的决定会有影响吗？二位是否还会在一起？

在很多情况下，咨客系统的成员表示他们还不确定，并提出还需要支持。此处提问会有助于想象治疗的结尾："您在什么地方注意到，您已经不再需要我们了？您估计这是在几个月后?"

　　然而幸运的是,会谈的结尾双方常常也会达成一致,正如所期待的那样,双方会把咨询过程描述为进展得很成功,即使有些大的目标可能并未实现。在结尾会谈中,通常会做一个总结,其中会把第一次会谈中的主诉和期望与实现的变化联系起来。有趣的提问是,从咨客系统的角度来看什么是有效的,谁觉察到了咨客身边的变化,并且他自身的表现也有所不同。咨询师个人的反馈、一个象征性的礼物或类似的物品都可能会使告别仪式更充实。

　　在组织或家庭中,如果遵循"没时间了,我们必须马上接着干"这样的模式,就会迫不及待地追逐下一个变化;如果遵循"我们从来就没有真正干好过一件事"这样的模式,就始终不会察觉到成功的变化;或者相反,遵循"我们只注意到成功,不成功的都被扫到地毯下面"这样的模式,那么我们很愿意运用这个"感恩节"的比喻:为了以往的丰收而相互感谢,为了有益的共同合作的命运而相互感谢,在好收成时为坏时节记录下粮仓满满的图画,或者反过来在坏收成时理智地适应严寒的冬季并未雨绸缪。

### 对待任务的十个迫切要求[1]

#### 1.把任务看作描述!

任务同问题一样,也不是"实物"而是描述。确切地来说是维特根斯坦在他的《逻辑哲学论》(*Tractatus*)中写道(5.634):"我们看到的一切也可能是完全不同的。我们所描述的一切也可以是完全不同的。"(1994, S.91)这对任务同样适用。不要问什么是问题,而要问谁如何看待问题? 谁会有不同的描述?

#### 2.如果你很快就理解了,要小心点!

理解原本是沟通中的一个特例,误解才是常见的情况。因此重要的是,要对

1　我们感谢苏黎世的苏珊·奎施托普(Susanne Quistorp),她为启发我们做这个列表贡献良多。

"4+1A"获得任务过程中的"逻辑统计"进行澄清。

**3. 要意识到隐藏在任务中的期待！**

如果人们与一个寻求建议的人建立了联系，就会与一个"抱有期待的领域"联系起来，也就是与自身的"期待的期待"联系在一起（见章节6.8）。人们也就始终站在一个任务或期待的旋转木马的中心。

**4. 寻找模式而不是替罪羊！**

问题往往会通过归咎于某人来进行描述：如果某某有不同的做法，一切就会变好！友好地对待这种说法，但不要接受它。取而代之要寻找出是通过怎样的模式和经验，使人以一种被指责的方式来行动。

**5. 不要过快地接受任务！**

问题也是一种解决办法或者能够被视为如此。一个系统式的基本提问会问，对于什么来说一个被抱怨的问题此刻可能成为一个解决办法。如果人们过快地采纳问题的描述，人们可能就接受了系统中的空位（指治疗师充当了为家庭解决问题的负责人的角色）。然而，与此同时，人们就可能"卷入"来访者之中，因为人们无法帮助系统去自行填补空位。在此对应的是以一种"健康的怀疑"作为基本态度开始谈话。

**6. 注意"问题的生态学"！**

任务在不同的层面看起来截然不同。从最初的要求中会衍生的情况是，任务也包括要解决存在于一个完全不同层面的问题：一个团队发展的任务可能是为了解决一个领导上的问题，但这是行不通的；组织中针对某一处的解决办法可以解决另一处的问题等（从"失败的逻辑"的意义上，如Dörner, 1992提出的说法）。此外，在此处，一种怀疑的基本态度是有帮助的，即不断地询问和检验，看看所建议的解决办法在一个层面上显得合适，那在另一个层面上又是被如何描述的——看它是否会使得一个问题慢性化。

**7. 关注内心冲突，寻找决定点**

诉求和任务可能都是漫不经心的。两者往往是内心冲突的表现，所追求的

248

解决办法或许被认为是一种可能性。有时我们会发现，如果要朝着变化的方向进展的话，人们可能会产生抗拒。因此，要问自己尤其是问对方，他（或团队）改变的意愿有多少，对于致力追求的解决办法愿意承担多少义务（等级提问从0到100%）。不要接受低于80%的评分，否则接下来就以赞赏的态度退回任务或在动力上做工作。

**8. 保持开放的态度，任务"在过程中"！**

合作需要不断地自我反省。微观协议是指，不断检验合作的条件："您觉得我们的合作是有帮助的吗？"

**9. 尤其是对来自不同等级的不同的人的期待保持敏感！**

确切地提问，谁对谁有什么期待，对谁没有期待。对其他人的、局外人的、领导的和（很重要的）付费者的期待进行提问，在不确定的情况下订立三角协议。在此也要注意非自愿背景下的协议的特别之处：如果这个坐在你对面的人什么也不想做或者想法与官方规定的任务不同，就要赞赏对方的坦诚并提问，你如何来帮助他，使他能够尽快摆脱你！

**10. 确保自身的灵活性！意识到你内在的任务提出者！**

来自外部的期待，说出来的和未说出来的期待与自身内心的话题会联系在一起并且形成阻碍。如果你陷入了一个死胡同，就要认识到你"所偏爱的内在的任务提出者"，并且也要意识到你内部的支持系统。

框25　对待任务

# 15.　系统式提问

提问不仅是一种获取信息的方式，而且同时能不断地产生新的信息。因为在每个问题中都包含一个隐含的说法，会对人们习以为常地看待事件的方式进行潜在的扰动。反过来，在每个回答中也会有一个隐含的信息，即对事件是如何来看待的。咨询师和咨客处于不断地"相互交换对现实的描述"（von Schlippe et al., 1998）的过程中。通过提问让人们意识到这些，是尤为重要的，因为这种方式通常显得是善意的，人们"只是问一问……"。

简便起见，笔者用一个典型的例子来明确说明一下，这是一个单方面的事件，其中治疗师为咨客系统提供了现实描述。

> 一位母亲同她的孩子一起来做治疗并提出她对现实的看法："我的儿子脾气暴躁！"治疗师可以问："您的儿子做了什么被您说成脾气暴躁？"这个问题提供了一个新的描述：这是一种行为，确切地说是被某人命名的行为而不是性格特点。如果现在继续问："您儿子什么时候会表现出这种行为？"这种对性格的描述就会被进一步解构——这种行为可能只在特定的时间出现。母亲的回答可能会很轻易地驳回这种说法："我儿子的表现一直是如此！"——那么她已经从性格的描述上移开了。但是她也可能说："他总是发脾气！"这样的话就拒绝了治疗师提供的所有说法。现在可以继续系统式提问："您的儿子是在祖母去世前还是去世后决定要常常表现出脾气暴躁？或者家里的谁对此最感到不安？"（表达的信息：发脾气是儿子决定采取的做法——对此有原因和背景——并且这个决定和家庭的关系联系在一起，而且在这种关系中存在着差异）；"假设您儿子决定少发一些火，那么您和您丈夫会更多还是更少地吵架？"（表达的信息：发脾气不仅是一个决定，而且也是可以改变的，并且可能与父母之间的关系有关。）"如果我请您现在想办法让您的儿子表现出发脾气，您知道您要怎么做吗？"（表达的信息：发脾气有特定的背景条件，并且这至少部分地掌握在母亲手中。）

问题中暗含的信息绝对可以被母亲轻易地而且不伤面子地拒绝掉（与明确的说明和解释不同）。这是治疗过程的一个重要的组成部分，有创造性地去寻找，直到找出一种说法能够作为有意义的变化整合到家庭的地图中。母亲能够很容易地拒绝治疗师暗含的表达，可以防止因强烈的反对造成的阻抗："您完全不必对抗，您只需给

250

出问题的答案。"当然在理想的情况下就会形成一个生动的画面，其中会以游戏式的轻松方式按照尝试和错误原则寻找新的描述（von Schlippe et al., 1998, S.71–72）。

　　因此，问题中总是暗含着关于如何看待现实的"说法"。在"当您独自一人时，还是您丈夫也在时，您更感到害怕"这个问题中暗含的信息是，把症状看作关系现象而不是个人问题。如果对这个问题的回答表达了差异（"独自"或"我的丈夫在的时候"），那么这种对现实描述的说法就被接受了；如果回答是"没有区别"，那么该说法就轻易地被拒绝了。此外，在"您的女儿何时决定不再吃饭"或"假设赫伯特那时没有决定变得抑郁，那么您的妻子和您的母亲之间的争吵会如何继续发展"这类问题中，所含的"意义包裹"暗中表达出一幅把疾病放在背景中的系统画面。对于前面问题的回答如果是"会变得更好"或"争吵会变得更糟"，这就证实了其中的含义，赫伯特自己做出"决定"，他的"疾病"至少是在他的控制范围内，除非他完全拒绝回答这个问题（"这是个多么愚蠢的问题，我根本就没有决定！一派胡言！"）。

　　这里有一个小的思考任务（根据Hargens, 2004）：请您考虑一下，以下的问题中暗含着什么意思，可以以这些问题开始第一次会谈：

- 这个疾病的症状第一次出现是什么时候？
- 您为什么会在这里？
- 您的问题是什么？
- 您会经常发作吗？
- 我今天能为您做什么？
- 您今天想得到什么样的解决办法？
- 今天这里要发生什么事，可以使得您过后满意地回家去？

　　通过提问进行干预的力量不能低估。按照交流理论的假设，人们"不能不交流"（Watzlawick et al., 1969），因此，在提出问题的同时，被提问的人丝毫没有产生自己的想法，这是不可能的。施密特（Schmidt, 1985）相应地把系统治疗描述成一种催眠治疗的形式：通过提问，暗含的信息就被传达了，作为治疗师要意识到这些信息。
251　　因为系统治疗与咨询更多的是和几个人同时进行的，当然这也就提高了问题的效果，它不仅对被提问者，而且也为谈话的其他听众提供新的信息。

一系列特殊的提问形式和提问的可能性都可以被归为"系统式提问"。这些提问方式不同寻常，它们不是对"事物"提问，而是对事物的观察者提问；它们不是对性格提问，而是对描述和行为的差异（谁多，谁少？）提问；它不是问"是"什么，而是问被描述成什么以及还可能被描述成什么。因此，循环提问是系统式提问技术的重要组成部分。有时可能会让人困惑的是，"循环提问"的概念也会作为系统式提问的统称被运用。以下会列举系统式提问的不同方面。对系统式提问还有一系列其他可能的分类和归纳方式（例如Penn, 1993; Kim Berg & de Shazer, 1993; Simon & Rech-Simon, 1999; Schwing & Fryszer, 2006; Hansen, 2007; Bleckwedel, 2008; Beilfuß, 2011）。

## 15.1　循环提问

循环提问在系统治疗的最初就有了（Selvini Palazzoli et al., 1981，插图19）。这种方法的最基本观点是，在一个社会系统中所有展现出的行为总是能被理解成提供交流的信息：行为方式、症状，也包括不同形式的情感表达，这些不仅被看作人们之间发生的事件，而且在定义相互的关系和期待的期待上（参见章节6.8）始终发挥着功能："因为人们的行为并非由他人实际的想法决定，而是受到人们所认为的他人想法的支配。因此，建议直接大胆地对关于他人的推测和猜想进行提问。"（Simon & Rech-Simon, 1999, S.21）使交流的意义呈现出来比详细询问当事人自身的感受会更有趣。因此，对于涉及症状提问的核心是，每个家庭成员如何理解症状，关系到哪些期待和观察，以及他们对此是如何反应的。

> 人们可以直接提问："你感觉如何？"但是我们不这么问，我们会问其他人："你认为你的妹妹是什么感受？"一种感受是对另一个人传递的一个信息。并且，我们会这样来问信息接收者，而不是信息发出者。此外，对于关系，我们会问另一个人："你如何看待这个关系？"因为一种关系对于另一个人来说也是一个信息。（Cecchin, in von Schlippe & Kriz, 1987, S.39）

252　　　赫尔穆特哭了：

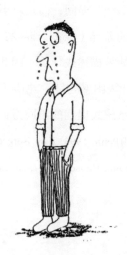

在其他的治疗取向中，我们习惯这样问：

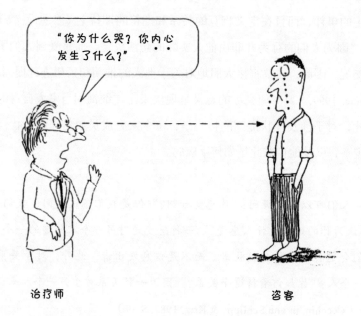

有一个重要的观点：感受可以被理解为一个人存在的表达，是值得赞赏的。而且"表达"一词含有更深层的意义：每个感受的表达也可以被理解成**某人传达给某人**的信息：

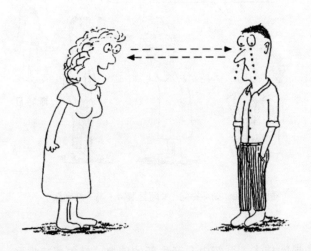

赫尔穆特哭了。汉内洛蕾看到了，并且赫尔穆特知道汉内洛蕾看到了。然而，交流的这一个方面在通常的提问中是不会被考虑到的。因此需要一种不同的提问方式：

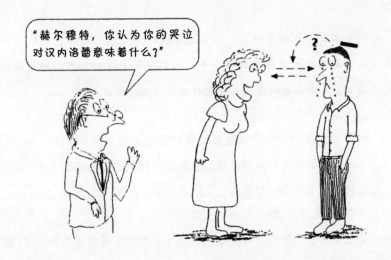

254　　　并且总是有第三个人会看到另外两个人的关系：

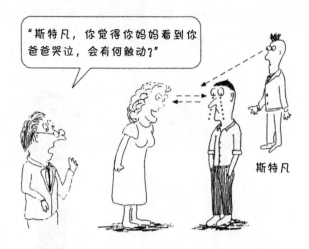

插图19a-e　循环提问（©阿里斯特·冯·施利佩）

通过这样的提问技术，系统中会产生**新的信息**。赫尔穆特收到一个关于他的哭泣对于汉内洛蕾可能意义的信息，汉内洛蕾得知关于赫尔穆特可能意图的信息（可能是新的）并且双方得到一个斯特凡眼中的关于他们关系的反馈。这样一来将会推动所有参与者产生新的观点并进行思考。

> 人们会不断考虑到其他人，并且思考其他人是怎么看待自己的，以及其他人认为自己是怎么看待他们的，等等。人们会思考其他人内心的想法，人们希望或是担心，其他人会知道自己在想什么。（Laing et al., 1973, S.37）

这样一种搜集信息的方式是对**描述**和**模式**提问，而不是对事件。一个症状、一个问题、一个疾病不是事件，而是**过程**，是通过不同人的行为和交流被塑造的：

- 如果您的儿子做出被您称为行为障碍的事，您的丈夫会做什么？
- 儿子会做何反应？那么您会怎么做？
- 如果您丈夫把儿子描述成健康的，您儿子的行为具体会有什么不同？

通过这样的方式被确定为"精神疾病"的行为就会被"软化"（Simon & Weber, 255 2004），并且有可能把他们塑造的这些行为方式放进关系背景中：

- 对于谁来说，您女儿的做法是一个问题？
- 谁最会对此感到不安，谁次之？
- 如果医生所描述的精神分裂症症状出现，家里的谁会最先发现？是根据什么看出来的？

此外，一种**关系**也可以作为与第三人的交流来看待。通过询问一个家庭成员对另外两个人之间关系的看法就可以产生信息。人们也把这样的方式称作"关于在座的人的闲聊"：

- 您觉得您的妻子会如何评价您和您父亲之间的关系？您的岳母对此有相似的看法还是完全不同？
- 假设我问您的女儿，她的父母是否还相爱，您认为她会如何回答？

通过这样的方式既可以收集信息又可以使信息呈现出来，提问和干预几乎无法分开。关系模式会变得明确，而人们也无须卷入内容上的争论。通过每个循环提问，也可以为咨客提供机会，采纳关于其自身社会系统的外部观点。由此，一方面咨客系统会受到挑战，即现实不是以通常的理解模式来描述；另一方面家庭成员在回答中会相互给出间接的反馈并以这种方式澄清彼此之间的推测（他们"期待的期待"）。如莱恩等人（Laing et al., 1971, S.45）描述的那样，某些人忍受着极端的痛苦，因为他们认为其他人很清楚他们身上发生了什么，但是事实上其他人并不知道。在这里，循环提问可以非常有助于澄清相互之间的误会。接下来我们将会继续介绍，如何进行系统式提问。这些提问方式只是为了教学的需要做出这样的区分，但是在实际会谈中它们始终是糅合在一起的。

## 15.2　呈现差异的提问形式

循环提问的一种特别形式，目的在于制造和明确差异。

**等级和排序**：等级提问使观点和关系中的差异尤为强烈和明确地体现出来，通过提问就产生了排序：

- 谁对团队的工作业绩最满意？
- 假设有人要辞职，谁会是第一个？
- 谁对岳母搬过来住最感到高兴，谁最不高兴？
- 今天来这里谁最乐观，谁最表示怀疑？
- 是女儿先有意要离开家，还是父母已经打算让她搬走？

这种提问形式也很容易付诸实践："行动量表"（Bleckwedel，2008，S.223-224）：

- 想象一下，如果这个房间的一边代表"完美的整齐"，另一边代表"乱七八糟"，您会选择站在两个极端之间的何处？请您想象，是什么促使您站到这个位置？您对您的丈夫/孩子站的位置是否感到吃惊？您是怎么想的？

**百分比提问**：百分比提问（"对您来说百分之多少是可能的，百分之多少是不可能的？"）使得相互的想法、观点、情绪、疾病概念、意见被更为精确地区分出来。它尤其能够明确和"软化"内心冲突和相矛盾的追求。

- 您认为自己的行为百分之多少是一种代谢疾病的表达，百分之多少是您生活方式的表达？如果您更多地认为是代谢疾病，您的生活会因此变得更轻松还是更复杂，更舒畅还是更绝望？
- 如果您的妻子心里有两个倾向：一个是要与她丈夫离婚，一个是愿意与他在一起——您认为您的妻子心里有百分之多少是与您离婚？百分之多少愿意和您在一起？
- 如果一位母亲的全部精力用一个圆饼图表示：这个圆饼的百分之多少是投入到处理孩子逃学中？您认为，如果问母亲她还有多少精力是为她自己，她会如何回答？
- 用一个从0到100%的量表来表示，您认为您的同事施密特辞职的决心有多强烈？用这个量表来表示，您估计其他同事辞职的决心是多少？您认为部门经理会有相似的估计吗？您如何解释差异？

此外，在与孩子进行的会谈中提问，可以通过象征性的辅助工具来展现：

- 我这里有一把从0到100厘米的卷尺，想象一下100厘米是十分愤怒，0是很平

静。你认为，如果你和你姐姐吵架，你们都在什么位置？你们的父母在什

么位置？为什么父亲会更加激动？

**一致性提问：** 一致性提问（"您的看法正是如此还是不一样？"）是对前面所提问 257

题的答案赞同或拒绝的提问，一方面会提示"谁和谁"，也就是联盟和联合，另一方

面可以获悉在一段长时间的循环提问之后对于前面所说的话的看法。

- 您同您同事的看法完全相同还是不一致？
- 企业董事会认为是公司的经济状况出现危机，人事顾问认为是管理失误。
  您作为监理更同意哪种看法？
- 爸爸认为你是妈妈的孩子，你也这么看，还是认为你是爸爸的孩子？

**比较子系统：** 可以请第三人来比较不同的两方或三方关系的紧密度。这比一致

性提问更加直接地使谁和谁的关系更好变得明确。

- 您作为儿子和弟弟：您的父亲目前是与他的妻子还是与他的女儿关系更紧密？
- 您作为教会长老：您认为社区的牧师更赞同传统观念的教会成员还是现代的？

恰恰是对于害怕多样性的咨客，这种提问形式可以作为一个重要的治疗步骤。

它传达了这样的信息：差异和改变是可以被接受的、被期望的，其本来就是不言而

喻的。通过这些问题，人们可以相对容易地和较快地谈及主观想象的禁忌话题，因

为人们并没有强迫对方做什么，而只是提问。人们不必等待参与者自己说出这些话

题，而是可以将所有提示、假设、推测、估计、直觉立即通过这些问题提出来。

## 15.3　建构现实和可能性

为了使一个系统改变，如果系统愿意的话，尤其可以关注两个主题领域：是什

么和可能是什么。相应地，我们对于**建构现实**的提问和**建构可能性**的提问做出区

分（表4和表5）。前者是澄清**当前的背景**，后者是让新的**可能性**进入视野。能够在两

者之间来回交替是重要的系统交谈艺术：人们穿梭于内在"空间"并探测它的维度

（有关"在现实空间和可能性空间漫步"的谈话形式的扩展阅读，参见Nöcker et al.,

2012）。

258　　　　　　　　　　　　表4　建构现实的提问

---

**呈现当前关系模式的提问**

**1.关于任务背景的提问**

**提问转诊背景:**

- 谁提出转诊?
- 他希望这里要发生什么?
- 为什么恰恰是这个咨客,为什么恰恰是转给我,为什么是现在?

**提问期待:**

- 谁想从谁(我,我们)那里得到什么?
- 谁是乐观的,谁是怀疑的?
- 我(我们)需要做什么,才能满足期待?
- 我(我们)需要做什么,才会使期待落空?

**2.关于问题背景的提问**

**打开问题包裹:**

- 这个问题由哪些行为方式组成?
- 在谁面前会表现出问题行为方式,在谁面前不会?
- 在哪里会表现出来,哪里不会?
- 何时会表现出来,何时不会?
- 您依据什么能够看出,问题被解决了?

**对问题的描述进行提问:**

- 谁是第一个把它称为问题的人?
- 谁最有可能不把它当作问题?
- 当医生提到"行为障碍"时,他具体是怎么说的?

**对围绕问题的舞蹈提问:**

- 谁对问题的反应最强烈,谁反应较小?打扰了谁,没有打扰谁?
- 其他人对此有何反应?
- 这个"问题儿童"对于其他人的反应有何反应?
- 其他人对于"问题儿童"的反应做何反应(直到一个循环圈清晰地呈现出来)?

**对于问题的解释进行提问:**

- 您对问题的形成有何解释,它为何有时出现,有时不出现?这样的解释产生怎样的后果?

**提问问题对于关系的意义:**

- 当问题出现以后,关系出现了怎样的变化?
- 如果问题停止了,关系会出现怎样的变化?

## 表5 建构可能性的提问

| 设想各种迄今还未实现的关系可能性的提问 |
| --- |

**1. 索解取向的提问（"好转的提问"）**

**对问题的例外情况提问：**

- 问题不出现的情况有多少（多久、何时、何地）？
- 在这段时间您和其他人的做法有何不同？
- 您是如何做到在这段时间不让问题出现的？

**对资源提问——独立于问题之外：**

- 在您的生活中有什么是您愿意这样保持下去的，如何做？
- 您喜欢做什么，擅长什么？
- 您必须怎么做，才能对此做得更多？

**奇迹提问：**

- 如果这个问题一夜之间消失了（由于仙女亲吻了您，或是一次手术之后，或是上帝显现，或者其他原因），您在第二天早上首先会做什么不同的事，其次会是什么？
- 谁对此最感到吃惊？
- 如果这个问题突然消失了，您对您的生活中最留恋的会是什么？

**2. 问题取向的提问（"恶化的提问"）**

- 您必须怎么做，才能维持您的问题，或者使您的问题永远无法解决或者让问题变得更糟？我或者我们可以怎么做，就此给您提供支持？
- 只要您想，就能让自己变得如此不幸，您是如何做到的？
- 别人可以对此给您提供怎样的支持？别人能够帮您做些什么，使得事情变得更糟？

**3. 把索解取向和问题取向的提问结合起来**

**对于（暂时）维持问题的好处的提问：**

- 如果问题再保留一段时间，或者偶尔再请它光临一下，会有什么好处？
- 如果问题消失了，什么会变得更糟？

**未来时间计划：**

- 您会在您的家里为您的问题还保留多长时间的位置？它是否已经有了一个独自的房间？您会有一天把它赶出门吗？最早是什么时候？

**对于一个"意识到的复发"的提问：**

- 如果您告别您的问题已经很长时间了，但是您还想邀请它一次，您会怎么做？

**"仿佛"提问：**

- 如果您如此对待其他人，就仿佛您的问题又回来了，您必须要怎么做？
- 别人会看出来，是您的问题真的又出现了，还是您只是表现得仿佛又出现了问题？

### 建构现实：事情被如何描述？

关于建构现实的提问或对当下的提问，目的是把当前的关系模式弄清楚。它涉及任务的背景（章节14.1），尤其是与呈报问题相关的背景以及对问题的多种不同观点，共同构成了现存的问题。

**打开问题包裹：** 首先要对笼统的问题描述进行区分，以便设定问题的界限并能够对其处理加工。在此，建议首先对来访者提问，从他们的角度来看问题是由哪些行为方式和描述构成的。

- 当您感到抑郁，您认为自己不是一个好母亲，您感到无法胜任工作，您怀疑自己的领导水平时，您具体的做法（或想法）是什么？
- 当您儿子做那些被医生称为"行为障碍"的事时，具体是什么表现？

然后应该进一步区分，这些问题行为针对谁，在何时何地会表现出来，同样重要的是，对谁，在何时何地不会表现出来：

- **对谁？** 您是对两个孩子还是只对儿子或对女儿容易发怒？您只是对同事表现出没有动力，还是对太太也如此？
- **何地？** 您只是在开会时还是在与员工单独谈话时也会感到恐惧？您度假时和平时有没有区别？
- **何时？** 您是在您的妻子强烈要求时还是当她不理您时，您更有兴趣与妻子亲热？是当员工自作主张处理问题还是因为他们小事也来问您时，您会指责他们？

**对问题的描述进行提问：** 除了前面提到的"去事物化"，这里是与家庭一起制造不同人看问题方式的差异。前文提到的等级提问（谁多，谁少？）或百分比提问有助于将细节搞清楚。此外，"澄清任务"的话题在此也有用武之地，因为它关系到多种不同的角度，涉及对问题的描述、问题的解释以及由此产生的如何提供最佳帮助的想法。

- 对谁来说这个问题更大，对您还是您的男友？
- 谁是第一个把它称为问题的人？为什么？她/他是如何解释这个问题的？

- 您认为医生为什么建议您来这里？他/她希望这里发生什么？

- 谁最确信，您在下一年回顾这段时间时会说："我们完成了我们的计划是一个重要的体验？"如果10表示您非常确信，按一个从1到10的量表您会给自己打几分？您会给医生打几分？

- 您认为，您妻子的哪些行为方式最使您的女儿感到不安？

- 您说对于您二位来说到这儿来同样重要，请您思考一下，那么对谁来说会多一点，对谁来说是51%，对谁是49%？

- 达到百分之多少的好转时，您会说我们的谈话是成功的？

**对围绕问题的舞蹈提问**：在对问题行为及容易出现问题的背景加以区分之后，要对问题产生和维持问题行为的互动循环进行探索。对此必须首先从一方开始，但是在结束时要明确每个参与者在循环当中是同等的实施者和承受者。此外，这里还涉及差异，首先是对于一个行为的反应强度：谁的反应强烈，谁根本没反应？打扰到了谁，没有打扰到谁？

- 您的同事也会对您的行为感到不满，还是只有您的顾客？谁感到最受影响，为什么？

- 如果父亲这么容易发怒，家中谁会对此最震惊、惊讶、生气？

然后还会对其他人的反应方式感兴趣：

- 如果您早上在床上躺到11点，您的母亲会有何表现？她会表现出理解、担忧还是生气？您的父亲有何反应？

- 如果您对员工提出警告，他会有何反应？对此同事们会说什么？

在确切地描述其他人的反应之后，就可以回到循环的另一方，即问题承担者对于其他人的反应做出的反应：

- 如果您早上11点起床，您的母亲会为此对您发脾气还是感到担心？如果她决定对此不管不问，您会怎么做？您的父亲会怎么对待？

- 假设您时常用辞退来威胁您的员工，但是之后他们工作还像以前一样少，那么您会尝试新的办法还是会加强威胁？

261

　　对于这些提问的关键是，要把参与者本身看作周而复始的循环圈的一部分，尤其是使他们的行为后果在其回答中明确地体现出来。

　　**对于问题的解释进行提问**：与循环相联系的观点同等重要的是，参与者对问题的解释。每个解释可以拓宽或限制可能的解决办法的空间。因此，有趣的信息是，谁对于问题有何解释，每个人观点有何不同，以及这些解释反过来有哪些行为后果。

- 您如何解释……您的母亲想要离婚，您儿子感觉今天的精神健康状况比四个星期前好，您的丈夫不再喝酒？

- 对于您的员工经常饮酒，您估计是什么原因？您认为，他也这样解释还是他有不同的推测？

- 假设您姑姑的抑郁行为和您奶奶决定去加拿大之间有联系，我该如何理解？

　　一个社会学学者因为"偏执幻觉型精神病"在一家精神病医院接受治疗并在治疗期间把他的病解释为"生物学易感性"。之后他与妻子来做系统夫妻治疗。在治疗过程中，他总在两个疾病概念之间来回摇摆："我是精神病患者"和"我有精神病体验并且有时表现出精神症状，但是不是持续性的，这个病并不属于我"。明确的是，这两种疾病概念总是根据情形来运用：当他的老板批准他进行疗养，或者当他为了家庭做出拒绝接受一个长途往返的费力的工作时，他会强调他是精神病患者；在他与妻子和年幼的儿子相处的日常生活中，非常享受与他们在一起的生活时，他常常会忘记或怀疑他的诊断。

另一个例子：

　　一个被描述成躁狂抑郁的咨客丽莎，在绘制她的家谱图（参见章节13.3）时与她进行的谈话中，明确了对疾病的不同解释构成了一个大家庭冲突模式的一部分：

　　治疗师：有趣的是，凯特（妹妹）说："这完全是由于华特（弟弟）和父亲之间的争吵造成的。丽莎因此变成这样，我担心我自己也会这样。"

咨客：是的。

治疗师：奶奶可能认为，这是代谢疾病，与大脑有关，是吗？

咨客：她思想很开明，她可以理解器质性的原因。

治疗师：现在我还感兴趣的是，如果我们问父亲"丽莎为什么会生病"，他会怎么说？

咨客：他也会认为是器质性疾病。

治疗师：他会说这是"器质性的"。

咨客：是"器质性的"，而我的母亲会说是"精神性的"。

治疗师（在家谱图上标记出谁认为是器质性的，谁认为是精神性的）：那么威廉（父亲）会说是器质性的，玛丽（母亲）会说是精神性的，您自己最可能会怎么说？

咨客（犹豫）：精神性。

**提问问题对于关系的意义**：提出关于问题对于系统成员关系的意义或"作用"的假设，可以通过提问将问题的开始和（假设性的）问题的结束与成员的关系改变联系起来。症状可以在系统模式中更多地在家庭生命周期过渡阶段的背景下来看待。这里循环提问会有助于理解与特定的事件联系在一起的变化。

- 您的孩子们是在上学前还是上学以后相处得更好？
- 您体验到的霸凌骚扰行为，在更换领导之前比现在更严重吗？

也可以通过提问，比较某人在或不在时的情形。

- 您的孙女在家还是不在家的时候，您儿子和儿媳之间的争吵更激烈？
- 父亲在公司时还是他出差时，您与姐姐相处得更好？

相应地，这样的提问也很有趣：如果问题停止，关系会有何变化？

　　一个14岁的男孩由于反复出现癔症，在儿童医院接受治疗。对于以上问题的回答表明，父母之间计划好的离婚谈判是触发症状的原因：每当已经搬出去的爸爸回来与妈妈协商卖房子的事时，男孩就会感到害怕，他开始喘息，倒下，妈妈抓起电话，救护车赶来，将男孩和妈妈带到医院，协商又一次推迟。

**建构可能性和假设性提问：事情可能是怎样的？**

关于建构可能性的提问会激发"可能性的意义"（Simon & Weber, 2004）。治疗师和咨询师常常会对咨客的痛苦感同身受。然而，他们不应该至少对人们迄今所找到的解决办法，尤其是对当事人还未尝试过的可能性产生同样的共情吗？对此，提问恰恰能够有助于开拓可能性的空间。

通过提问可以引入循环的有创造力的新的可能性。因为人们无法强迫一个系统尝试新的解决办法，所以这种提问的形式也是一种手段，它通过游戏式的方式提供新的道路。这肯定不是现实的，当然也根本无法实现。但是无论如何，它们能够增添新的成分——"假设……"，"如果……"，"那么谁会有何反应？"，并且很容易快速地圆场——"这只是一个问题，不是建议或家庭作业……"。提问使得一个毫无威胁的尝试行为成为可能，并且不会因此引起对变化的恐惧。假设性提问达到的效果"狂妄"得无以复加。一个无人确认的"看似现实的现实"（仿佛的现实）被构想出来。

- 想象一下，如果您的女儿决定停止进食，这是一种抗议形式——这种抗议最可能是针对谁？
- 假设您的丈夫决定对他母亲说，他不想让她每天早上为他在面包上涂黄油，您认为她会有何反应？
- 如果您的儿子决定辍学，以后就永远跟您待在家里，会怎样？
- 想象一下，一位竞争者将一个几乎完全相同的产品投入市场，只是价格更便宜。这种激化对于企业的生产部和销售部之间的冲突形式会起到什么作用？
- 假设您的父亲决定现在就把家族企业传下去，您估计他想要传给谁？
- 假设您的妻子决定，把过去的所有问题都装到一个大信封里，把口封上，放在一个抽屉里，你们会比现在相处得更好还是更差？
- 假设您现在想要故意让您女儿做出症状性的行为。您必须怎么做？如果您的妻子想要这样，她必须同样如此还是有所不同？

- 您说您的儿子不会照顾自己，假设他在一次航海事故中流落到了一个荒岛，他能活下来吗？他会如何做？您认为如何？

- 如果母亲生病了，要住院一段时间，这会对父亲和孩子之间的关系产生什么影响？

- 如果我有办法使您能够在您的部门设置一个新的职位，安排一位从未有过的新员工，那会是怎样的一个人？

建构可能性的提问也可以针对症状可能的意义做出改释（参见章节18.2）并同时尝试其他办法。有一个相关的例子，是对过去寻找可能性的建构：假如……，会是怎样？

　　在一次案例讨论会上，对一位病人赫伯特进行了会谈，其中用字母"X"代替"疾病"这个词。"X"第一次出现是在青春期，那时很多令人不堪重负的家庭事件达到了高潮。

　　治疗师：有时人们会选择这样的"X"来表达他的抗议。正当人们处于14岁这个躁动的转折期，一切都会乱七八糟，然后还有一个有病的弟弟出生，父母感到很大的压力。我可以想象，如果您当时可以公然地、激烈地、强有力地抗议，并且砸桌子，说"我没兴趣了"，那么您认为，您会更多地还是更少地需要"X"？

　　咨客：更少。

　　治疗师：也就是说，这也是一个解决办法，宁可要一点X，而少一点砸桌子。

　　咨客：是的，正是。

　　治疗师：今天也是这样吗？

　　咨客：有时是，就是在我没有力气争吵时。

　　治疗师：如果今天您的愤怒完全表达出来，谁会最吃惊？他会感到高兴还是觉得不好？

　　咨客：我想是我的姐姐，她会非常吃惊，也会很高兴！

### 假设性提问的替代方法

**治疗师的角色：**

- 假设这个世界上没有治疗师，您会怎么做来解决您的问题？
- 假设我们告诉您，您的问题无法解决。您或者您的丈夫对此会有何反应？

**未来提问（"前馈提问"，Penn, 1986）：**

- 假设五年过去了，哪个孩子会第一个搬走？对谁来说分离的过程最困难？
- 你们的父母会如何安排他们的生活，如果他们的孩子都离开了家？

**完全不可能的事件，"存在性"提问**（Boscolo et al., 1988）：

- 想象一下，如果您的儿子没有出生，您没有这个儿子，您的关系会怎样？
- 如果你不是男孩而是女孩，对于你父亲一定要让你上大学，你也会对他表示抗议吗？以何种方式？或者你们会围绕其他话题？如此一来你和你的母亲之间的关系会有什么不同？

**对过去的新看法：**

- 如果您改变您母亲从来没爱过您的想法，并如此来解释这个故事：她爱着我，只是不敢表现出来——这样您会有何改变？
- 假设您对您的悲惨童年另眼相看，您会强调（甚至有些自豪），您克服了哪些困难，而不是说您的一生是失败的——这会对您与孩子的交往有何影响？
- 假设您质疑父亲的诊断，即您是天资高的——这会使您更抑郁还是更轻松？

## 15.4  问题场景和解决方案场景

系统提问可以运用在很多领域。假设性场景使一个游戏式的对于可能性的思考成为可能。在这里很重要的一点是对于结果要保持中立：治疗师的任务不是使咨客变好，而是让他们找到一个他们所希望的方向。因此建议假设性场景不要只针对解决办法。场景要通过相应的提问来准备。

索解取向的提问（"好转的提问"）

寻求建议者通常首先会塑造出问题。他们的焦点已经长时间地放在问题上，否则他们也不会来。但是他们把目光越多地集中在问题上，并且目光逐渐变得越来越狭窄，那么好的方面就越发不会被看见。但是这恰恰可以为解决办法的建构提供线索。因此，值得一做的是，在初始的描述问题阶段之后或即刻，着手寻找经验或者主意，以此开启超越问题的新的可能性。

**对问题的例外情况提问**：比较有问题的时候和没有问题的时候，这样就会使这些差异的条件变得明晰。对此有四个相互联系的问题：

- 问题不出现的情况有多少（多久、何时、何地）？
- 在这段时间您和其他人的做法有何不同？
- 您如何解释，那时不出现问题？
- 您如何能够更多地做您在没有问题的时候所做的事？

**对资源提问——独立于问题之外**：如果人们在某个情况下感到"所有的事"都很可怕并且已经持续很长时间，有利的做法是，调查生活领域中还有哪些事是令人满意的，会让人感觉不错或很有能力，而不仅仅是与问题场景比较。比如人们可以提问：

- 在您的生活中有什么是您愿意这样保持下去的，它是怎样的呢？
- 您喜欢自己什么（您的伴侣、您的家庭）？您认为其他人会怎么评论您？

这些问题也可以作为家庭作业：

- 请二位在第二次会谈之前相互讨论，有哪些方面二位愿意这样保持下去，如何做，也就是说什么是二位不愿意改变的，请下次来的时候告诉我结果，以便我们在此不要对那些原本应该保持的事物乱医治。

**奇迹提问**：有些咨客系统不知道要讲哪些例外，他们"什么也不"喜欢，"一切"都很可怕，没有例外情况可以扩展。这里无论如何还有一个奇迹……来自索解取向治疗（章节3.2）传统的奇迹提问恰恰是要探究：

267

- 如果这个问题一夜之间消失了，人们通过什么可以发现这些发生了？

重要的是，具体提问奇迹**发生后**会发生什么：

- 谁会第一个发现这个奇迹一夜之间发生了，通过什么发现？

- 您在奇迹之后首先会做什么不同的事，第二是什么？

- 您周围的人在这之后会有什么不同的做法？

- 如果您的做法有不同，您周围的人对此会有何反应？

- 谁对此最吃惊？

- 二位之间的关系在奇迹发生之后的一个月（三个月、一年、五年）会怎样？

奇迹提问可以产生两个作用。一个是它并不是强制性的（对于一个奇迹人们什么也不能做），人们在幻想变化发生的同时，而不必感到要为这个行为负责；另一个是人们往往确信他们在奇迹之后做的事并不是超自然的，而是很朴素的、可行的事。如果人们在之前已经说过问题的例外情况，人们常常会发现在奇迹之后只是更多地做了他们在例外情况下已经做过的事，也就是说在奇迹之后的拿手好戏如今就是现成的。比如根据情况可以考虑的做法是，与咨客商定在特定的时间如此来操作，就好像奇迹已经发生（如每天10分钟）。

### 问题取向的提问（"恶化的提问"）

我们认为应该小心地运用索解取向的提问。就如一开始明确说过的那样，每个问题都是一种干预，它隐晦地提供了一种对现实的特定的观点。如果人们提出很多关于解决办法的提问，就暗暗地假定了一个问题原本**应该被**解决。但是如果问题也**能被看作有用的**，例如看作一种对于两难处境的创造性解决办法，那么它恰恰就会发展出欣赏的视角来看待"问题"，并且避免了各种形式的标准制定（效果越快越好！）。因此建议将索解取向的提问与"恶化的提问"对照地提出。它会以一种相反的方式引起与好转的提问相似的结果：通过这种提问，问题如何积极地被制造并维持下来就会变得明确，因此通过得出相反的结论，也就明确了，如果人们想摆脱这个问题可以不做什么：

- 假设您打算故意让问题变得更糟，保持现状或永远这样下去，您能做什么？

接下来要把互动的对象考虑进去：

- 其他人如何能够帮您维持您的问题？其他人如何能够让您的问题变得更糟？

如果在会谈中既发展出解决的想法，又发展出制造问题的想法，也就是存在一个朝相反的方向变化的"知道怎么做"，那么就可以把两者都看作可能性并尝试不同的场景。

### 对于维持问题的好处的提问

人们可以与咨客一起思考，如果问题再维持一段时间，或者偶尔再"邀请"问题来一次，这有什么好处。对此可以提问：

- 如果出现奇迹，什么对您来说会变好，什么会变糟？

- 您的丈夫（您的老板、您的同事、您的孩子）对于奇迹后的状态会感到伤心吗？

### 未来时间计划

可以探索一下，咨客与其问题之间的关系上可以安置哪些"未来可能性"：

- 您会在您家里为您的问题继续保留多长时间的位置？它是否已经有了一个独自的房间？您会有一天把它赶出门吗？最早会是什么时候？

- 您会与您的抑郁症一辈子待在一起吗，还是您把这种关系仅看作短期的婚姻？

- 您偶尔萌发的对好好吃饭的兴趣是靠您强烈的意志遏制的，您（作为患厌食症的青年女性）还能做到多久？您所担心的您在生活乐趣上的突破最早什么时候会发生？

- 我们的理解是，你对父母感到愤怒，并想要惩罚他们：你认为到什么时候你会对他们惩罚够了——一年后、两年后还是几个月？

### 对于一个"意识到的复发"的提问

一个特别有效的治疗问题是对一个已经过去的问题行为方式的"故意发作"提问：

- 如果您告别您的问题已经很长时间了，但是您还想"邀请"它一次，您如何能够特别有魅力和有效地来进行？

### "仿佛"提问

如果在会谈中一个问题（疾病、冲突、低效）的好处变得尤为明显，那么可以提问，人们是否可以通过较少的代价和更少的自我伤害来实现好处。对此人们可以对问题本身和问题的表现之间的区别进行提问，建构"这么做，仿佛"的说法（参见Madanes, 1980）：

- 假设您对您的伴侣的态度就仿佛您患了头痛那样，那么他仍会关怀备至地对待您吗？
- 如果教练之后的结果是，您只是外在表现不同了（如何做），您的老板会满意吗，还是他期待您的内心态度完全地转变？

### 从单个的提问到整个会谈——"我和我的坏性格"

以下这个关于主题"我和我的坏性格"的访谈提纲包括了迄今为止所描述的很多提问类型。这个提纲适合咨询和治疗，但是也可以在系统培训中作为小组练习。如果谈话进行得好，那么过后被访谈者和他的坏性格之间的关系会变得有所不同——有时更加友好甚至很可爱，有时更加有距离。在谈话之后，往往坏性格只会偶尔表现出来或者在某些生活片段中展现，之后两者的关系总是会变得更多面和更灵活。可惜这个谈话提纲有一个局限性：它只适合那些能够找到自己的坏性格的人（框26）。

270

**访谈提纲："我和我的坏性格"**（Ebbecke - Nohlen & Schweitzer, 1989）

1. 你把自己的坏性格叫作什么？

2. 我们现在开始谈谈你与这个性格的关系如何？

3. 当你表现出这个性格时，你具体会做什么？

4. 你在谁面前会表现出这个行为（谁面前不会）？

5. 你从何时决定把它当成一个问题？（谁最不认为这是个问题？）

6. 你何时不表现出这个行为？（你周围的人会有什么不同的反应？）

7. 你的行为有什么好的理由？

8. 你如何能够把你的行为表现到极致？

9. 假设你决定要放弃你的这个性格，不再表现出这个行为：

- 会是何时（五周后，五个月后，五年后）？

- 取而代之你会做什么？

- 这会有什么后果，你对此有何评价？

- 你认为这个放弃的决定有多好？

10. 在我们谈话的末尾，你和这个性格现在的关系如何？

框26　访谈提纲

## 15.5　问题外化和解构性提问

在听取了参与者叙述各自有关事情原委的故事之后，调解人作为第三方，开始谈论冲突并且避免对争吵的任何一方产生密切的认同。这么做的结果是把冲突说成第三人，"它"对您做了什么。认为"它"有自己的生命，并且把它明确地与参与者加以区分。如果冲突被人性化并被说成一个第三方，我们就可以用新的可能性来看待冲突。一个事件能够外化，就创造了与问题之间的一定距离，使得参与者很清楚地认识到冲突对其造成的影响，可能还有冲突如何在某些方面排挤他的生活。（Winslade & Monk, 2011, S.208）

271 外化是一个特殊的提问技术，是由澳大利亚家庭治疗师迈克尔·怀特发明的（例如1992, 2010; White & Epston, 1992）。所以对于本段一开始引用的关于冲突（或症状）的内容，可以考虑如此提问：

- 它有多长时间了？它第一次出现是在什么时候？
- 它现在对二位的困扰到什么程度？
- 如果它让事情变得更糟，事情在六个月后会是什么样？两年后呢？
- 如果您知道后果，您会同意它还是反对它？

从问题中制造出来的痛苦被归咎于外化的"它"，可以通过以下提问：

- "它"让您遭受了什么痛苦，"它"如何影响关系？
- 您二位的关系的哪些质量被"它"破坏了或者无法开展？如果没有"它"，您二位会变成怎样？
- "它"让您做了什么违心的事？您如此对"它"屈服，您感到怎么样？
- 您最后一次积极地反抗"它"是什么时候？

同时，这不仅仅是外化的提问形式本身。尝试完全地"解构"（White, 1992）习以为常的故事，使得关于所抱怨的问题有了一种全新的描述。这种方法也是叙事治疗（见章节3.3）中的常用方法，其中会提供一种"自身故事新的叙述"，也就是寻找人们关于自己的另外的描述，并且尤其强调那些被当前占主导地位的故事所掩盖的生活经验。咨客和治疗师像"考古学家"一样在解构性提问的过程中慢慢地、有耐心地挖掘那些被忽略的、失去的或忘记的能力和品质（Dallos, 1997; Freeman et al., 2000; Tootell, 2002; Vetere & Dowling, 2008）。

通过提问要做到的，并非简单地愚弄咨客的故事，而是与他们一起做出新的讲述。通过斟酌措辞，尝试把一个问题与一个病人本身区分开来，并以此扰动问题得以维持和稳定下来的描述模式。传统的语言习惯中一个问题往往与一个人等同起来，或者被说成是病人的性格。这是由于，按照一般的常识，会认为有问题的人就是个问题。医学模式和DSM-III诊断标准中则假设，障碍存在于一个人本身（Tomm, 1989, S.202），而通过外化，这种观点恰恰被消除了。

这种方法是怀特在他与儿童的工作中发展出来的。他发现，如果不把孩子说成不听话的孩子，与他们合作起来就会容易很多。他不把孩子与问题等同起来，而是以其他的方式提问。所以他会问，什么时候那个小淘气又会邀请他们来胡闹，他们对此会做何反应，他们会一直接受邀请还是偶尔接受，如果他们拒绝小淘气，会怎样？图特尔有一个很好的案例（Tootell, 2002），其中一个替代性的自我描述借助外化被编写出来。

272

　　11岁的迪伦被描述成抑郁，他缺乏自信，没有能力交到朋友并且体育很差。母亲特别担心他的情绪状态（经常流眼泪，没有朋友）。在第一次会谈后，治疗师给母亲和儿子写了一封信，信中除了不同的改释（参见章节18.2），还提出了一系列外化的问题："……我们今天的见面使我感到很高兴……迪伦，你说交朋友很困难，并且你有时感到很孤立。令我感到吃惊的是，这种被孤立的感觉是否触发了某种与你本身并不一致的信念？你……对我说，你担心你看起来很滑稽或者你的表现很滑稽，并且你和其他人不一样。在我看来并非如此，你看起来并不滑稽，表现也不滑稽，我的理解是，你在很多方面都与众不同，并且有着独特的和积极的行为。当我问你，孩子如何交到朋友时，你说有些孩子容易交朋友，有些不容易，这点你同其他人的表现一样。但是对于你来说，更重要的是，你要有自己的个性。你妈妈和我对此意见一致，你一定得是一个强大的男孩，才能使你有自己的个性而不必表现得跟其他人一样。你们还告诉我一些其他的不寻常的能力：你有很强的平等意识，不喜欢人们受到粗暴或不公平的对待；你不喜欢打斗和刁难，不喜欢大吵。我感到惊讶，一个男孩需要很大的勇气才能与众不同，才能不赞同打斗和攻击性的行为，而这些正是男孩们一起玩耍时常常会发生的。"在第二次会谈时，问题被命名为"难堪"。治疗师和男孩谈论了"难堪"所用的到处影响迪伦的花招。此外他们也发现了什么时候"难堪"是无法制止的，并且它还会在上学时出现。他们还共同发现，"难堪"一定是很狡猾的，因为有相当多的人都会遇到它。在这次会谈后的第二封信中，治疗师写道："亲爱的迪伦，我很高兴听说你如何继续努力保有自己的个性……我们还发现，'难堪'在你的生活中长期起到了什么作用。可能可以确定的是，你在小学时因为你的雀斑被人嘲笑。但是现在似乎要结束了，因为11岁的孩子已经不会再注意雀斑。'难堪'像从前一样，现在尝试说服你相信你的身体太过瘦弱，当你穿着泳裤游泳时，所有的男孩女孩都会盯着你看。'难堪'想要迫使你相信，他们会嘲笑你、愚弄你。这阻碍你游泳，虽然我们知道，你其实游得很好。'难堪'还控制了你不与女孩跳舞。我想，'难堪'想让你相信，女孩绝不会认为你是一个好看的男孩……你说过，你知道'难堪'何时在，因为你那时会脸红……你感到被封闭起来。你觉得'难堪'会对你的生活有何计划，如果你相信了它说服你的话？你觉得'难堪'想要孤立你，让你和朋友分开？……你能否把过去为对抗'难堪'的花招所做的事利用起来，来阻止它，使自己在游泳和跳舞时变得更好？你如何找回自信，能够与'难堪'抗争？我支持你与'难堪'抗争。"接下来，男孩与"难堪"激烈地抗争，这帮助他认识到有很多其他孩子也是它的牺牲者。下面的信中的提问可以对此起到支持作用："你认为很多跟你同龄的孩子会遇到这个问题吗？我们为什么要如此在意我们的长相？为什么在人们感到'难堪'时会受到伤害？是什么助长'难堪'给人们那么大的影响？"同时迪伦开始越来越多地与好的经验联系起来，越来越多地回忆生活中"难堪"被赶走的时候。这使得咨询在四次会谈后结束了，在最后一次会谈中迪伦通过一个仪式被授予一个摆脱"难堪"的证书，连同一封写了很多战胜"难堪"的经历的信。这个男孩在四个月后告别了治疗师。(总结自Tootell, 2002, S.5)

此处运用外化这种形式有一个危险，即不是中立地看待问题，而是单方面消极地来赋义。虽然问题与人分离了，但是问题本身被看作只是消极的、糟糕的、令人恼怒的、需要克服的。它应该马上被消除掉。这违背了对系统治疗与咨询本身的理解，系统中的所有现象至少应该被看作对于它的自我组织是有意义的。正是这样一种不对任何人贬低的描述，甚至可能会建议仍然保留那个被抱怨的问题，这往往会开启更多的活动空间。

如前所述，外化是叙事系统治疗方法。所以故事自身也被外化：它与讲述者有何关系，允许它存在的目的何在，哪些自我价值伴随其中。为了解构那些主导的、折磨人的故事，人们可以按照以下由我们总结的提纲来进行（框27）。

274

---

**解构性提问——一个叙事疗法的自我体验练习**

1. 你会对自己讲哪些令你感到痛苦的关于你自己的故事，也就是关于"你是怎样的一个人"？这些故事以什么样的方式统治着你的生活？它们给你带来什么，又阻碍你什么？

2. 你第一次是从何处听说这些故事的？谁最初对你讲了这些故事？你是如何相信这些的？谁使你更加深信不疑？你何时开始让这些故事统治你的生活？

3. 这些故事有没有可能部分地压制了你，它不仅仅涉及你，而且其他很多人也有类似的问题？

4. 你在例外的情况下，什么时候会偶尔拒绝邀请，不去相信这些故事？对此你有何经验？

5. 有哪些关于同一主题的其他故事也被讲述出来？这些是如何影响你的生活的？你喜欢它们吗？你如何能够给它们更多的空间？谁对此能够支持你？你的生活因此看起来会有何不同？

6. 如果其他的故事与这些痛苦的故事相比取得优势，那么你何时、如何与这些迄今为止的痛苦的故事告别？你如何在你的生活中给这些故事一个固定的位置？你将对谁讲述？你会写下来还是公开地告知？

7. 如果其他的故事在你那里取得优势，你的生活会有何不同？

8. 何时这些故事又可能变得让人痛苦？

框27 解构性提问

### 15.6　对于治疗关系的反思性提问

治疗和咨询能够与咨客系统合作性地被共同调控，这不仅体现在宏观的方向上，而且也体现在很多细节上（Schmidt-Lellek, 2006）。对此只需对咨客提问，他对现在正在进行的事感觉如何，是否与他的想法相适应（Tomm, 2004）。我们建议，为了共同反思治疗关系，可以不断地提问，对治疗关系的体会如何，什么可能要做出改变，以便能够更好地合作（Burnham, 2005）。

- 你感觉我们的合作如何？您觉得我们有进展吗？我们谈论的问题对您而言是重要的问题吗？我们是以一种对您有用的方式在谈话吗？

275

- 今天您自己或其他人说的话中哪些可能对您是有用的？如果我们的会谈现在结束，哪些重要的诉求现在已经被解决了，我们还应该做什么工作？

- 我现在不确定我的问题是否应该以"如果"开始，如果您所追求的改变确实发生了，那么您的生活看起来与今天会有何不同？

- 当您讲述您上一次婚姻的故事时，您说您感到很生气，您希望我的反应是像您一样生气，还是我也可以有其他的反应？

- 我注意到，您经常改变您妻子的说法或者想要说得更清楚些（咨客同意）。您想要保持这样的状态，还是说，对您来说更好的是，当您再次这样做时，我应该打断您，比如通过动动您的胳膊？

治疗关系需要信任，但是也要乐于通过不寻常的提问接受风险。在此有帮助的是，直接问咨客他想要受到多小心的对待，或者他愿意接受多少风险（Mason, 2005）。

- 假设我与您的工作是需要有点儿乐于接受风险的精神。您会给我哪些建议，使我在与您谈论主题时，虽然谈话令人感到不太舒服，但是可能会很有用？

- 如果我要对您刚刚说过的话提出挑战，我可以说的最有用的话是什么，即使它可能让您感到不舒服？

- 如果您想要以我与您工作的方式来挑战我，您会对我说什么，对我来说可能不舒服，但是对于我与您的工作有利的话？

- 如果我与您小心翼翼地工作，您感到很舒服但却不是很有效，这看起来会
  是什么样的，然后我要怎么做？

- 如果您在您的关系中很小心，但是对此并不满意，您会如何对待这段关
  系？你觉得就这样下去更好，还是想要做些改变？

## 15.7 家谱图访谈及其另外的形式

此外，通过家谱图也可以提供很多进一步提问的切入点（Kuehl, 1995; Kuehl et al., 1998; Beushausen, 2012）。这些切入点不仅仅是要揭示事件，也使家庭的过去的图画变得松动，并利用它建构出更好的未来图景。

这样一来就可以将家谱图中已明确的问题外化：

276

- 我观察家谱图发现，在您的家中似乎酗酒问题长期以来都是个不速之客？

通过对例外、资源和影响的可能性的提问，可以发现家庭中掩埋的宝藏：

- 谁没有继承家族遗传的酗酒问题？

- 他/她是如何做到的？

- 在您的家中谁会把问题说成是机会？这么做有什么好处？

对于代与代之间积极变化的提问可以打断被反复讲述的一贯不好的说法，并且把焦点集中在目前自身的（小的）成功上。

- 您认为您的做法与您的父母有何不同？您的哥哥与您的父母有何不同？

- 当您看着家谱图，您看到您和您的父母、祖父母之间重要的不同在哪里？

- 您是如何做到让所有这些都变得不同的？

关于假设性的扩展家谱图的提问，有可能发明出未来。

- 想象一下，您的孩子已经成年，他们愿意要孩子吗？

- 您想要多少孙子女，多少男孩，多少女孩？

- 想象一下，您作为祖母去拜访您孩子的家庭，那里的家庭生活看起来会是
  怎样的？

## 15.8 "漂亮的提问"：提问的风格和态度

初学者最初会发现对循环提问不熟悉，认为这很费脑筋、复杂，有时也很无聊。这需要一定的时间，当然是有限的时间，才能将这种提问方式融入骨子里，与自己的直觉联系起来，然后甚至不再感到这是技术。初学者不应该很快就灰心丧气：适当的不寻常的（Andersen, 1990）提问和保持紧张的状态总是正常的。同时，循环提问只是一个选择，而并非教条，有可能也有充分的理由不这样（或不经常这样）提问。

### 循环提问和直接提问

277

此外，循环提问也要以咨客的速度为取向，必须要摸索着靠近批判性的话题，不能破门而入。循环提问不是目的本身。当循环提问能够制造更多信息时，它才比简单的直接提问更有用。在实践中，它与直接提问是截然分开的，并且有时比直接提问用得少。提问必须适合咨客系统的语言习惯。一个初学者的错误往往在于，用精心的"中产阶级密码"来讲话："你认为，母亲对于被她看作祖母的尝试干涉的反应更为激烈，还是对于被她看作父亲的典型的男人的压制策略的反应更为强烈？"相反，朴素的提问是："谁让妈妈更加心情烦躁，是奶奶还是爸爸？"对于孩子，常常要用直观的提问和回答来清楚地表达意思，例如借助卷尺进行百分比提问。

### 提问作为态度的表达

系统的基本态度也会影响人们如何发问和敢问什么。那些认为好奇是合法的人，就敢提出几乎所有的问题，只要是他感兴趣的，包括从性幻想到自杀的想法（并且当对方不愿意告诉他时，他也能够接受）。如果坚持无知的态度，人们就会使用毫无伤害的说法："对于我来说一切都是新大陆。请跟我再多说说！"那些对于重要的信息来源有偏见的人，会快速地把他的一知半解提出来："我这会儿想的是，离婚对于您来说是完全不考虑的，还是您也想过？"

采纳了各方结盟态度的人会很轻松地说："我已经明白了您的态度（男士的）——（转向女士）但是我估计您要对我说的是完全不同的内容，可能也会令我完全明白。"那些对所有想法都努力保持中立的人，可以轻松地使用一个看起来令人费解的说法："这听起来很有趣，但是也非常不寻常。您是如何有了这样的想法的?"

那些喜欢变换角度的人能够通过简短的变换，对同一个话题从完全相反的角度来发问："您刚刚跟我讲的是一个问题还是它的解决办法？谁喜欢如此，谁对此感到痛苦？是今天才这样，还是以前已经如此?"

对于自己的提问进行自我反省有助于更好地理解提问背后的自身的态度。如果我们听一次会谈的录音或看录像，就会意识到我们的提问总是有一个特别的倾向。而这种批判性的分析也可以引起变化，比如说当治疗师意识到，他一味地拼命尝试建构解决问题场景，而咨客却始终认为自己的处境看不到光明，这样就会威胁到治疗关系。

### 按照先后次序提问：描述、评价、解释

在提问咨客对痛苦的事件（"这里发生了什么?"）或费力的互动（"它如何不断地进行着?"）的描述时，通常他们的情绪反应会增加。那么较好的做法是，接下来通过一些有距离的提问来冷却这些情绪反应。对此有帮助的是，首先对评价提问（"您觉得它糟糕透顶，还是感觉不错？谁觉得最糟糕？谁受到的影响较小?"）以及对解释提问（"您如何解释您不断重复发生的事?"）。两者都会引入一个不同的，与开始讲述的事件有距离的视角。[1]

### 如何来交谈：表情、姿态、音调

正如"音调构成音乐一样"，提问的效果受到伴随的表情和姿态的很大影响。越是带有面质性和挑衅的提问，越需要表现出友好的微笑和肢体语言。谈论的话题越尴尬，治疗师的声音就越需要表现出确定和信心。问题中包含的想法越有挑战性，

---

1　此外，这与人本主义心理学派有关系：离心性（观点多样性），即对于单方面保持距离的看法，与中心性，即觉察其他人的内在感受，两者之间的紧张关系是整合治疗的一个重要原则（H. Petzold, 1993）。

问题越应该用简单的词语来表达。这种"调节框架"的方式，使得来访者在一个安全的和充满信任的、友好的关系背景中，参与到对其自身现实描述提出的批判性质疑，并产生与之伴随的不确定感的过程中。

### 提问能否像亲吻一样美妙？

卡门·金德尔–拜尔富斯（Carmen Kindl-Beilfuss）在她的书（2008）中提出了许多观点，能够启发我们建构精彩的提问。她认为，提问要唤起人们沉睡的潜力。在"十个始终有效的提问"的标题之下，有以下内容：

> 我们接下来将要与您庆祝哪个阶段的胜利，您的家庭对此会对我说什么？您的生活中，什么令您感到自豪？当您承受巨大的压力必须前进时，什么对您帮助最大？如果要取得新的成就，您会驶向哪个"加油站"？您的家庭中多年来保留着什么样的生活信条？哪种关系使您感到最可靠？您最赞赏同事的哪种热情？家庭中谁的爱好可以感染其他人？（2008, S.74以下）

279　　从她的"针对夫妻的特殊提问"摘录了以下内容：

> 请您想象一下，一个剧组选您二位作为夫妻，拍摄一个文献肥皂剧以鼓励他人，您的伴侣想要拍摄您二位夫妻关系的哪三个情节？想象一下，您想要送您伴侣一次旅游作为礼物，哪种情形是您一定想要经历一次的？如果您的妻子明年会获得一个对她的勇敢行为的奖励，那么她这个受到嘉奖的行为会是什么呢？（2008, S.120以下）

### 微小的语言变化

曼弗雷德·普里奥尔（Manfred Prior）在他的《最小干预，最大功效》（2002）一书中推荐了15个有最大效果的最小干预。它们是不显眼的小的语言变化，以微小的方式激发了资源和办法。它源自催眠系统的—索解取向的传统（章节3.2），并且往往仅由四个词组成。这些有最大效果的最小干预方法很容易相互结合起来，以下是其中一部分（2005, S.17以下）：

- 谈到弱点和症状时用过去式，因为由此表达出的想法是，迄今为止的痛苦都已接近终点："过去您常常有自罪感，过去您承受着痛苦"。

- 通常不用"是否"提问，而是用"如何""什么""哪些"。更有帮助的提问是，一个病人有哪些解决问题的想法，而不是问他是否有些想法，因为对于"是否"这样的提问，回答很有可能是否认的。

- 在描述问题时常常用"还没有"来代替"没有"这个词，也就是说您还没有实现目标，还没有找到解决办法，还没有改变的主诉。因为根据普里奥尔："弱小是还没有变强大，无能是还没有变得有能力。"（S.62）

- "假设您……"——这种说法为病人提供了诱人的对两个或更多值得向往的选择的提问。"假设您朝一个全新的方向寻找，您会注意到您内心发展出来的想法，还是会与其他人讨论，并注意到从中产生的可以加以利用的想法？"

- "建议不要做什么"及积极的暗示会比建议做什么更有效："您现在还不需要允许……现在还不一定要这样做……"，"以后您不需要有意地一直提问：'您的目标是什么'……因为您会在心里暗暗地关注这个问题……"

# 16.  象征性—行动取向的干预

280

有一整类的系统治疗与咨询的技术和象征性的表演有关。以下章节将介绍这些表演，凭借这些表演，关系过程能够被直接地在咨询室中表现出来。同时，系统中发生的事件也能够被同步刻画出来。并且人通过置身于场景中，不再是单纯地谈论话题，而更多的是使得这些话题直接在咨询室中呈现出来。其他的形式，如话剧、游戏、绘画或魔法，将在章节20.5关于儿童和青少年系统治疗的治疗设置中予以介绍。

## 16.1　利用空间理解关系：家庭雕塑工作

雕塑技术无疑是家庭治疗中最有趣的强烈体验性的方法。任务是把家庭关系通过姿态和位置体现出来，这样一来就实现了一条通向复杂的家庭系统不同层面的快速通道（Schweitzer & Weber, 1982; Duhl, 1992）。以这种方式做到象征性地呈现家庭关系，根本不需要考虑语言，所以往往很快就能够被理解。因此，雕塑技术的优点在于，运用象征性的行为而无须考虑咨客的年龄、社会阶层及相应的语言问题，并且适用于各类问题。它绕过理性思维并且因此常常能够很快地通向家庭重要的话题。同时，雕塑技术能够将家庭运作中同时发生的部分过程及其相互之间的联系性和制约关系表现出来。对此它往往不需要大动干戈，萨提亚（口述，1981）举办的一个研讨会上有这样一个小情节：

> 在研讨会上的一个家庭会谈中，母亲开始对女儿抱怨并进行攻击。萨提亚打断她："我想给您展示一下我看到了什么，可以吗？"她拿着母亲的手并让她伸出手指指着女儿。当问女儿，如果母亲这样做，她会做什么时，女儿转过身背对着母亲。"这是您想要实现的吗？"萨提亚问母亲。母亲否认了，萨提亚让母亲摆出了浮现在她眼前的图画：女儿站在她对面，睁开眼看着她。"您如何能办到让您的女儿这么做呢？"母亲想了很长时间，最后把指着女儿的手指变成了摊开的手掌，这样一来就有可能谈论需求、希望和渴望。

恰恰在咨询工作开始阶段很容易"顺便"运用一下雕塑元素。比如，通过椅子的距离来确定远和近的比例，或者采用一种特定的躯体姿态。

家庭雕塑的原始形式是，要求一位家庭成员摆出他体会到的家庭成员的态度和位置（如提出要求："想象您是一位艺术家，您的任务是在您的花园中建一个您家庭的雕塑！"）。然而，也可以由治疗师提出不同的家庭画面。这两种方法当然在与团队的工作或其他社会系统中也有类似的运用。在督导或培训时，雕塑也可以用于形成关于家庭事件的假设。

雕塑作为一种治疗技术似乎与循环提问有很大的区别。但是，如果人们看到在期待的期待层面上发生了什么，两者就表现出来明显的共同性：系统成员得到一个复杂的关于另外一个人如何看待关系的反馈。当被问道："您认为您的孩子如何看待您和您丈夫的关系？"这就相当于对孩子提出了要求把家庭作为雕塑摆出来的任务。所形成的画面向父母展示了孩子是如何感受他们的相互关系的。

这是一个很有趣的现象，一方面，家庭成员在摆雕塑的时候（在下一节中介绍的"排列"也是如此）显然能够很确切地将内心的图画呈现出来，通过一种显而易见的躯体语言，把这个画面"恰当地"呈现出来（"不，您得再往右一点儿，请把头向那边转一些！对，就是这样！"）；另一方面，反映出家庭成员甚至角色扮演者的反馈，往往在主观体验上有高度的吻合（"我常常就是这样感觉的！"）。虽然所有的幻想依然很重要，但是要考虑到雕塑工作具有主观性质和假设性质的特点：这个工具可以用来加强谈话或形成假设，但不可作为现实的"写照"（这种说法同样适用于排列工作！）。

施魏策和韦伯（Schweitzer & Weber, 1982）提出一些雕塑工作的基本要点，咨询师可以通过相应的提问来支持摆雕塑的成员：

- **空间距离**作为情感距离的象征：谁与谁的距离有多近，有多远？
- **上下**作为等级结构：谁最说一不二，甚至可能要站在台子上（椅子或其他）？
- 谁在决策等级中位置最低，可能要坐在椅子上或者甚至躺在地上？
- **表情和姿态**作为不同结构的表达：谁抓着谁？谁朝哪边看？谁可能弯着腰紧握着拳头，谁的手是摊开的？谁悄悄地摇晃站在台子上的领导的脚？

"雕塑家"被鼓励，要运用、尝试和改变所有这些基本要素，直到他满意为止。

282

接下来，要求所有的成员在位置上坚持不动，并体会与之相联系的感受。所表达的感受、改变的愿望和替代的画面都可能成为一个激烈争论的主题。在此提供一系列的提问：

- 在这个位置上感受如何？这种感受符合当事人在日常生活中的感受吗？
- 您知道"雕塑家"是这样看系统的吗？
- 您同意这个画面吗？什么应该改变？
- 每个人想要做何改变使之感觉更好？

正是因为有多种多样的可能性，所以在运用雕塑时要小心，不然可能会导致治疗师过快过多地把信息放进雕塑中；或者由于无法忍受一个有问题的雕塑，而过早地把进程推向解决办法。对此，治疗师需要很大的勇气推动参与者尝试这种不寻常的行为。然而，雕塑以轻松的、不言而喻的形式给工作带来活力、乐趣和欢乐。通过游戏的方式能够更接近系统的观点：社会系统中行为的循环性、代际的视角、积极赋义和症状的意义等。通过雕塑不仅使以上信息变得明确，它常常也会为当事人清楚地展示出他们站在哪里。如果它产生了效果，治疗师必须与参与者共同承受这种对峙。对于标准的处理方法也可以进行扩展和区分：

- 除了通过一个系统成员来摆家庭雕塑（由内向外的观点），咨询师也可以引入由外向内的观点，如果他想给系统一个反馈，表达他在此刻的感受如何："我想给您展示一个我现在想到的画面……"
- 如果要求每个成员在房间里找到相应的位置，来表现他们此刻所体会到的与他人的关系，就形成了一个同步雕塑。
- 把站在雕塑中的成员替换成另一个人，比如协同咨询师，就有可能将与位置相联系的感受和触动不带偏见地讲出来。
- 此外也可以用游戏的方式把不在场的人包括进来，比如通过家具和象征物。
- 要求所有成员为雕塑想出一个题目或比喻，可以使气氛更浓厚。以相似的方式使用物品还能提高卷入的程度——如用带子和绳子把人们的手脚绑起来，使得紧密的联结更加明了。绳子也可以用来标记一个人自身需要的个

283

人空间。

- 从某些重大事件（如公司创立人的去世）发生前后的雕塑中可以产生重要的启发。借此可以明确，通过外部的变化对关系如何做新的调整。同样也适用于所期待的未来事件——如期待的退休或相似的事件。

- 为寻找资源有意义的做法是，要求在雕塑中寻找更加令人满意的一种态度、一个位置，或是要求摆出一个理想的雕塑。

- 有一种有趣的方法，通过演示运动的过程，提供了使雕塑变得更加"生动"的可能性（在该背景下，萨提亚提出了"压力芭蕾"的说法，见Satir, 1990）：通过多次重复特定的行为序列或要求每个人用"慢动作"顺其自然地来表现他的冲动，并且同时对其他成员的变化做出反应。

- 以相似的方式也可以摆出症状前后的状态。看看那时是怎样的，如果症状不存在了，看起来会怎样？在家庭中，如果一个特定的主题变成了组织的原则（一种慢性疾病或成瘾），也可以把它本身作为人物或物件安放在雕塑中。比如，如果吸引所有人目光的疾病（借助一个物体来象征）不再像以前一样站得离母亲那么近，会发生什么？

- 与仪式性的运动相似，词语或句子也可以被仪式化和重复。这种办法能够使面质的力度更强，触发大量的情感。

治疗师为一对已经离婚并争夺孩子的夫妇摆出了一个雕塑，其中父母各站一边硬拉孩子。雕塑运动起来：孩子一会儿被拉到一边，一会儿被拉到另一边。最后父母得到的句子是："你只有跟着我才安全！"和"你本来想到我这来！"不断地表演这个动作和重复这些句子，就对把孩子卷入夫妻冲突的模式进行了面质。

- 雕塑也可以运用在个人咨询中，例如通过空椅子来象征人物。通过让咨客轮番坐在每个椅子上，使他能够体会不同位置上的那部分感受。

- 在培训和督导中，雕塑也是一个重要的提出假设和分析治疗师在系统中的位置的技术。这里通常是自己摆出画面，表现他是怎样看待家庭的，然后从角色扮演者的反馈中得到相应的提示。

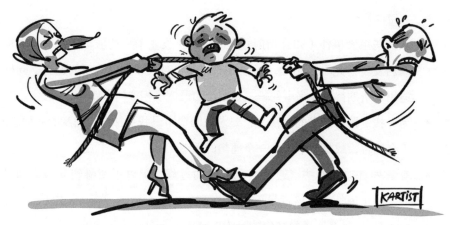

我们在齐心协力，并且孩子站在我们的中间！

插图20　齐心协力

　　在一次案例研讨会上，病人克劳迪娅——一位28岁的年轻女士讲述了她的家庭故事：她是一个私生女，她的母亲和她的外婆（后者是一位狂热的宗教信徒）之间存在着激烈的矛盾，在她出生后，冲突达到了顶峰。克劳迪娅说她的母亲不断地被外婆贬低，而她发现自己很快就被卷入了冲突的中心——那句被外婆不断重复的格言是："你这个可怜的孩子，你对此没有任何责任，上帝也爱私生子！"而她自己感到在这个世界上很耻辱。在一个雕塑中，由学生进行角色扮演，外婆站在母亲的外面并牢牢控制着她，克劳迪娅在旁边，她的父亲站在房间的边上看着母亲，母亲并没有看他。在这幅图画中外婆和母亲之间的冲突主导了系统中所有其他的过程。为了尝试一下，看还有哪些未发现的可能性可以在当前局势中被考虑进来，治疗师把外婆从雕塑中撤出来（"您这会儿自由了！"）。现在发生的是：母亲和男人看着对方，笑着，一幅新的画面形成了："你是一个被爱的孩子"——这份爱由于过去的冲突无法生动起来，但是它是存在的。这个病人在研讨会后把这幅有资源的画面带回家，还有"我是一个被爱的孩子"这句话伴随着她，直到她在多次治疗会谈之后终于释然了。

285

### 雕塑的变化形式：家庭格盘和象征性描述

雕塑工作的变化形式非常多，从督导中的模拟家庭系统到借助人物和小木块，例如路德维希等人（Ludewig et al., 1983）的家庭格盘或家庭系统测试（Gehring, 1993）。比喻性的工作与系统描述并不需要依靠所有"有血有肉"的成员来建构。系统可视化的技术可以通过玩偶、玩具小人或石头（Frohn, 2010）以及动物图片（Natho, 2009）排列出来。施泰因许贝尔（Steinhübel, 2005）建议用"马戏团系统"的方法作为教练的工具：依据一个马戏团人物原理（如一个流动的马戏团或相似的编排）要求咨客对他的组织以及组织中各个重要人物的位置以类似马戏团的形式进行探索。

更有趣的是，这种形式要求咨客选择一个象征物，例如代表一个与之有直接联系的重要的人物，并给他安排位置："你感到他是在你前面、后面还是旁边？变化之后你感觉如何？"相似地，可以把一个冲突、一个问题和一个担忧通过象征来外化：如果是关于"竞争"的话题，为此选择了一个共同的象征物（一块厚厚的黑石头），它被带到了走廊上并且忽然不再出现在两人之间，两位同事之间的关系会怎样，他们关系中哪些迄今为止未能体现的品质可以显现出来？

## 16.2 对关系进行新的空间排序：家庭和组织排列

排列与家庭雕塑（章节16.1）以及心理剧有联系（König, 2004），如在章节4.4中已经介绍过的，它是一种由海灵格（1994）创造的特别的方法。尤其是韦伯（1993; Weber et al., 2005）、斯贝瑞尔和瓦尔加·冯·基贝德（例如2000, 2010）以及柯尼希等人（2004）进一步发展了该方法。如今，它在系统工作背景下运用，目的是与咨客共同提出关于背景的假设和寻找解决问题的画面。与家庭雕塑的不同之处在于，排列通常不是列出相关系统中的成员，组织排列也不是，而是为了使个人，有时也为夫妻获得一个对于自身系统的新观点（如此一来配偶各自的原生家庭就处于突出地位）。

排列开始前询问的信息很少，主要是了解结构方面的信息，即属于系统的人物、可能有重要意义的过去的事件，比如做家庭排列时，家人去世的情况、严重疾病、离婚、流产或死产；比如做组织排列时，不公正的辞退、霸凌、激烈的冲突（例如一个家族企业的合法遗产的交接）或者第三帝国时期的公司的角色，例如，常见的情况是让一个角色扮演者代表纳粹主义，在排列中摆出来（Sander，2005）。然后，要求咨客在小组中找出系统中重要人物的扮演者（代表者），并且无声地、无须理由地在房间中分别排出他们合适的位置，也就是给每个人都安排一个位置，并且完全是按照自己的直觉（如在雕塑时也可以通过玩具人物或象征物来代替）。然后排列的指导者询问被排列的人的感觉、躯体上的感觉、此刻的感受和冲动。角色扮演者尽可能不按照自身的假设，而是仅仅提供他的（躯体的）感觉并说出他的感受和冲动：通过在房间中排列，代表者可以部分地发展出强烈的躯体和感觉状态，这可以与其在接受这个角色前自身的感受截然分开。所以不舒服的躯体感受甚至疼痛会在不同的身体部位出现，这是人们以前还从未感受过的，对于系统中其他角色扮演者的同情、反感或冲动会突然形成，会想要远离或靠近某人（Sander, 2005, S.246）。咨客对发生的事进行观察，这时咨询师或多或少地对系统进行强烈的干预，并且在特殊的启发（见下段）的基础上寻找可能的解决画面和解决性的话语或套话。有时咨客会被要求在排列结束时与角色扮演者交换位置，为的是使被找到的解决办法不仅仅让咨客看到，也要让他感受到。传统的形式中排列的目标是为咨客提供一个"内心的解决画面"，它能够在其内部形成和完善（Sander, 2005）。这背后存在的想法是，这样一个画面具有自身的"力量"并能在日常生活中发挥良好的作用。

### 解决问题的启发

排列者在寻求为咨客提供"好的画面"时，要遵循一些启发（"找小路规则"的一个原理），接下来会对此简单地加以介绍。从它的功能来看，我们认为是有帮助的，然而总是把它描述成一种被某人"揭开的真相"是危险的（参见章节4.4的说明），尤其是把排列的意义视为发现暗含的因果联系。格罗特对此批判到，大部分的排列者没有对因果关系提出质疑，而只是暗示，对于这种发现的运作机制并不存在

任何解释（Groth, 2004, S.174）。在运用排列时一定要在一种实验性的制造假设的意
义上进行，并且不能按照简化的因果模式，对这一点的强调往往还不够。一个"好
的解决办法"并不存在于一种形式、一个句子或者一个姿态，最重要的决定始终取
决于当事人。如果他/她觉察到这个姿态对其有好处，那么这就可以作为一个良好发
展的起点，成为一个新的好的故事。一个排列自己家庭的人常常会被强迫鞠躬，可
以反过来邀请他做一些尝试和体验，请他谈谈对此的感受如何。在这点上可以显示
出一个系统理解式的排列和一个想要"揭示被隐藏的序列"的排列之间细微的差别。

### 原始次序和狂妄

原始次序在章节4.4中已经提到。它指向进入一个系统的时刻：一个较早成为系
统成员的人比一个后来的成员有较高的位次，如果颠倒就会出现问题；同样，在组
织中，如果一个晚来的人不尊敬那些在系统中待了更长时间的人，也会造成困难。
在寻找解决画面时，就可以从原始次序的意义上来改变角色扮演者的位置，直到产
生一个"好的画面"（根据角色扮演者表达"感到轻松"来判断）。当事人说一些话，
向对方表达对其位置的尊重（"我是孩子，你是妈妈！""我尊敬你！""我尊重你，因
为你先于我到这里！"），作为解决办法支持这一画面。

由基金会成立的一家咨询机构的领导报告说，他的处境很为难：他半年前
开始在机构工作，与他工作关系最紧密的同事是这个基金会的主席，她多年前与
她的丈夫创立了这个基金会，因此她是他的上司。她将她的丈夫任命为机构负责
人，他对此完全无法接受，因为这个位置不是按照规章选定的。他考虑要么造
反，对负责人提出诉讼，要求其让出位置，要么他就辞职。然而，他对一个排列
很感兴趣，这个排列能够给他展示出一个"好的位置"。他被要求按照原始次序
来排出这个人数众多的团队。他由主席开始把员工从左到右排成半圆，他自己站
在倒数第二的位置。当他被问到是否准备好迈出"艰难的一步"时，他做出了肯

定的回答。接着他被要求向系统的每位成员鞠躬，并且次数是那些人先于他在那里工作的年数。他开始进行这个程序，长时间地向创建者鞠躬，然后走到她丈夫面前，只是对他点点头。咨询师提醒他遵守"协议"的规定：他承认这么做有些困难，但他愿意试一试。因此，他也长时间站在创立者的丈夫面前并向他鞠躬。在他把一轮做完后，咨询师建议他站在半圆的中间并说："怀着对在我之前来的所有的人的尊敬，我现在接受负责人和主席的位置！"在结束这个很短的过程后（用了大约一个多小时），这位同事说他与组织中人员的紧张关系已经明显减轻，并在几周后他表示能够与他们更冷静地相处。他自己感到更明白了，对自己的"位置"有了一个更清楚的意识，他与负责人的抗争也随之消除了。

### 排除、归属和依恋的爱

归属是一个人不可缺少的最核心和最重要的主题。因此，在具体的排列工作中通常会集中询问关于那些消失的人物，如父母过去的伴侣、去世的孩子，等等。此外，在组织中发生的有过错的和不公正的逐出（通过阴谋或跳过继承顺序）也会在排列中加以考虑。不出所料，后来的系统成员常常会试图"代替"被排除在外的成员，然而这往往只是徒劳的尝试，这是由于存在"看不见的依恋的爱"。人们无法代替他人解决问题（参见章节4.4）。有益的解决方式是以一种"看得见的依恋的爱"的态度来看待那些被排除在外的成员，赞赏他们并且"在心中给他们一个位置"。在这个过程中，如果人们能够在依恋的爱的动力中有所感受，那么就可以通过一个仪式把这种感受还给被排除成员的角色扮演者。

### 给予和索取的平衡

考虑给予和索取的平衡为寻找解决方法提供了一个重要启发，如在章节4.4中介绍的，它直接关系到有罪和无罪的体验：谁索取了，谁就成了"有罪的"人。在排列工作中，会按照某种模式，即尝试通过姿态和仪式性的语句将一个缺失的补偿动力重新恢复平衡，例如通过感谢、鞠躬等。

## 16.3　演练逻辑可能性：结构排列

有一种有趣的排列工作的变化形式，与尝试"揭示隐藏的真理"毫无联系，它是由斯贝瑞尔和瓦尔加·冯·基贝德（2000）提出的结构排列的形式，被称为"系统建构式的系统模拟过程"，其中会把"躯体作为系统的感知器官"来利用（2010）。在此将尽可能少谈其内容，只对其结构加以介绍。

**289**

### "四角困境"

比如"四角困境"（Tetralemma）是排列的一种形式，目的是打破思想上陷入两难处境的僵局（Sparrer, 2001, 2006; Sparrer & Varga von Kibéd, 2000, 2010）。正如名称中提到的"四角"，指该方法会用到四种相抵触的位置。一对矛盾冲突中相抵触的"一方"和"另一方"被定义成两个位置，除此之外扩展出另外两个位置——"两者皆是"和"两者皆非"。接下来还会增加第五种情况，它独立于框架之外。如果在小组当中，就可以运用角色扮演者来排列，如果在个体咨询中也可以利用小人偶或者椅子来排列，咨客可以依次坐在椅子上来感受相应的位置。或许只看文字读者很难想象这个过程，但是这种工作方式常常会产生令人吃惊的现象，并且在探索解决方法的过程中该技术有助于为咨客在情感上做好准备。建议先在小组中来试验这种结构排列方法（最好之后再使用小人偶或象征物）。和家庭排列一样，在做出排列之后，需要与咨客谈论他交换位置时和处于不同位置上的体验。这五种位置被描述如下，就如在家庭排列中一样由咨客在房间中摆出一幅关于这些位置的画面：

- **焦点**：首先要在房间中摆出代表当事人本人的角色扮演者的位置，而当事人也就是处于冲突之中并寻找解决办法的人。
- **位置1**："一方"是在当前矛盾冲突中对当事人来说位置稍微近一点的一个方面。
- **位置2**："另一方"是相反的一个方面，目前所处的位置可能比"一方"稍微远一点儿。

- **位置3**:"两者皆是"的位置,在此可以尝试迄今为止尚未发现的两者一致之处。可以通过多种方式来进行,例如通过妥协,将相反的两方面联系起来;通过交替接受两种位置,或者通过在对一个方面做出决定时怀着对另一方面的尊重之情。

- **位置4**:"两者皆非"与冲突拉开距离。它能够扩展对问题的视角:这个冲突到现在是为何产生的,如果它不是始终围绕着A或B之间的游移不定,那么或许通过什么可以发现其实冲突已被放弃了?

- 有趣的是这种排列的形式可以通过采取第五种位置,对整个背景及其自身提出质疑:前面四种情况都不采取!采取这个位置的角色扮演者与其他人相反,他被允许自由地活动,并且在一开始的任务就是,只需要考虑其个人的幸福快乐。

## 290    其他结构排列形式

除了四角困境还有其他的结构排列形式( Sparrer & Varga von Kibéd, 2000中总共描述了24种形式,亦见2010),这里介绍其中几种:

- **问题排列**的出发点是,除了焦点(即排列中的"我")还存在一个"目标"。因为没有目标人们就会满足于现状。然后需要排列出"值得尊敬的障碍"(通常一到三个),它们阻断了直接通向目标的道路(随着工作的进展,它们也有可能成为"护堤"和"助手")。接下来还有一到两个迄今尚未使用过的资源。更为重要的一个部分是"被掩藏的获益",它代表目前的问题一直以来的有利之处。最后,还需要考虑,在实现目标之后将会发生什么。

- **隐蔽的主题排列**尤其适用于组织。此处除了焦点以外只排列另外两个部分:正式的主题和隐蔽的主题,即现有问题还涉及哪些方面。

- 在**信念三角排列**中会选择三个位置作为三个角,排列出一个三角形。三个角分别代表A,即"义务/秩序/行动",B,即"信任/爱/同情心"和C,即"见识/认识/理解"。诉求的"焦点"会被排在三角形的三个角之间。

- 排列的可能性多种多样，其中有些排列形式，如果人们对这种方法一无所知的话，特别容易感到困惑，比如**躯体部位排列**或**语言的表面结构排列**。前者聚焦的问题是：个体与哪个部位或器官的联系受到了干扰。在此，躯体部位会通过角色扮演者被排列出来，其中家庭成员或药物也可以被排列出来。第二种形式是找出问题描述当中的一个中心句，将其句子成分在房间中排列出来。

排列始终是围绕着找到一个"好的画面"，通过将角色扮演者（部分）移动到另一个位置，并且至少是与先前的位置比起来令人感觉明显好一点的位置，有时会寻找新的部分（例如其他还未被意识到的资源）。咨询师会与角色扮演者和咨客共同寻找一种平衡的形式。当然并不少见的情况是，在结构排列结束时呈现一幅画面：解决办法看起来很不明确，所以人们甚至不知道以现在的状况将会导致什么样的行为后果，然而，当人们在没有完全意识到将会发生什么时，他的"潜意识"当中就会制造出新的解决办法（Sparrer & Varga von Kibéd, 2010, S.179）。因此，不少当事人会说他们对冲突处境的体验有所改变，他们能更乐观地看待冲突了，并且"有种感觉"——他们离解决办法更近了一步。

## 16.4　时间线之旅：从未来回看今天

时间线工作的心理治疗技术可能来源于心理剧，并由神经语言程序的代表人物（Dilts, 1993）及系统治疗师（Schindler, 1995; Grabbe, 2003）进一步发展起来。在彼得·内梅切克（Peter Nemetschek, 2011）的书中对此有非常详细的介绍和大量生动的例子，后者被称为生命河流模型（参见 H. Petzold, 1985）。

具体的做法是，在咨询室中定义出一个时间轴（"如果我们现在站的地方是现在，那么哪里是将来，哪里是过去？"），然后将时间线象征性地表现出来，例如通过一根长绳（也可以是好几根，例如一对夫妻各有一条时间线记录各自的事件，然后汇合到一起）。接下来可以将过去的事件，也可以是未来的事件沿着这条线列出来。

与问题排列相似（见前一章节），也可以列出事件后的事件（即"如果您的症状消失了，考试结束了，会怎样?"）。当这条线设置好后，人们可以沿着它走，并与被象征出来的事件联系起来。

　　这样的一个时间线之旅可以运用在诸如父母咨询中，来检验父母对未来的恐惧（Schweitzer, 2006）。请父母想象，在咨询室的地上有一条线，从过去延伸到未来。先定义出一个现在的时间点，治疗师和父母一起站在这个点上目光投向未来。询问当看向未来时会出现什么情绪? 把那些会令人产生恐惧的未来事件在时间线上可能会发生的地方标记出来。治疗师和父母一起按照缓慢的节奏（如一个月一个月地或一年一年地）慢慢地沿着这些恐惧事件走过去，确认这些中间的步骤，并且最终直接站在事件前。现在重要的是，不要停留在此处而是继续向前走：走向恐惧的事件并穿过它们，走完它们，最终从一个合适的距离（例如几个月或几年后）回看它们。对于"现在您站在事件之后感觉如何"的问题，父母常常会回答感觉变化很大。"事情并不像所担心的那样糟"，或者"我可以很好地度过这个过程"，或者"当我慢慢地走向这种情形时，我想到了很多解决方法，我能够很好地运用它们"。把这些体验"装入行囊"，带着它们再走回起点（"现在"时刻）。站在那里询问，这段时间线之旅是否激发出新的想法，是之前没有想到过的，人们可以再一次回看，有哪些经验可以帮助他们走好这些路。父母最后往往会说，他们更加相信能够帮助自己的孩子从危机中走出来，或者能够对他们所做的帮助比之前想到的更多。

　　此外，在组织咨询中时间线之旅可以用来澄清关于未来的有争议的看法（Schweitzer, 2005）。可以与团队一起"漫步"在未来的情形之中，例如在一位颇具魅力的共事多年的领导退休之后（"在没有他的情况下应该如何继续下去?"），或者一个咨询服务处被遣散之后，所有的员工还在原来的同一个单位工作（"在没有我们团队协作的情况下如何运作?"）。以同样的方式也可以发现团队中存在的危机（Grabbe, 2003）。

　　做完时间线之旅之后，需要花时间与所有的参与者一起对其进行评论。它所需要的仅仅是房间中空出一片尽可能长的空间，以及一些物品，如文件袋、书或纸片，用来在路线上标记特定的时间点。这个练习可以用彩色的绳子以及象征性的有说服力的时间点标记来增加美感。

## 16.5　说唱团：动摇信念系统

在咨询的过程中可以发现一个人或一个社会系统存在非常明确的消极观念，并且伴随着当事人的负面体验。这些"信念系统"（思维模式、认知）会使人们自己进入一个"问题催眠状态"（Schmidt, 2005）。这些通过以下几种情况可以看出来：

- 它令人们感到自责或产生抱怨；
- 有很强烈的情绪反应，但不一定明确表达出来；
- 它使人们感到灰心丧气、退缩或害怕。

在很多个人的和集体的自我怀疑、自我要求过高、自我限制、倦怠、轻度和中度的抑郁现象背后都存在着这些消极的思维模式。在谈话中可以把它们用确切的句子的形式总结出来。运用说唱技术（Schweitzer, 2006），人们可以把这些句子通过多个步骤逐步"外化"（参见章节15.5）并获得新的体验，直到人们对这些句子中表达的观点彻底提出疑问，形成新的索解取向的想法，并且使与之相联系的痛苦的情感受到动摇（由此有机会产生相应的"解决办法催眠状态"）。说唱工作在大的咨询系统中最容易得到运用，尤其是在团体治疗和团体督导中。咨询系统越小，治疗师就越多地需要同时担任指挥和参与合唱（框28）。

---

**团队咨询中的说唱团工作**（所需时间约1.5小时）

1. 所有参加者各自写下对这些问题的回答："在我们的组织中我觉得哪些工作做得不好？是谁的责任？我们对此能做多少改变？我们必须对自己说什么，我们必须做什么以使得它变得更糟？"（问题状态的句子），以及"我们能够对自己说什么，我们对此能做什么使得它变好？"（解决状态的句子）。

2. 三人或四人为一组进行交流。

3. 在黑板上写出问题和解决状态的句子。由大家共同决定哪些句子可能使大部分参加者尤其感到"低落"或"兴奋"。

4. 成立两个大的说唱团。"问题合唱团"唱出最贴切的"问题状态的句子"，然后"解决办法合唱团"唱出最确切的"解决状态的句子"。合唱团为被选出的同事（听众）演唱。由指挥（治疗师、咨询师）在合唱团前排练并让"他的"句子被唱出来或说出来。

5. 问题状态的句子会一直被演唱，直到听众产生新的反应。可能是对自己的气愤（"为什么我用这么一个句子折磨自己"）、不同的想法（"其实并不总是这样"）、对信念有新的评价（"如果我不总是走极端会更健康"）、新行动的想法（"我想尝试些新的"）或者新态度的想法（笑，或者"试一下令人舒服的做法"）。新的启发会作为新的句子引入合唱中。大部分演唱者继续演唱原来的句子，一小部分人演唱新的句子。在一个歌唱比赛中会开始同时演唱相抵触的句子。听众往往会想出第三种（稍后第四种、第五种……）想法，作为新的声音由不同的合唱部分来演唱，加入到音乐会中。如果听众获得了这样的印象，即随着音乐的变化能够给予他力量、能量或者至少使人平静，而不是令他压抑，这个过程就可以结束了。

6. 解决状态的句子要简短。它的演唱表达了一个庆祝的时刻。太长的填鸭式的句子会失去效果。当听众录制了一个内心的磁带，就可以将其带回家，合唱就结束了。

7. 事后还要继续进行练习。为了起到"思维体操"的作用，可以布置家庭作业：一天一次，每次三分钟（不要更久），先是问题状态的句子，然后是解决状态的句子，一个人（很简单）或集体不断地背诵。

框28　说唱团工作

## 16.6　体验职场：团队、组织、网络中的干预

在组织咨询中开展治疗和教练的复杂性更高，适合运用一些其他的干预方法，在此我们会试验性地对此进行介绍。它们是一些具有强烈体验性的，并且有很强象征性—行动取向的技术。它能够在大的团体中让很多员工同时积极地参与。读者如果对这种干预方法有兴趣，并且还想要有更多的了解，可以参阅马蒂亚斯·劳特巴赫（Matthias Lauterbach, 2007）、法尔科·冯·阿梅伦和约瑟夫·克雷默（Falko von Ameln & Josef Kramer, 2007）、扬·布莱克韦德（Jan Bleckwedel, 2008）以及乌尔夫·克莱因（Ulf Klein, 2010）推荐的书和文章。

象征性—行动取向的方法往往植根于社会测量学，它在团队、组织和网络中有利于迅速了解概况，赞赏员工的能力，获悉他们的历史，自我批判性地反思极端的想法，以及为做出变化蓄积能量。通常对它的运用会很有乐趣，并且有助于使费力的咨询会谈以生动活泼的方式进行。对于一些技术已经做过介绍，如雕塑（章节16.1）或时间线（章节16.4）。所有这些方法运用的前提是建立足够信任和乐于尝试的氛围。如果充满的是一种"法庭气氛"，即人们害怕他们讲的话会在之后对他们不利的话，那么这些方法是无法得到运用的。

### 把人们迅速带入工作联系中："谁是谁雕塑"或位置雕塑

在团队发展（当成立更大的新合并的工作团队时）和不同的组织之间进行地方合作的工作坊上，我们通常以这样一种工作形式开始，我们称为"谁是谁雕塑"或"位置雕塑"。方法如下：

- 所有参加者获得一个概况：在这里通过什么把我与谁联系起来，我与谁有什么区别？该方法使人们找到方向，并且至少可以节省或缩短很多长时间的介绍环节。
- 人们与很多不同的参加者同时开始快速建立虽很短但很重要的联系。
- 小组成员会很快地"相互热乎起来"。因为做这个练习要不停地走动和停

下，人们的身体上也会明确感受到，这里有什么"正在动起来"。

- 通过提问使得人们快速地从单纯的外在事物进入到活动内容的主题。

295　　我们会请求参加者根据特定的提问与那些和他们有共同特点的人站在一起，并且远离那些与他们不相似的人。我们一开始按照的是容易表现出的外部特征，例如：

- 按照德国地图或一个地区地图上的出生地或居住地；
- 按照他们今天到这里来所使用的交通工具（步行、自行车、汽车、火车或公交车）；
- 职业教育背景（如医学、社会教育学、护理或企业经济等）；
- 他们过去工作过的或现在所在的机构。

接下来的提问会逐渐接近活动的特定主题。在此，我们请大家与站在旁边的人联系在一起，分别针对各个问题短暂交流两分钟。如果是关于地方合作的工作，指导语就是："请您和其他单位的在日常工作中与您联系较多的同事站在一起，并且进行讨论（例如，有关您二位对目前为止合作工作中最好的经历）。然后请您寻找一个您与他还没有或很少一起工作过的同事，并且交流一下（如为什么到现在还不需要打交道）。"

根据不同的情况，问题可以变换，例如在一个半天的团队培训中做法如下：

- 在这个新团队中，来自公司其他部门的同事聚在房间的左半边，从其他公司新来的同事被邀请站在房间右半边，并且相互交流（如在这个新团队中与过去有哪些不同）。
- 您已经工作多少年了？请您在房间里列出一条时间线，从"刚开始工作"开始，中间是"10年"，房间的另一边以"30年或更久"结束，请您跟现在站得离您最近的两位同事讲一讲（如哪些工作经验对您特别重要）。
- 您在这个特定的行业（如老人护理、汽车制造、软件开发）工作多少年了？请您也想出一条相应的时间线，并且告诉您旁边的人（如这个新的团队中什么让您最感兴趣）。

如果需要讨论的是有关激烈冲突的主题，就可以把这些话题放在位置雕塑中来谈论：

- 请您找出一位到现在为止您与他谈论我们活动中的主题最多的同事，并且
  交流一下（如从今天的活动中您想要继续讨论哪些主题）。

- 请您找一位与他完全未讨论过今天主题的人并告诉他（如您对今天的活动
  最大的愿望是什么）。

位置雕塑建议至少10人的小组，最好是15个参与者；人数太少的话特征的变化
太少，口头的交流会过快。除此之外，还需要有足够大的空间，并且有个麦克风供
主持人使用。


### 领略组织的历史：沿着时间线漫步

如果人们了解一个组织的历史，尤其是其"危机时期"及其如何度过的危机，那
么将会更容易理解组织的很多特点。在单位工作年限不同的员工能够以此更好地分
别评估"老人"和"新人"各自的特点，并且根据他们在单位工作年限的长短，对
单位现状的理解产生极为不同的看法。

在此，当所有员工在场时可以与一个元老级员工进行一次时间线的漫步，走过
组织的几年、几十年（参见章节16.4）。对此首先要划定组织的边界（例如，只是卧
室家具销售部门还是整个家具公司，只是普通精神科还是整个精神病医院），以及人
们想要观察的时间段。通常是从工作时间最久的员工进入组织开始。比如，有人在
公司已经工作20年了，然后人们在房间中步测一条尽可能长的直线并标记出这20年
在这条时间线上的位置。然后请所有员工按照他们进入公司的年份站在时间线的左
右两边。从而形成了夹道列队的画面。主持人与最老的员工一起缓慢地沿着这条时
间线漫步，基本上在每个年份都停下来，先问老员工，然后问新员工，在这一年对
于企业来说发生的特别或有特点的事件是什么。这样对于新老员工就形成了对于
变化的意识，尤其是可以更好地理解为什么令老员工感到高兴的事和无法忍受的事
与新员工完全不同，反之对于新员工也是如此。

　　某个单位的员工发现，事实上在他们来之前单位已经经历过很多变化的过程，由此引起了他们对工作方式变化的积极评价，从而使他们产生了很大的满足感。另一方面他们注意到，年轻同事不稳定的工作关系（有期限的工作合同）使那些拥有长期工作合同的老同事更加理解，为什么年轻同事似乎不太乐意做某事。

　　某家医院住院部的员工注意到，在住院部的历史上有两段创伤性的经历。这引发了一场讨论，这种影响是否还在持续，咨询是否应该以此为目的。经过长时间的考虑，这种想法被否定了，这个团队带着极大的活力迈向未来的任务。

## 在组织中排位

　　2007年去世的伦敦组织咨询师戴维·坎贝尔（David Campbell）与同事发展出一种既实用又方便且理论要求高的方法（Campbell & Groenbaek, 2006），目的是在组织中处理有冲突的位置，使之能够"动起来"。这种工作方式的理论以社会建构主义、讨论和排位理论（Harré & Langenhove, 1999）以及对话理论（Bachtin, 1981）为基础。人们也可以把它算作叙事和对话方法（章节3.3）。人、家庭、组织和文化在相互**讨论**中确认对他们来说重要的价值、目标和意义。讨论是制度化的语言游戏，以特定的核心主题为中心，而核心主题能够在一个系统中相互争夺优势或者并列且彼此独立地共存。在每个讨论中，个人或小组可以在其中所包含的重要语义上的两种**极端情况**之间采纳不同的**位置**。一些例子如下：

- "人们应该知无不言"相对于"人们应该对自己多多保留"。
- "决定应该快速做出"相对于"所有决定都应该仔细地讨论"。
- "我们必须确定我们已经取得什么"相对于"我们必须寻找新的挑战"。
- "我们应该更多地庆祝"相对于"我们根本不应该庆祝"。

　　一些如"话匣子""孤独的决定者""改革者""派对迷"的位置将会在一个交换游戏中一方面由成员自己选择，另一方面由其他成员评出。情况通常是位置已经被人占据，以至于新来的成员只能选择还未被占据的位置。"大力士""犹豫不决的人""教条主义者""天才发明家"或"埋头工作的人"已经稳定地坐在他们的位置上，这里只剩下相反的位置或两个极端之间的一些中间位置空着。站在这些位置上常常与强烈的情感联系在一起。在语义上的极端说法之间不同的位置能够发展出强烈的关系。那些长期处于边缘的人常常会尝试，要么回到中心，要么擅自越过边界，去开辟其他的领地。

　　如果这些位置以及它们之间的关系被稳固地确定下来——"现在你又来破坏我们的兴致！""您又想阻碍创新吗？""现在你们又背着我们做了所有决定！"，那么问题和相应的咨询动机就会形成。在此，我们把戴维·坎贝尔及其同事的咨询技术简化描述如下：

1. 把目前难以调解的相抵触的两个目标之间的**两难处境**作为咨询的诉求，即针对一个或多个语义上有突出特点的描述，提炼出两种极端的说法。对此突出特点的描述和它的两个极端说法要被明确地讲述出来，并且在一块黑板上写下来。两个极端说法应该用正面的或者至少非负面的表达写出来，使得确定这些位置时不会受到鄙视。

2. 询问并且明确指出与两种极端说法相联系的**价值**（类似"内在的诉求"），以及所有参与的成员在两极之间占据的位置，在一条直线上标出来。

3. 通过深入**热切的谈话**，力求对不同位置及其优缺点的相互理解，并且尽可能克服目前僵化的定位。对此有四个理想的、依次进行的、典型的不同阶段：

　　1）开始的谈话（"我认为，我们必须重新规划我们的预算使得下一年还能运作下去"），

　　2）理解的谈话（"您是以什么假设为出发点？您对此有何请求？"），

　　3）行动取向的谈话（"您认为我们最早到何时可以开始？"），

　　4）结尾的谈话（"我认为，我们已经做了我们可能做的事，现在应该转向新的方向"）。

　　这种工作方式令人着迷之处在于，它与日常的语言理解密切联系（"你们在两年前就已经放弃了这个位置"，"我们对此必须找到一个共同的位置"）。它认可差异，

并通过极端的描述强调差异，以一种赞赏的、与各方结盟的态度为这些差异赋予同等有价值的本质，并把它们提炼出来。因此，这种工作方式适用于针对冲突的咨询。因为如果进展顺利，除了两个极端（A和B）位置和当中很多的中间位置，还可以在其中显现出一个元位置，它可以就A和B具有保留价值的诉求进行调解。

### 调动员工积极性，例如在开放空间举行大型的集体活动

如果员工在这些短期的、非常集中的大型集会上积极参与讨论并计划待定的组织变化，那就会特别有效果，但也会有些冒险。在成功的情况下，职工能对企业的发展有一定的影响，领导可以了解到基层的好的想法并加以利用，可以调动实施新步骤的能量，同时可以转化到日常工作中。这样一来，能够使员工的复杂性和主流的想法在相当大的社会系统中变得明确，并且得到处理加工。可能的风险在于，期望越高失望越大，因此只有在通过这种大型集会所产生的想法具有高度的实现的可能性时，才有举行它的必要。

根据不同的目的有各种各样的大型团体形式。对此，赛利格（Seliger, 2011）提供了一个简短的介绍，霍尔曼和戴文（Holman & Devane, 2006）提供了一个详细的介绍。最著名的大型活动和我们最常运用的是"开放空间"会议（Owen, 2001; Maleh, 2000）。我们运用开放空间，与心理社会服务行业的20到120位员工在德国和英国分别尝试了为期一天的"发展日"，取得了良好经验。

开放空间的基本理念是，在每个会议上把最有成效的谈话引入喝咖啡的时间，因为这时参与者会和他最重要的谈话对象讨论他们最重要的问题，从中可以形成最重要的会议结果。开放空间作为会议形式，相当于一个相互串联的、持续的、结构化和目标取向的相互建立起来的喝咖啡时间。开放空间需要一间很大的和很多间小的房间、一个大的标记时间和空间的指示牌、一面消息墙和记录工作结果的黑板或多台电脑。时间上则需要半天到三天，具体根据所追求的目标和参加者的人数而定。组织的领导需要在邀请参加人员时以及在会议开始时口头上制定一下会议的目标。目标可能是：

- "对医院手术室的使用需要达成良好的一致性，使得手术率能上升20%。"
- "我们的熨斗将来也要在东南亚地区销售。"
- "我们的足球队最晚要在四年后上升到德甲联赛第三名。"

如果在制定目标时也明确指出了，哪些话题在会议上是不应该讨论的，那么开 **300**
放空间就会很有意义，例如不讨论使用实验室，不讨论熨斗在非洲销售，不讨论上
升到德甲联赛第二名。不过，在这些总的目标当中必须存在很多确实还没有被回答
过的问题，并且答案对组织非常重要。如果这种开放性和重要性仅仅是做做样子，
那么会议就会很快变成"沙盘游戏"而失去其意义。

在负责人开场讲话之后由主持人介绍流程和规则。在一块时间和空间指示牌上
写着各个时间的分配情况和供会议使用的房间。在不同的时间段和房间里，应该有
一位自发的热心"召集者"组织员工聚在一起，目的是针对目标提出重要的问题并且
想出答案，然后在全体集会时讲出来。在每个中间结果产生之后在全体集会上提出
新的、更高级的问题，然后组成新的小组寻找新的答案，随后在全体集会中再次讲
出来，直到约定好的会议时间结束。

开放空间的特别的动力学包含四个纲领和一条"法则"：

1. "谁来参加谁就是合适的人"：因为每个员工基本上能够进入任何一个工作小
   组中。
2. "以开放的态度对待发生的事"：要对工作小组成员所说的话保持好奇心，并
   对其充分理解，即使他们的话在意料之外。
3. "时机成熟后自然会开始"：如果没有想出任何主意，那显然是时机还不成熟。
4. "过去的就让它过去吧"：如果工作小组活动已经结束，过后就不能再对结果
   补充。

令人印象最深刻的是"两只脚法则"——如果参加者感到自己的工作小组里没
说到什么重要的内容，那么每个人都可以随时离开他的工作小组，迈开双脚走到其
他工作小组那里。所以如果主题没有意义，一个工作小组可能会很快地"灭亡"。

# 17.　谈论感受

　　感受在系统方法中长期处于不被重视的地位（并且仅仅从交流的观点出发才会考虑到），此后，它的作用已于近期有所"恢复"（Welter-Enderlin & Hildenbrand, 1998）。依恋理论在系统治疗背景中的作用在提升，该理论在章节4.1中已有着重介绍（参见von Sydow, 2008）。在系统治疗的近期发展中形成了不同的系统治疗方法，都以明确的情感和依恋为取向。下文中会尝试性地对它们进行介绍："叙事依恋治疗""以心智化为基础的家庭治疗""依恋取向的家庭治疗"和"聚焦情感的夫妻治疗"。

## 17.1　创造一个安全的基础：谈论依恋

　　鲁迪·达洛斯和阿琳·韦泰雷（Dallos, 2006; Dallos & Vetere, 2009）想要把系统治疗的焦点扩展到叙事和依恋理论方面。来自依恋理论的启发有助于认识叙事当中的互动序列以及促进叙事治疗的进一步发展。他们建议，在系统实践中尤其要注意以下方面：

- 咨客需要有多少"依恋的安全感"，才可以使他们在治疗的开始能够开放自己并且能够接受和利用治疗师说过的话？

- 这些在家庭中讲述的故事（当然故事也被改编，以适用于团队和组织）"弥漫着"怎样的感受（参见von Schlippe & Groth, 2007）？

- 在家庭会谈中共同加工得出的对于父母在其原生家庭中依恋历史的一种理解，可以被如何利用，使得从中产生的那些可以解释的特点能够很好地在此时此刻运用？

　　从这些问题出发，在不同阶段的实践运用情况如下（简要地总结自Dallos, 2006, S.135以下）：

　　**建立一个安全的基础**，在此需要澄清的是：

- 谈论什么是安全的，目前还不应该谈论什么；

- 同等地接受所有的表达，暂时克制对过错的责备以及根据需求让过程慢慢地进行；

- 治疗师感到足够确定，能够忍受痛苦的感觉和描述；

- 治疗师对于家庭在情绪上要有所准备，具体的表现是治疗师能够在多大程度上理解家庭压力的背景，以及能够在多大程度上与之感同身受。

**在背景中探索问题**，此处要对以下方面提问：

- 所有的成员在困难的处境中是如何寻求安慰和安全感的，以及他们在何处能找到，何处找不到；

- 成人的依恋模式在他们的原生家庭中看起来是怎样的（包括对创伤性体验的回忆）；

- 这些原生家庭中的依恋体验在如今的家庭中是如何影响其行为的。

**探索替代方式和变化的可能**，考虑不同的情况：

302

- 探索他们如今对"复制的剧本"（"在我的童年什么是好的，我想延续什么"）和"改编的剧本"（"在我的童年什么是可怕的，我成年后想要做些什么不同的"）的需要；

- 尽可能坦诚地谈论不同的依恋模式，并思考如何对待这些差异，以便让所有人产生尽可能多的安全感。

**整合与保持联系**，在此要进行评估：

- 这个治疗过程传达了哪些依恋经验；

- 如果将来出现复发，家庭中的情感交流看起来会是什么样子；

- 如何一方面清晰地结束治疗，但同时也对再次回来治疗保持着开放性。

## 17.2 "我推测，你感到……"：共同心智化

这个方法源自心理动力学治疗中所谓的"边缘人格"患者（Bateman & Fonagy,

2006）。这个理念后来在彼得·冯纳吉（Peter Fonagy）和艾亚·阿森（Eia Asen）的合作下在伦敦进一步发展成为一种多人系统的系统式实践，并且它尤其在交流中能够产生一种高水平的情绪反应，以此引发解构性的说法甚至行动。

"心智化"是一个表示某种能力的概念，即能够通过对心理状态归因来解释自己和他人的行为（Christ, 2011），也就是一方面想象他人对自己的看法，另一方面想象他人对其自身的看法。为自身的行为方式和对方的原因和动机归因是有必要的。为此需要一种"心理理论"方式，也就是诸如此类的想法：人们如何解释他人的行为并且观察他人如何解释其自身的行为（Fonagy et al., 2000; 亦见章节6.8中的"期待的期待"的概念）。只有达到这个阶段，才有可能接受社会的观点（Liebsch, 1984）。这种能力是自我发展的重要步骤：一种从他人的角度、需求和情感状态看世界的态度，要求能够站在他人的立场上，将他人的需求与自身的需求加以区分（也被称为"足够清楚地认识自己"），并且最终提问式地取得对方确认，看自己是否准确地理解了他人（Fonagy et al., 2002）。心智化的能力一方面与发展心理学中的规律联系在一起（Liebsch, 1984），另一方面，它是在早期的依恋体验中形成的（Suess, 2001）。两者之间存在一个循环的关系：一个孩子能越好地被父母理解，他就会越好地理解他的父母，父母就更容易理解从中产生的互动，并且反过来可以促进孩子的心智化能力。[1]

心智化伴随以下的能力和态度：

- 以开放的态度去发现世界：对他人的想法和感受有好奇心；
- 能够认识到：对他人只能进行推测，却从来无法肯定他们在想什么；
- 接受观点的能力；
- 能够明白，同一个现象对于不同的人来说会有完全不同的体验；

---

1　这种观点在系统式发展咨询（婴儿谈话时间，Borke & Eickhorst, 2008）和马特梅奥疗法（Bünder et al., 2009; Hawellek, 2011）中起着重要的作用，即可以帮助父母向他们的孩子传达一个关于自身和他人感觉的"地图"，例如在不同的情况下加以说明："你现在玩得很开心，是不是？""看哪，你的妹妹现在很伤心！"等。这种咨询形式在第二册（S.251以下）中会详细介绍，此处不再详述。

- 能够宽容，因为可以更好地理解他人的动机背景；

- 能够意识到自己的想法、感受和行为方式对其他人的影响；

- 原则上对他人有一种充满信任的态度；对自身的理解能力持有谦虚的态度；

- 感到轻松愉快和幽默，允许自嘲；

- 相信自己和他人改变的可能；

- 能够对自身的反应负责，能够调控自身的想法、感受、愿望、信念和需求。

要把这些知识应用到系统实践中（尤其是家庭治疗），就需要咨询师自身主动发挥心智化能力，他们的方式是：公开自己的心理活动（"我这会正在想这个！""对于您说的话我感觉很好，因为……"）和准确地探索对方的想法和感受，并且不断验证他们对此是否理解正确。可以遵循的顺序是：**打断**（"对不起，我能不能在此处打断您，并确切地询问？"）、**倒带**（"您刚才说……"）、**查明**（"您对您前面说的话有何感受？"）和**反思**（"之后您和其他人会发生什么？"）。在所谓的"心智化循环"中，治疗师可以注意五个重点（例子来自 Asen & Fonagy, 2011）：

- **断句**："我注意到，每当父亲说话时，儿子会生气地看着母亲，除了我还有其他人注意到吗？"

- **验证**："或者是我想象出来的？"

- **对某个时刻进行心智化，并且同时放慢互动的顺序**：（对父亲说）"您估计，儿子如此生气地看着母亲，他的内心有何感受？当儿子这样看着母亲，您作为父亲感受如何？如果我们能看到从您妻子脑中冒出的心里的话，此刻关于她的感受她会说些什么？"

- **一般化**："我们现在听到，当父亲讲话时，母亲会感到生气，并且儿子感受到了这些……可能这是唯一一次发生这样的情况，但也可能并非如此……诸位能够交谈一下，在家中或其他时候是否会发生类似的情况吗？"

- **回顾**："按照您的想法如何解释今天这里发生的事？您能否说一说，这分别对于每个人和诸位共同来说意味着什么？您从中能够得出些什么结论？"

### 基于心智化的家庭治疗

基于心智化的家庭治疗手册（Asen & Fonagy, 2011）中特别介绍了孩子参与时个体的"心智化游戏或任务"：

- 在**角色互换**中，请父母介绍一个危机情形，例如做家务或作业时，并讲一讲，如果他们是孩子会怎么做。孩子听父母讲述并且咨询他们，他们在这个角色中会想什么、说什么或有何感受。

- 在**发现感受的游戏**中，请一个家庭成员讲一段引起他自己强烈情绪反应的故事。当讲到这个故事的重要时刻时，讲述者说："然后我感到……"，这时孩子需要做出一个合适的表情或者讲出一个词来表达这个情绪反应。然后讲述者告诉孩子，他们实际上的感受是什么。当孩子的回答与讲述者一致时，游戏就晋了一级。

- 在**思想暂停键游戏**中，由家庭表演一个日常生活的场景。总是在孩子要表现出问题行为时，按下暂停键。然后父母一方扮演孩子的角色，使孩子冷静一下，"休息一会儿并进行思考"。在另一个位置上，让孩子讲出能想到的尽可能多的不做出这样行为的原因。父母要不断地说："我现在就要这么做！"对此孩子说："不行，休息一下，好好想想！"最后让孩子再次讲出所有不这么做的原因，并得到父母的肯定。

- **大脑扫描游戏**一开始，所有成员得到一张脑部切面图，画有十个大大小小的脑室，游戏说明是："请想象这是你母亲的（父亲的、姐姐的……）大脑。请在这些洞中写出你认为的此刻她所有的想法和感受。把重要的想法和感受写在大的部位，小的或秘密的写在小洞里。"五分钟后，每个人都结束了任务，就相互看看不同的"大脑扫描图"并讨论，每个人对他人的心理状态的理解是否正确。

框29　基于心智化的家庭治疗

### 17.3 "此外, 当时……": 加固受损的依恋

盖·戴蒙德（Guy Diamond）及其助手在费城（Diamond & Levy 2010; Diamond et al., 2010）发展了一种以结构方法（章节2.2）为基础的、基于依恋的家庭治疗，来帮助那些有自杀倾向，同时也往往患有抑郁症的青少年，他们来自内城的贫困家庭并且有很多创伤性的日常生活体验。治疗的目标是在亲子间的情感交流中修复中断的和受损的亲子关系。[1] 这种方法虽然被写成了治疗手册，但它同时可以运用很灵活的处理方法，大约需要三个月的疗程，通常是在周末进行治疗。它强调五个重要的治疗步骤。

在**重塑关系**的首次家庭会谈中，一开始就要把加强关系作为重要的治疗目标提出来。借由"当你感到抑郁或想要自杀时为什么不向你的父母求助"的问题，把谈话转向沟通的阻碍和信任的屏障。对此必须能够共情父母对青春期的孩子爱莫能助的失望感，同时也要共情青少年受到的伤害和愤怒："我虽然知道你很生气，但是我不明白的是，你的母亲是否也知道你有多么悲伤?"在会谈达到高潮时会表达希望，表明重建亲子关系能够在今后孩子抑郁或有自杀想法时，给予其支持和安全感。

在**与青少年建立关系**时（一至两次会谈），会与他们谈论，是否以及哪些家庭冲突与其自杀的尝试有关："你的父母知道和理解你有多么痛苦吗? 在过去发生了什么事损害了你和父母之间的信任基础?"青少年常常会说虐待、忽视或离去、过于严厉或控制。通过"你是否曾经与你的父母谈过这个问题"的提问，治疗师开始为这样的会谈做铺垫（"你的声音应该被听到!""我帮助你，这次让你的父母听你说。"）如果青少年表现出迟疑，治疗师会与之谈论，关于治疗师的哪些支持和保护是必要的。

在**与父母建立关系**时（在实践中很常见的是与单亲母亲进行一至两次会谈），治疗师与父母单独会面。治疗师对其解释，如果他能对父母有更好的了解，他才能最有效地协助父母去帮助他们的孩子。通常父母会讲述一个关于自己的相似的、不成

306

---

1 与该方法相近的系统式父母教练见Omer & von Schlippe, 2010及本书章节20.3。

功的依恋体验的故事，以及当前的精神上的、躯体上的、经济上的或关系上的问题。在此要尽量去欣赏这种失落的体验，把它与青少年的抑郁或自杀行为联系起来，以最终产生重建关系的希望。治疗师不对父母进行单独的个体治疗。他只是帮助父母为进行关于强烈情感话题的家庭共同谈话做准备。

然后，家庭再次一起来，目的是通过三到四次谈话进行**新的依恋尝试**（"重建依恋的任务"），在其中尝试新的情感交流的可能。由治疗师把握谈话的强烈程度，从而帮助青少年敞开心扉，帮助父母尽可能以理解的且不防御的方式做出回应。有时父母向孩子做出道歉；如若不然，认可青少年的感受和想法可以帮助消除愤怒和不信任感。当依恋得以重新加固后，在结尾的能力培养阶段所做的工作是，重新建立起家庭的紧密联结，同时促进青少年的自主及其在学校和同伴中的处事能力。

## 17.4 "我感到……"：聚焦情绪

这种由莱斯利·格林伯格和苏珊·约翰逊（Leslie Greenberg & Susan Johnson，1988）扩展的方法，把以来访者为中心的实践（例如验证所说的话、反映潜在的情绪、强化情绪、接受自我位置）和系统实践（例如部分工作和重建互动）联系起来。治疗按照一个三阶段思路以及九个步骤（Johnson，2004）进行，例如约翰逊和布兰德利（Johnson & Bradley，2009. S.406-412）在治疗一对"争吵过于频繁"和"生活在不同世界的"夫妻的案例中的做法：

**第一阶段——为负性循环降级**：在一开始的加入（章节13.1）之后，要尝试获得一幅清晰的情感交流过程的画面：谁在谁后面追，谁表现出回避？谁总是进攻，谁防守？这关系到与对方有关的次级情绪反应，如气愤或冷漠，以及最基本的与依恋相关的情绪，如孤独、害怕离去以及害怕无法靠近他人。

307　　　　　在案例中，治疗师与夫妻双方很快达成一致的看法，妻子是更为稳定的，而丈夫常常在两个极端之间摇摆不定，或是与她非常亲密，或是对她发脾气并中断联系。治疗师根据她所了解到的情况，所做的反应是，首先以一种非常以咨客为中心的方式，在第一个回合中先和丈夫进行交流：

丈夫：我非常爱她，但一切又让我感到如此心痛。

治疗师：显然您很爱她，因而当事情发生剧烈变化时，您会感到深深的心痛。

丈夫：绝对是（开始哭）。我想克服这些，但是有时心痛是无法抑制的。

治疗师：您真的很爱她，我看到当您给我说这些时您开始哭泣。

丈夫：她对我非常重要，我为她疯狂。

治疗师：您真的希望这段关系好好地进行。当您二位抗争时，您受到很深的伤害，我理解得正确吗？

在另一次会谈中治疗师用同样的方式与妻子交流：

妻子：真可怕。我的处境是，不断地听到他的愤怒和失望（落泪）。我被困在当中，我恨这个样子。

治疗师：这对您来说很可怕。您说"我恨这个样子"。

妻子：是的，的确。我感到失败（深深地叹息）。

治疗师：当您说这些时，您深深地叹息。您的内心此刻发生了什么？

妻子：我感到现在很失败。

治疗师：请您跟我讲讲这种失败的感觉……

不断地请夫妻在日常生活中观察这样的互动循环并且在下次会谈中做出描述。如果理想的话，夫妻双方会不断意识到他们自身的和伴侣的与依恋相关的情绪。治疗师在会谈结尾总结情感的关键性体验并对此进行正常化。

**第二阶段——态度和互动模式，促进开放的回应和建立安全的依恋**：在此追求"两个变化的事件"："回避者的重新联结"（withdrawer re-engagement process）以及"软化抱怨者"（blamer-softening process）。然后要去理解妻子的回避，抱怨的丈夫则只是倾听：

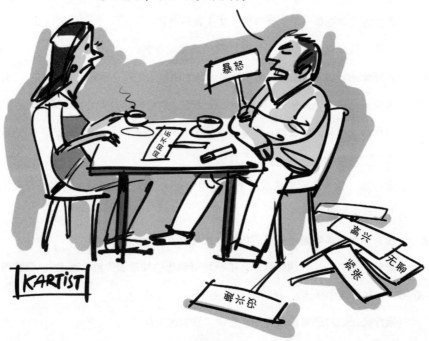

插图21　表明感受

妻子：我似乎在责备自己和责备他之间徘徊。有时我想，他是不理智的，他完全是在胡扯。然后我想，我一定是用什么激怒了他……（过了一会儿）并且如果我这样激怒他，可能我并不是适合他的人。我不想失去他。我不想我们分开……（过了一会儿）他必须控制他的愤怒。我不能像一个被囚禁的动物一样继续生活，不能再受到突然的袭击。我无法再伴随着这种恐惧生活。

从某个特定的时间点开始，这种长时间占主导的当着另一方的面对一方的调查，会不断地转到夫妻双方之间的指导性谈话上来。

治疗师：这种愤怒使您无法承受，使您无能为力，让您感到困惑和孤独。您能否开始直接地讲述这些恐惧，就现在？

妻子在治疗师的认同下这么做了。现在把丈夫和他攻击性的、受到指责的情感爆发（"肇事者"），以及他对自己的消极看法——不值得被爱的、不被赞赏的和很羞耻的，都放到中心。

丈夫：我常常感到陷入空虚，当我们分开和对抗时……（过了一会儿）我会感到如此惊恐，以至于我想，我从卧室出来时，她已经不在了。她离开了我。

妻子：你真的是这样的感受……（过了一会儿）这样的方式真的令你心痛？

丈夫：如果你离开，我不会指责你，我就是一堆一文不值的垃圾。

309

在治疗师的大力支持下丈夫现在"变得软下来"，对她说：

丈夫：亲爱的，我知道我把你带进了地狱。我知道我的童年经历与你的相比是失败的。我想，我需要你的帮助，好让我确信，我是好人，并且你真的想要和我在一起，不会离开我。

**第三阶段——巩固和整合**：这时的工作是，当过去的已经被处理过的冲突模式重燃（"复发"）时，可以借助在此获得的经验成功地应对。来访者将与治疗师彻底地谈论当前的事件，并且寻找新的可能性，以此来对之进行处理。

# 18.  会谈中和会谈后的评论

咨询师如何评价咨客对问题的描述，恰恰体现出语言的意义。因此，"重大的"结尾干预只是评论的一种形式，即便我们特地用了一个较大的章节来对此介绍（第19章）。但是，几乎每个较小的表达都体现出一种评论，并提供一种语言上的可能性，能够通过一种特定的方式来认识"现实"（第15章）。我们想要进一步描述三种这样的形式：**积极的甚或欣赏的赋义**、**改释**，以及治疗师成为内心矛盾的律师——治疗师的**分裂**。

## 18.1　认可、赞赏和欣赏的赋义

创造一种友好的、充满欣赏的气氛，是系统实践的基础：因为要使咨客自己来处理自身的问题领域，让他们通过干预对此进行"扰动"，并且提出质疑，就需要一个稳定的框架。这对咨询师提出的挑战是，需要找到一种视角，即使在看待受到评判的行为时，也能以一种欣赏的态度来加以描述。

> 例如，一位来访者明显很不情愿地坐在治疗室里，可以用如下方式来描述他，并认可他的付出，从他能来参加咨询说起："您说，您今天来只是为了您的妻子，您对咨询并不指望什么。对于我来说，这表明您为了夫妻关系的融洽甘愿付出，即使在您完全不相信它会有用的情况下。"

积极赋义技术最初是由米兰模式发展出来的（章节2.4）。实践者们尝试从"语言的调控"中解脱出来，使我们不再受到我们的描述的限制：语言无非是在复杂的社会现实中一个接一个地运作，从而可以按照因果链连续地、线性地描述，并且可以把行为人和承受人截然分开地画上标点（章节8.2）："石头把玻璃砸破了。父亲使母亲痛苦。男人的不忠让女人心碎……如果我们总是这样讲话，总是按照语言及其语法规定的线性模式讲话，必然会产生因果联系、解释、意义和现实关联。"（Stierlin, 1990, S.268）米兰小组试图通过对家庭中所有的行为方式从根本上进行积极评价来抵制这种必然性。其艺术性在于，反对这种因果判断，不把问题与其他家庭成员的行为甚至性格特点线性地联系起来（"一方有这样的表现，是**因为**受到另一方如此强烈的干扰"）。如果治疗师的内心对话是在坚持使用一种一成不变的断句方式，那么对此可靠的判断标志是，他或她会对家庭中的一个或多个成员不断发展出气愤或反对的情绪。这样家庭就会被分为好的和坏的成员，也就很难看到整体上的相互影响。

积极赋义抵制这种趋势：它迫使人们始终保持系统的观点来看待家庭，并且把

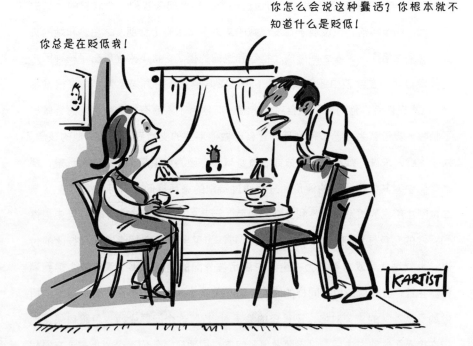

插图22　贬低

每种行为方式都看作相应的家庭成员建设性的贡献，是为了保持家庭的整体性和凝
聚力，即便表面上看起来并非如此。[1] 然而，如果不管什么情况都积极地予以描述，
也可能让人感到被侮辱，比如，一个咨客可能会自问，他在咨询师眼里是多么愚蠢或
不堪一击；或者一个家庭可能会有这种感觉，他们悲惨的和严肃的现状完全没有被理
解。因此，我们认为用"欣赏的赋义"这个概念更加合适。不是对所有的行为都一定
要积极地予以评价，然而一种欣赏的态度明显体现出，人们在努力理解每个行为的主
观背景，"穿上每个人的鞋"去寻找，他的行为在整个系统的背景中可能有什么意义。

---

1　这种态度当然是有界限的。滥用和虐待当然不能积极赋义。然而重要的是，要清楚地标记出，何时已经偏离了咨询
和治疗的范畴，并且一个治疗师必须在法律框架条件的背景下来处理问题（Greber & Kranich Schreiter, 2011）或者
尽早寻找其他可能的帮助和干预形式（Asen, 2011）。

311　　　对此有一个案例来说明，如何通过一个循环提问来找到一个欣赏的赋义的切入点：约半年前，一位妻子在发现她的丈夫多年来有个女朋友之后，和她的丈夫一同来做治疗。两者之间形成了抱怨和退缩的模式，接下来发展出了一种固定的故事描述，在会谈中还继续讲述下去。双方相互将对方描述为"一直很难相处"，丈夫认为，他的妻子只会对他抱怨，而他为了家庭有好的生活，已经做出了牺牲；妻子认为自己被他利用，让自己做他事业的支持者并且教育他的孩子。对于治疗师来说，很难团结两方或者置身事外，因为如果某个问题非常沉重，那么就无法对其做出积极的评价。只有通过特别的循环提问才有可能有突破："您二位刚才所说的关系到男性和女性的角色。涉及的问题是，在我们的社会中男性和女性的角色是如何来定义的。据我所知，如果男女双方都能够认可彼此的付
312　出，也就是认可双方都尽力在生活中满足被分配的角色，那么双方就会感到满意。并且，我想对二位提同样的问题：您二位认为两人中谁能更好地认可对方所做的贡献？您的丈夫对您，还是您的妻子对您？"这个问题令两人目瞪口呆，他们在接受了这种说法后，对问题做出了回答。很明显，他们迄今为止在这方面相互的认可非常少。接下来，他们可以在下一步采用一个仪式，使得他们能够相互表达长期以来未说出口的感谢。

　　欣赏的赋义是以所提问题的结构为基础的。对问题的回应总是可以引起对他人欣赏的描述，现在双方当中有一位会说："我能够更好地认可我的伴侣！"或者说："我的伴侣可以做得更好！"

## 18.2　改释

　　某人称赞苏格拉底的勇气。在一次战斗中雅典人被打败，他完全依靠自己，镇定地组织撤退，不像其他人像兔子一样逃跑。当苏格拉底听到赞扬后，他笑着说："你认为我勇敢，事实上我在那天还不如那些逃跑的人勇敢。当人们被敌

人逼迫，只能像个靶子一样背对着敌人时，人们必须做到骄傲地鄙视危险，才能放下武器，这才是我所欣赏的；相反，我和那些跟随着我的人毫不畏惧地抗争，睁大了眼睛……进行战斗。在我看来，我们所做的一切都是为了逃跑而迫不得已；我没看出来那些躲在盾牌后面的人比那些闭着眼逃跑的人更加勇敢，我只看到两者当中的一个比另一个更机智。"这些坐在一旁的年轻人听到这种对于勇气不寻常的说法时，都惊呆了。似乎所有他们熟悉的概念都从他们的脑子里飞走了。这就是苏格拉底通过他钻牛角尖的说法几乎每次都能达到的效果。因此，人们给他起了"电鳐"这个外号。（Alain, 1994, S.14）

积极改释（Reframings）与上一节讲述的欣赏的描述联系密切。它是最重要的系统干预之一。改释是对一个迄今为止被消极评价的、有障碍的行为方式、体验方式或重要的互动模式（"问题""障碍""症状"）在系统相关的背景下做出新的评价。在系统实践中运用积极改释尝试打破当前的消极描述、自我抱怨和批判的模式，通过提示这些障碍中未被注意到的"好的副作用"，有时甚至把一个"问题"看作当前最好的"解决办法"，例如莫里斯·希瓦利埃（Maurice Chevalier）归纳的关于变老的说法：其实变老根本没有那么糟糕，如果你考虑到它的替代情况的话。

根据在章节14.5中提到的维特根斯坦的话，人们能够描述出的一切也可以是截然不同的，通过改释可以赋予一个事件新的意义，当人们在另一个框架中描述时，就可以改变事件的意义。如果人们在不同的背景下叙述一个故事，它的意义就发生了变化：当苏格拉底赞扬了"逃跑者的勇气"，不逃跑就成了"懦弱的表现"。如在章节6.3中描述的那样，格雷戈里·贝特森指出，一个信息的意义取决于背景标记，某种背景特征体现出，一种说法是如何被人理解的。背景标记使交流的社会意义成立。所谓社会意义是一个框架，对一种表达的理解是由它确定的。一个变化了的框架可以改变一个交流所有的意义，即使它的内容本身没有改变。一个例子（摘自von Schlippe & Schweitzer, 2009, S.78）：

在一次会谈中，父亲抱怨他的两个女儿："我觉得无法忍受，她们不断地争吵！门砰地被关上，还有她们谈话的方式，太可怕了！""您小的时候情况如何？""不是这样的，我的父亲非常严厉，他狠狠地打我们，我哥哥和我必须联合起来，紧密地站在一起！我觉得很糟糕，她们两个竟如此不同。""您和哥哥当时组成这样一种应急联盟。那么您也很严厉吗？""不，我知道，被打是什么滋味，对此我发誓，从来不打我的孩子，并且我也做到了。""那么，如果您的女儿不断地争吵，那这几乎可以称为是一种'赞扬'。她们表现出，她们绝不需要建立应急联盟，而是能够静静地去学会，如何引起激烈的讨论。"父亲的表情显得非常惊讶："我还从来没这样看待这件事，是的，这是对我的一种赞扬，一种赞扬！"

改释并非都是积极的。贬低同样可以是一种改释的形式，例如某人因没时间学习而表示道歉，可以用这样的说法来回答："不要紧，你想多久学会，你就学多久，你只是比较愚钝！"在此，一个"时间"背景被"没有能力"的背景代替了。有时人们会用一种棘手的、令人震惊的形式改变框架，使得现实被重新体验。例如，配偶一方在危机中对另一方说："老实说，在我们的婚礼上我就犹豫，我其实从来没有真正爱过你！"或者当夫妻中的一方发现，另一方长期以来有婚外情时，然后就会以一种截然不同的消极眼光追溯到很久以前，比如在看旅游时的相册时会说："那时你就已经想着别人了……"改释因此也可以称为，一种积极的框架被一种消极的框架代替。并且那些来寻求治疗的人们往往是生活在消极的框架之下：那些好的现象很快就被当作例外，而失败则会被描述成"对我来说再常见不过"。

以下我们把改释的不同形式作为系统干预的概念，目的是把抱怨的问题放进另一种背景中，如此我们便能更好地发现自身的资源。为此，弗曼和阿霍拉（Furman & Ahola, 1995, S.116）建议，寻找能想到的关于问题最不可能的和荒唐的解释，因为这与描述的正确与否无关，而是练习"横向思维"。这种改释制造出一个与迄今为止的描述相比确切的差异，使人们对目前看待"现实"的方式产生怀疑。改释最重要的功能是扰动长期以来看待事物的方式。如果人们发现"一切也可以截然不同"，可以什么令你如此垂头丧气？你可是非常成功的啊！

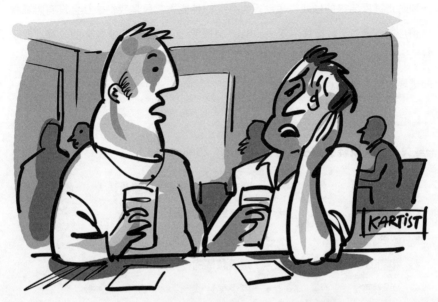

唉，我只不过打算失败一次，只是我没办到，我没办到！

插图23　失败

以不同的方式来看待，那么渐渐地人们对事物的体验就不再像以前那样固定和僵化。对这种方法的详细描述，见瓦茨拉维克等人（Watzlawick et al., 1974, S.118以下）及班德勒和格林德（Bandler & Grinder, 1985）的著作。

改释有多种不同的形式，但它们并不能够被截然区分，虽然以下列举了它的几种形式，但在实际应用中不应该过于看重技术方面。

### 意义改释

一种可能的做法是，改变对一种被指责的行为所归咎的意义：人们可以考虑哪些其他意义，使得讲故事的背景发生变化（框30）？

在争吵中可能也隐藏着要找到一种合适的人际距离的努力；工作障碍也是一种防止过度要求的形式；多动行为是"一种能力，只是我们的社会没有为其提供相应的背景"，这是拜尔沃夫（Baerwolff，2003）做得很漂亮的改释。对于某个有明显攻击性的人，人们可以说，他的意图暴露得清清楚楚，乃至人们总是知道要如何提防他。[1]

**一些关于意义改释的例子**（出自 Retzlaff, 2008, S.186）

| | |
|---|---|
| • 攻击行为 | • 要求边界，迫使母亲变得强大 |
| • 舒服 | • 让其他人为自己工作 |
| • 敏感 | • 拥有精细的触角 |
| • 冲动的 | • 充满激情的 |
| • 爱哭闹的 | • 寻求关注 |
| • 过分关心的 | • 为了孩子付出太多 |
| • 自我贬低 | • 过分谦虚 |
| • 白日梦 | • 有丰富的内心世界 |
| • 缠结 | • 极佳的布线，非常接近 |
| • 哭泣 | • 公开表达感受 |

框30　意义改释

**背景改释**

在此人们可以考虑，可以设想哪些背景使问题的意义在其中呈现出来，甚至可能被看作最好的解决办法。如果人们以这样的观点看待人际关系事实，就只是涉及能力方面，有时问题的产生就是因为背景和能力相互之间并不非常适合。

316

---

1　所有这些例子只是呈现了这种形式，但是并非可以用在所有的情形中，在很多背景中可能这样的一种说法并不适用。

一个有攻击性的同事可能在对付一个很难缠的顾客时毫无问题，反而他的攻击性在此处甚至可以很好地被利用。如果伴侣有婚外情，那么自己有外遇时至少不需要良心不安。此外，一个光彩照人的电视节目主持人可能曾经是一位多动症的孩子，他很幸运能够得到对于他的"障碍"正合适的工作（Baerwolff，2003）。

## 内容改释

在此，最终要尝试的是，把被指责的行为及其背后存在的"好的意图"区分开来。即使是一个很严重的问题行为也可以找到一种视角来看出它的意义，它对于一个人或一个社会系统来说可能是一种保障。与其他两种形式不同，在此会保留对被指责行为的消极描述。人们会把重点放在可能的积极（或被认为是积极的）作用上并且尝试考虑，如何能够以一种"更经济的"方式起到相应的作用。

> "我理解，您的孩子因为他攻击性的方式在班级里遇到很大的困难。这是否是个好主意，如果可以考虑一下，您如何能够支持他，让他用另一种方式来赢得尊敬，但是以一种风险较小的方式？"相似地，也可以把夫妻之间的争吵看作调解距离的远近，但是也可能采用哪些伤害较少的形式？团队中为了避免冲突、不产生任何公开的和激烈的矛盾，使人们能"客客气气"地相处，可能会找到某种形式，让大家能够有修养地相互谈论不同之处？

积极改释并非总是很有说服力并发挥作用。它的作用要发挥出来，只有当它在良好关系的基础上被表达出来时，当咨询师对自己所说的话采取"认真的"态度（即使他因为情形的荒谬同时微微一笑）时，并且当咨询师在谈话中已经为此收集了重要的信息时（亦见框31）。此外，还要避免一些风险：对一个人的痛苦如果没有足够的认可和充分共情时，一个积极改释往往会导致相反的效果。如果人们对于问题或失败的好处了解得太少，改释可能会过于机械化。治疗师自己也要意识到，他们通过这种形式是否并未传达一个隐蔽的攻击性信息或者暗示不要再忍受一个艰难的

317 处境。如果所处的背景仅仅是，治疗师害怕说出自己的意见，不敢表达立场，如果这只不过是作为一个好的策略，可以使人不必把真实想法表达出来，那么在犹豫不定的情况下，要首选一种直接的"非系统式的"表达方式。

---

**为积极改释做准备的提问**

从自身的例子获取经验，两个人按照以下的提纲相互采访：

1. 在上几周的工作或私人生活中，你成功办到的那些事当中，哪一件是最好的？
   - 你自己对此有何贡献？
   - 你如何利用其他人的帮助？
   - 你自己是如何庆祝的？
   - 他人是如何对你表示祝贺的？

2. 想一个你在上几周没能实现的重要的诉求：你尝试要实现它，是出于哪些好的原因？
   - 因为某个人还是某个组织？
   - 为了实现一个重要的价值或动机？
   - 为了解决另一个问题或避免损失？

3. 对于这个"失败的诉求"：哪种背景条件不利于它的实现？
   - 时间成熟吗？
   - 你个人对此造成影响的可能性有多大／多小？

4. 对于这个"失败的诉求"：它没有成功有什么好处？有什么可能的好的副作用？
   - 对其他人有何好处？
   - 对你来说它有好的副作用吗？
   - 这对你来说将来是可以利用的学习经验吗？

---

框31 为积极改释做准备的提问

## 18.3  分裂：团队或治疗师之间出现分歧

内心矛盾、犹豫不决、冲突都属于人们生活中很常见的现象。在定义问题的系统中，往往只描述了矛盾的一个方面：问题应该被消除！另一方面，问题恰恰于此时出现，它可能具有怎样的意义，问题是如何在背景中发展的，关于这样的思考常常不被提及，因为家庭成员从一方面是感觉不到矛盾的，不同的参与者被一个冲突的两方面分成两派："如果这个28岁的女儿最终从父母家里搬走，一切都会变好！"在很多情况下治疗师只会对矛盾的一方面（通常是根据被陈述的方面）提出看法："您究竟能做什么，使您感觉更好些？""可能我们应该让您尝试过集体生活，以帮您变得独立？"咨客的反应往往会使咨询师感到受挫：所有好的建议都不起作用，因为矛盾的另一方面（"天哪，我和我丈夫单独在家……"）会占上风并且会使恐惧增加（这是合谋的基本模式，参见章节20.2）。如此一来，治疗师会变得越来越无奈，从而越来越多地代表主张变化的一方来对抗家庭或团队的"反对"。

系统的杠杆原理表明，位于长臂的人对变化的兴趣小。因此，如果房间中要求变化的压力很大时，系统咨询师表现为"处理矛盾的律师"，并强调目前状态积极的一面，那么咨询师就会更加灵活。分裂是一种可以使内心冲突更加强烈地表现出来的可能方式。在此，人们可以自己制造出内心矛盾：

> 我不久前在这里对一个家庭做咨询，我建议他们……我非常想要尝试一下，对诸位也这么做，但是我有种强烈的感觉，这对诸位来说可能不合适……

或者在团队分裂中，由团队（在单向玻璃后或作为反映小组）担当矛盾的不同方面：

> 我们对所提出的问题进行了深入的讨论。我们无法达成一致。一些同事认为，除了分开别无选择，因为诸位相互的怨恨如此之深。另一些同事认为，正是

318

这些怨恨表明了诸位强烈的爱和感情，诸位目前只能通过这样的方式来表现，以至于这正是一种迹象，表明诸位应该在一起。我自己也发觉，我很犹豫不决，完全不知道我应该如何建议诸位。

分裂能够绕过"非此即彼"的陷阱。往往是家庭下一次又来治疗了，就可以证实家庭是按照哪一方说的那样去做的（或者恰恰是没有那样做……）。

## 18.4　比喻、类比故事、笑话、卡通片

"拼图""生命的河流"和"狼吞虎咽"，这些比喻对于人们来说，早已成为一种"修辞的手段"；的确，我们日常生活的概念系统中一大部分是比喻式的（Lakoff & Johnson, 1998）。我们所运用的比喻对于建构现实起到决定性的作用，并且被整合在故事中，成为对我们个人和社会记忆的叙述的一部分（参见章节3.3）。比喻描述了人们的体验，尤其对于那些无法进行确切描述的体验，恰恰是比喻更接近躯体的感受。感受常常在图画中表达出来。但是比喻反过来也会影响体验：它们可以作为强调故事的材料使得人们明确地界定通向他们潜在可能性的途径（Efran et al., 1992; 参见章节8.3）。那些把爱描述成战场的人，在一种"付出真心"的关系中会与那些"空中飘扬着小提琴声"的人感受完全不同，尤其是当这个说法已经渗透到他的骨子里时（一本介绍比喻在系统工作中运用的书包括了比喻资料的光盘，参见Lindemann & Rosenbohm, 2012）。因此，重要的是要注意比喻的技巧，人们借此来建构现实，并且以某种方式在其中行动（同样这也是常见的比喻式的说法），它使得人们能够更轻松地接近别人的体验。这些看起来与问题无关的比喻、比喻性仪式、笑话、卡通片或故事，在治疗和咨询中一直都在被运用。

米尔顿·埃里克森（例如Rosen，1990）堪称令人产生迷惑的大师，他经常与咨客讨论与问题完全不同的解决办法。所以，当他与一对夫妻讨论性生活问题

时，会说到举行一次丰盛的节日晚宴，其中有前餐、主菜、甜点，每道工序之间和当中有很多闲情逸致和时间，每个部分都有令人享受的、伴着烛光的、浪漫的背景音乐。没有明确地提到一个关于性生活的字。

兰克顿和兰克顿（Lankton & Lankton, 1994）与咨客建构比喻性的仪式，例如，早上五点去爬山并且在日出时在山顶上对着某一块石头做冥想。乍一看，这和问题没有什么关系，但它却强烈地推动了发现意义的任务进程：为什么治疗师会给我这个任务？可想而知，当人们能够独辟蹊径，离开根深蒂固的思维方式和似乎令人痛苦的深信不疑时，很多创造性的解决办法正是这样获得的。

在一次夫妻治疗中，丈夫报告说，他的洗礼格言来自约翰福音："你是一个好牧人。"对此治疗师问妻子："如果他是您的好牧人，那么您是他的羊吗？"当她做出肯定的回答后，他又问："如果他现在来牧羊，您会发出友好的'咩咩'声还是紧张不安的'别别'声？"通过这个对话两个人很快有了有趣的想法，他们尝试下次根据感受用这两种声音来做出评价。

生动的比喻使得治疗工作中可以随时提出复杂的话题（Hammel, 2011）。布莱克韦德（Bleckwedel, 2008, S.234）建议，把咨客表达出的图画和比喻"付诸行动"，例如人们感觉像是坐到了"被告席上"或者"被追赶"得满屋跑，就会很快形成一个心理剧的场景。他还建议，运用比喻激发咨客谈话，例如通过提问"在家中谁可能是《森林王子》中的哪个人物"。特伦克勒（Trenkle, 1994, 2010）提供了一个治疗中可以运用的笑话宝库；斯金纳和克利斯（Skynner & Cleese, 1995）创作了一本写给家庭的很幽默的书，书中配有很多卡通插图；此外，冯·施利佩的书（Arist & Björn von Schlippe, 2012）[1]中有大量的可以很好利用的卡通画。

320

---

1　在本书中会看到其中的一些。

## 一小盒比喻的积木

通常情况下，是由咨客做出比喻，并由治疗师或咨询师来加以体会，即便如此，有时我们仍然可以利用自身"储备"的比喻。以下介绍一些我们喜欢用的语言画面：

- "强防守，弱进攻"，这是足球运动员的语言中的一种说法，它描述了在夫妻治疗中或者存在误会的商业伙伴之间的需求，"只要对方一个球也射不进"，即便自己也未发起任何进攻。

- 如果两个驾驶帆船的人在一条船的两边同时想要平衡，两个人会始终认为问题出在另一方。

- 父母在子女的教育上可能会有分歧，其中一方会越来越采取"老虎"的立场，而另一方愈发地成为"羚羊"：我别无选择，只能采取其中一种立场，因为你是另一种立场。

- 并不反对"躺在气垫上在海上漂浮"或者"去疗养"，只是人们要知道，何时为了什么目的去做什么。

- 如果"倔驴奋起反抗"，那么拉它也是徒劳的。这就如同一个"完美的死胡同"（只是还需要把口封上……）。

- "你没有任何机会，但是要利用这种情况"，它刻画了很多非独立的从业者的工作状态或社会救济金获得者的特点。

- 人们可以把督导的方法称为"督导是人民的鸦片"，它仅仅能用来释放蓄积的愤怒，维持14天之后，就……

- 根据他们动作的速度可以区分"马拉松选手"和"短跑运动员"，然后问一对由马拉松选手和短跑运动员组成的夫妻，他们估计他们共同跑道的起点和终点在哪儿？

- "您开着车随便把我带到哪里都行，主要是要超过其他人"（或"到处都需要我"），这种对出租车司机的要求可以促使人们思考，他们是否要继续把精力用到"各处"还是想要更加集中。

- 在等级森严的企业中对于聚众暴动的情况可以这样来形容，"这听起来像一个王府，您觉得自己是个仆人吗?"然后问，"您是否想过甘地的非暴力抵抗"，从而激发出一种良性的自我防御倾向。

框32  一盒比喻的积木

## 18.5  结尾干预

"结尾干预"在此可以是任何一种这样的干预形式，即给家庭"带回去的"东西，无论是在会谈结尾提出的总结性的结论，还是悖论的或非悖论的行动建议或任务。结尾干预通常是口头给出，然而很多治疗师也使用书面的形式，如写信。在前面的章节介绍过的评论（认可、赞赏、欣赏的赋义、改释、分裂）的原则也适合用在结尾干预上。它应该在熟悉的信息和新的信息之间保持一个平衡关系，即既是"可连接的"（被证实的）又是"可扰动的"（受到挑战的），按安德森（Andersens，1990）的说法，是"恰到好处的不寻常"，做法是：

- 尽可能只考虑谈论过的或可以被很清楚地觉察到的内容；
- 理解咨客的比喻手法并继续加以利用；
- 已知的、新的和令人困惑的信息相互结合（各占三分之一），以激发思考和讨论；
- 尽可能清晰、生动和强烈；
- 对于行动建议总是暗含一个时间上的界限：这是一个"实验"，期限是到下一次会谈，或者只是"暂时地"建议，不要改变，因为眼下似乎"为时尚早"。

同样重要的是，结尾干预要符合咨询师的工作背景，也就是不要制造困难：

　　　一位在教育局工作的学校心理咨询师可能要考虑到，不要为学生逃课推荐好的理由。一位天主教神父要小心，在做夫妻咨询时不要在结尾干预时提出堕胎或离婚。两者可能会危及他们的声誉，尤其会惹怒他们的雇主。

322　　　结尾干预的目的是激发跳跃式的变化（"过渡阶段"）（Brunner & Lenz, 1993, 参见章节6.6）。对此需要经历一个不稳定的阶段，它会自然而然地与不确定感相联系。结尾干预在不确定感中可以提供一个意义框架，在其中家庭成员有段时间相互是无法预测行为的：熟悉的相互交往的方式被阻断。一个时间界限的提出会同时传达出信息：这个阶段不会是新的持续状态。结尾干预可能会令人产生印象更加深刻的体验，如果它是在一次会谈当中的短暂间歇后进行的话。这个间歇可以帮助治疗师获得内在的观察距离，并收集结尾干预想法。这个间歇也能够使咨客产生急切的期待：他们尤其会关注治疗师在这之后会说什么。

　　　结尾干预作为系统咨询的工具并非没有争议。它在1970年到1990年间达到高潮，尤其是被MRI、策略式治疗和米兰小组（章节2.4）应用，然而从此之后却很少使用一方面，从那时起，会谈、对话本身就被看作干预，而非仅仅为干预做准备（参见章节3.3）。尤其是"可能性提问"使得会谈大大"激发了好奇心"。一次好的会谈通过提问的形式，而非激烈的方式，就已经传达了结尾干预中的内容，因此无须重复结尾干预。另一方面，结尾干预类似"预言"的特点受到批判，它是在咨询中通过单向玻璃后面的一个团队产生的，如同一位"救星"（Deus ex machina）降临到咨询室中，推进了权威性的、非伙伴关系的治疗关系模式（这种批判主要是在1990年左右）。

　　　一方面，这种批判促进了反映小组（第19章）的发展；另一方面，有经验的系统治疗师常常直接在会谈中提出其结尾干预而不经过特别的咨询间歇。

### 评论和行动建议

在下面的案例中详细介绍这种方法。

　　三代人生活在一个经营多年的农场里，同住一个屋檐下。父母和孩子们抱怨可怕的外祖父母：他们剥削这个家庭，并且导致父母和孩子不和。循环提问引起了对剥削的另一种描述，即父母（尤其是父亲，这个"入赘"的女婿）为了不冷落老人，内心感到很大的压力。他们一直推测，外祖父母可能希望他们做什么，于是他们就预先这么做了，但却对外祖父母满怀怨恨。出现的另一个问题是女儿的行为。自从她一年前开始精神病发作，父母认为她的行为很"孩子气"，向母亲不断讲一些重要的事，也会讲很多不重要的事。可惜女儿在村里也会泄露家里的秘密，母亲对此很不满意。另一方面父母很依恋女儿，并且看着她长大成人，内心有复杂的感情。结尾干预如下：

　　"我们的印象是，在您的家中有这样一条主线：参与、相互关心、相互伤透脑筋。一方面，当我们想到父亲胃痛或女儿住院时，感觉很费力，但是也很值得认可。在其他的很多家庭里，每个人只关注自己怎么过得好。像诸位一样如此毫无保留地相互奉献和相互着想的很少见。但问题是，虽然您想得很多，但是您未必知道外祖父母真的想从您二位那里得到什么。

　　因此到下一次见面之前我们给您提出如下建议：每晚父亲工作回来，孩子们从学校回到家之后，父母和孩子们在一起坐十分钟。由母亲报告，外祖父母今天看起来怎么样，他们做了哪些暗示和姿态，他们顺便说了什么话。然后您四位一起考虑，今天外祖父母感觉如何、想什么、想要什么，但不说出来。您四位每天晚上这么做十分钟，时间不要比这长也不要比这短。接下来，我们建议您四位连续三个晚上每天采取不同的行动。周一父亲来到外祖父母的房间里，并说：'请明确地告诉我们，你们想要什么！'周二没有人去外祖父母那儿，您四位就好好过，不要去想外祖父母今天可能想什么或想要什么。周三您四位这两样都不要做，而是整个晚上都冥思苦想，外祖父母想要什么，感觉如何或在想什么，但不要说出来。

　　现在还有一个建议给你（对女儿）：我们建议你，暂时继续表现出依赖性，就像你以前那样，尤其要告诉母亲你想到了什么并问她，你可以在村里讲什么。

323

借此，你可以和母亲保持着紧密的联系并且尊重她的愿望，只是偶尔才会无意中说出一些事。一方面，你的确正在变得独立，但另一方面，我们建议你，要慢慢来，不要让这种变化使你，尤其使你的父母觉得太突然而无法接受。"最后家庭还带着一个小故事回家了。

"一个男人想挂幅画。他有钉子但是没锤子。邻居有一把。于是他决定去邻居那儿借锤子。但是他感到迟疑：如果邻居不愿意借给他怎么办？昨天他给我打招呼那么仓促。可能他有急事。但是有急事可能只是借口，他对我可能有什么不满。是什么呢？我没有惹他。他就这么想象。如果有人问我借工具我会很快给他。为什么他不是这样？人们怎么能够拒绝一个友好的人如此简单的请求？像这个家伙这样的人会毒害他人的生活。然后他又想象，我去找他，仅仅是因为他有把锤子。我现在受够了。他对此非常气愤，按了门铃，邻居开了门，然而邻居还没来得及说'您好'，这个男人就吼起来：'留着你的锤子吧，粗野的家伙！'"

（Watzlawick, 1983, S.37-38）

在这次干预中有评论部分和行动建议。

评论部分：

- **认可**他们的参与，以及他们不约而同地尽力"互相着想"；
- 把女儿的"饶舌"**改释**成避免过快的自我独立，而过快的自我独立可能会对所有人来说都要求过高了；
- **困惑**——讲的故事似乎暂时与提出的问题无关。

行动建议：

- 对全家人提出一个**仪式**，把他们的日常仪式用极端的形式表现出来，尝试三种不同的做法；
- 为青少年咨客的"孩子气"开一张"**仿佛**"的处方。

家庭对这个结尾干预会做出什么反应？六周后女儿报告说，她没有按照建议做，这样做是不可能的（她在给出评论时就表现出抗拒）。父母说，他们在回家的路上就想清楚了，外祖父母原本能很好地照顾自己并且讲出他们需要什么。因此他们没有按照建议做，对此没有任何机会了。

在这个案例中提到的不同方面，接下来本书会详细地介绍。

## 评论

结尾干预总是包含评论，其中会谈中（一个咨询师或咨询团队）产生的印象、假设和内心矛盾再一次被非常简短和尖锐地总结出来。所有在第18章中介绍的有关评论的原则都可以应用在这里。重点是通过评论改变家庭中习以为常的看待事物的方式以及赞赏的方式，使当事人带着某些不确定感回家，思考他们一直以来（通常是固定不变的）描述事实的方式是否真的是唯一的可能。因此，一个评论通常会是一种扰动（因此它有时也以书面形式被带回家）。用"悖论处方"发现家庭系统的"阿基米德支点"以及用"反悖论"在短短几次会谈中治愈症状（Selvini Palazzoli, 1983）的干预方式如今已经过时，不过，在结尾评论中运用悖论的方法仍很常见。这样就不会过快地提出改变的要求，而是去完全理解，一个症状可能对于作为整体的家庭还有什么意义——首先，可以减轻症状承担者面对改变的压力，然后他或她甚至可能会释放能量，决定反抗这种没有机会的建议："我才没有那么傻，会一直这样下去！"

325

## 行动建议

在结尾干预中也可以加入行动建议。对咨客提出要求，到下一次会谈之前尝试性地做些不同于以往的事，或者要求尝试性地强化或停止某些特定的行为方式，或者建议咨客出于特定的原因（在评论中充分提出的），到下次会谈之前不要改变行为方式。无论如何要与评论联系起来，使之具体化并极端化。其目的并非通过"家庭作业"进行练习，而是提出建议，因为它的意义有时也正在于不被执行。行动建议从根本上来说往往与某种建议联系在一起，即仔细观察，当相应的行为如原来一样，或者更少或更多地表现出来时，系统的其他成员是如何做的。观察的目的是，把当事人带入自我参照的位置，即比以往更准确地遵循涉及他们自身的过程。

**更多地做这些事**：在这种情况下会建议咨客故意更多地做一些事，一方面虽然会使所抱怨的问题继续存在着，但另一方面这么做也有明显的优点——这个建议最为符合以上提到的一些行动建议的"悖论"的特点。基于这些优点要事先通过一个积极改释给出暗示，并且与治疗性的评估联系起来：眼下（！）还不能给出确切的建议，但其实已经发生了一些变化。这个要求使问题模式变得尖锐，以欣赏的方式明确指出家庭的过错，使人更容易决定是否要继续受折磨还是愿意改变。根据行动建议所涉及的方面，人们可以围绕呈现出的问题为症状行为或更大的互动模式开出处方，例如人们可以：

- 建议一位选择性缄默的孩子，故意继续缄默一段时间；
- 请一位时常要控制孩子口吃的母亲到下次会谈之前（只到此为止）与孩子练习口吃，因为口吃是一种能力，一旦需要它的话，就要把这种能力发挥出来（或者是因为治疗师想看到"完整的画面"，以决定接下来要如何做）；
- 建议一位很难做决定的男士，在接下来的时间里做决定时故意花特别长的时间，但是要与他的女朋友花大量的时间来讨论不同选择的优缺点；
- 禁止一对性生活有问题的夫妻同房，为期三个月；
- 建议一位精神病患者暂时继续不清楚地和模棱两可地与他的家人交流，甚至有段时间要表现得更加严重。

某些咨客是带着这样的信息来的，"我想要改变但是不行"，对此人们可以建议，将治疗的前半小时有意识地用于"诉苦和抱怨"，并在接下来的过程中逐渐减少这部分的谈话（Carroll, 1998）。如果在诉苦时间无意地谈到了积极的变化，治疗师可以打断他并指出，他目前还停留在预留给"诉苦和抱怨"的阶段。

在一个案例中，家中的三个孩子（13岁、9岁、6岁）对"诉苦和抱怨"的邀请很快就表示出不满，"我们真的要这么做吗？"并在整个诉苦时间里不断问"还需要多久啊……"，就像在开车途中，坐在后座的孩子每五分钟就要问："我们什么时候才到啊？"

**停止做某事**："停止的干预"很显然可以使系统进入一个不稳定和波动的阶段。它的目的是要发挥创造性，从而可以发展出某些新东西。因此，结尾干预常常伴随着对扰动和变化的声明而被引入，没有人能够预测结果，即便治疗师也同样如此。先要对那些已经找到的解决办法提出肯定，然后通常要布置一个行为任务来中断模式，其意义在于停止某些维持目前模式的特定的行为。关于中断模式的概念，伦茨等人（Lenz et al., 1995）或奥斯特霍尔德和伦茨（Osterhold & Lenz, 1994）给出了详细的介绍。

伦茨等人（1995）报告了一对夫妻的案例，其中丈夫受到强迫思维（想要杀死他的伴侣）的折磨。这种想法和幻觉日日夜夜折磨着他。他已经进行了五年的个体治疗但没有效果，精神分析治疗师建议他们应该分开。

在第一次会谈中很快就呈现出来一个现象，症状是这对夫妻生活中一个固定的组成部分。他们花了很多时间、精力和注意力来谈论这个问题。没有症状的生活对于双方来说是难以想象的。在这个案例中结尾干预如下："我们愿意支持您实现您的愿望，即没有强迫思维的生活。但我们想要提醒您：如果您的生活没有发生彻底的变化，我们是不可能把强迫思维从您的生活和关系中去除的。所有人，包括我们都无法预言这会是怎样的变化。甚至有可能您二位会在成功的治疗之后分开……您二位还想做治疗吗？好好考虑一下！"（两人随即回答"想"。）"好的，我们给您一个行为任务，这个任务要执行到四周后的下次会谈之前。对您来说坚持下去可能非常非常困难，治疗的成功取决于您的合作。我们还不确信您有足够的动机，但是它当然会表现出来。这个任务会完全改变您二位的生活，因此会很难做到。"到四周后的下次会谈之前他们要做的是，在两人的交谈和行为中

327

停止所有与症状有关的事：不再继续讨论，不做商定。丈夫要表现得仿佛没有这个问题。会谈在给夫妻提出一个要求后结束，给他们的要求是，夫妻在几天后要告知他们是否愿意坚持这个任务。不久他们打来电话说，他们愿意执行这个任务。

在接下来的治疗过程中，不久之后症状就不再起作用了，然而夫妻关系中产生了明显的波澜，一直以来固定的角色（丈夫是有问题的病人，妻子是完美的、成功的律师）转变了，这个过程逐渐趋于一种状态，这种状态被治疗师描述成"正常的关系"危机。它最终演变成两人一致同意分开。

**做一些新的尝试**：只要建议"做些新的事"，行动建议就给出了试验的空间。它虽然很容易被理解，但是也存在潜在的困难：新的尝试会让人担心，因为人们对它不熟悉。因此大部分的行动建议会把熟悉的行为和新的行为结合起来，组成不同的试验形式，并且总是与一定的时限联系在一起。其中一些形式是：

**推迟变化**：可以建议咨客，将他们已经自发开始的某些变化故意推迟，新的行为"在接下来的两周最多进行一次"或者到下次会谈之前"故意还不这么做"，以便使"运行过快"的发展刹住车，并且"不要坐高铁驶过家庭的故事"，即暂时还要抵制改变的兴趣。对此，另一种选择是，建议开始幻想和想象某种变化，但是到下次会谈之前还不要实践，即使这么做很难。

**长期以来同时做的几件事今后要一件接一件做（"单双日"）**：很多问题往往与未解决的矛盾冲突有关，它要求人们同时做几件互相抵触的事。例如：青少年要同时花很多时间和父母在一起，还要花很多时间和女朋友在一起；一个人既要过一种充实又生动的生活，同时又要在悲伤中保持对死去的母亲的思念；父亲既要在工作中赚很多钱，又要在家中陪伴孩子；等等。几乎所有这些事都需要先后进行，或者通过任务分配来克服，而不是由同一个人在同一时间来完成。行动建议可以提供方法，使这些共时（同时做）的事转化成历时（一件接一件）的事来做。经典的方法是由赛文尼·帕拉佐莉等人（Selvini Palazzoli et al., 1979）首先提出的"单双日"处方（章节2.4和10.1）。

一位30岁的男性仍然和父母住在一起，他在一个为精神残障人士服务的工会工作。对这两点他都很不满意，他感到自己未充分发挥能力，目前的状况对自己来说要求过低，他也承认自己未好好把握机会。同时，他常常说完前半句之后又说，他没有可能改变这种状况。他不断交替地提出这两种说法。会谈最后他得到建议：把一周分成七天，周一他要表现得像一个有很多可能性的年轻人，周二像一个在残疾人工会工作的人，周三像一个有主见和计划的人，周四像一个成熟的提前退休者，周五像一个有能力并且完成了职业教育的、对女人有兴趣的男人，周六又是一个完全依赖父母的无助的孩子，必须在家里由母亲照顾；只有周日，他可以做他想做的那样。在下一次会谈中他报告说，他从家里搬到了一个为精神残障人士提供的福利院，然而他还想在精神残障人士工会继续待下去。两年之后他还住在那个福利院，也继续在工会工作，他做了一个有进步但保守的决定。

**对问题行为只做微小的改变：** 可以建议仍然暂时保留一种症状行为或主要的问题模式，但是对相关的空间、时间、过程或参与人做出小的改变。

一个家庭中有四个尿床的儿子。对家庭的建议是，让男孩们在晚上一起集中到床边，然后故意一起往床上尿。关于更换和清洗床单的任务，建议他们第一个星期由母亲来做，第二个星期由儿子们来做，第三个星期由父亲来做。对此一直显得很拘束的男孩们咯咯地笑起来，显得很高兴，但是也有点儿难为情，这位显得有些抑郁的父亲对这个建议表现得更有攻击性（"我要把这些湿的被单寄到您这里吗？"）。

有一位父亲，他一直待在地下室与他的电脑共度良宵，这令他的妻子和孩子们感到遗憾。家人们不清楚他是否希望家人到下面拜访他。他应该和他的孩子们一起安个有红、绿、黄三色的信号灯，使得他希望人们拜访他的愿望被获悉。这个灯很快就被很活跃地用起来，家人间接触的频率上升了。

**"这么做，仿佛"一个问题依旧存在或已经解决**：建议下次即使问题已经不存在了，还要表现出这个问题好像仍然存在似的，这有助于获得一种好奇的研究态度。任务是，只是要做出个样子，就好像讨厌别人似的，好像正处于一种躁狂的状态或受到头痛的折磨似的，然后观察周围的环境是如何反应的。这有助于认识到围绕症状所形成的互动模式，并且此刻人们已经不再那么受制于这个症状了（Madanes, 1980）。

> 一位头痛的女病人，她借助头痛来逃避其他人对她提出的超出她能力的要求。对她的建议是，以后要在她感到很强烈的头痛之前，早一点儿用头痛暗示别人，以便能够早点儿发出警告，并用这种方式来进行测试，是否可以借此早点制止对她来说不能胜任的要求。

## 18.6　仪式

仪式在所有的文化中都是一种早期的心理治疗形式。这一事实以及它强大的非语言的构成部分使得它也被应用在与多文化系统的工作中（例如Özelsel, 1995; von Schlippe et al., 2003）。人们把密集的、共同的和象征性的行为过程称为仪式，它通过一种由行为来体现的"意义"，表达出一种含义。在仪式中杜绝了"否定的可能"：人们一旦身处仪式当中，就无法说不，它的共同促进的力量就存在于此，即提供了一种"被固化的意义现实"的形式（Emlein, 2010）。在仪式中所进行的内容会产生强烈的影响并被长期保存在记忆中。集体仪式将由人们共同准备和进行，并且借此将参与其中的人联系在一起（Welter-Enderlin & Hildenbrand, 2002）。

330　　仪式能够以非常强烈和形象的方式为重要的信息赋予力量。它能够澄清，谁属于一个家庭、协会、公司；它也能够向新成员表示欢迎（如洗礼），向故去的人告别（如葬礼）并且确认还有哪些成员还活着（如葬礼后的宴席）。治愈的仪式能够让陷入混乱的事物恢复秩序（如调解仪式），它能够表明，某些成员已不再是同从前一样的那个人（如成人礼或婚礼）。仪式能够提供安全的过程（如家庭治疗、团体督导或关税委员会），在其中能够公开解决冲突，而使系统完全不受威胁。仪式能够表明，人们已经取得了重要的成果并且回报正在向人招手（如感恩节、银婚纪念日或交易所的季度报告）。

人们如何在系统治疗与咨询中运用仪式？

1. 通过对一个咨客系统的集体仪式进行观察、询问和分析（从饭前祷告到庆祝宗教节日和生日）能够帮助咨询师和当事人更加清楚自己在这个社会系统中的地位，以便接下来能够更清楚地决定，目前的仪式是否还"适合"，还是要随着它的变化记录一个新的自我认识。

   因贝尔-布莱克等人（Imber-Black et al., 1993）的合著对设计具有治疗作用的家庭仪式提供了启发，例如用于夫妻治疗和儿童治疗，或用于治疗患有酒精依赖和慢性精神分裂症患者，以及受压制的女性或经历政治创伤的人。对于组织咨询，莱弗德（Levold, 2002）以及施魏策和尼古拉（Schweitzer & Nicolai, 2002）致力于探讨组织日常运作中的仪式如何影响员工的福利或生产效率，以及员工如何改变毫无成效的组织仪式，例如主任医师查房、部门会议、业绩讨论、欢迎或欢送员工、庆祝就职周年纪念或集体郊游活动。

2. 治疗过程本身可以被描述成一个过渡仪式（van Gennep, 1986; Turner, 1969），它通过一个临界阶段，从一个旧的结构过渡到一个新的结构，并借此使咨客在一个被良好定义的框架下从有问题的状态向无问题的状态过渡："治疗时刻绝对是一个置身事外的时刻，参与其中的人能够产生如同身处某个神圣时刻一般的非常强烈的体验。"（Boscolo & Bertando, 1994, S.282）

3. 仪式化的结尾干预可以作为一种戏剧性的形式，为"结着厚冰的"病理关系模式"去冰"，尤以杰·黑利（Jay Haley, 1989）和赛文尼·帕拉佐莉等人（Selvini Palazzoli et al., 1977）的悖论处方闻名。

在治疗和咨询中人们可以首先调查一个社会系统的仪式，然后问系统的成员对他们的仪式满意度如何（框33）。其中一方面很有趣的是，看家庭或组织是如何参与他们周围的社会中的"重大"仪式：圣诞节或复活节，劳动节或德国统一纪念日。更有趣的是看简单的日常生活中的仪式：母亲或父亲每天早上为他们上学的孩子的早餐面包上涂上黄油；一对情侣经常因为他们性生活的质量或其他诸如"谁又没洗碗"这样的话题争吵。在这样的日常关系过程中参与者不断地确认，他们作为一个社会系统是怎样的、不是怎样的，他们想要怎样、不想要怎样。

---

**通过仪式访谈对仪式提出质疑**

以下的谈话提纲有助于谈论自我认识和仪式之间是否合适，以便能够有意识地决定赞同还是反对一种仪式：

1. **有什么意义？** 这个社会系统通过仪式表达了哪些有关其自身"意义的理解"？（我们是谁？谁属于我们，谁不属于我们？我们为什么在这儿？我们由哪些价值组成？）

2. 这种意义表达仍然**合适**吗？它经得住考验吗？（我们想要通过我们自己把它表达出来吗？谁还喜欢这种仪式，谁不喜欢？）

3. 有哪些**可替代的**"意义表达"目前是被期待的和更加合适的？

4. 可以通过怎样的**尽可能小的变化**，使这个仪式能够满足当前的要求？（画出来！）

5. 关于仪式的变化必须要估计到哪些**反对和不想要的副作用**？如何来抵挡和解决它们？

6. **具体规划**一个适当的仪式变化（谁和谁、何时、何地、如何？）

随着咨客系统的"需求"变得明确，要对现有的仪式提出质疑并激发新的仪式，然后可以建议尝试不同的仪式形式。

---

框33　仪式访谈

### 特殊的仪式行为

**放手，与之告别**：可以建议咨客找出他们"旧的身份"的象征物，如老照片、一个玩具、一块特别的石头、病例和类似的东西，或自己制作一些东西，如一幅画、一封信。下一步要考虑，什么样的基本的仪式最适合这个过渡：把物品带到亲人的墓前，烧掉，埋掉？在什么地方、什么时间以及哪些人参加是合适的？

一位女士受这一问题所困：如何保持稳定的夫妻关系。在分析她与早已去世的父亲的关系后，她决定把自父亲去世后她就戴在手上的父亲的结婚戒指带到父亲的墓前埋掉，以这样的方式把它还给他。这对于她来说，这是象征性地"与我的父亲离婚"。

在一个小组中，一位女士讲述了她过去多年来被叔叔性虐待的事。她的自责从那时起就让她深深陷入矛盾之中，这种感觉不断加深，演变成一句话：是我自己的错。在小组谈话的最后，她把这句话写在纸上，接下来与小组一起到外面把它烧掉。

在家庭和在组织中，可以通过仪式创造性地来告别去世的人或结束某个生活阶段的悲伤（Kachler, 2010）。

在一个家庭中，已经离婚的父亲自杀了，母亲和两个儿子之间不可能谈论父亲的死亡。因为母亲对于他的自杀尤为愤怒（"他现在又对我做了这些"），儿子们很悲伤。唯一中立的是母亲的哥哥。因此我们建议哥哥分别在两个晚上去那位父亲的墓地，一次与妹妹一起，一次与外甥们一起。在那里他要同两个男孩谈论所有父亲在世时和去世后对他的思念；与他的妹妹谈论所有因死者让她遭受的痛苦而感到的愤怒。

一个大的组织中有一个职业团队要解散并被分配到各个部门中。这个团队对此表示反对但没有成功。在一次组织咨询中讨论到，咨询师的任务是陪伴他们度过一个积极的过渡阶段或是陪伴一个持续很久的悲伤的过程。最终咨询师提出建议，在接下来的六周主要对逝去的美好时光表达哀思。或者考虑为老的工作团队办一次庄严的葬礼，但是这个建议显得还为时尚早。第二次咨询时我们听说，一位女同事在老的办公楼中将白麻布系在办公室的家具上，并在秘书的书桌上放了一束祭奠的鲜花。从那以后，所有人都精神焕发地搬了家，并开始在新的部门工作。

**尝试不同的信念和想法**：如果一个社会系统在关于问题的内心冲突和可能的解决办法之间摇摆不定，可以建议人们多多少少通过仪式的形式对两者进行试验。

一个年轻的家庭与他们被诊断为多动症的5岁的儿子同来。男孩有着令人难以忍受的反叛态度，片刻不宁。父母思考为什么会这样，并在三种解释概念之间摇摆。三者按以下的顺序排列：(1)"不明原因的躯体障碍"，(2)"我们教育的错误"，(3)"他的性格如此，他就是这样的人"。治疗师建议他们9个星期后再来，在来之前每3个星期用一种不同的方式对待儿子：把他当作有不明原因的躯体障碍（第1至3周），当作对他的教育错误（第4至6周），以及当作他就是这样（第7至9周）。下次会谈时父母说，他们决定对儿子表现出明确的界限。虽然这样做很费力，但却取得好的结果。他们只是不能按照三个三星期的顺序来进行：即使他有躯体障碍，或这是他的性格，也不能对他坐视不管。

**利用过渡客体**：在心理动力学治疗文献中"过渡客体"的概念（例如Winnicott，1989）长期以来都很常用。过渡客体建立了一座桥梁，有助于将一种老的关系放置到一种新的发展阶段。在原始的意义中它是作为母亲的象征，使孩子脱离母亲变得容易。在治疗背景下可以用照片、石头或图画来起到这个作用。所有为家庭赢得意义的物品都可以满足这个功能（比如用一个鞋模子作为一个手工艺人家庭传统的象征）。

在分离的过程中有帮助的做法是，让面临分离的人找到一个象征物，它代表着对关系的建构，令人感到充实。凭借一个护身符可以轻松地度过充满恐惧的考试。

它可以是一块治疗师赠送的小石头或物品，考试时可以拿在手里。在针对新成立的补丁家庭中的问题孩子的仪式中（Meyerstein, 1998），每个家庭成员都找一个象征物，代表他们为建立这个补丁家庭放弃了什么，得到了什么，必须做什么改变。这些象征物将会在家中或治疗会谈中被放在一个大盒子里，家庭成员要描述它们为每个人带来了什么。然后可以鼓励家庭成员讨论由这些物品联想到的感受，以及家庭如何处理这些感受。

**仪式化的模式和症状处方**：如果人们把症状作为互动仪式的一部分来探索，那么人们可以为那里正在进行的过程有意识地开出处方。当人们为背景赋予欣赏的内涵，就有可能想出新的解决办法。仪式性的模式处方创造了一个既幽默又荒唐的使形势尖锐化的局面：它"使正在发生的事变得明确"，认可这是有意义的，并制造一定的压力，"让人不能再继续胡闹"。

334

　　一位社会精神病服务机构的女病人有多种精神和躯体的病痛，因此她参加了门诊的"强化辅导项目"。她无休止的抱怨使她的辅导师很恼火。在一次督导中，辅导师终于搞清楚，这位在童年时期可能遭受过性虐待的女病人通过病痛和抱怨来获取很多关注，但是她拒绝所有身体上的性体验。问题是没有人愿意辅导她，因为她持续的抱怨让人无法忍受。因此团队决定举行每月一次的"加强护理日"仪式。这一天这位病人得到全天候的护理，同时有两位专业的辅导人员和两位同住者；她在各方面都得到照顾和宠爱。其他时候还是普通的标准程序。结果，这位病人非常享受这种"令人感到安全的"关注，并在接下来的时间里减少了抱怨。

　　一个13岁的男孩与他的母亲在德国北部住了八年后搬到了住在德国南部的已与母亲离婚的父亲和奶奶那里。新组成的奶奶—爸爸—儿子的家庭让人高兴，但很快就令人嗅到了相互完全不信任的气息。儿子和父亲之间出现了争吵和暴力的抗争。父亲与儿童和青少年精神科取得联系，并威胁儿子要让他住院。不断发生的情况是：当家中充满躯体上的威胁，父亲就会给青少年精神病院打电话，在会谈时局势通常又会缓和下来，或者会谈被取消，因为那天早上男孩要写生物作业。治疗者明白了，精神科成为仪式的一部分，威胁起到了平息家中战火的作用。因此在一封信中我们建议："如果家中又出现争吵，请马上给我们打电话。我们就会为您预留一周后的会谈，并且可以随时入院。请您在会谈前三天给我们打电话告诉我们是否一次谈话已经足够，还是需要进一步的会谈。"从那以后没有再出现过混乱地打电话的现象，而在三个月后他们寄来了一张新年贺卡。

**处方**：处方是另一种创造性地运用仪式元素的可能性。在此可以利用很多人的预期，通过明确地给出一个有特定剂量和执行节律的处方，例如给出任务，一周六天，每天三次，每次对自己说五遍"我没有价值"，然后只在一天不重复地说一遍"我自己是值得被爱的"。

**文档作为仪式**：可以建议咨客首先制作关于他们互动的证明材料，然后对其进行研究。例如建议一位有语言暴力的父亲，当他发作时按下录音机的录音键，然后独自或与妻子一起听。也可以把治疗的录像送给家庭，让他们带回去。

两者所起的作用都是使系统开始密切地自我观察并觉察到多余信息。在很多工作领域，制作咨客的治疗档案是一个传统（例如监护权评估、青少年法律援助、社会管理局、精神科、住院青少年援助机构），体现了一种强大的干预，关于咨客（家庭）的评估和报告可以与之放在一起，或至少与咨客商定其中的内容之后给他们一份评估或报告的复印件。同样有趣的是，鼓励咨客看一下他自己的治疗记录，与治疗者讨论双方不同的看法，并以"恢复健康"的身份重新做记录。对此，一个很好的案例见罗伯茨（Roberts, 1993）。

# 19.　反映小组和反映位置

*自我观察意味着自我改变。*（Alain, 1994）

系统咨询的一个重要方面是为人们的自我观察提供支持，观察他们是如何观察

世界的（自我参照），他们是如何为自己和他人讲述他们自己的故事的，以及这些对
于他们的生活实践有何影响。把这种观察方式正式地、理想地呈现出来，并且为它
提供一个特别的方法框架，这就是反映小组所做的。

## 19.1　反映小组：目标、形式和规则

1990年，挪威精神病学家汤姆·安德森出版了第一本德语的关于这种系统工
作形式的书。他认为形成变化的最理想的情况是，"两人或多人之间存在交流想法
的自由空间，并且确保了每个人对两人或多人想法的整合"（Andersen, 1990, S.45;
Andersen, 1987）。

它的形式（见框34）易于解释，但应用起来不是那么容易。一位咨询师和一个
咨客系统、个人或小组（层面一）之间的谈话由两到三个观察者组成的小组来跟进
（层面二）（见章节3.1）。一段时间后，第一层面上的谈话被中断，观察者以一种欣
赏的方式谈论他们在听到谈话时的感受，以及他们产生了哪些想法。借此房间中提
供了大量的语义上的信息，倾听者可以从中自由选择。倾听者可以接受对自己能够
制造差异的信息，而不去理会其他的信息。如此一来，倾听者能够通过这种方式获
得反馈，知道他们自己是如何建构现实的。通过这一种特别简单的方式可以把提供
的信息放进可能的空间中，也很容易拒绝它。

336

来自观察小组的一位治疗师可以在反映的过程中说："当我听到X先生说的
话，我感到很震惊，他竟可以忍受任何事情。我思考他为什么还要做这个工作。
难道他从未想过不再为老板做事？如果是我就可能会这么做！"在一个演练很好
的团队中，另一位同事可能会从另一方面来进行强调，例如突出忠诚，他在咨客
的谈话中多次听到并且可能会说："我想，忠诚对于X先生如此重要，以至于即使
这份工作已经做得不开心了，他还可能会留在这里。"然后反映小组中的第三个
人可以说："是的，我理解你们的意思，但是我还不是完全清楚，他到底喜不喜

欢这份工作。"大量的推测的、赞赏的和平衡两者的反馈，并且允许充分地表态（"我感到震惊……"），都为咨客提供了最佳的背景，可以被采纳到他自身的思考中，即究竟什么合适，什么要去除，什么是不一致的。

## 反映小组工作的典型阶段

### 第一步：咨询谈话（约30到40分钟，这段时间只是用来大致地确定方向）

咨询师介绍方法并取得所有参与者对此方法的同意。做到透明和自愿是很重要的。如果未达成一致，首先要共同寻找一种所有人都认为有帮助的方式："您想如何利用这次会谈？"

接下来进行一次系统式会谈，如同在系统治疗中一直以来那样，尝试提出"适当的、不寻常的"问题。在此给每个成员机会来表达自己的观点和被倾听。半小时后，治疗师（有时是反映小组，也有可能是咨客）通常会建议中断一下，切换到"演播室B"。过去会转换录音和录像设备，如今小组通常会独自坐在房间一边。咨询师现在邀请咨客换位置，让他们坐在观察的位置，而观察者则把椅子聚拢到一起，他们相互看着变成被观察者。

咨询师要促使咨客自由地采纳观察者的意见，他可以说："现在所说的肯定有很多不适合您。我建议，对您不合适的就别在意。最好想象您是在逛一个想法的超市，只拿那些对您有启发、有趣的和值得思考的想法！"

### 第二步：反映谈话（约5到10分钟）

小组现在开始一个关于谈话的谈话，并且在咨询系统在场时反思对于谈话本身的感受和想法。咨询师与咨客坐在一起，除非反映小组只有一个人，那么咨询师就和他坐到一起。咨询师要注意，在反映谈话时不要让咨客做出回应，他们出现打断谈话的情况时要友好地加以阻止。

在关于谈话的谈话中，所采用的谈论会谈过程的方式要使当事人不会轻易地就承认或否认谈话的内容（见下一个框中的规则）。反映时间不要太久（约5到10

分钟）并且不要提出过多的想法，以免使人困惑。

**第三步：关于反映谈话的咨询谈话（20到30分钟）**

接下来又要在咨询系统中进行谈话。邀请每个成员对于反映发表些意见，但是重点尽可能不放在反映小组说法的正确与否，而是放在新的信息上。因此要问："您是否听到些让您感兴趣的内容？您是否想到了新的背景？"如果人们感到反映谈话中说了些对人有伤害的话，可以问："是不是有些话最好还是不要说？"此外可以问："您是否想到一些与说过的话无关的想法？"因为有时听的人只是利用反映小组发出的"有意义的声响"而沉浸在自己的（同样是有意义的）思绪之中。

第二步和第三步通常会简短地重复一遍（偶尔会两遍），如果咨询系统中所有成员都能就反映说些什么，会谈通常在90分钟，最多120分钟后结束，典型的情况是以咨客的话结束。

框34　反映小组的工作步骤

反映小组的工作方式是尝试邀请咨客加入"有帮助的谈话"，并且开启一种"合作的背景"，其中所有的参与者原则上平等地收集他们的观点、启发和解决办法。它尝试"提供复杂性"，即把咨询的主题放在尽可能多个方面和背景中来探索。家庭可以根据自身的需求状态和结构利用这种复杂性。一种保持有意识的联想的思维模式会使得觉察和产生人、想法和事件之间的新的关系模式变得轻松。从这个意义上来理解，目标并不是找出事情的"真相"，而是作为一种积极的"关于意义的游戏"。

如此一来就形成一种背景，其中治疗性的说法比在通常的治疗或日常交流中更容易被人接受。对此人们可以这样理解，这就好像人们路过一扇开着的门并听到了自己的名字：停下来偷听比走进去直接参与谈话会更有趣。反映小组能够轻松地关闭日常交流中习以为常的滤网（"你现在这么说，但是你并不是真的这么想！"）。人们不需要同时为说法和提问辩护（"不，完全不是这样！"），而是使所获得的印象能

338

够在一个更大的、友好的和毫无威胁的背景下发挥作用。对于以下规则的考虑是为了切实达到一种复杂的、欣赏的和有启发性的反映（框35）。

## 反映小组的反映谈话规则

### 仔细倾听

小组成员仔细地相互倾听。对此每个人与其说是跟别人说，不如说是跟自己说（当然通常也会产生一个对话），通常是以这样的形式问自己：如何能够把问题情形作为对迄今为止的叙述所做的补充来进行描述？可以提供哪些其他可能的观点或解释？

### 虚拟性的交谈

交谈的方式是小心的、不确定的、探寻的、虚拟的（"有可能是……""我不确定，是否……"），而不是确定的和诊断性的。[1] 这不是为了找出一个正确的和不可改变的解释，而是为了能够积极地维持多样性，帮助咨客系统，把多种多样的观点的并存看作有利的，并且能够开启内心的和外部的对话。小组是这样一种模式，能够使人从一种"非此即彼"的逻辑向一种"既……又……"的逻辑过渡（Perlesz et al., 1994）。

### 欢迎和促进不同的意见

如果在反映中某人表达了不同的观点，要对此表示欢迎，这不是为了提出正确的假设而进行的比赛。不要提出这样一种说法："不是，完全不是这样！"而是要这样反映："我现在觉得很有趣，你这么来看待。我的想法完全不同……"差异被作为可能性和启发而受到欢迎，使人不断思考。当然，甚至有可能出现的情况是，小组中很快达成一致的现象被一位成员提出质疑："我怀疑，我们为什么突然变得如此一致。一个完全不同的观点看起来会是怎样？"

---

1 这是一个真实的案例，如果按照这种表达方式，那么在小组中就几乎不可能再有进一步的开放的反映："这个男人还很不成熟。人们可以明确地认识到，他还没有脱离他的母亲！只要如此，他也不可能成为他妻子的真正伴侣。"

**欣赏**

谈话要带有一种友好的和欣赏的基本态度。要避免贬低他人（"他怎么这样做！这是不可能的！"）。但这并不意味着要掩饰差异或表现出不真诚的礼貌。比如，当人们产生想要贬低一个人的冲动时，可以反思自己的感受（"我思考，为什么我感到自己很难对Y女士做出恰当的反应，我想，可能是她对待自己和他人的方式让我感到有些吃惊。"）。在一个有经验的小组中，同事们会注意，不再去加强那种完全面质的说法（"我也是这种感觉！"），而是要做出平衡，比如通过对比，"我觉得完全不是这样！"或者一种平衡的说法是："是的，我可以理解，但是我也看到了完全不同的一面，或许它也可能是完全不同的……"因此欣赏并不意味着必须要保证总是用积极的语言。根据我们的经验，很多咨客都赞赏面质性的和直言不讳的方式，只要它们始终是在欣赏的背景下被表达出来的。

框35　反映小组的规则

有意义的做法是，有意识地对反映的内容和方式加以限定。赖特尔等人（Reiter et al., 1993）建议，当治疗在他看来有严重障碍的病人时，反映小组有意识地组成"焦点小组"，并且在反映的过程中将自己限定在之前与家庭谈到过的特地选出的某些方面。人们在主题上也可以非常一致地进行索解取向的工作（章节3.2）。达姆和盖肯（Dahm & Geiken, 1998）称这种聚焦是"反映解决办法"。对此，可以使用关键词把家庭的主题以索解取向进行重新措辞，通过加入改释来表达很多赞美并提出索解取向的对未来的想法。

## 19.2　反映小组的变化形式

340

目前为止所描述的一个反映小组在形式上所需要的条件只是偶尔才具备，什么时候能有两到三个咨询师为一个咨询请求来服务？所以，例如一个教育咨询团队可以一个月组成一次反映小组，现场督导可以在同伴督导或培训中通过反映小组的形式来进行，并且邻近的机构或部门可以相互作为反映小组提供支持。因此，有时可以说，这是一种"奢侈的治疗"形式。因此在实践中发展出了大量不同的变化形式，可以在典型的咨询、治疗或督导之间流畅地过渡（见 Hargens & von Schlippe, 1998总结）。

- 达姆和盖肯（1998）提出了一种方法，治疗师可以在没有同事的情况下单独运用这个概念，做法是在咨客面前把"系统式思想说出来"：他们建议，治疗师讲出他对目前听到的信息的思考，咨客在这个阶段首先是倾听。他讲出自己"内心的对话"，如"我思考我尊敬的84岁的邻居会对所听到的说些什么，我想她会说……"（S.33）。这种方法是最简单，可能也是最常用的实践形式，凭直觉并且不需要花费很大，就能运用反映小组的原则（参见 Caesar, 1993）。

- 在（与两位治疗师的）协同治疗中，两位治疗师在家庭面前谈论他们对过程的想法。

- 不按照家庭治疗常规的反映小组设置的框架进行，一些机构，如教育咨询处或私人诊所一个月可以举行一次"反映小组下午"，每次登记一个咨客家庭。然后如果家庭同意，也可以让另一位不负责这个案例的治疗师来主持谈话，这个家庭的咨询师则坐到反映小组中（Nouwens & Westermann, 1998）。

- 在一个"实践联盟"中，一个由两到四名治疗师组成的小组可以定期碰面，例如一年六次，每次见面一到两天。见面时可以为个人、夫妻或团队预约。有时会因此形成长时间的治疗协议并且需要为此担负高度的义务，其中反映小组中的治疗师也体会到很紧密的治疗关系（Grabbe et al., 1998）。

- 如果是有病房的机构并且有很多的参与者，就可以有很多变化的形式：可以邀请有较多系统治疗培训经历或者经过较少系统培训的同事，或者其他的咨客家庭一起反映（在此可以流畅地向多家庭治疗过渡，章节21.4）。在儿童精神科中，有时工作人员和儿童/青少年之间会进行谈话，父母坐在单向玻璃后观察，然后发表评论，接下来病人听父母的谈话。当然父母的谈话必须由一位治疗师来主持，因为在此需要很强大的治疗上的把控（Caby & Geiken，引自Schweitzer & Nicolai, 2010, S.45）。爱泼斯坦等人（Epstein, et al., 1998）或胡戈尔和德里克斯（Höger & Derichs, 1998）提出了相似的住院工作中的实践方式。儿童精神科住院部的小组成员每周一次在公开的交班中谈论他们所发现的病人的积极变化或他们所希望的下周病人会发生的积极变化。儿童或青少年会观察他们，把反映意见不加评论地带到下周。施魏策和尼古拉（Schweitzer & Nicolai, 2010, 亦见von Schlippe & Schweitzer, 2009）描述了大量在临床背景中可以实践的其他反映小组形式。

- 在不同的督导设置中可以运用同事间的反映小组，例如在精神病医院中的自杀会议上（Mahnkopf et al., 1998）或学校的日常生活中（Kubesch, 1998; Connemann, 1998）。格拉贝（Grabbe, 1998）展示了这样的可能，即把治疗会谈的督导录像通过同事间的反映来进行强化。类似地，比肖夫（Bischoff, 1998）提出，在督导小组中播放15分钟的治疗片段的录像并且与小组进行反映。咨客会得到通知，获悉将会播放哪个治疗片段，稍后咨客和治疗师一起观看录下来的反映小组的讨论。

## 19.3　没有外部的团队：试试反映位置

如果人们不把反映小组本身看作一种方法，而是把它作为激发自我观察和自我参照的一种可能的应用，那么对此就不一定需要一个外部的小组。人们也可以邀请当事人自己成为自身观察的观察者。对此首先需要采用一个另外的位置，即一个观察的位置（用"鹰巢"这个比喻非常容易理解），从这个位置人们反观自身。通过咨询师提问的支持，人们以第三人称的形式谈论自己，就可以用非常简单的方式提出关于自己的观察和假设，这是站在自身的位置上无法做到的（例如von Schlippe, 2009b）。

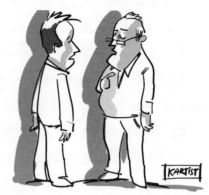

我说，我们相互竞争挺好的，
不是吗？

是啊，不过我的竞争感本质上比
你的更具反思性！

插图24　竞争

## 治疗中的反映位置

在个体、夫妻或家庭治疗中这个原则可以以非常相似的方法来运用。由治疗师提出邀请，在介绍这种形式时，要用一种可以让咨客产生好奇心的方式，例如：

> "我们现在已经交谈了很长时间。我现在想要给您提出一个建议：您看到角落里放着的椅子了吗？我建议，我们两个坐到那边去，并且想象我们观察了这次谈话，现在我们作为观察者来谈论一下我们在听完这个谈话后的体会。也就是说，我们'从一个鹰巢里'来观察我们的谈话。现在听起来这可能很滑稽，但是我对此已经取得了很好的经验：人们会得到不同的观察角度和新的想法。如果您同意，我们就用第三人称来说我们自己。您觉得这个建议如何？可能我们很快会发现，'不，这毫无意义！'这样的话我们就再坐回原位。不过也许您有兴趣尝试一下？"

接下来在房间里通过交换椅子进行一种背景标记（参见章节18.2）：在观察的椅

342

子上坐的是所谓的"其他人"，也就是观察者，即使他是由同一个人来扮演的。[1] 鹰巢的规则是，人们要虚拟地、探寻地、小心地来进行谈话，并进行推测或思考，即使是以第三人的身份说自己。因为与反映小组中的专业的观察者不同，咨客自身常常在情感上深陷其中，并且不容易保持在观察的位置上，基本上治疗师得同咨客一起去鹰巢的位置，并且以更大的力度把控这个过程，以使谈话持续地保持在一个观察的位置上。重要的是，在此要允许有完全不同的描述。

治疗师在"鹰巢"里可能对咨客提出的问题有："您对这个谈话的感受如何？您认为治疗师和咨客的关系如何？他们那样的谈话方式好吗，有进展吗？他们可能在逃避什么？哪些是没有讲出来的？还有什么可能会有用吗？谁可能最有勇气谈论这些？不谈论这些有什么好处？"也可以用反映小组传统的探索式的说法："当我这样看着双方，我这次体验到的这种充满信任的气氛令我印象深刻。同时，我问自己，他们彼此是否还有些小心翼翼？治疗师是否并不完全确定，咨客是否真的感到确定？您是怎么看的？"

当一次个体治疗进行到了某一个点上，谈话就不断地变得弥散，无法聚焦在一个主题上。因此治疗师建议做反映位置的练习，咨客很有兴致地答应了。两个人坐到了观察的位置上并开始提出假设。渐渐地谈话集中到了一个问题上，当一个男人和一个女人面对面坐着，他们是否会思考对方对自己作为一个男人/女人会怎么想。女人会想，如果他们是在治疗之外相遇，他们会觉得对方有多大吸引力，等等。由此，人们也可以"对自己"提出假设，使这个谈话保持一种轻松的特点。接下来他们又坐回去，两人开始探索："在鹰巢的位置坐的两个人现在是如何捉弄我们的！"但是谈话取得了新的聚焦点，迷雾消失了，私人的愿望和职业关系之间的界限这一主题被提出来，并以好的方式被解释清楚。

---

1 社会系统理论（例如 Luhmann，1984）区分了"人"（Person）和"人类"（Mensch）：一个人是一个"交流的地址"，是产生特定期待的对象，但人类可以"是"很多形形色色的人。

在夫妻治疗和家庭治疗中还有其他的方法。治疗师可以与所有的参与者或只与一个成员坐到鹰巢的反映的位置上。在夫妻治疗会谈中可以首先与其中一方交谈，另一方则作为观察者坐在鹰巢里。在反映的间歇治疗师坐到观察者那儿并询问他倾听谈话的感受，然后或者在下一次会谈中轮换位置。这样的设置打断了某些"擅长的交流回路"，因为人作为咨客习惯了以拒绝的方式对另一方做出反应（他已经知道对方要说什么），而当他作为观察者时，谈话就会变得与想到的完全不同。因此双方在倾听时往往会感到"完全是另外一个人"在讲。在家庭会谈时，以相似的方式可以只与父母、孩子、男性成员或女性成员等做反映。

## 团队发展中的反映位置 <sup>344</sup>

此外，在团队发展过程中可以提供以下这种方法。在此咨询师可以和整个团队或单个团队成员坐在"鹰巢"里，他们不是坐在房间的中央而是在边上。邀请的方式与在治疗背景下的相似，可能更加强调挑战："我不确定这对您是否要求过高。您的确是深深卷入了冲突，或许您确实无法完成这个任务，那么，这么建议您是我的错……"咨询师也会请观察者在提到自己时使用第三人称。

有趣的是，究竟应该让谁坐到反映的位置上。如果是不超过四个成员的小团队，可以全部坐到观察的位置，但是也可以交换椅子和地点。如果小组中人数很多，可以考虑各个子系统或者：

- **敌对者**，在冲突中特别有攻击性的人；
- 两到四个"**沉默者**"，他们的观察和假设对于谈话过程可能会很有促进作用；
- 特殊**子系统的代表**：女性或男性、专职的或兼职的团队成员。

无论如何绝不能制造出不利的境地，即只邀请团队中的冲突位置上的一方代表。团队咨询师的角色是一个主持人，在主持的过程中要注意让参与者保持在鹰巢的角度上，例如借助以下的提问和提醒：

- "您对目前为止的谈话感觉如何？当您想到这20分钟的谈话过程，您会产生哪些联想？哪里让您感到好奇，哪里让您吃惊？"

- "我自己在倾听的过程中感到吃惊，我觉得如何如何，您的感觉是类似的还是完全不同？"

- 如果谈话回到了关于内容上的谈论，要不断地、友好地邀请观察者保持在鹰巢的角度上，并区分开不同的层面。在犹豫不决的情况下要对失败负起责任："我犯了一个错误，我不清楚您在这个冲突中陷得有多深……"（或者通过眨眼示意："或许我低估了您……？"）

- 对互动模式的循环提问："现在团队咨询中正在进行什么？这个过程对您而言是熟悉的还是新鲜的？您认为现在谈话中谁最容易有新的发现？我注意到，尤其是X和Y之间的冲突加剧了。双方感觉如何，团队感觉如何？"（见下面的案例）

- 模式改变的提问："如果产生一个新的模式会是怎样的，一个真正的变化是怎样的？要让变化起作用必须要做到什么，对此您的想象是什么？"此外还有："此刻还会提出什么理由，要继续维持这种模式？"

然后观察者从鹰巢的位置回到整个团队中，并讨论："什么是新的？什么对他们有启发？什么不说更好？"

在一个中等企业领导团队的讨论会上，团队咨询师在第二天突然又发现激烈的争论是由阿曼（Amann）先生和贝特哈姆（Bertram）先生之间的完全对立导致的。他们一起成立了公司，并且从那时起作为同事共同领导公司，即使他们在风格和性格上截然不同。贝特哈姆在讨论中积极地捍卫他作为负责人的立场，并对阿曼先生提出强烈的质疑。这个11人的团队中其余的人保持沉默。事态在升级。咨询师试图调解，但很快注意到他的话多多少少都很快转化成了两人冲突中的弹药。

看起来这里已经长期存在一种模式。两个领导人物公开抗争，而团队中剩下的成员变得越来越沉默和回避。如何能够推动系统进行自我观察？咨询师尝试通过邀请对立双方："衷心感谢，我认为我现在不太理解您二位和这个团队。我想建议您二位做个试验，把讨论上升到一个新的层面。"因为两人都做出好奇和积极的反应，咨询师就在房间里设立了一个"鹰巢"，可以从这里，"从上面"来俯瞰现在的情况："如果您二位同意，我就和二位坐到那里，并且在那里共同进行一个关于谈话的谈话！但是我不完全确定，二位能否胜任这个任务，为什么呢？因为二位如此激烈地扭抱在一起，有可能会不断地从'鹰巢'里掉出来并继续争吵。但是我们可以尝试一下！"

当然双方确定，这不会发生在他们身上。他们三人的三个新位置则在讨论会的范围之外。在那里所有参与者，包括咨询师，都把自己放在第三人的位置上。以下"关于交谈的交谈"可使局势缓解：

咨询师："当您二位从这里观察这个小组，二位注意到什么？"

B："很糟糕的情况，不是吗？"

A："不，我会说，这里的气氛很激烈！"

咨询师："您二位认为通过谈话情况会有进展吗？"

A："您是什么意思？"

B："这就是你典型的做法，这已足够清楚了！你只是不承认而已！"

咨询师："我知道，这不简单。这会儿您正从'鹰巢'中掉出来了并回到低处。我们是否要继续在高处谈话？"

B："不，已经明白了！我理解。您的问题是什么？"

咨询师："我感兴趣的是，您二位是否注意到一个正在运作的模式。"

A："我会说，双方完全扭抱在一起。"

B："变得越来越激烈。"

咨询师："您二位认为，双方的感受如何？"

B："我认为A觉得他已完全占了上风。"

咨询师："那B呢？"

B："嗯，感到绝望。"

A："但是我的看法完全不同，A感到受到很大的威胁并为自己的观点抗争，而B不断地对他进攻。"

咨询师："这很有趣，很显然二位对冲突双方的感受的假设完全不同。这是已熟知的模式还是新的信息，现在第三方，没有派别的一方在哪里？"

B："这种情况原本就是常常如此，没有派别的几乎不会参与到其中来。"

A："是的，我也会说，这是一个早已熟知的争论，由来已久！"

咨询师："我还有些发现。我联想到古老的骑士决斗：两位装备好的战斗者相互打斗，无休无止。在围栏后面站着全体朝臣，带着或多或少的兴趣观看着。二位认为他们在想什么？"

B："您指的是小组中剩下的人？"

A："他们可能会想，真无聊，我们早就见识过了。"

咨询师："有这种可能，但是也可能认为两位骑士公开解决冲突，这原本是关于整个团队的话题。那么二位觉得，谁支持黑方，谁支持灰方（根据着装的颜色）？"

A（笑）："现在热闹了！"

接下来的谈话是关于可能的派别划分、公开的和隐蔽的忠诚，以及对员工的理解。而员工之所以要回避这块烫手山芋，是因为他们不想陷在两位强大的领导人物的任何一方中。十分钟后三个人回到小组当中。谈话的气氛完全改变了。小组积极地参与到"鹰巢"的共鸣中，很多从未表达过的想法和感受成了话题以及与变化相关的讨论对象。一段时间后会谈中断，他们又进行了一次"鹰巢"，这次咨询师邀请了三位始终保持沉默的小组成员。在此不必担心谈话很快又被打断，这也表明，即使"沉默的人"也可以提供重要的启发。（出自von Schlippe，2009b，S.185-186)

第五部分　实践：设置

谁应该和谁，在怎样的意义框架下何时何地一起来，使得所期待的变化通过尽可能少的花费来实现？我们把对于这样一个问题的所有答案称为设置。以下介绍的所有会谈设置都是系统治疗与咨询的形式，它们的区别在于：

1. **参与者的方式和数量**：如单独一人、夫妻、家庭或团队、大的网络或组织；

2. 人们碰面的**意义框架**：如"治疗""社区工作""教练""督导""案例管理"；

3. 人们碰面的**时间框架**：从一两次会谈到半年再到好几年，频率在每周一次到半年/一年一次之间；

4. 人们碰面的**地点**：在治疗室、在教室、在会后住宿的旅馆中，等等。

系统实践的一个长处在于能灵活地划分这些设置：当我们对以下典型的设置做描述时，只是将其作为一个概况：家庭治疗可以通过夫妻或个体治疗形式的会谈进行；一位家庭成员参与的团体治疗可以与其家庭会谈联系起来；个体教练和团队咨询可以是组织咨询的一部分；等等。

这些对典型的会谈设置的命名，首先是由传统和不同工作领域中的服务支付形式来确定的。治疗（第20章）通常是，但不总是由医疗保险支付，生态系统干预（第21章）往往是在社会工作和社会教育及社区工作中得到实践，并由团体和自由从业者承担，我们描述的系统"咨询和督导"（第22章）的形式在企业和组织中进行，往往是由单位来支付，偶尔也有员工个人支付。

# 20. 系统治疗设置

以下我们介绍系统治疗的设置，其中通常会有一个或多个人对症状、不满、疾病和与之联系的关系问题产生抱怨并且寻求治愈、缓解或问题的解决。对于一系列不同心理障碍，我们教科书的第二卷——《具体心理障碍知识》(*Das Störungsspezifische Wissen*, Schweitzer & von Schlippe, 2006)中会具体介绍这些不同工作方式治疗各种心理障碍的特异性方法。

## 20.1 只有一个却涉及很多：系统个体治疗

> 我的内心有一个朋友的世界，他们每个人都有自己的、真实的、确定的和开放的生活经历……我的心灵是一场隐秘的交响音乐会；我不知道是哪些乐器，是小提琴和竖琴，还是定音鼓和圆鼓，在我内心演奏着，隆隆作响。我对我自己的认识是一场交响乐。(Fernando Pessoa, 1987, S.218)

在家庭治疗的早期，人们认为必须要"整个"家庭参加治疗，个体治疗被认为是"人为的错误"，而如今在"系统治疗"中，个体治疗成了一种理所当然的设置(Weber & Simon, 1987; Weiss, 1988; Boscolo & Bertrando, 1997; Schwartz, 1997)。因此可能的咨客范围扩展到了那些远离其家庭生活的、有意识地想要独自来探索有关自己的话题的，或者其他家庭成员对同来治疗不感兴趣的人。

一直以来，系统治疗也涉及要向咨客传达这样一种认识，即问题是由行为方式和体验方式及其描述组成的，而不是一种深入的、"背后存在"个体障碍或病理学的表现。这种观点指向关系，也指向现在的和原生家庭中的重要他人；指向社会，但是也指向"自己"或发展出的治疗关系(Loth & von Schlippe, 2004)。因为在个体治疗中首先只能提供来自一种观点的叙述，它将通过不同的、前文中描述过的方法扩展出多种视角：循环提问、任务澄清、问题背景化、假设性的好转和恶化的提问，并且运用结尾评论、行动建议和反映位置，甚至"系统式创伤干预"的理念（Schmid & Günter, 2012）。为了使每个有意义的社会系统充分地体现，也可以使用可视化的方法，例如一个社会关系图（Lauterbach, 2007）或家谱图（章节13.3）。

　　一位加拿大商人在德国做了一次个体治疗，因为他感到抑郁，他在一定程度上不尊重重要的约会和约定（"我总是迟到很久"），在他看来自己"缺乏团队精神"并且会威胁到他的前程。他想要搞清楚这背后隐藏着的是什么并改变它。我们一起观察了他的家谱图。他把家庭的气氛描述成有距离感的，但却是由一种强烈的对成绩的期待决定的。他几乎对所有关于他的父母和他三个兄弟姐妹的描述中都包含一个词——"成功"："很成功""还不成功""在工作上成功，但个人生活上不成功"。由于父亲工作的原因家庭必须几乎每两年搬一次家，这使他无处结交朋友。他似乎对此很气愤，但他说起来却很客观，并且是用低微的、压抑的声音。他是否反抗过搬家？不，从来没有过，只是想想而已。我们问他，他是否在家时也经常晚到？是的，他经常很晚来吃晚饭。父母对此很生气。但他从未把这看作反抗而是看作自身的无能。我们为他提供了一个改释：把晚到作为小小的抗争，至少是对父母不公平要求的些许抗拒。他对此的反应首先是难以置信，然后很感兴趣，最后轻松地笑了。我们建议他做一个试验：在接下来的三周随便在哪里，有意识地故意迟到三次，并且理想的做法是他随便对谁发怒。每次迟到都是针对一个前段时间令他生气的人。他要给这个人写封信："亲爱的……，出于对你的愤怒我今天来得很晚。但是我不告诉你这些！"这些信他不需要寄出，而是放在一个小小的邮箱里，下次会谈时带过来。

351

大量其他的具有舞台效果和激活式的工作形式也可以得到利用（见Lauterbach, 2007; Klein, 2010; Liebel-Fryszer, 2010; 亦见Fliegel & Kämmerer, 2006, 2010）。因此，咨客可以在桌上用小人偶代表家庭成员、老师或同事来摆出雕塑，并且讨论其中的关系问题，也可以使用空椅子，象征性地代表一个重要的同伴，并询问与其的关系。

此外，一个不错的可能的方法是，可以用很多垫子或空椅子代表不同的人，将它们排列出来，来访者可以先后坐在这些位置上面，以便更了解冲突。通过循环提问不仅可以询问咨客对关系模式的贡献，还可以询问重要的关系对此的贡献。

> "如果您的妻子知道您来做治疗，她会怎么想？她会感到轻松，会生气还是表现得无所谓。假设她对您是否做治疗感到无所谓，您会认为她对您不感兴趣，还是她给您很多自由的空间？"

对此可以在谈话中引入象征物。它的放置可以引发共同的思考（详见Frohn, 2010）。

> "请您在房间中找一样这个问题的象征物，它可能是什么？相对于您自己您会把它摆到什么位置，在您前面还是后面？如果您看不到它，您会感到轻松还是艰难？想象一下，这个问题去'度假'了，当您再次把它带过来时，我从您的哪一方面可以得知，这个问题已经大大地'康复'了？"

在个体治疗中也可以很好地运用结构排列的形式（章节16.3）。例如可以在治疗室中呈现"问题、目标和阻碍的三角"（Klein, 2010）并且进行体验。"四角困境"使得两种极端"一方"和"另一方"、"两者皆是"和"两者皆非"及第五个"自由的"位置在房间中很好地被设立起来（亦见Lauterbach, 2007）。在这样的一次旅行中，咨客与治疗师一起体验每个位置和立场的意义，它可能是一种更灵活的体验。

> 一位年轻的女士来做咨询。她不确定，在她已经有了一个13岁儿子的情况下，是否还要与她的新伴侣再生一个孩子。她先建立了四角困境，在"怀孕"和"不怀孕"以及其他三个位置之间不停移动（在这个过程中她对排列不断调整，持续了共四次会谈）。对她来说，尤为感动的是体验"两者皆是"这个位置，当

然这从逻辑上讲是不可能的，然而她感到非常宁静，这是一种在其他任何一个位置都未找到的安静的感觉。相反，"两者皆非"这个位置让她感到振奋，她反复地思考，如果她不再一直想着是否再要一个孩子这个问题，那么她会做点儿别的什么，她忽然想到很多有吸引力的主意和可能的计划。在第五个位置上她突然笑起来："所有这一切都毫无意义！"然后她在这个位置上对自己说："你知道吗，不要把这一切看得太重要！"结束这个工作时，她说，她的内心中发生了很多变化，虽然她无法确切地讲出来是什么。过了大约九个月，她说，这个话题如今自然而然地解决了。一段短时间的怀孕在三个月后以流产而告终，对于她来说这是一种形式，让她在身体上又体验了一次四角困境，如今她理解了她的身体，她明白了，她不想再要孩子了。

系统个体治疗的一种特别的形式是由施瓦茨（Schwartz, 1997）发展出来的。这种"与内心的家庭工作"的方法，即系统地与个人内心的不同的人格部分进行工作（参见"内心的团队"、"内心的家庭"概念，Schulz von Thun, 1998; Schmidt, 2004; Schindler, 2005）。在此要和咨客一起来看不同的内心的部分如何相互合作。人格的部分可以通过象征物在房间中描述和表现出来。每个内在的部分会被定义和命名（"它是男是女，叫什么？"）。然后可以谈论，每个部分相处得如何，它们如何能够更好地合作，一部分对另一部分有何想法？重要的是，每个部分都要注意到，但是也要明确谁是老板：是咨客自己！内在的"部分"被看作自身的"人物"，有性格、特点和关于其自身的感受和伤痛的故事。所有部分都希望成为"对自己最好的"，即使它们表面上看起来并非如此。这涉及要认可它们为维持自我所做的贡献，欣赏地来看待它们，并且把它们看作长期的陪伴者来赞扬。咨客通过把自己放在"老板"的位置上，能够同时告诉各个部分："我始终会这样做出决定，你可以放心，我已经听到了，什么对你来说是重要的，我在做决定时会考虑的。即使我的做法与你想要的完全不同，在我的行动中我会把你作为我自己的重要部分来留意！"通过这样的态度，就降低了部下占据"指挥台"，想要掌舵的危险。

353

根据施瓦茨（Schwartz, 1997），这样的做法是为了将人的"自我"从被干涉的有障碍的部分中解放出来，使得他能够对各个部分建立不受干扰的关系。在此"核心自我"被定义为一个部分，它"从一开始"就准备为人们效力，并且作为整合的功能起着领导人物的作用。

除了自我，还有很多其他不同类型的内在的人物："管理者部分"有时以很极端的方式保护自我；"被驱逐者"是敏感的、往往受到严重伤害的部分，为了保护系统而被"封锁"起来并不断地尝试获得自由；当被驱逐者尝试要冲出来时，"火拼者"促发激烈的和自动的紧急反应，甚至心理上的代偿失调或自杀尝试。治疗中要做的是，让受伤的部分知道："自我已经看出我们经历过什么并且永远会珍视我们！"此外，自我必须从一个领导的位置来接受被驱逐的部分，使管理者和火拼者不必为此大动干戈。所有的系统最佳的运作是，有明确的领导，由它做出决定，受到尊敬并尊重他人，公平且有能力（S.64-65）。一个人总是会这样组织，使他自己受到保护，有时这意味着部分会以一种看似破坏性的方式来行事，因为它们相信，自我没有行动能力："问题是，一个人的各部分，当它们必须通过不同的方法来保护自我时，将会不再信任它们的领导的能力，并且认为它们必须自己承担起领导的职责。"（S.68）

> 一个社会机构的领导有工作障碍，对他来说作为领导人物有三个形象：小丑（有创造力、充满想法和能量）、猪（有权力欲、自私、贯彻能力强）和泰迪熊（有些抑郁、悲伤、可爱）。能够认识到这三个部分原本是一个领导人最理想的组合，并且他缺乏一个作为中心人物的部分，这对他来说是非常重要的：如果"小丑"缺乏贯彻能力，他的创造力会消失；"猪"没有可爱的一面就会使他变成一个考虑不周的领导；"泰迪熊"没有其他两部分就是无助和孤独的。要澄清"这三者如何更好地合作"这个问题，重要的是思考他自己如何做一个这些部分的"好领导"，通过一种欣赏的又明确的态度促进各个部分相互合作。

施瓦茨的理念远远比现在所介绍的要复杂，但是掌握了这些基本原则已经足以进行很好的实践了。

## 20.2　重新对彼此产生好奇：夫妻治疗

**夫妻问题……[1]**

在一种充满爱的伴侣关系中人们通常可以感受到很大的满足感，而不幸的伴侣关系会相应地伴随强烈的不幸福的感觉、愤怒和绝望，同时共同生活的伴侣在他们的交流中彼此会有紧密的联系。"被标准化了的交流模式"（章节6.6），是指一方往往会对另一方微小的信号做出外人无法理解的激烈地反应（"您看到了吗，他是如何轻蔑地皱着眉？他总是这么做，这表现了他对我的不尊敬！"），这通常会在不幸的夫妻关系中被很明确地观察到。系统夫妻治疗建立在历史悠久的传统之上。在夫妻治疗工作中很早就形成了系统的概念（例如Willi, 1976, 1978; 亦见章节1.1），这种概念（在心理动力学中也有这个概念）把夫妻之间无意识的相互协作作为主题，"被拒绝的"自身的"内在部分"会"停放"在对方那里，从而形成"合谋"，例如一个口头的合谋，其中一方（主动的一方）会体贴地照顾另一方（退缩的一方），而不必深入探究其自身的依赖的愿望。然后双方就会围绕"照顾"这个主题来组织他们的互动。因此，在一个合谋中两个相似的个体内部的冲突会转化为个体之间的冲突。

夫妻治疗对于（不仅仅是）系统治疗师来说称得上是高难度的工作领域。在夫妻治疗的治疗师面前所呈现的场景可能与童年时期幸福或不幸的父母之间的场景相似，并且相应地可能会赞同父亲或母亲一方。对此治疗师会遇到性别这个话题，即通过权力、金钱、资源等方面的不同参与度体现出的由性别决定的不同特征（Goldner, 1992）。夫妻治疗的咨客往往会热切地邀请治疗师参与到他们的私事中，采纳其自身的观点并与他们结盟。每个人都如此描述问题，以致他/她仅仅强调循环互动中的一个方面，却忽视另一方面。大部分夫妻至少在一开始还无法意识到他们

---

1　彼得·盖曼（Peter Gaymann）以这个主题在《布里吉特》（*Brigitte*）中画了很多很精彩的漫画，我们在这章中使用了他的作品。

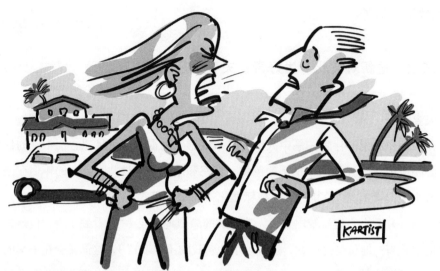

我厌倦了这种长期对你的依赖！我要离婚！给我找个律师——立刻！

插图25　依赖

"共同的无意识的相互协作"（Moeller, 1992）。

　　如此形成的这种交流模式可能会达到一个高度的独立性。伴侣双方都遵从这种模式并感到自己是被迫的。因为夫妻通常不会"系统地"重新建构他们的伴侣关系，他们尤其会保持在内心受到伤害的状态，这种交流系统隐蔽地、高度独立地自我组织起来，并且在一定的条件下被固定下来（Simon, 2010）。卢曼把冲突描述成"寄生的社会系统"，即它是一个非独立的、依赖他人的寄生系统：冲突是某种社会系统，它出于已知的动机，在其他系统中自我建立起来，但它并不具有系统某一部分的身份，而是寄生。在"高度整合的社会系统"中会形成这样一种倾向，即"在一个敌对的背景下，所有的行为都会被看成敌对的"（1984, S.531）。冲突会安插在习以为常的日常关系当中，受其"滋养"并慢慢地破坏它。这在高度升级的夫妻冲突中会显得分外分明（Bonacker, 2008）。伴侣会在对方的性格特点中找出问题的解释：如果她能够克服性格上的弱点或恶行，如果他能克服他的不理智、吝啬，等等，一切就都好了。每个人会把其他人的"坏"行为归咎为迫使其自身做出令人同情的行为的原因："我必须反抗。"

> 　　她的确很不开心，**因为**她的丈夫对她发怒了。当然他会对她发怒，她又没有整理房间就走了。当然她会这么做，**因为**她完全没有意识到他会这样命令她。但是他却这样做了，**因为**他心情不好，**因为**她前天不想与他同寝，她只是做不到，他在美好的周日下午对她的母亲做出憎恶的评价，这使她情绪很糟，而他这么做是**因为**她的母亲总是干涉孩子的教育，等等。

　　在一个对称性升级中，双方都会认为是对方的错，在互补性升级中，双方一致认为，只有一方必须改变，但可惜他有"障碍""恐惧""愚蠢"，"缺乏自我价值感"，使得改变不可能发生。通常双方还与一种感受的"容器理论"有关：长期受阻的情感被蓄积，最终必须释放出来。解决办法变成了问题。双方由于扭抱在一起，变得越来越筋疲力尽。这就以一种悖论的方式创造出治疗最好的动机："请帮我们从中解脱出来"，如果他们能够这样讲出来，就已经迈出了反抗"寄生"的重要的一步。

### 可能的干预方法

　　在雕塑中，为了使人感受距离的远近可以将"变得陌生"或"夫妻冲突"作为对象，为它找到一个位置。给治疗师的一个特别的任务是，要尽可能确切地理解夫妻的"招聘广告"，即在订立协议中要注意，双方是怀着哪些公开的，以及可能是隐蔽的诉求来做治疗的（Ebbecke-Nohlen, 2000）。治疗师的基本态度在夫妻治疗中也成了内心矛盾的律师，保持着对各方意图的解释的怀疑。分手作为一个现实性的、如今也不足为奇的可能性（"去戏剧化"），要将其当作一种选择来考虑。

　　一个很好的早期干预来自海德堡的治疗师芭芭拉·布林克（Barbara Brink）（见框36）。（进一步的阅读资料，在此我们推荐：Jellouschek, 1991; Lenz et al., 1995; Ebbecke-Nohlen, 2000, 2003; Revenstorf & Freudenfeld, 2000; Jones & Asen, 2003; Hess,

2003; Riehl-Emde, 2003; Retzer, 2004; El Hachimi & Stephan, 2007; R. Weber, 2008; Brandl-Nebehay & Hinsch, 2010。）对于性障碍方面的夫妻治疗以下我们不再做进一步介绍

357 （参见Schweitzer & von Schlippe, 2006, S.212-224或Clement, 2004）。此外对于特殊的同性恋夫妻方面的咨询，参见相关文献（例如Binkert, 1993; Symalla & Walther, 1997; Rauchfleisch, 2002; Bigner & Wetchler, 2004; Green & Mitchel, 2008）。

---

### 两人关系中的"开局招式"（Brink & von Schlippe, 2002）

在关系的早期阶段，两人就会无意识地协商将来的相处规则。在"开局招式"中就会象征性地、浓缩地展现出有关以后夫妻关系的高度和深度的话题，以及"隐含的关系合同"，它往往可能会令夫妻迟迟不来做咨询。

在认识三天后，一对情侣坐在阳光下的一棵树下。他游戏式地转动女友的戒指，弄得它像是个结婚戒指。接下来她问："我现在能否把这看作求婚?"他不敢说，对他来说现在这个问题还太早，当他敷衍地回答"是的"之时，就奠定了一个长久感觉的基础，他会被"囚禁"在婚姻中。对于她，随之而来的长期感受是，必须要紧紧抓住他，对他从来没有完全放心过。

在夫妻治疗中有趣的切入点是，在一开始用"放大镜"来调查某些问题——第一次相遇或作为情侣第一次有重要意义的行为是如何进行的，如：

- 第一次把家里的钥匙给对方，
- 第一次性爱经历，以及对此做出的反应，
- 第一次谈到钱的问题，等等。

然后就可以进一步调查这些时刻，在其中找到理解当前问题的关键点，以及解决办法的关键点，方式是把当时未讲出的话表达出来，并且任何一方都要为之承担起责任。

框36　开局招式

从"开局招式"中可以引发对"隐含的关系协议"的提问。要询问双方，他们是怀着哪些想法、希望和愿望进入到他们的关系中的（很多时候咨客无法当场回答这个问题）。有帮助的是，比如，可以在家庭作业中让两人分别回忆这些问题，并在下次会谈时对其进行讨论。接下来我们介绍一系列其他的夫妻治疗的干预方法，首先是一些可以广泛应用的具有普遍性的方法，然后是一些特殊的针对对称性和互补性升级情形的方法（对于这些概念的解释，参见章节6.3）。

- **外化有问题的互动模式**：对于某个主题（例如冲突、无法摆脱的模式、性生活或抑郁）可以在房间中寻找一个物品（例如垫子），然后双方为它找一个位置：这个象征物现在位于哪儿，离他近还是离她近，还是在他们之间？如果它在另一个位置上，那么是两个人都能直接看见它，还是只有一个人能看见？可以让这个象征物去"度假"。两人一起把它送到门口。如果房间里没有这个话题感觉会怎么样？现在双方如何看待对方？有何不同吗？现在对方看起来有何不同？"您作为夫妻一方会对自己说什么，您对对方来说是谁？"对于可以使夫妻很快进入升级状态的实质性的话题，可以问："您无法摆脱它有多长时间了？""屈服于这个模式，对您作为丈夫，作为妻子，作为夫妻的自我形象意味着什么？""它是如何邀请您的？""您最后一次成功地违抗它是什么时候？是如何做到的？通过这么做，您对于自己和您具有的可能性学到了什么？""如果您从模式的控制中解脱出来，您认为您二位可能是怎样的一对夫妻？"

- **确定和理解触发事件**：在此可以对内心"电影"的触发器做一番系统和仔细的工作，它对当事人起到触发的作用，可以提供一个了解原生家庭体验的桥梁。

- **与来自原生家庭的经验做比较**：恰恰是在夫妻关系中，可以迅速地把当前的状况与人们从自身原生家庭那里习得的感受联系起来。可以确切地观察到触发事件：其他人是如何能够如此之快地就取得老电影的门票？这些事件与哪些经历或哪些人联系在一起？在处理这些过程时，要留给讲述

358

的一方足够的空间（例如通过让另一方花些时间坐坐反映的位置，见章节19.3），同时也不要使他／她变成"病人"。

- **传达希望**：同时要做的是，鼓励那些在某些时候感到非常气馁的夫妻（当然要以现实的方式）。夫妻危机能够并且常常预示一个正在进行的发展步骤（Willi, 2007），双方都可以从中获益："可能您二位即将取得一个共同的、变得更加成熟的进步？那些能够从这种极为紧张的状态中找到出路的、继续生活在一起的夫妻，与那些相安无事的夫妻相比，可以有更加精彩的和更加生机勃勃的婚姻。"

### 针对高度对称性升级的干预

对称是夫妻交流中固定的和生动的组成部分。然而，当夫妻困在高度对称性的升级中时，可以把会谈作为战场来加以利用。所使用的方法是订立一个协议使之平息，通过这个协议，治疗师可以得到允许，以中断高度的对称。

**359**

　　　"我注意到，您二位坐在这里彼此都很生对方的气。我想要给我们的谈话提些建议：在此我们一起来注意，我们要以这样一种方式交谈，不要再继续加深伤害。您二位同意吗？当我感到我们陷得更深了，而不是在接近解决办法，您能够允许我明确地打断谈话吗？"如果双方同意（通常是这样），可以不断地追溯到这个协议上："现在是老生常谈还是讲的新发生的事？关于老话题我们已经有足够的例子了！"

这是为了将升级模式尽快打断，并使谈话对象与他们自身的两难选择联系起来，而不是相互为难。这可以通过外化提问或通过面质来进行："衷心感谢您让我又一次详细地了解了您的两难境地。我想，现在我理解了是怎么回事！"或者，"我看到您二位在二位的关系中有某种宠物，您二位都很有爱心地喂养它！"然后请他们对保持关系的可能性做出估计："您的关系能够挺住的机会是百分之多少？您认为，您的伴侣会给百分之几？"然后会比较两个打分并对此讨论。

　　在与对称性升级的伴侣的早期工作阶段，我们建议，不考虑"活现"，即进行直接的言语交流（"请您直接对他说！"），因为这可能会使循环圈又运作起来。但是可以试验，例如通过让夫妻背靠背坐，并尝试，当双方在冲突时相互不看对方，会发生什么（利用其他感官渠道）。

- **针对交流模式的工作**：除了把问题互动模式外化，还可以通过中断模式来宣告一个有趣的发现之旅："为了让另一个人与您争吵，您必须怎么做？"可以进行这样的实验，在接下来的一周尝试停止所有会导致争吵的做法（Lenz et al., 1995；"停止的干预"在章节18.5中有描述）。为了不至于过快地对这个模式做出"敌对的"解释，有个方法是，首先充分理解以下问题："这种模式有何功能？它背后存在什么？即，它是为了什么而存在？如果它突然停止会怎样？它的存在可能有什么好处？谁最有可能希望它保留？"在此可以谈到距离远和近的话题，因为升级的模式通常有避免距离太近或太远的作用。

- **对背景的面质**："令人震惊的背景"（根据White, 1985）有一种面质的形式，可以使得夫妻同时寻找他们的资源："我的天哪，两个像您二位这样如此不合适的人怎么会结婚？这桩婚事是谁做错了？是二位的父母强迫的吗……如果我在二位结婚前遇到二位，我认为二位最多能在一起待四年，现在二位已经结婚11年了……二位在这个世界上是如何做到这一切的？能为我解释一下，二位为什么没有早就分开吗？二位（有可能是循环提问：您的伴侣）是从哪儿获得的希望，让您认为在这么长时间的痛苦忍受之后，还可能有出路？"接下来可以问，他们还能忍受多久，在五年或十年之后有益于健康的结果是什么。夫妻双方会被要求提出赞同和反对婚姻的论据。他们必须共同说服治疗师对他们的怀疑，表明他们的关系维持下去是值得的。

- **伤害的博物馆**：深深地被伤害的感觉常常会阻碍伴侣双方的交流。此处会介绍如何通过仪式（章节18.6）来工作，例如伤害的博物馆（见框37）。仪式有助于在治疗中与夫妻商定，使他们更好地从"被标准化了的模式"中跳出来。

360

**伤害的博物馆**（Brink & von Schlippe, 2002，根据Brunner, 1983）

- 这个仪式可以通过一个指导下的想象来引入："想象一下，您正走在一个博物馆里，这是您夫妻关系的博物馆。那里挂了很多画。其中有美丽和有价值的，但是也有灰暗、阴郁的。请您观察每一幅画，让它对您起作用：它有它的历史，在您观察时它会产生特殊的作用，可能也会有些艺术美感。您要意识到您可以自由地把画挂在一个中心的位置，或是在一间侧房、一间储藏室中。但是您要从整体上来看这些画，慢慢欣赏它们，并且有机会再一次来谈论这些画。"

- 每个人为自己写下从建立关系开始到现在的十桩事，这十桩事对他/她还在起作用，还是令人感到受伤。

- 接下来把这些事读出来（通常每个人需要至少一次会谈），另一个人可以对此询问（"你是指这样的情形……？"）

- 澄清：要把这些事件陈列在博物馆中，需要做什么？哪些事件在朗读完之后就已经被解决了？哪些还需要进一步谈论？

- 这一系列列出的事件，即使是有争议的，也可以帮助另一方说出："我承认，这对你有伤害！"也可以找出一种补偿仪式，例如人们或许可以把某些事看作一种补偿，另一方所付出的代价（几乎）和伤害所造成的情感上的耗费一样多。

- 也可以是一个神话：人必须原谅一切，人有时不得不带着伤疤生活。

- 最后，两人可以在想象中再一次走进博物馆，观察这些画有何变化并给它们一个位置。

框37　伤害的博物馆

### 针对"互补的扭抱"的干预

在互补性模式中会发现夫妻被困在这样的画面中，即问题是一方的弱点、恐惧或无能。这样一来就会陷入一个"自发性的悖论"当中："你究竟何时能学会不按照我的意思实现自己的目标？"另一方越是努力，依赖性就越强，权力保持在下定义的一方："这已经很好了，但你的声音还不够有力！"治疗师被邀请支持弱的一方。此处的危险是，弱方会陷入被动攻击之下的瘫痪状态之中，尤其是当治疗师接受了定义——"弱者就是弱者"时。此外，对此也可以把模式描述出来并进行外化处理。下面会介绍一些在互补性升级中的特殊干预。

362

- **颠倒**：在"颠倒的"改释中会强调弱者的长处（White, 1985）。通过观察，从属的一方以怎样的信号（例如无助的眼神）邀请控制的一方做出控制的

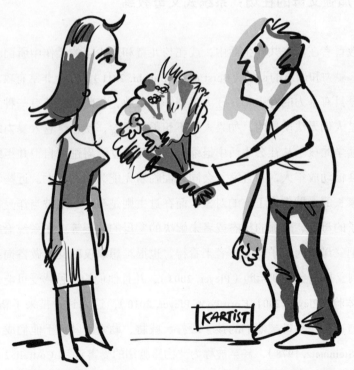

你给我送花应该是出于你爱我，而不是因为我希望你送花！

插图26 鲜花

反应。作为反馈可以把弱点改释为长处:"令我印象深刻的是您如何支持您的丈夫,您不断地把他推向强者的角色!您一定是一个考虑很周到的妻子。"接下来就可以把关系描述成两难的选择:"我很不确定,是否要建议您改变这种模式。您到现在以多种方式推动了您的丈夫,静静地,不令人讨厌地。如果您开始做更多的抗争,这恰恰也是他想要您做的,我不确定,您二位是否认真考虑过这会是什么样的后果。"

- **对称注入**:这个干预方法也同样源自迈克尔·怀特:要求从属的一方,不断地以一种"对称的方式"来坚持互补(例如向"强势的一方"强调,人有权坚持软弱和无助)。

## 20.3 加强父母的在场:系统式父母教练

父母和教育者在家庭共同生活中,或在与儿童和青少年的工作中所面临的最困难的现象是:暴力和严重的退缩(Borst & Lanfranchi, 2011)。一个非常有攻击性的孩子,更多的是具有暴力的青少年,让人感到一种威胁,与此同时还有一种无法忍受的挑衅,这是人们无法反抗的,如果人们不想承担风险,使自己卷入暴力的抗争中的话。一个逃学的孩子从社会生活中退缩,在房间设立障碍进行自卫并拒绝所有互动,这同样会惊动成年人,并且家长会同时面临着无能为力和无助。近些年来,专业上开始把家长的无助作为工作的对象,而在过去则是孩子长期被当作受害者,原因往往是孩子的母亲、麻烦的状态或者未解决的父母的冲突等。在系统治疗的早期也很难想象把父母作为孩子的受害者来看待,也很难想象仅对父母做咨询而不带上孩子。认识到父母也会感到无助(Pleyer, 2003),并且他们的这种感受可能是一种具有创伤性的体验(Pleyer, 2004; Korittko & Pleyer, 2010),这为讨论带来了新的视角。如今我们知道:有些父母被他们的孩子殴打、威胁、勒索,以至于他们成了"受虐待的父母"(Steinmetz, 1978),甚至被称为"物质滥用的受害者"(Cottrell, 2001)。

人们如今可能会把父母普遍的不确定感看作,由于人们意识到亲子关系对于孩子发展的意义和"黑色教育方法"的结果而引起的一种完全积极的现象。然而,对

363

于权威，传统意义上的理解所发生的变革也显示出了其弱点：它令父母有些失去方向，例如与电视节目《超级保姆》（Super Nanny）（例见 Bünder, 2006）产生共鸣，或者要求"重新运用强硬手段"（例见 Bueb, 2006）。自20世纪八九十年代以来，"权威"这个概念与消极的方面联系在一起，这导致了某种形式的对权威概念的侵蚀，这样一来，父母在危急时刻就难以避免亲子双方"冲突升级的陷阱"，由于对方威胁性的行为，双方会迅速陷入僵局：对称性的升级或互补性的顺从加剧。这两种形式对关系都具有潜在的破坏性（Bateson, 1981, S.179-180, S.417以下）。然而，人们从社会环境当中往往同时得到不同的建议："你不能就此妥协，你必须采取有力措施！"或者，"这个可怜的孩子，你们一直这样约束他，而他只是在反抗这么多的控制！"在这样的情况下，人们又如何能够采取一些不同以往的做法。

以色列的心理学家哈伊姆·奥马尔在20世纪90年代末发展出一个概念，说的是父母如何从加剧的相互攻击或不断增强的迁就的恶性循环中跳出来，同时不会损害亲子关系。通过把圣雄甘地和马丁·路德·金推行的非暴力抵抗引入咨询工作，他提供了一种新的思考升级关系的可能性。父母教练的概念，是由奥马尔与阿里斯特·冯·施利佩在德国共同提出的（Omer & Arist von Schlippe, 2004, 2010），它提供了一种反常规的和创新的咨询形式。其核心是"父母在场"的概念，它通过把注意力集中在父母在场，从而转移注意的焦点：对孩子的控制不再是注意的中心，而是父母"在场"的缺失。咨询工作不再围绕着用何种方法消除孩子的不正常行为这个问题（就如同行为治疗所做的那样），而是明确地聚焦在如何保障父母在孩子生活中的"在场"（与年龄相符合的）。这些概念与一种新的、被替代的权威的画面相互联系（Omer & von Schlippe, 2010; Omer et al., 2007）。

### 非暴力的干预

364

从非暴力抵抗和父母在场的方法中形成了干预的形式，它通过非暴力的方式帮助父母重新赢得在场（亦见 von Schlippe & Grabbe, 2007; Ollefs & von Schlippe, 2007, 2010）。通过避免破坏性的权力斗争，重新修复受损的依恋关系的可能性提高了；相反，把注意力集中在如何控制上通常会使关系更糟。在每个抵抗的措施中，父母都会强调，他们对一种好的关系很有兴趣，并且他们作为父母同时有义务行使一切属于他们的权力，以抵制孩子受批评的行为。在此，父母学会了如何能从冲突升级的循环中跳出来（例如他们在表达了什么是他们不喜欢的行为之后，就不再"说教"，而是保持沉默）。在采取抵抗措施的同时，保持一种欣赏孩子的姿态，无论他是否做出错误的行为。但是抵抗工作绝不是"散步"。框38列出的非暴力抵抗的步骤可能会对此有帮助（Omer & von Schlippe, 2004, S.29以下；Ollefs & von Schlippe, 2007, S.69以下）。

---

**非暴力抵抗干预简介**（Omer & von Schlippe, 2004, S.229以下）

1. **坚持不懈地为事态降温**：如果还没有下定决心必须要为事态降温，就不要进行以下的步骤。父母应该：
   - 停止一切形式的"说教"、威胁、喊叫和争论；
   - 自己不要卷入：编一句"内心的咒语"作为父母的自我指导，使自己保持在降温的状态，并对习以为常的冲突升级的触发事件（例如孩子的咒骂）不做出反应，而是保持沉默并观察会发生什么（"沉默不是投降！"）；
   - 了解自己的"开关"：父母要学会，对能够使他们"自动"升温的时刻和话题做到敏感；
   - 延迟反应的原则：不再像过去那样一边咒骂或威胁，一边离开房间（并由此放弃自己的在场），而是说："我不同意，我还要再提这件事！"以此中断升温的势态，同时不让任何一方丢脸。

2. **声明**：写一个书面的自我承诺，表明自己会抵制一切破坏性的行为，不使用言辞或行为上的暴力。这个声明中不含任何威胁，而是传达父母对改善状况的兴趣。他们会为孩子朗读这个声明并将其交给孩子。

3. **静坐**：父母来到孩子的房间并说，有哪些问题是他们不想再容忍而他们自己还不知道该如何解决的。他们沉默着等待孩子的建议，一旦孩子给出建议（"好的，那我们给它一个机会！"），他们就离开房间，或者孩子在父母为自己规定好的时间内（通常30至45分钟）没有给出任何建议也要离开，不做任何消极的评论（"好的，我们今天还没找到任何解决办法！"）。可能他们不久就会再继续坐在孩子旁边。

4. 打破**"保密的封印"**：抵抗需要群众支持。父母在他们的熟人或亲戚当中寻找支持者或传达者，使其看到父母的打算并同时让他们对孩子传达信息，表明他们对孩子是友好的并且支持父母。有时支持者会被请来，作为父母静坐时的"证人"。自助小组的成员、单亲和孤立无援的母亲尤其会受到鼓励。

5. **打一圈电话**：孩子彻夜未归时，忧心忡忡的父母可以尝试告诉孩子周围（他朋友的父母、酒馆和休闲场所的员工）尽可能多的人，并且对他们表达担忧，如果他们也不知道孩子晚上待在哪里，就询问他们是否可以帮忙一起打电话寻找。如果孩子反对父母这么做，父母就告诉孩子，如果他们知道了孩子晚上在哪儿以及何时回家，他们愿意立刻停止这个措施。

6. **跟随和探访**：当孩子有严重的问题（如道德堕落、滥用药物）时，父母和（或）支持者要到现场探访，也就是去那些孩子可能会去和有孩子在场迹象的地方，要告诉孩子，他们感到担心，而不要试图用暴力的方法把孩子硬拉回家。如果青少年有可能涉足犯罪，那么支持者就要到现场"看看孩子"，他的出现就足以使贩毒者感到不安。

7. **拒绝命令和延长静坐罢工**：父母仔细考虑一下给孩子提供的所有"理所应当的"服务，并且决定在一段时间内停止这些服务。这么做是表示"示威"而不是惩罚（即表达这样一种想法："我意识到，当我继续像以前那么做的时候，我的感觉并不太好！"）。

8. **欣赏的姿态**：每个抵抗行动中不可缺少的组成部分除了降温，还要有一种姿态，即无论孩子做出怎样的行为，父母都有兴趣再次接受一种建设性的关系。

框38　教育中的非暴力抵抗：干预方法

以非暴力抵抗和父母在场的逻辑为框架的这种父母咨询的理念，目前还没有大量的试验证实其依据，然而一系列的研究显示，这种方法在德国的咨询师当中有很高的接受程度（Süllow, 2005），并且可以减轻孩子的问题行为（Weinblatt & Omer, 2008）。尤其是可以降低父母的无助感和抑郁程度，这在冲突高度升级的关系中常常已经达到了临床治疗的效果（Ollefs et al., 2009）。最近，还有人做过一些尝试，要将这种理念共同实践于学校和家庭中（例如Lemme et al., 2009）。

但是对于这种方法也有批判性的讨论。这种理念的危险尤其在于，抵抗可能只是作为一种工具在"技术"层面上被应用，而没有实现实质上的态度的转变。此外，当把它应用在一种冲突升级的逻辑中时，如果人们认为，他们现在掌握了一个对于控制孩子的行为特别有效的工具，那么这种方法就会自相矛盾地被利用，反而会使得控制被进一步细化（例如Loth, 2006）。

## 20.4 牵一发而动全身：家庭治疗

家庭？家庭治疗？

> "家庭治疗"这个术语如今不再是一种治疗流派的名称。它仅仅标志着一种治疗设置：如果治疗性地与家庭进行交谈和干预，那就是在进行家庭治疗。任何进一步的确定，必须要与某个治疗流派有专门的"接触"。（Lieb, 2010, S.208）

如今家庭治疗在德语国家是作为一种治疗设置，而不是治疗程序（在盎格鲁-撒克逊语言中，这个区别不重要），人们可以在系统的、心理动力学的、人本主义的或行为治疗的治疗程序的框架下来实践它（例如Köllner, 2007; Lieb, 2009, 2010; Reich, 2010）。然而家庭治疗在系统治疗的实践和理论建立中都是一个举足轻重的领域。因此虽然在理念上可以清楚地区分"家庭治疗"和"系统治疗"概念，但是在应用实践中两者常常重叠。在盎格鲁-撒克逊语言国家，两者作为"家庭系统治疗"通常不做区分。此外德国这一领域最大的专业协会被称为"德国系统治疗、咨询和家庭治疗协会"。我们根据史第尔林（Stierlin, 2005）和施内文德（Schneewind, 2012）的定义，把家庭（章节7.1）理解成有存在意义的、亲密的关系系统。在这个意义上，家庭除了生物学或法律上的亲属之外至少还可以在短时间内包括其他人。

### 家庭治疗设置的优点和缺点

我们个人认为家庭治疗的设置是最有效的和"最精彩的"心理治疗设置，如果它成功的话。首先，在共同的谈话中所推动的变化可以使全体成员有共同体验和设身处地的领会，这个会谈的过程接下来可以直接在日常生活中"继续处理"，尤其是结尾干预或行动建议，可以在日常生活中起作用。家庭治疗能够比个体治疗或小组治疗中的单个成员的体验更直接、更强烈地激发内部家庭的自我帮助过程。

第二，设置的透明性阻止了无成效的联盟的建立，并且促进信任。心理治疗师通过使所有家庭成员同时在场，防止自己单方面与他的咨客联合起来反对其他家庭成员。索引病人不必把他的治疗经验费力地告诉他的家属：他的治疗师也是其他家庭成员的治疗师，也值得他们信任。

第三，家庭治疗会谈对于当事人来说是不寻常的，并且在仪式的意义上是正常的日常生活中的突出事件。它需要做很多事前的解释、准备和时间的商定，即很大的"花费"，直到所有成员都愿意这么做。一旦赢得同意，治疗的意愿和压力会大大提高，会谈的结果将会被应用到日常生活当中。

由于要花很多的精力，家庭设置的缺点也就显而易见。所有成员的不安、冲突和努力的程度通常明显比个体治疗前和治疗当中要高。一位每天可以做八个50分钟的个体治疗会谈的治疗师很难坚持做超过三个、最多四个的家庭治疗会谈。

### 何时要把家庭纳入？

科学医学专业协会下的夫妻和家庭治疗工作协会的纲领制定委员会，在1998年制定了如下将家庭纳入治疗的指征标准（Scheib & Wirsching, 2004, S.21以下，S.36, 案例来自我们自己的临床实践）：

**被问题相互紧密联系在一起的家庭**：一个病人的临床问题与他的夫妻或家庭关系中的问题紧密联系。并且如果没有家庭治疗这些关系问题似乎就无法解决，或极其费力地才能解决。

> 一位20岁的高中毕业生在第一次因精神病发作住院结束后尝试摆脱困境。他的父亲年轻时在身患严重的抑郁症之后中断了当时的学业，并且此后只得到了一份低技能的职业。他对儿子总是打退堂鼓，他认为他也几乎不可能再变好。母亲是一位生活能力很强、事业有成、有些过度保护的人，她把儿子生活中的大部分事务全包了，以至于儿子几乎没有什么事必须和能够自己处理。

**在所谓的家庭共病和多重患病情况下**：很多成员在同一时间需要心理治疗。

> 在一个家庭中，父亲患有癫痫，母亲要入院治疗抑郁症，小女儿有偏头痛。由于恐惧父亲的癫痫发作，又因为父亲禁止把他患病的事告诉家庭以外的人，以便不威胁到他的工作，导致了多年来的紧张和压力状态，因此所有的家庭成员都开始做家庭治疗，在确诊后的八年中，这个家庭一直处于压力之中。

**家庭成了一位成员个体治疗的"牺牲品"**：一个成员的个体心理治疗触发了意想不到的变化（"我已经被压迫得够久了，现在我必须关注我自己了"），促使家属产生很大的压力，有时甚至危害到了健康的关系。

> 一位有四个儿子的父亲，由于儿子们尿床，家庭开始做家庭治疗，又由于他不断加剧的抑郁情绪，他进行了两个月的疗养。他回来后，以前那个看起来友好的、愿意奉献的丈夫兼父亲完全变了。凭着这样的格言——"我是我"，他现在表现得只按照自己的要求生活，他的行为粗暴，有攻击性，不再履行他作为父

亲的义务，这促发了家庭中严重的（长期的，但被有效克服的）过渡期危机。

**家庭成了一位成员疾病的"牺牲品"：**一位家庭成员的慢性或很严重的急性疾病过程（如老年痴呆、癌症、多发性硬化、帕金森、精神病、药物依赖）使家属在抗争过程中精疲力竭，以至于有失衡的危险。

一对40岁出头的夫妻由于妻子的风湿病令夫妻关系变得沉重。双方对于心身疾病都很开明，并思考是否至少风湿病发作的过程对于他们自己来说提示了在他们的夫妻关系中存在不完全明确的问题。这个"夫妻动力学的心身医学的"假设由两人共同提出，成了他们共同感到痛苦的一个原因。

369

**为了避免住院和隔离治疗：**家庭的资源应该为了一个生病的成员能够继续生活在家中而被激活，以预防其长期住院或被送入疗养院。

一位40多岁的女士住了大约十次精神病院。她和她丈夫的家族同住在一起，在她丈夫的原生家庭里发生的冲突是触发她住院的常见情况。当她在家里又和丈夫的兄嫂争吵时，医院是她一直以来的"避难所"，是她在精神错乱的状态下渴望的栖息处。医院在一次团队案例督导之后，决定邀请全体家庭成员来治疗，但是他们没有来。一年之后这位女病人自杀了。

**如果家庭成员能够起到有帮助的协同治疗师的作用：**其他家庭成员可以为克服或缓解病人的临床问题起到重要的作用。看起来，他们的作用在未将家庭成员纳入治疗的情况下不能或不足以被激活。

一位母亲想要在心理治疗师的帮助下克服对坐飞机的恐惧，这种恐惧已经影响到了她的工作。这位受过三种治疗流派（行为治疗、催眠治疗和系统治疗）

培训的治疗师与孩子（他有广场恐惧，但对坐飞机不恐惧）一起用小的模型飞机玩"飞机起飞和降落"的游戏，并让母亲在旁边看，她通过识别和学习模型，感到自己的症状明显减轻了。

对于某些机构，如果通常情况下进行的第一次会谈是个体治疗，那么治疗师可以利用另外一个很简单的指征判断：如果在叫到病人时，家属同时站起来，并且他们在个体会谈过程中在候诊室等待，而且过后想要了解第一次会谈的情况（"医生，我能否问您一个问题"），那么围绕着当前出现的问题通常存在一个紧密的家庭关系。

人们判断家庭治疗是否有意义的最简单方法是，在邀请家庭参加第一次会谈时，或者至少在第一次会谈时，集中向他们询问家庭的情况。或许一些指征常常在后来的危机或停滞阶段才会显现出来，但如果早期将家庭纳入，就可以避免这样的情况。

370 **何时不要纳入家庭？**

**如果家庭成员无法被纳入，或不愿意参与**：因为他们住得太远；或因为他们出于情感的因素，在长期的疏远或严重的疾病之后，虽然病人和治疗师做了尝试，家人还是拒绝了邀请；或因为病人自己对家庭会谈很恐惧，治疗师无法将其消除。

**如果家庭成员对于家庭治疗无法达成一致**：虽然他们在第一次会谈时一起来了，但是对目标、话题和进一步会谈的形式无法达成一致。

一位妻子想要和她的丈夫离婚，但丈夫想和她继续在一起生活，并且作为最后的尝试动员她来做夫妻治疗。她过去一直想做夫妻治疗，但是现在对她来说已经太迟了。在第一次会谈的最后，她明确了，会谈不能够使她回心转意，但是她愿意与他谈论一下如何把离婚的事告诉孩子以及帮助他们度过这一阶段。但是对此他还没有准备好。一个月后，随着他们离婚的意向越来越具体，他们有准备地前来参加了两次夫妻治疗，然后是几次父母和孩子共同的会谈，为了使孩子更容易理解和接受离婚，并且找到恰当的协议如何在两个地方进行共同的教育。

**如果公开的谈话会造成相互躯体上的威胁**：这尤其会在暴力和虐待的情况下出现，如果家庭成员还生活在一起，并且一个有暴力行为的家庭成员在会谈后要对治疗中的表达进行报复（"我现在就表现给你看，你这样给我脸上抹黑！"）。

**如果病人的问题与他的家庭完全无关**：例如他的工作状况让他烦恼，没有涉及家人并且他们对此愿意尽可能地支持他。

> 一位领导岗位上的老员工来做咨询，为了克服他强烈的抑郁反应，这种反应通常在他的工作中或在路上出现，但是在家中不会。治疗会谈仅仅聚焦在他对他的公司的认同感较低以及他作为老员工在一个"以青年人为取向的"企业集团的处境上。过了很久，当他出现严重的与他的一个孩子离家有关的问题时，治疗师又为他间断性地提供了几次家庭会谈。

**如果话题的私密性不适合做家庭会谈**：例如成年的孩子或年轻的成年人关于性的话题。

> 一位20岁的年轻女性和她的家庭一起，做了超过一年的克服家庭中的妒忌和公平冲突的工作，而这些问题会触发她间歇性的绝食。在很好地克服这些问题之后，她第一次爱上了一个年轻人，但是他的性要求让她感到非常烦躁，以至于她又开始绝食。对此治疗师与她首先进行了两次个体会谈，然后为她和新男友提供了一次"伴侣会谈"。

371

**如果病人在他的家庭中有高度的自主和一种非常接纳的姿态**，以至于他自己有足够的能力在治疗中发展出好的想法，他可以不需要治疗的帮助，靠自己在家庭的日常生活中实践这些想法。

### 家庭治疗的时间进程：何时将何人纳入？

与家庭治疗的最初阶段不同，对于是否让家庭成员同来的问题，如今要务实地来看待。一条金标准是，在不确定的情况下，宁愿与更多的家庭成员开始工作，以后再深入地与子系统工作。这有助于快速理解来访者情况的复杂性，而不会与一方联合起来对抗另一位家庭成员，并且可以利用所有家庭成员的合作的意愿。通常从家庭设置转到个体治疗要比反过来容易，这不仅仅是在遇到冲突严重、有争斗的家庭时。

- 在家庭治疗当中，如果处理的是厌食症行为，那么常常是与核心家庭一起开始治疗（Weber & Stierlin, 1989）。稍后，当开始个体化的过程时，可能是索引病人独自来，也有可能和男/女朋友同来。如果是作为父母或夫妻的一方想要在取得一致性方面进行咨询，偶尔也会邀请另一方一起来参加个体治疗。相反，对于贪食症，开始时常常是索引病人独自前来（他们的症状往往可能对家人隐瞒），直到她敢于公开与她的父母或伴侣谈论这件事，然后才把他们请过来。

- 如果60多岁、有很大动力的父母与他们完全没有动力的30岁的被诊断为慢性精神分裂症的儿子同来，那么实际的任务往往在于，澄清父母还想做儿子多久和何种程度上的照顾人。如果是针对这样的治疗任务，而不再是把儿子的症状和事业作为咨询的主题来处理，对于这个问题的澄清，有时更有效的做法是在儿子不参与的情况下进行。

在一次家庭会谈的结尾往往会达成一些约定，例如首先做一些个体治疗，然后至少做一次的夫妻会谈。在后期的过程中，一次家庭会谈还可以把所有成员带到一个共同的立场上。

以上描述的"金标准"并非一直有效。如果非常烦躁不安的父母与一个多动症的孩子同来，那么更有意义的做法是，第一次会谈只和父母一起进行，以便倾听他们的抱怨为其减轻情感上的负担，使得他们长期积累的沮丧表达出来。根据详细的病例档案，然后就可以通过一个计划好的设计，更轻松地开始第一次家庭会谈，这样一来，成员的能力、好感及其解决问题的可能性就能够被发现（详细的关于第一次会谈的资料见 von Sydow, 2010，关于如何将孩子纳入，见 Ford-Sori, 2006; Grabbe, 2001）。在家庭治疗中，如果是儿童作为索引病人，通常要从家庭会谈、以问题为中心的针对索引病人的个体会谈，以及第三种设置，即父母咨询中选择一种组合，后者根据需要又分别把焦点放在"父母教练"（章节20.3）或"夫妻咨询"（章节20.2）上。如果是青少年作为索引病人，在父母对治疗提出要求的情况下，通常是从父母和孩子的共同治疗开始。在此，我们力图尽早对青少年做个体治疗，以便能够支持与他们之间往往很脆弱的治疗联盟。

如果父母之间的矛盾在家庭治疗中处于中心，有可能会导致离婚，那么可以进行家庭会谈（"孩子对父母的关系有何想法?"）、夫妻会谈（"尽管还存在冲突，有哪些感情基础、哪些相互的愿望?"）和一些个体会谈（"如果您二位分开，生活会是怎样? 与您想要分开的愿望相比，您二位继续生活在一起的愿望有多强烈?"）的组合。如果夫妻离婚了，在后面的个体治疗过程中会把重点尤其放在两人分别如何适应新的生活上。

### 何时停止：家庭治疗需要持续多久?

相比个体治疗，家庭治疗所需的会谈次数要少，因为这要由很多人同时决定，并且他们的时间计划也必须相互协调。另一方面，这也是很快起效的干预，治疗常常在刚来参加治疗时就已经开始了，在谈话中所有人都参与其他人的发展，并且之后谈话会在家中的日常生活中继续起作用。

只要我们做一下概览（我们没有这方面的研究数据），就会发现系统家庭治疗在实践中很少会有超过20次的会谈，我们估计平均可能是四到五次，此外只做一次治疗的情况也很常见（Talmon, 1990）。然而每次会谈持续的时间往往更长，其特点是有两倍的会谈时间（90分钟）。有些索解取向的超短时治疗师（例如 Talmon, 1990; 亦见 Ebbecke-Nohlen, 2003），从一开始就只提供有限的两次会谈，这是对很多长时治疗师提出的有趣挑衅。对此，在米兰和海德堡两地，1975年至1985年间发展出了门诊系统治疗的理念，并且将会提供"最大需要量"的会谈，即至多十次会谈，时间很不固定，可能会持续很多年，平均大约会进行五次会谈。系统的具有启发性的斯堪的纳维亚方法是一种"需求取向的精神病治疗"（Seikkula, 1994; Aderhold et al., 2003），一位陪伴治疗师会为一位首次发病的精神病人提供长达五年的治疗，尤其是要开展网络式的"联合治疗"。但是，在此期间进行联合治疗的次数很少会超过20次。与前述方法截然不同的是，运用生态系统的工作形式（章节21.2至21.4）与被描述成"混乱的"咨客系统工作（例如探访式治疗、多系统或多维度的家庭治疗），其治疗持续时间通常只有三到七个月，但是要求比较密集的治疗频率，至少要每周一次甚至更经常的碰面，并且要很规律地进行（Hargens, 1997）。

## 20.5　开启游戏空间：儿童和青少年治疗

当与儿童和青少年在他们的家庭背景下或偶尔单独与他们工作时，系统治疗显得"截然不同"，尤其是在建立关系、交流媒介和对待任务形势等方面。因此这常常是个挑战，因为治疗师几乎总是成年人，那么究竟为什么很少会找些儿童或青少年在教育咨询机构或儿童精神病医院做"名誉工作人员"？

- **建立关系**：儿童和青少年想要被看作独立的和平等的，而不只是作为父母的附属物被招呼、被看待、被认识。他们需要对游戏规则有确定感（"这里是如何进行的？"），此外他们也要确定是否和何时必须或被允许谈论或沉默。如果家庭是因为他们的问题来做治疗的，他们想要治疗师不仅仅注意到他们的问题，还有他们好的方面。

- **交流**：与儿童一起是游戏式的，与青少年一起则是行动取向的。会谈持续的时间很短，尤其是与他们谈话的阶段所持续的时间通常更短，会谈的间隔也短。使用的语言也是不同的：对儿童要简单，对青少年要直截了当。

- **处理任务形势**：只要儿童和青少年（尤其是后者）是被他们的父母带来治疗的，成年治疗师（尤其是那些年龄与父母相仿的）就应该仔细区分父母

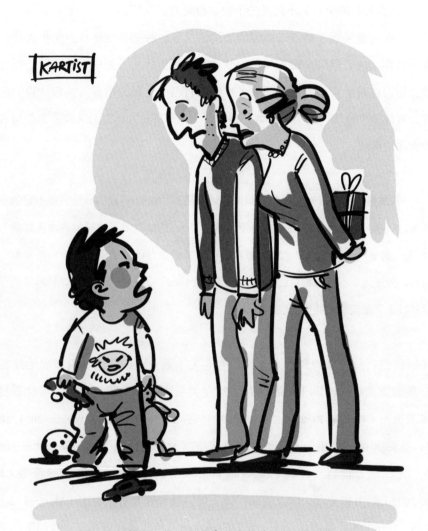

不，怎么又是一个惊喜！我想有些不一样的！

插图27　惊喜

的兴趣和孩子的兴趣。儿童和青少年必须在家庭治疗中得到这样的印象："这也是我的事，它不光是关于我，也是为了我！"

值得一提的是采取一种各方结盟的态度，这是一种把儿童和青少年作为独立的个体进行合作，并且同时实现对父母的欣赏的态度。此处不是单方地与孩子联合起来对抗父母，这对于年轻的治疗师或者那些与自己的父母之间曾有消极体验的治疗师来说，可能是个挑战。所谓的"联盟修辞学"（Grabbe, 2011）力求同所有参与者达到一种合作的模式。

> "联盟修辞学"可以把抱怨和归因翻译成是有价值的："我的孩子有很不好的行为，吸毒，晚上回家很晚，甚至不回家，整天打球！"对于这样的说法可以翻译成："我是否正确地理解了您，您其实是想要保护自己的孩子，您担心他会有危险，他还太小不能照顾自己？""正是！"（Grabbe，2011，S.136）这种解说的形式减少了使谈话中冲突升级的危险。

根据我们自身的经验和当今大量优秀的关于系统式的儿童和青少年治疗的出版物，我们为读者做出以下推荐。对于建立关系方面的实践，我们尤其推荐吕迪格·雷茨拉夫（Rüdiger Retzlaff, 2008, 2010）、吉姆·威尔逊（Jim Wilson, 2003, 2006, 2010）、曼弗雷德·福格特和沃尔夫冈·布尔（Manfred Vogt & Wolfgang Burr, 1999, 2002）、凯瑟琳·福特－索里（Catherine Ford-Sori, 2006）、于尔格·利希蒂（Jürg Liechti, 2009）的书和文章，以及曼弗雷德·福格特和菲利普·卡比（Manfred Vogt & Filip Caby, 2010）的儿童团体治疗。我们的观点是，与儿童和青少年进行的工作总是与家庭治疗观点的背景联系在一起，对此每次会谈要根据阶段和任务共同地或单独地进行。以下很多描述既适合家庭会谈也适合儿童和青少年的个体会谈。在哈恩和米勒（Hahn & Müller, 1992）以及罗特豪斯（Rotthaus, 2001）的文集中描述了各种以儿童为中心的家庭治疗。

### 与儿童建立关系

那些在家庭治疗中与儿童和成年人工作的人，要有意识地为他们营造咨询空间。其中要通过小椅子、玩具角或玩具地毯标识出儿童的空间，例如通过用高椅子围成经典的一个圈的形式与成年人的空间区分开来。然后就可以在两者之间来回跑，因为孩子的注意力通常只能集中较短的时间。有必要和孩子一起事先在治疗室或隔壁的办公室做个"发现之旅"，透过单向玻璃看一看，试一试摄像机。对待小孩子有帮助的是，在打招呼的时候就同他站成一般高，也就是说治疗师和他们一起坐在地上或蹲下。

治疗师在开始要宣布一些重要的游戏规则：这里对所有在场者的意见都是同样感兴趣，儿童和青少年也同样如此；这里允许每个人一起谈论或沉默，允许每个人把话讲完，并且对于不同的意见治疗师尝试保持"不拉帮结派"。我们请求父母允许我们先和孩子交谈，然后再与他们交谈。我们请求父母和孩子先给我们讲述生活状况，然后是每个人的兴趣和能力，第三步才是问题。在允许我们谈论某话题前，我们会先请求"批准"（同样也争得孩子和青少年的同意）。

父母两人和4岁的儿子及6个月大的女儿来做治疗。女儿出生时有严重的残疾，从那时起已经不尿床的儿子又开始尿床了，夜里做噩梦并且在幼儿园里表现得极为专横，我们之前在与母亲通电话时得知了这些。在参观了治疗师的工作场所后，治疗师争得父母的同意，这次家庭会谈先同儿子谈，并请求男孩介绍一下他的家庭，先是他自己，然后他的妹妹，然后母亲，最后是父亲。他试图让治疗师猜他的年龄（"4岁，你能推想出来！"），他不想讲很多关于自己的事，而想更多地讲关于妹妹的事，她躺在妈妈的臂弯里——"她有蓝色的眼睛"（我们一起看着她），"她喜欢躺在妈妈的怀里"，"她还不会爬"。"因为她还太小？""是的，但是还有更糟糕的！""是什么？""肌无力！""哦，天哪！"我们一起看着他的妈妈："她做的饭很好吃。但是最近我常常要在幼儿园吃饭，因为妈妈没有那么多时间！""为什么？""她必须经常带着妹妹外出。"我们然后转向爸爸："他是

376

个猎人！""你和他一起打过猎吗？"父亲接着说："没有，但是我给你展示过，野猪闯了什么祸。"问儿子，是否和父亲一起坐在捕猎用的高椅上过——"没有，那是什么？"然后这个猎人父亲开始尴尬地解释。

如果孩子虽然来了，但是什么也不想说，我们会说，我们尊重他这样做。他们也可以不和我们坐在一起，不用倾听其他人。但是他们也可以随时参与进来，把事情讲清楚，修正错误。我们会努力，以至少是中立的或积极的赋义，向父母或兄弟姐妹提出关于这个"只做听众"的孩子以资源取向为主的问题："他何时决定很少和你们说话？""他从何而来的勇气，如此有精力地顶撞所有权威人士？"通过循环提问还可以推测孩子未被提到的动机："您认为您刚才说的话，孩子同意吗？"要与沉默的孩子打交道，还可以游戏式地发展出一些想法，使得孩子产生好奇心。

> 在一次治疗会谈中，吉姆·威尔逊和一个孩子艾伦共同讲述了一个故事，其中这个孩子是个医生（"艾伦医生"），并且这个故事和一个孩子有关，这个孩子被称为"小鸡超人"（Chicken boy）。治疗师注意到，艾伦没有笑容，于是继续讲故事，即"小鸡超人"的忧虑："'你知道为什么吗？我告诉你。他确定，他的笑容丢失了。你知道他把它放哪了吗？'（我把手放在裤袋里并做出担忧的表情。）'他的笑容在哪儿？'艾伦和我然后花了一些时间来寻找消失的笑容。最后我说：'我在想笑声听起来是怎样的，如果它回来的话。'于是我发出一些滑稽的声音……他没有笑，但是过了一会儿他的脸上显出了微笑。"（Wilson，2010，S.112—113）

通过语言的和非语言的方式与孩子的风格衔接有利于取得合作。当治疗师用孩子或快或慢的语速、或高或低的音色来说话，并且不需要逢迎和滑稽，也可以用他的方言与之交谈，这都是有帮助的。对于孩子来说，这可以使他们理解那些重要的关键词和比喻，并且在接下来的会谈中把这些作为贯穿对问题和解决方法描述的红线来利用。最后治疗师可以观察呼吸的深浅、安静或活泼的躯体姿态、有感染力或平淡的表情，并且至少在开始阶段与这些发现相衔接。

对于3到4岁的孩子，就可以进行一定程度的"为他人着想"（例如对父母或兄弟姐妹），例如，"我们能否玩个游戏，你现在是妈妈？"（Donaldson, 1982）但是对10到12岁的孩子循环提问要用没有复杂从句的简单语言形式来进行："如果你们比赛，谁最让爸爸生气，谁会得金牌，谁得银牌，谁得铜牌？"

### 与青少年建立关系

儿童通常愿意成为治疗系统中的一员，但这却会让青少年的内心发生矛盾。在他们从孩子到成人的过渡阶段，他们常常会与"变得越来越麻烦的"父母有冲突，从他们的身体高度和强壮程度来说，至少他们在身体上（但不是经济和社会上）不再依赖父母，他们与父母的关系以及与治疗师的关系有很大的波动，他们独立自主的愿望变得强烈，因此必须更多地去猜测他们建立联结的愿望，而他们不会主动地说出来。

对于青少年，尤其是动机不强的，我们尝试一方面认可他们之所以不想参加治疗是因为不想被他人操纵；此外他们本来就不想或不想过多地向治疗师讲述。另一方面我们会暗示，他们是想独立自主。尽管他有很多怀疑，是什么使他终究还是来了？他愿意和我说什么，不愿意说什么？我们尝试理解他们的世界观，即使对于他和我们来说这些似乎并不明确，是令人困惑和矛盾的。他觉得什么有意思，对什么感兴趣，他擅长什么，喜欢经常做些什么？然后令人感兴趣的是，他的观点和目标与他的父母、兄弟姐妹、老师、同龄朋友的观点和目标是否相符，或者还有谁给他造成了问题。

在理想的情况下，现在就可以给一个问题做出定义，问题既不在于孩子也不在于父母，而是存在于他们之间：在于父母对他的行为方式感到担忧，而他却不会在意；在于父母不愿意保证他认为是不可缺少的自由。然后就出现了这个问题，这个问题中的哪些部分会影响他，哪些不会，以及他是否能够并且如何影响父母，使得一些事情从他的角度看能够做得"更理智些"。如果目前为止这些步骤能够在一个个体会谈中进行，那么从现在起就有了在一个共同的家庭会谈中"协商"的机会。利希蒂（Liechti, 2009, S.88）推荐一种咨询式的纳入青少年的六个步骤：

  1. 接纳父母的抱怨或观点，

  2. 为父母的观点提供新的框架，

  3. 接纳青少年的抱怨或观点，

  4. 为青少年的观点制定新的框架，

  5. 推动澄清的过程，

  6. 陪伴独立自主的过程。

  利希蒂往往以单纯的父母会谈开始这样一种治疗（步骤1和步骤2）。其中他尝试与父母一起制定出一个新的定义（"我们父母对这种状况感到痛苦"），从中能够向青少年发出合作的邀请，使他们也可以接受这个定义（"请帮助我们和你一起解决我们在这种情况下忍受的痛苦"）。然后常常是青少年独自来（步骤3和步骤4）并与他制定出一个问题的定义，从而使得产生一个共同的解决办法成为可能（步骤5），接下来再分别与双方处理他们各自的目标。

  与青少年进行的治疗会谈不一定要在办公室进行。我们对青少年精神疾病治疗的经验教会我们，在闲暇时的晚上漫步或在医院的花园中短时间的散步常常是很有成效的背景，因为在这样的情况下，重要的信息会被不经意地说出来，并且可以根据需要很快地被更正。青少年有时在语言上对互动过程是很犀利的分析者。在家庭雕塑中，没有处在矛盾焦点的兄弟姐妹常常是排列雕塑的最佳人选。

379  **特别的干预方法**

  一个系统式的儿童和青少年治疗的方法列表，内容是非常广泛的，并且和其他流派的方法有重叠（参见 Fliegel & Kämmerer, 2006, 2009）。例如雷茨拉夫（Retzlaff, 2008）的一本优秀的著作中就有相关的介绍（其他进一步的介绍，参见 Hahn & Müller, 1993; Vogt & Burr, 1999, 2002; Rotthaus, 2001; Holtz et al., 2002; Holtz & Mrochen,

2009; Bonney, 2003; Steiner & Kim Berg, 2005; Gammer, 2007；以及两本"百宝箱"，参见Caby & Caby, 2009, 2011）。很多方法也可以对成年人实践（章节20.1），但是对于儿童和青少年往往更加有效和有必要。这些方法中的游戏的和行动取向的成分很高。

索解取向的提问聚焦于能力，这些能力往往在第一次会谈中容易被咨客忽略。例外提问，问及何时在意想不到的情况下事情会变好以及人们对此如何解释，从而把"探照灯"再次投向没有问题的区域。从一次会谈到另一次会谈，把问题的难度或者距理想中的解决办法的距离在一个主观的量表上、一根卷尺上、一条绳子上标记出来，并且不断地展示哪怕是最小的进步，以此来促进泄气的孩子对解决问题的乐观心态。福格特-希尔曼和布尔（Vogt-Hillmann & Burr, 1999; 2002）描述了关于如何仔细地诊断资源的很多想法。曼弗雷德·福格特发展并出版了大量自己的"资源游戏"（曼弗雷德·福格特游戏出版社），要帮助孩子确定他们自己的可能性。其中包括如"谈论—感受—行动""帮助—担心—分担"或"今天在这儿—明天在那儿"这样的游戏。本·弗曼（Ben Furman, 2005）把索解取向的想法整合到了一个为父母、教育者和治疗师提供的15步的程序中，题目是"我做到了"，这个程序被广泛推广。

叙事技术可以使症状外化（"把疾病当作一个家庭成员画出来"，"在对怪兽做了详细的描述后开始驯服它"），这样它就显得越来越不像是人格特征，而是作为一种"外在的形式"，家庭成员能够慢慢地与之告别（White & Epston, 1992; 亦见章节15.5）。也可以创作出受人认可的、被强化的故事，然后通过向周围所有的人发邮件或颁发证书证明（Wilson, 2003）。此外，讲讲现成的被强化的故事（"狮子的故事""鳄鱼的故事"）或朗读图画书在系统式儿童治疗中也很重要。芭芭拉·布罗伊蒂加姆（Barbara Bräutigam, 2009）推荐了一些合适的儿童读物，比如奥特弗里德·普罗伊斯勒（Otfried Preußler）的《坚强的瓦尼娅的冒险》、克丽斯提娜·内斯特灵格（Christine Nöstlinger）的《罐子里的康拉德》、阿斯特丽德·林德格伦（Astrid Lindgren）的《罗妮亚，绿林的女儿》、乔安妮·K.罗琳（Joanne K. Rowling）的《哈利波特》或尼克·霍恩比（Nick Hornby）的《关于一个男孩》。很有名的催眠治疗儿童故事，有林德·冯·凯泽林克（Linde von Keyserlingk）的作品（如2006）。

有儿童和青少年的家庭的日常生活常常是很有戏剧性的，只是参与者通常很少有雅兴，并且能从适当的距离以一个观众的角度来"欣赏"这些戏剧。戏剧表演，从即兴表演到小场景的拍摄，还包括大型的"家庭歌剧"，人们都可以在事后以慢动作来共同观看，它们都可以促进反思性的距离。

> 一个12岁的男孩，排行第二，有个15岁的"天赋很高"的姐姐和10岁的"轻度残障"的弟弟，由于他的不安静、"多动"和毛手毛脚的行为让所有家庭成员，尤其是母亲时常处于紧张状态。在利他林药物治疗和多次的心理运动的促进程序失败后，没有人指望能治好他的问题，"但是这样下去不行，尤其是我的妻子要崩溃了"，父亲说道。在第三次会谈时，我们决定录制一个周五晚上的"戏剧性场景"，当母亲离开家三个小时回到家中发现家里乱七八糟，东西摔在地上的声音和一片混乱。每个家庭成员在表演时都要表现出通常的那样，在戏剧片段中要有极为相似的爆发，就如同在家里发生的那样。除了到处乱跑和把东西弄倒的12岁的男孩，还有摆出"大姐大架势的"姐姐、"掩饰讨厌行为的"弟弟和"不宽容的、尖刻算账的"愤怒的母亲。之后，我们在隔壁房间共同观看了录像并思考，每个人对这次爆发添了哪些佐料。然后再次表演这个场景，要把握分寸，让爆发"限制在一半的强度"。

年龄大点儿的儿童和年龄小点儿的青少年都喜欢参加家庭雕塑（章节16.1），因为用躯体表达关系对他们来说几乎总是比较容易的，而且常常很有乐趣。

> 一位单亲母亲和她的五个孩子来做治疗，他们在治疗室里也很吵，几乎没有安静过。我们在闹哄哄的声响中对情况有了一些了解，就请孩子按照他们的年龄排成一排，然后每个孩子根据自己的观点把五个孩子和母亲根据"谁和谁关系最近"来进行排列。在此，17岁的长女（母亲的军师）和排行接下来的14岁和

12岁的两个男孩之间出现了明显的争抢与母亲站在一起的情形，这两个男孩都住在收容所里，因为按母亲的说法，她"无法胜任对他们的教育"。两个男孩都想搬回家，而姐姐不同意，男孩们威胁姐姐："你不愿意只是因为这样就不是你说了算，因为我们两个一起比你强。"10岁和8岁的女孩被两个派别作为结盟的对象激烈地招揽（"你是我们这边的，不要去那边。"），母亲不加干涉，让一切任其发展。

这些家庭雕塑可以运动起来，并且继续发展成舞蹈动作。家庭在时间上的发展可以通过时间线的工作好好地进行询问，对此彼得·内梅切克（Peter Nemetschek, 2006）通过他的"生命河流模式"发展出了形象的形式。

381

1995年，在海德堡，彼得·内梅切克在一次题为"与孩子的世界接轨"的会议上展示了与一个家庭在治疗结束三年后的一次时间旅行。这次时间旅行从约亨·施魏策治疗结束（1992），到彼得·内梅切克的工作坊的时间点上（1995），再到三年后的未来（1998）。对此每个家庭成员得到一根自己的绳子作为生命过程的象征。所有绳子按照时间轴放在地面上，使得靠拢和分岔可以非常清楚地呈现出来。四个男孩把绳子放在小木凳上，代表想象中的1998年，这使他们的成长变得更加形象。当所有人向前看未来时，父母落在了孩子后面，彼得·内梅切克询问每个成员：在那里摆在他们面前的是什么。在最后变得明确的是，在经历了很多艰难的危机和限制之后，现在对所有成员来说前方的道路是通畅的，他们可以做些在童年时期由于尿床，或由于父母对孩子教育的费神，或由于母亲不清楚是否要回去工作，或由于父亲的抑郁而不敢做的事。

说唱团（章节16.5）也可以和孩子在家庭中表演，使那些令问题变得尖锐的信念被场景化和被扰动。

一位母亲为了带大她的四个儿子，13年来一直在休假。最多到第15年，她必须停止休假或放弃工作。如果不是所有四个孩子都使她在家务和教育上特别费心的话，她早就回去工作了。但与此同时，她在改行做个康复师和回到原来的教师岗位之间犹豫不定。我们问她，有哪些支持或反对她回去工作的论据，并请她以两个男孩为一组，从左和从右说出赞成和反对的论据。借此母亲强烈的摇摆变得明确，母亲不是因为孩子而更多的是因为自己内心的矛盾而不能决定，然后她发觉，赞成学校的论据更加强烈。在接下来的学年，她回到了学校工作。

雷茨拉夫（Retzlaff, 2008, S.173-200）介绍了悖论干预（章节18.5）以及与儿童平等的描述，例如"玩世不恭的婴儿"、"你的发怒时间"的练习、"做相反的事"、"好极了，打个赌"、"悖论刹车"、"预言复发"或"这么做仿佛的仪式"，这能够激发年龄大些的儿童和青少年的运动精神，向治疗师展示其预言并不准。可以为家庭的日常生活发展出仪式和仪式性的行为（章节18.6），使得告别和特别的过渡阶段变得轻松（Retzlaff, 2008, S.240-253）。雷茨拉夫描述的其他方法有画画和雕塑（S.259-281）或利用玩偶（S.281-291）。以下是一个来自我们工作中的案例：

一个年轻的家庭中，父母刚刚离婚，但是他们很担心这会对他们年幼的儿子（3岁和5岁）造成分离创伤。父亲搬到了一间小公寓里。我们决定玩个四口之家的熊家庭的游戏，看熊孩子能够怎样健康和安全地从妈妈的洞去爸爸的洞以及再回来。两个洞之间拉起了长长的绳子，在他们徒步行走时可以牢牢捉住，使找到洞穴和来回行走变得容易。

此外，催眠和想象与系统工作可以很好地联系在一起。读者可能感兴趣的书有霍尔茨和姆罗亨（Holtz & Mrochen, 2009），姆罗亨、霍尔茨和特伦克勒（Mrochen, Holtz & Trenkle, 2009）或赛纳-费希尔、吉森和施泰因（Signer-Fischer, Gysin & Stein,

2011）的作品。因为众所周知音乐对治疗有很大帮助，卡门·金德尔－拜尔富斯（口述，2006）邀请有青少年的家庭中的所有家庭成员把他们喜爱的音乐以碟片的形式带过来，然后相互说明，这部音乐作品对他们来说意味着什么。在了解了这些音乐是否相称之后，一些家庭冲突就更容易被理解和处理。

所有这些方法显示，系统式的儿童治疗会是一个很精彩的领域，顽皮的孩子也可以在成年治疗师那里得以充分的展现（参见Schmidtchen, 1999）。

## 20.6  组成交流的马赛克：团体治疗和家庭重构

系统团体治疗可谓是"晚熟的、娇嫩的植物"（Greve & Herder, 2001; Hesse et al., 2001; Molter & Hargens, 2002）。系统团体治疗早期的方法由菲尔斯特瑙（Fürstenau, 1982）提出，他想的是，把系统思想用于心理动力学的团体治疗会有哪些后果。这一方法的形成一方面来自住院设置的逻辑，另一方面则由于对于隔离的和慢性的门诊服务的咨客而言，他们的家庭已不再能够或非常困难地被动员。从系统方法的家庭治疗起源来看，团体治疗的特别之处在于，它不是与那些生活中现成的咨客一起工作，而是创造一个人为的治疗系统，它与咨客的原生系统分开，但是对于咨客很有帮助。

同其他所有的团体治疗一样，在一个系统团体治疗中首先反映出很多规律性：人们如何在关系中相处，他们如何协商不同的意见和冲突，等等，以至于小组成了协商社会规则的重要学习领域，参与者也可以将其运用在他的日常生活中（Tschuschke, 2009; Mattke et al., 2009）。系统团体治疗既在住院或门诊的治疗小组中进行，也在多个家庭的小组中进行（例如Asen & Scholz, 2009;章节21.2）。小组也可以围绕一个特定的问题（如一种慢性疾病）或一个主题（如一个单亲抚养者家庭）而建立起来。治疗性自我体验的一种特殊的形式是家庭重构和排列研讨会（章节16.1和16.2）。

383

### 系统团体治疗的形式

为成年人举行的治疗形式包括开放的（随时有新成员加入）、半开放的（定期有成员的变化）和封闭的（小组成员固定）小组形式，它有固定的治疗次数，也可以分几天进行（Wilms et al., 2004; Schemmel, 2003; Deetz & Dithmer, 2000）。这种方法一部分是开放的，以小组参与者当前的诉求为取向，一部分也会规定一个共同的焦点或引导性的小组任务。对于精神科的日间医院，维特默德等人（Wittmund et al., 2001）对不同精神障碍的小组做了报道，格雷韦和赫德（Greve & Herder, 2001）报道了关于有自知力的精神病患者的小组。他们强调，为了建立足够的安全感和信任，治疗过程必须有严密的结构。相反，在话题选择上则有最大限度的自由和灵活性。

系统团体治疗也会为孩子提供一种常常以索解为取向的形式（Hubert & Vogt-Hillmann, 2002; Caby, 2002; Vogt & Caby, 2002, 2010; 章节3.2和20.4）。教育咨询中常常要求孩子来参加特定的话题，例如来自离异家庭的孩子或害怕的和害羞的孩子，他们在"制造勇气小组"中与同龄人开辟新的学习领域。一个关于头痛孩子的团体治疗的例子由泽曼（Seemann, 2002）提供（在Schweitzer & von Schlippe, 2006, S.376以下有描述）。

### 特别的方法

系统治疗方法的多种多样就如同不同流派的团体治疗方法之间存在多样性一样。与行为治疗相似，系统团体中所做的事被看作新经验的学习场地。关于早期家庭模式重复的意义很少被提到，然而在家庭重构研讨会上它会出现。特殊障碍团体致力于各种"疾病的特点"，即使这个疾病概念与其他流派相比，被更批判地看待。

384　可以通过一种态度来认识系统团体治疗："平等的声音"（Gerland, 2006）把治疗师看作"谦虚的专家"，他遵守多方结盟的原则并通过采用反映位置，具体提出反映性的问题来激发小组谈话的潜力（S.97以下）。此外，运用特殊的系统干预也是系统团体治疗的标志。一些团体治疗的理念以索解取向和资源取向方法为指导

（Schemmel, 2003, 章节3.2），通过聚焦治疗目标，赞赏那些朝希望的变化所做的小而可行的步骤，提供奇迹提问，对问题体验的例外情况进行细节性提问并探索可利用的资源。当焦点非常明显地放在可能的解决办法并较少地放在成员的问题故事上时，最初可能会激怒某些成员。通常也会利用反映小组和反映位置（第19章）。在此，多学科的团队在咨客在场时，可以对可能的不同干预意见和解释模式进行交流，各种不同的，甚至有时相反的观点会并存（Wittmund et al., 2001）。

　　一个具体的关于利用反映位置的例子，其中团队成员也被纳入进来，参见黑塞（Hesse, 2009, S.318）。团队讨论了不同的主观的疾病理论，平等地来看待它们，无须评判哪种解释是正确的。因此，在反映过程中，团队成员被分成不同的小组，小组A思考，关于一种心理障碍的描述对于这种障碍有何意义，人们可以从中得出什么结论；如果人们知道这种想法是"正确的"，那么借鉴这种想法可以做出的小小的建设性的一步是什么。小组B寻找问题的例外情况并制定出这种例外可能的模式。小组C思考如何能够把被抱怨的问题看成资源，以及在什么样的背景下它是有意义和有帮助的。治疗师的任务是组织这样一个复杂的反映过程，确保咨客能够听到不同的位置。治疗师问咨客，不同的想法对他有何触动，他认为什么或多或少是有帮助的。

　　催眠治疗的系统团体概念在心身医学疾病的住院治疗中由冈特·施密特、梅希特希尔德·赖因哈德（Mechthild Reinhard）、亚历山大·海尔（Alexander Herr）以及他们的团队在奥登瓦尔德（Odenwald）的赛斯特利奥斯（Systelios）医院继续发展（Herr et al., 2012）。由九到十位咨客参加小组谈话，他们共同参加一个固定的周计划，进行非语言的、躯体的、音乐的和艺术的团体治疗。小组中提供的所有治疗，即使是非语言的，也都是为了实现一个明确的目标。对于小组能力的施展来说，对任务和目标进行仔细的解释显得意义尤为重要。如果目标和部分目标已经明确，那么在接下来所有小组的动力学互动、参与者的每一个反馈、治疗师提供的每一个帮助，都要通过简短的反馈来检测其对目标的作用（Schmidt, 2012）。此外，每周会在相关的小组中，在没有治疗师的情况下进行一次**自我工作**，以及每次一个半小时的共同的**过程反映**。**自我工作**是让咨客为其个人的发展负责，并且在相互发展出解决办法的时候加强对自身能力的信任。在过程反映中，整个治疗师团队和咨客小组碰面，针对共同的治疗过程交换意见。咨客在此被看作自己的专家，他们能够自主地检测，看哪些假设、观点或哪些干预方法对他来说是认同的，并在实现他的目标上能够给予支持。

### 团体工作的特别形式：家庭重构

家庭重构是源自家庭治疗的团体治疗方法（Hecker, 1983; Satir, 1990; Nerin, 1989; Kaufmann, 1990; Conen, 1993; M. Schmidt, 2003）。最初它是为了自我体验的目的由家庭治疗师发展出来的，从而可以帮助治疗师反映自身原生家庭对他们的工作的影响（例如Reich, 1984），但是也可以作为治疗方法。它最基本的理念是，在小组的支持下来看自己的家庭历史如何塑造个人今天的好与坏的方面。目标是使人们从这些阻碍他们如今生活的影响中解脱出来，同时开发迄今还未利用的并且对于自我认同有帮助的资源。从叙事的观点来看，人们往往会根据那些老的、具有支配性和限制性的故事来创造自己的生活，在此要对这些故事提出质疑，并找到新的有益于健康的故事。既往学到的内容对于生存有意义并且很顽固。因此有必要回到情境当中，从中学习关于生活的特定规则并用新的眼光来看待它们。对此尼林（Nerin, 1989）提出了找到"生存的基本规则"的说法。他要表达的意思是，一个孩子面临的一个最基本的决定是，他如何在他所觉察到的背景中最好地生存下来。尤其是如果这些规则包括所谓的**普遍性**，如"从不"或"一直"，那么它们就存在着潜在的对生活的敌对性。诸如此类的"基本规则"，如"我不能相信任何人除了我自己"，"我不能让任何人生气"，它们与这样的担心是联系在一起的："如果我拒绝某人，我就会完蛋……"因此，它们的变化可能不仅是一种认知上的新的取向，而且需要一种全身心的深刻

**体验**，对此情感上的反应是使新的学习发生的前提。接下来我们介绍一次家庭重构研讨会的典型安排。

12位至最多24位参加者和两到三位指导者在几天当中（通常五到九天）在一个教育机构碰面（或者可以商定好在一年当中每个月见一次面，每次以一个人为对象，见Nerin，1989）。所有人都准备包括自己家庭中三到五代的家谱图，有时是一个家庭纪年表，其中所有的数据、事实和时间从祖父母出生开始概括地记录。此外，参加者事先要对家庭成员做个访谈。父母、祖父母、姑妈可能会对他们的兴趣感到高兴或者表现出担忧和害怕，家人的反应对于任何一位参与者来说都可能是令人意想不到的体验。他们需要写出出生和死亡的日期，关于居住地、职业、宗教信仰方面的信息，关于严重的或慢性的疾病的信息，关于出生、早产、死胎和流产的信息，也包括重要的政治和经济事件，最后还要收集每个家庭成员的个人风格和性格描述方面的资料。很多人把以前的照片带来并用来装饰家谱树。一些人在他的调查中会碰到被小心谨慎地守卫着的禁区。另一些人发现，原生家庭的一个分支上有很多信息，在另一个分支上却根本没有发现什么。

首先每两个参与者相互帮助，在相互访谈中提出自己的关于家庭重构的问题：什么对我今天的生活安排显得是有阻碍的或是自我折磨的？我的家庭故事的哪些方面让我感到沉重或给我布下了谜团？我想改变什么或更好地理解什么？在接下来的研讨会进行过程中通常是以个人的家庭重构为重点，进行一到三个小时。在此自己的问题会在访谈中呈现出来，然后详细地谈论家谱图。一段时间后指导者和参与者发展出自己的推测，看家庭故事的哪些方面对于回答这些问题可能特别有用。接下来会把合适的家庭历史在雕塑中体现出来，或者也可以将一段家庭故事通过一系列不同的雕塑来重构。此外也可以用心理剧表演出特定的家庭场景（例如一家人聚在餐桌前），在表演的过程当中始终可以打断场景进行反映。

在重构中通常所做的是围绕一种与自己的父母或祖父母和解的形式，但是不允许过快或强迫完成。只有当他们的行为被放在当时的背景下（在德国，例如过去的纳粹时期，Heimannsberg & Schmidt, 1988），并且对各自的特殊的家庭动力学冲突情形有更充分的理解时，才有可能进行和解。因此，和解不应该与原谅混淆。如果确实是父母的过错（尤其是虐待、物质滥用），那么就让它留在父母那里，不要把它抹去，这只会意味着一个缠结模式的继续。当人们放弃了"复仇天使"和宽容的"法官"的立场时，与父母的和解才会有可能。

## 20.7 暂时休息作为过渡仪式：住院设置

所有住院的设置，在医院、收容所，或对孩子或成年人的司法鉴定，系统治疗都面临着特别的挑战：

- **尽管离开日常生活背景，还是要学会转换**：索引病人或咨客如今难免会暂时地，过去偶尔是终生地，从他的原生系统，尤其是他的家庭、同伴和学校或工作中以及他的日常生活空间中被分离开来。因此，他在住院设置中所能学到的是不与他的原生系统的成员共享的。挑战在于，要使家庭、同伴、老师或咨客的工作环境恰当地参与到其改变的过程中。

- **分担责任**：入院后多多少少会有责任的转移（"请让他恢复健康！请你们把他带回正确的轨道上！"）。在不利的情况下，这可能会作为原生系统的互补性自我任务进行（"我们对此根本什么也做不了！"），或者作为双方之间的对称性对抗（"你们做得很糟，我们做得比较好！"）。挑战在于，要建立合作，其中双方相互要高度一致，与咨客本人一起朝着解决问题的方向努力。

- **住院处的自身逻辑**：住院系统本身几乎总是具有其固有的高度复杂性，有很多员工、工作小组、等级层面、规则、管理规定、资金要求。出于它自身的功能，它往往会对索引病人提出适应的要求（管理规定、小组设置、治疗时间），但这些对于他们出院后更好地继续生活未必是需要的。

- **住院处的人员变换**：住院机构基本上都是轮班工作的单位，值班的人员每天和每周都有很大的变化。如果住院部还肩负着教学任务，这种人员变化就更大。挑战在于，要使所有的参与者之间达到透明的信息流动。

系统式住院治疗对于病人或咨客来说，可能是一个很好的**过渡仪式**（章节18.6），它从一个入院前充满问题的旧状态进入到一个在确定的和激励的环境条件下被积极扰动的中间状态，再引入到一个出院后新的更好的状态。这其中起决定性作用的是，针对病人或咨客的请求，并**在对案例有共同理解的基础上建立起来的**咨客自己、其重要的社会系统（家庭、学校、工作、朋友），以及不同的住院专业人员之间的**合作**。

如何识别系统式住院治疗？其原则如下（Durrant, 1996; Rotthaus, 1998; Ruf, 2005; Schweitzer & Nicolai, 2010）：重要的相关人物常常在住院部出现——在家庭会谈时，在家属探访时，在多家庭治疗小组中。他们尤其要在最初制订治疗计划和最后准备出院时在场。他们有时帮助克服住院过程中的危机。家属常常作为咨客本人的"专家"被纳入进来，住院团队也会咨询他们的建议，有时是通过电话。在儿童和青少年精神病院以及儿童收容所，工作人员不应该作为更好的父母出现，而是在对待父母的任务时作为"父母的代表"（Rotthaus, 1998）行动。

此外，重要的相关人物在住院时会隐蔽地出现：在家谱图和雕塑小组中，在家庭格盘上，作为系统式个体和小组治疗中循环的主题。住院之外的关系网络的动力学对于治疗的成功至少被认为与住院团体的动力学，以及与治疗师之间的咨访关系同等重要，甚至更加重要。

疗程（几天、几星期、几个月）和治疗方法的选择（精神药物、躯体治疗、家庭训练、个体治疗、小组活动、社会工作咨询、周末休假、日间医院）除了以疾病为取向，也很强烈地以病人住院之外的关系现实为取向。此外，短期或治疗强度较小的住院也是有意义的，只要可以保证在一段时间内，病人与其家庭之间互不干涉，作为病人的"暂歇""度假疗养"，甚至"避难所"。

一些有利条件对于系统式住院治疗是有益的，但是人们不能总是以之为前提。按照我们的观点，这些条件包括：

388

- 医院的工作尽可能地接近社区，这样家属、朋友、教师或同事很容易到医院来。

- 治疗师不把家庭看作导致病人患病的致病菌，而是看作对解决办法有兴趣的合作伙伴。因此，治疗师在治疗一开始就积极地寻求他们的合作。他们信任家庭的智慧、多年来的生活经验、解决问题的热情和能力。

- 入院便捷，无须长时间等待。治疗的时间相对灵活，医院也能胜任快速出院和"提前"出院，并且可以进行"间隔治疗"。

389

- 住院治疗与入院前后门诊治疗内容上一致，可以在一个地区或跨地区案例管理的框架下进行。

　　SYMPA（精神科急性病护理的系统治疗方法）是最精心设计的住院理念之一，它于2002年至2009年间在德国三所普通精神病医院进行过尝试和评估（Schweitzer & Nicolai, 2010）。在此，来自三所精神病医院的八个住院部的140名员工共同参加了发展系统案例理解和系统谈话能力的培训。培训把不同工作团队和医院的员工整合到同一个培训小组中。我们共同编写了一本配有案例的SYMPA手册（Schweitzer &

390

Nicolai, 2010, S.75-132），为所有住院部和专业人员提供了新员工如何适应工作的方法，并介绍了如何基于一种共同的基本做法来运用多种个体化的方法去工作。插图28展示了在住院治疗的过程中如何进行不同的程序。

　　护理人员作为人数最多的一类职业群体在咨询治疗中承担了很大一部分工作。当时SYMPA概念的局限性在于，与住院之外的治疗人员的衔接尚不够密集，但是这可以通过地方性的治疗和护理被克服，就像来自斯堪的纳维亚的"需求取向的精神障碍心理治疗方法"中提到的那样（Seikkula, 1995; Aderhold et al., 2003）。

## 20.8　系统式反思：案例督导

　　通过案例督导对系统实践进行反思具有非常悠久的历史（Brandau, 1991）。"督导"（Supervision）具有"俯视"的意思。系统实践者想要借助督导"从上"（希腊语

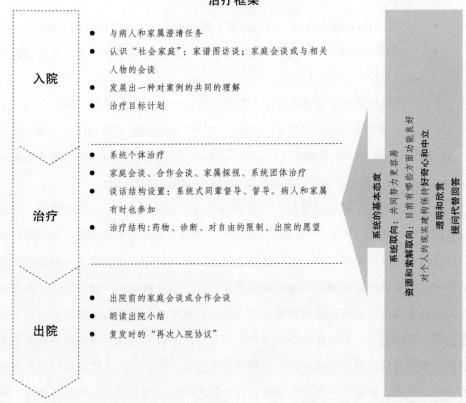

插图28 系统式急性期精神疾病治疗框架（出自Schweitzer & Nicolai, 2010, S.76）

中的意思是"元视角"）或"如同在电视屏幕上"观看自己与他人的互动，为了观察和评价自己的行为所产生的考虑到和未考虑到的影响，以及想出接下来自己可能做出的行为的改变。

每个系统督导的重要原则如下（详见Ebbecke-Nohlen, 2009, S.55）：

- 由被督导者决定谈论什么和什么时候可以停止，即使督导师自己有不同的意见。

- 督导是尝试产生有用的观点，而非寻找真相。由被督导者决定，他觉得什么有用。

- 督导要友好地做出肯定，但同时要不断地对习以为常的看法提出疑问。

- "生活已经够难了，所以督导要轻松"：在系统督导中允许笑，允许讲故事甚至开玩笑。

在此，我们想要把案例督导限定在系统治疗的背景中。埃贝克－诺伦（Ebbecke-Nohlen, 2009）提供了一个很好的入门指南。"督导"这个概念有时与团队咨询（章节22.2）无法截然区分。布欣格尔（Buchinger, 1997）以及斯卡拉和格罗斯曼（Scala & Grossmann, 2002）列出了组织中督导的副作用和促进及阻碍的条件。

案例督导中的主题应该是什么？根据舒马赫（Schumacher, 1995）的观点，督导应该制造出"差异的平衡"。例如，如果在治疗中仅仅谈论过去的方面，那么督导就应该推动对未来的谈话。如果仅仅是谈论想法，那么督导就应该更加强烈地照亮行动层面。如果单方面地谈论问题的解决办法，那么督导就要把问题的形式、条件和作用推到焦点上。系统式案例督导常常在工作团队中（与案例有关的团队督导）或在培训小组中进行，很少作为个体督导，因为小组的设置可以更强烈地促生大量的想法。案例督导的理想方式是由一位督导师来进行，他熟悉团队的治疗理念并对此有足够的资质。如果在一个团队中或在督导师和团队之间偏爱不同的治疗理念，就先要说清楚他们相互究竟是否愿意配合做督导，以及如何尊敬地对待这些差异，使他们相互充实。

一个已经存在了很长时间的教育咨询处在过去的三年中经历了巨大的变化。创办者要求有更多的对外开放，开展更多的社区心理工作，并且任命了一位愿意贯彻实施这种工作方向的新领导。为此她寻求系统取向的案例督导。对于那些上年纪的、通常是具有心理动力学培训背景的、很有经验的员工，这意味着对他们一直以来工作的贬低和质疑，督导最后达成了一致，其中一方面，系统家庭治疗的方法和技巧将在案例中来训练，另一方面在所有案例中来检验，从系统的观点来看，心理动力学的个体或团体治疗的哪些方面是有意义的，以及哪些"老的"心理动力学的技术对于开展新的工作是可以继续利用的（如移情和反移情的工作、对梦的分析、对儿童进行游戏治疗，等等）。

督导师对不同的机构类型和治疗方法了解得越多，在对差异大的团队进行系统案例督导时就越容易。此外，当人们不仅仅把系统思想看作"系统治疗"的处理方法，而且也把它当作为其他实践方法规定适应症时的决策工具，这也是有帮助的。

### 现场督导

系统督导最突出的外部特征是，高度地欣赏尽可能"直接的"督导形式（Montalvo, 1973; Boscolo & Cecchin, 1984），尤其是**现场督导**。这里督导师和督导小组一起坐在房间里或坐在单向玻璃后面来把握治疗过程，并给出观察和建议，作为反映小组（第19章）或在治疗间歇时进行讨论。

现场督导典型的做法是，在一开始进行预先谈话，在没有咨客的情况下，了解被督导的治疗师的诉求和一些重要的案例信息——常常是家谱图和关于以前重要的和现在的治疗师的概况，以及到目前为止尝试的解决办法。然后，可以选择以下的一种设置：

- 由治疗师进行会谈，督导师坐在他的后面。在会谈过程当中，治疗师会被打断两到三次，在家庭面前治疗师从督导师那里直接得到支持和新的想法。督导小组也坐在房间里，在会谈结束时给家庭一个简短的反馈。
- 治疗师进行会谈，督导师和两到三名小组成员组成反映小组。在两到三次的会谈间歇（20到40分钟后）反映小组交流他们的印象，家庭和治疗师倾听。
- 治疗师进行会谈，小组包括督导师坐在隔壁房间通过单向玻璃观察。观察小组在会谈结束前的间歇给治疗师提供结尾干预或结尾建议。

现场督导结束前，在没有家庭的情况下进行一个事后的讨论：对治疗师提出反馈（"我发现，你今天特别……"），以及对于进一步行动的想法和启发。

特别直接的现场督导是在20世纪60年代至80年代由结构式家庭治疗师（章节2.2）在费城的儿童指导医院发展出来的。在此简单地描述一个由我们亲身经历的贾姆希德·莫里纳斯（Jamshed Morenas）工作中的案例，这是一个由当地督导师督导的特别有创造性的案例。

> 一位有抑郁症的单亲母亲和两个怒气冲冲的处于青少年期的儿子，当一个儿子在治疗室开始转动摄像机镜头时，莫里纳斯利用了这个情景。他拿着一个工具箱走进房间，把自己说成一位修摄像机的技术人员，他制造出一个戏剧性的场景并且没有停下来，直到母亲决定，她的儿子有义务一起来修摄像机。这花了很长时间才成功地修好了摄像机。这个过程使母亲（在没有任何人说出来的情况下）明白了，她能成功地让她的儿子为他的行为承担起责任。接下来的所有干预由治疗师在治疗室里继续进行，但是集中在这个焦点上。

单向玻璃的利用创造了空间上的、情感上的和偶尔想象中的更多的距离，这对现实的情形是有帮助的。但是在会谈的过程中看不到督导师，咨客可能会感到等级的存在，并且会导致误解（"他们在那里说我们什么?"）。有时督导师可以把他的干预直接"带过来"，这比间接地对被督导的治疗师进行干预更好。是否要坐在单向玻璃后面值得商榷。近几年来，在整个专业领域和我们的工作中出现的一个明显趋势是，"督导师也坐在治疗室里"。机构中的现场督导工作改变了风格，形成了更多的透明性，每个人都能够知道或者很容易获悉，其他人在做什么。结果通常是：相互之间的想象减少了，而更多的是相互具体的评论和相互的讨论。

> 自从我们采用了反映小组之后，我们作为咨询师也必须在我们自己的团队中更加开放，在我们的小组中我们的长处和弱点变得更加明确。我们相互能够做出评论，并且能够作为治疗师，在我们的能力发展和我们的效率方面进行更多的交流。（来自一项关于利用反映小组现场工作的经验报告。）

因此，杰·黑利在早期已经用悖论干预向精神病医院和教育咨询机构提出要求，要避免做家庭治疗。因为如果是在现场的环境下，其透明性已使很多建立起来的等级被动摇了，薪酬很高的年长的精神科医生在他们的家庭治疗工作中还不如年轻的社会工作者或仅受过策略式家庭治疗培训的门外汉成功。

### 现场咨询

在十分类似的现场咨询中，督导师本人和咨客系统及治疗师共同进行会谈，其中督导师与双方谈论，从每个人的观点来看迄今为止的治疗过程中那些帮助较大的和帮助较小的方面，以及未来的工作步骤。

尤其是在住院机构（例如Keller, 2002）中值得一做的是，邀请每个咨客，有时也包括其家属，与整个团队一起参加督导访谈。这不是关于他们的谈论，而是同时与他们一起谈论，通常会出现令人印象深刻的督导体验。前提是，咨客自己愿意（根据我们的经验，超过一半的被询问的咨客对此非常感兴趣）并且团队不是要为了战胜和摆脱针对咨客的消极情绪（"内心净化的—去除压力的"督导），而是要找到假设和新的解决办法，并且寻求与咨客系统达成新的一致（索解取向的督导）。

### 录像督导、角色扮演、雕塑

在**录像督导**中，会把一次治疗会谈录下来并在督导小组中对其进行分析。这种形式可以对单个的互动做微观分析。通常会使用一些（通常两到四个）来自不同谈话阶段的短片段，非常集中地来观察咨客系统中的，或咨客与治疗师之间的互动模式。

通过运用**角色扮演中的案例重构**来进行督导是比较间接的方式：小组成员根据一些要求扮演真实的咨客系统。在此，可以分析所观察到的模式，利用头脑风暴来思考替代性的行为方式，并且在角色扮演中立即尝试。角色扮演的好处在于，治疗师已经看得很透彻，但是尚不完全知道他们如何将谈话中的想法具体实践出来。此外，它还有助于缓解对眼前危机谈话状况的恐惧。

借助**雕塑**（章节16.1）来进行督导是一种非常体验取向的，同时较少具体化而更多象征性的咨询过程。它适合用于，使咨询师在咨客系统中的立场透彻地表达清楚，并且通过询问角色扮演者来了解不同的咨客可能的愿望。通过将症状或问题在雕塑中表现出来，可以对它们的意义提出假设：它离谁近？治疗师想把它摆在哪儿？家庭如何对问题的新位置做出反应？

### 叙述性的督导

最后，最不直接的督导形式是在很多其他方法中最常用的一种形式：治疗师讲述，督导小组听取并反馈自己的共鸣和想法。这种形式尤其适用于，围绕治疗师的情感反应和通过将很多信息联系在一起而发展出推动治疗僵局的尽可能全面的假设，有时也会联系到治疗师自己的人生经历或生活状况。

叙述性的督导通过可视化的系统地图，有助于解释清楚不明确的任务状态和复杂的问题系统。其中有帮助的提问有：

- 谁是重要的转诊者，他本人有哪些观点和兴趣？他或她是如何加入到治疗过程中的？（Selvini Palazzoli et al., 1983）
- 这究竟是谁的问题？（是咨客的、案例提供者的、他的机构的……？）
- 这里发出了哪些"加入共同游戏的邀请"，咨询师在多大程度上变成了"系统的一部分"？
- 人们通过什么可以看出模式被中断了，并且根据什么可以发现一种更加倚重解决办法的取向，或是一种有成果的合作？
- 在不同的子系统中是否有相似的模式（互补性的或对称性的冲突升级、无助、竞赛、责任转移）被描述？

395　　　　一种特别灵活的和节约时间的叙述性案例督导形式是"督导华尔兹"（Ebbecke-Nohlen, 1999）。如同华尔兹的四三拍，在此每个做法只有三步：用一个问题的形式提出一个诉求，其中要有"我"这个词，小组成员轮流提出假设，然后做一个总结（再次用"我"这个词），其中由案例提供者讲出他获得的想法。

### 在没有外部督导师时做案例督导

当然，我们介绍的所有督导形式在没有外部督导师的情况下也可以进行，只要对此有足够的经验，小组的动力学允许这么做，并且整个过程有很好的结构性。对于我们来说最小的运作结构是，只有一位小组成员为这些咨客负责（如在门诊或小组实践中），可以按照以下做法：

1. 谁想介绍案例，谁就从小组中选出一位作为主持人，由他负责，使被督导者在最后能够得到他在一开始提出的问题的答案。主持人要注意规定的时间（打断、推动、结束）、开始和结束提问阶段以及提出假设阶段，并且可能会问被督导者，这个督导过程对他是否有用。

2. 对于被督导者的诉求要进行非常确切的询问，对此有时他自己也是在晚期阶段才真正弄清楚。

3. 对问题做出描述，有时通过家谱图、网络图或会谈的录音、录像片段等更加直观的方法。主持人要注意，在这个阶段还不要提出任何假设和解决建议。

4. 叙述和询问暂时告一段落。现在所有的小组成员要对问题的背景提出尽可能多种多样的假设和好的解决办法的条件。被督导者不参与，只是倾听。主持人要注意避免做出贬低，并且不要使被督导者因为过多的假设而感到手足无措。

5. 由被督导者选出，所发展出的哪些想法看起来对他是有帮助的并且是合适的，还有哪些问题没有找到答案。

6. 根据需要还可以通过不同的方法继续工作：利用雕塑来更加形象地理解系统的背景；通过头脑风暴收集下一步行动的解决办法；通过角色扮演来实践性地尝试干预的想法。

# 21.　生态系统干预

接下来我们所描述的设置，不仅仅或不主要是运用在传统的"治疗"领域，而是尤其被运用在介于治疗与青少年援助、社会工作、教育咨询、社区工作之间的边缘领域。总的来说，除了个体的、夫妻的和家庭工作之外，还常常会邀请热心的和

396

来自咨客扩大环境中有联系的人进行合作，也就是在第7章中我们所做的区分，除了家庭，常常也会把专业的"援助"组织以及私人的和机构性的网络中的成员在案例相关的系统工作纳入进来。

## 21.1　共商大计：家庭—帮助者—会议

鉴于美国大城市的国家福利援助系统之间合作上的不完善和不足，家庭治疗师（如Auerswald, 1971; Patricia Minuchin et al., 2000）批评到，不同的机构有时在一起工作得极为不开心，乃至它们的作用的总和能够导致他们的咨客在职业上和健康上的毁灭。

> 有一位纽约黑人厨师，由于房管局、社会服务局、很多医生、他女儿的奖学金部门和他的夫妻关系之间适得其反的互动顺序，他不断被卷入疾病发作、酗酒、提前退休和夫妻冲突的恶性循环中，直到后来一个社会工作者和一位地方医疗服务部的精神科医生与他一起把这个循环"拆开"并重新分成了不同的部分（Hoffmann & Long, 1969）。

作为一个相对的办法，"家庭—帮助者—会议"诞生了，其中除了不同的家庭成员，有时家庭的朋友，典型的还有学校的代表、青少年保护处工作人员和其他社会服务机构的人员通常会在一位无关者的主持下参加会议。它也是伴随1990年在德国颁布的儿童和青少年援助法同时推出的"援助计划会谈"的前身，如今这个援助计划会谈可以在实践中自由地推行，偶尔会被"官僚地"实施。

由埃文·因贝尔–布莱克（Evan Imber-Black, 1992）介绍的，自20世纪70年代晚期发展出来的"与家庭和更大系统的会谈"（框39）是一个很好的尝试。在此那些被"困在"一个治疗案例中并且把它归因为一种无效的家庭—帮助者—合作的同事，可以通过一位外部的咨询师对过去的一次咨询进行询问。提出要求的同事（下文称为"有要求的同事"）自己邀请家庭和其他专业人士来参加这个会谈。邀请的基本观点是："通过参加会谈，帮助我从一个无成效的情形中解脱出来。"外部的咨询师，有时会由一个团队提供支持，需要遵循三条基本原则：她对内容上的立场不感兴趣，而是对与之相关的关系过程有兴趣；主题不是家庭的内部生活或单个的机构，而是他们之间的合作；她努力做到严格的中立，其中一个前提是，在会谈之前和会谈结束后她与案例都没有直接的关系。

### 一个"与家庭和更大系统的会谈"提纲

**预先的谈话：仅仅是在有困惑的同事和外部咨询师及其团队之间**

1. 有困惑的同事介绍到现在为止的案例过程。

2. 咨询师（可能是团队）提出暂时的假设。

**咨询师针对家庭、有困惑的同事以及接下来对家庭进行工作的专业人士做访谈**

1. 谁如今试图帮助家庭？多长时间了？不同的帮助者最初是如何参与进来的？

2. 问题的定义：参与者如何描述他们试图解决的问题？谁感到与自己的关系最大？谁第一个发觉问题？谁把它归为谁的过错？

3. 对角色的觉察：每个人如何看待自己的任务？每个人愿意做什么？每个人认为自己能做什么？

4. 关于通过这些帮助所达到的进步的看法：在进步、停滞了还是变得更糟？通过现在的帮助，情况变得更糟还是更好？什么对谁到目前为止最有帮助？谁对进步最感到高兴，谁对于没有进步最感到痛苦？每个人对进一步的进展有多乐观或悲观？

5. 关于家庭和帮助者的固定看法：家庭中谁认为外部的帮助有意义和有必要？帮助者如何看待家庭求助的需求及其对目前为止的帮助的利用？

6. 替代办法：如果问题突然自己解决了，每个人会做什么？如果问题在一年、两年或五年后一直没有解决，每个人会做什么？如果所有帮助突然都停止了，每个人会做什么？对于谁来说变化最大？

**外部咨询师和他的团队之间在会谈间歇的交谈**

1. 把假设从头到尾思考一遍。

2. 可能会制定一个干预方法。

**结尾干预**

干预方法可以是在会谈间歇后和会谈结束前在所有参与者面前报告想法、欣赏的赋义、建议仪式、建议改变将来参与治疗会谈的人员的组成，以及把会谈记录发给所有参与者。

框39　与家庭和更大系统的会谈

398　　　　如果没有来自外部的咨询可供使用，任何参与者都不应该试图去模仿这个角色。如果有几个人"坐在同一条船上"，有人同时想扮演同事的治疗师的角色就会遭到同事的抱怨。我们将这种没有外部咨询的做法在儿童和青少年精神科住院治疗，以及针对反社会青少年而进行的青少年、家属、收容所、医院和青少年保护处之间的合作中做了修改（Schweitzer, 1987, S.191以下），有一种相似做法，其可行性在很多其他的情况下得到了证明，例如在咨客家庭和转诊医生（有躯体形式的障碍时）、老师（有学校问题时）及治疗师之间进行合作。相似的做法是，请求所有被邀请的人帮助澄清，我们是否以及如何在这个关系网中为了病人将来的最佳利益做好我们的工作。作为被邀请的治疗师，我们也会主持这样的会谈，但是也会避免对每个参与者提出建议。最后所有的参与者会从这种共同的审视中产生新的想法，谁将来要做什么或停止做什么，以取得一个共同的好的结果。

## 21.2　家庭、学校、同伴：多系统家庭治疗

在美国有一组专门针对家庭犯罪、吸毒和艾滋病或艾滋病高危青少年的治疗方法，这些方法很有趣并且有很好的实证研究，治疗对象常常是生活在贫穷的老城区

的美国非洲或拉丁美洲后裔。总的来说这些方法有：

- 治疗上是依据米纽琴（章节2.2）的结构式治疗和黑利（章节2.3）的策略式治疗来制定，而理论上通常是依据布朗芬布伦纳（Bronfenbrenner, 1981）的生态系统理念；

- 联系到有关犯罪和毒品依赖等行为"原因"的研究结果，例如教育能力不足、父母犯罪或酗酒、同伴犯罪的影响，等等，并且对此很有针对性地解决；

- 同时或先后与不同人一起工作，不仅仅是与家庭，也要与学校、同伴，有时是与青少年的邻居；

- 工作的疗程较短（很少长于6个月），但是治疗频率高（通常每周进行多次会谈）；

- 治疗师组成团队，为家庭提供大量的电话服务；团队经常共同做督导，如果有人生病，则由其他成员代替他们；

- 在操作手册中详细介绍工作方式，并且通过随机对照研究探索其有效性。

通过这种工作方法就可以成功地与咨客团体工作，而以往心理治疗师通常不会这么做，并且，这在很多社会服务工作中过去也很难实现以及持续地进行辅导。在此，有四种通过多年的工作发展出来的典型方法：乔斯·萨波斯尼克（Jose Szapocznik）和他的同事们发展的"简明策略式家庭治疗"，有时也被称为"结构式生态系统治疗"（Szapocznik & Williams, 2000, Szapocznik et al., 2004），詹姆斯·亚历山大（James Alexander）等人的团体"功能性家庭治疗"（Sexton & Alexander, 2003; Alexander et al., 2006），与霍华德·利德尔（Howard Liddle）这个名字联系在一起的"多维度家庭治疗"（Liddle, 2002; Spohr et al., 2011），以及斯科特·亨格勒（Scott Henggeler）和查尔斯·博尔杜因（Charles Borduin）等人的"多系统治疗"（Henggeler et al., 2009; Borduin, 2009）。

399

### 21.3 "救命，他们来了！"：探访式家庭治疗和家庭帮助

这些方法也具有悠久的历史。早在20世纪60年代，在"丹佛家庭危机干预项目"

中，探访式家庭治疗就作为精神病人住院的替代方法被成功地尝试过（Langsley et al., 1968; 亦见 Minuchin et al., 2000）。

在德国，探访式家庭治疗尤其向贫困家庭中的青少年提供帮助，满足其治疗需求而非基本的日常生活上的支持，它由玛丽－路易丝·科嫩（Marie-Luise Conen）和同事进一步发展起来（Conen, 2002, 2005, 2011）。它是为所谓的多问题家庭而设置的，这些家庭的特点是，父母长期不能扮演好其角色，家庭组合的频繁变化包括孩子很少待在家中（由于严重的家庭问题或家庭暴力）、社会经济地位低，往往具有被很多不同社会服务机构长期辅导的历史，并且通常是由第三方而非家庭成员自己报告问题，通常是有人向青少年保护处报告，然后会由官方委托来处理问题（Engelmann, 2011, S.104）。长期在这种生活状况下生活的家庭通常会形成对自己的能力缺乏自信，以及对帮助者矛盾的依赖心理。他们看着帮助者来来去去，对帮助者表现得被动并且仅仅偶尔才会发展出与探访者合作的能力，很少会利用社会机构提供的服务。探访式家庭治疗正是针对这种状况而建立的。

它的前提通常是（但绝不总是），青少年保护处规定父母有义务参加这样的探访式家庭治疗，即在非自愿的或强制的背景下进行（Conen, 2005, 2011; 章节14.4）。合作取得成功的前提是，青少年保护处的工作人员的做法要被探访式家庭治疗师接受。每个探访式家庭治疗的目标是，家庭成员在很长一段时间内（6到12个月）已经不同以往，使得青少年保护处能够撤除监管措施，不再介入到辅导工作中，家庭通过自己的力量战胜生活中的困难，而无须长期接受补偿性的和容易产生依赖性的社会援助。

探访式家庭治疗师要去咨客的家中拜访，因为咨客通常不会自行来做咨询。探访式家庭治疗师在那里表现成恭敬的客人，例如询问是否需要脱鞋或他可以坐哪儿。在家庭的日常生活中，很多背景比在治疗室中能够更快地被明确而具体地以场景化的方式来处理。探访式家庭治疗师与父母和孩子一起寻找（有时是很小的并被改写的）生活实践的能力，使病人的家庭成员注意到在他们眼中不重要的地方，并且利用所有可能性，"如果没有希望，就同家庭一起发明出希望来"（参见Conen, 2002）。

因此，治疗师会注意到，一个8岁的男孩能够安静地坐在那里，如果母亲这样要求他的话。通常在治疗师刚刚发现这一点儿之后，可能接着父母就会评价说，"他坐不了多久"或"他现在这么做是因为您在这儿"。对此，治疗师反驳地回答："但是他听从您，并且能够安静地坐在那儿。"通过这个问题，可以了解到这个男孩常常不听母亲的话（Conen，2002，S.48）。

这种既提出要求又给人勇气的支持性态度在很多阶段都要贯彻。在澄清任务时，应该接受家庭对这一措施的怀疑，对家庭治疗师的不信任和对他们自己做法不成功的预期，把这些作为有意义的和现实的避免失望的反应。要尝试共同发展出目标，即使是很小的目标——家庭的最小目标是"摆脱家庭治疗师"，有抱负的目标是"重新发现我们的儿子好的方面"，更有抱负的是，"让青少年保护处相信，我们的女儿可以从收容所回到家中"。如果能够建立自信，在解决问题阶段当中，常常会变成一开始"陶醉于变化"，但是却很难坚持到底。因此，需要一个更长的稳定阶段。其中在那些看起来是复发的情况下（例如，在很长一段时间去上学后再次逃学）要意识到，在此期间取得的变化与过去的情况（偶然事件代替复发）相比，存在微小的不同。治疗师拒绝把成功归因于自己，把失败归因于家庭。最后要完成的总结报告要聚焦于家庭的长处，并且就此首先要与家庭做详细的讨论，然后才是和青少年保护处讨论。与多系统的方法相似，探访式家庭治疗的疗程短、频率高。根据德国系统治疗与咨询和家庭治疗协会的质量标准，建议只做30次会谈，并且在半年内到最多一年中完成。以两位相互支持、相互反映的同事的协同治疗和一位负责处理疾病的专业人员以及足够的案例督导作为前提，这项高要求的工作便能够圆满完成。

对探访式家庭治疗的理解与大量看起来"非系统"探访式帮助形式的理解存在一定的界限。然而，系统思想形式和工作形式似乎也在其他工作领域得到不断推广，如社会教育家庭帮助、社会教育强化辅导、案例管理或家庭助产士工作（概况见Müller & Bräutigam, 2011）。

## 21.4 家庭相互治疗：多家庭治疗

多家庭（团体）治疗（简称MFT或MFGT，有时也被称为多家庭讨论小组，简称MFDG）把系统家庭治疗与团体治疗自我帮助小组和团体授权的优点联合起来。沃尔特·拉克（Laqueur et al., 1964）是这种设置的创立者，由彼得·施泰因格拉斯（Peter Steinglass, 1998）、威廉·麦克法兰（William McFarlane, 2002）、彼得·弗伦克尔（Peter Fraenkel, 2006）以及艾亚·阿森和米夏埃尔·肖尔茨（Eia Asen & Michael Scholz, 2012）等人的工作团队对其做了进一步发展，接下来我们简要介绍以上作者所描述的形式。

在一个多家庭小组中，4到8个家庭一起工作，他们有一个共同的问题，但是其他方面各有各的不同，通过一系列的会面（通常是8到12次门诊设置的会面，三个月的部分住院的设置），围绕着解决他们共同问题的办法一起工作，并且有一到两位治疗师为他们提供支持。对此基本的想法是，来自不同家庭的成员能够把他们自己的观点和经验带过来，尤其是当他们有相似的问题时。共同的交流经验、相互支持、建设性的批评和对模式的学习被认为是起作用的因素。当各个家庭"坐在同一条船上"并且忍受着相同的痛苦，他们就会较少地做出防御。他们容易表现得更加开放并且也能开放地谈论他们的困难。各个家庭能够在其他家庭中反映性地看到自己，并且在其他人身上更容易看到他们无法在自己身上觉察的东西。如果各个家庭相互给出反馈，他们能够更好地倾听和接受其他家庭的评价，包括批评，这比由治疗师以同等的形式表达出来效果更好。

MFT运用了很多系统治疗的技术，如循环提问、外化或反映小组。

- **金鱼缸**：在"金鱼缸"中，围在外圈的人（例如孩子们，也就是"猫"）倾听他们的父母（"金鱼"）在内圈中如何相互谈论一个话题。孩子们然后根据他们所听到的话做出反映，父母倾听，接下来可以完全调过来，父母相互之间对他们从孩子那里听到的话做出反映。在"金鱼缸"中，可以先让所有的父亲，然后是所有的母亲坐在一起，也可以让两个家庭和其他家庭做听众。

- **活的雕塑**：家庭可以建造出沉默的雕塑，通过声音或者也可以通过人做材料（活的雕塑），接下来其他家庭的成员可以变动这个雕塑。

- **暂停键**：在闪光灯亮时，治疗师按下看不见的"暂停键"并且请所有在场的人摆出能够表现出他们心理状态的一种快照形式。之后会对此做出反映，例如他们如何发展出螺旋式的升级，以及按下暂停键后会发生什么。

- **进一步的练习**：在"王国"的练习中，角色和功能在一次"革命"后会在"王国"中被重新分配。在一次"记者招待会"上，家庭作为专家对他们相关的疾病接受一次采访。如果主题是进食障碍的话，那么可以在"吃饭拼贴画"中一起重新组合出烹饪杂志上的一顿美餐来。多家庭小组画出一个"组合猛兽"[1]，或者为以后的家庭生活旅途列出一张站牌表。

在MFT工作的开始阶段，通常是以治疗师为中心，就如同话剧或电影的导演，并且要调动演员的积极性。他直接与每个在场的家庭建立联系，并处理他们特殊的主题，就好像是当着其他家庭的面做家庭治疗。慢慢地，其他家庭也逐渐被纳入进来。治疗师要寻找其他家庭的共鸣，并且如果他们能够产生共振，就可以暂时地放手让家庭自己工作，甚至治疗师可以时不时地离开治疗室，并且渐渐退到治疗过程的边缘，坐到后排座位上，让家庭自己来掌握方向盘。多数家庭往往在经历一开始的对抗之后，很快就会信任这种模式，并且有时会成为大使，为那些对这种工作方式持怀疑态度的"新的"家庭进行解释。

多家庭治疗在很多不同的问题中被尝试过，并且它的效果在40多个随机对照研究中被证实（详见 Asen, 2009），对于成年人，其中包括物质依赖障碍、抑郁和双相情感障碍及其他精神病、边缘人格障碍和贪食症、疼痛状态、大舞蹈病及其他形式的慢性器质性疾病。针对儿童和青少年的MFT，已被证实是有效的，包括被虐待和被忽视、住在收容所而无家可归的，患有学校障碍和学习障碍、厌食症、慢性器质性疾病的儿童，父母患严重精神性疾病的儿童，以及患有其他情感和行为障碍的儿

---

1  组合猛兽指每人画一个猛兽的某个部位，然后组成一个猛兽。——译注

童和青少年，最后还有大吵大闹的孩子和暴力的家庭。

## 21.5　网络会谈、社区取向、合作项目计划

以下的实践完全超越了传统的咨询和治疗实践，进入了团体心理学和社区工作领域。

### 很少，但很好：大型网络会谈

在美国的嬉皮运动时代，精神科医生罗斯·施佩克和人类学家卡罗琳·阿特尼弗（Speck & Attneave, 1973）邀请他们的咨客的社会网络参加单独的、偶尔有20到80个参与者的网络治疗会谈。这些大型的网络会谈由于其兴师动众，往往是很少见的，但是很集中并且很有效果。如此一来，那些不畏惧与大的团体工作的系统治疗师偶尔将其用作他们工作的"高潮"来实践。

咨询的动机可能极为不同，比如是威胁生命的癌症、突然的失业或长期的逃学。居于焦点的咨客和他的家属与治疗团队一起决定，是否，何时，讨论哪些话题，在什么地方，多少人和哪些人被邀请。其中可以是亲戚、邻居、老师或同学、老板或工作同事，但也可以是家庭医生、牧师或社区工作人员。目标始终是为家庭难以独自克服的情形提供帮助。这些帮助可以是情感上的分享、安慰和支持，但也可以是实际的支持，如找工作、找房子、债务监管或找到一种合适的医疗方法。将参与者联系起来的和激发合作的仪式（章节18.6）常常在这些会谈的开始或结尾时进行，卡罗琳·阿特尼弗作为人类学家时，曾积极地致力于研究印第安人的仪式。

### 参加社会集体活动使人健康：社区取向

近年来拉蒙·罗哈诺（Ramon Rojano, 2004）——美国康涅狄格州的某大城市卫生局的一位领导，同时也是精神科医生和家庭治疗师，提出了针对住在老城区的低收入家庭的涉及面广泛的社区取向的家庭治疗（"社区家庭治疗"，简称CFT）。在他的工作中，他致力于那些对家庭治疗师来说不寻常的、雄心勃勃的治疗目标：使这些家庭的收入超过贫困线，能够得到并更好地利用地方提供的帮助，参与者为他个

人和职业上的成长提出一个计划，以求更加不依赖社会救济机构并发展自己的公民 404
积极性。他也会在一开始就把这些目标作为期待告诉他的咨客。实际工作分为三个
部分：通过个体和家庭治疗工作，采用叙事的方法找出长处和优势，同时以案例管
理和网络工作的形式，咨客与得力的朋友、邻居、协会和专业机构建立联系并且这
些联系会与邻里联合会、教会或公民自发组织结合起来，咨客可以热情地投入到其
中的工作中。根据研究结果的提示，罗哈诺深信，参加社会集体活动对个人的躯体
和精神健康有积极的影响。

朱迪思·兰道（Judith Landau, 2007）对此做了进一步的发展，并利用系统实践，脱
离了针对单个咨客的家庭治疗工作，转而专注于修复受到创伤的集体，例如遭遇严重
破坏性的自然灾害、战争性的冲突或工业中大批裁员的人们。她提出的地方性弹性促
进模式——"人类系统联结"——的目的是，重新发现天然的关系资源，重新建立被
破坏的联结，尤其是要取得地方领导的帮助和支持。越来越多的新的积极的支持者在
惯例的"周一早上的散步"时，走遍被破坏或倒塌的城区，并且在现场讨论具体的重
建步骤，到家中拜访潜在的新的合作者并邀请其加入。兰道报道了在阿根廷、科索沃
地区、南非、中国台湾地区和美国开展工作的经验，显示出这种工作方法的有效性。

### 合作项目计划：与咨客共同计划

威廉·马德森（William Madsen, 2007）把叙事治疗（章节3.3）中提炼出来的一种
与咨客合作的想法浓缩成了四个指导原则：

1. 努力保持对文化的好奇和对咨客家庭的智慧的尊重；
2. 相信并与他们的资源潜力衔接；
3. 一种伙伴式的工作，工作方式要适合咨客；
4. 经受咨客的考验。

合作性实践的精髓表现在（Madsen, 2007），

- 所做的都是为了促进咨客参与的热情，例如：通过欣赏性的询问和推动性
  的会谈，通过好奇地发掘他们的"内幕信息"，通过专家的知识，但是这些
  要在后面的会谈中并且只有当咨客愿意接受时才运用。

- 在分析问题之前先询问咨客对于他们未来生活的目标和愿望："您希望您的女儿长大后成为怎样的人？""您将来对于您女儿的冲动行为会做何反应？"在此，常常会询问迄今为止"最好的时刻"，即曾经出现过的并且是人们愿意今后再次联想起来的时刻。

- 帮助人们确定不同的要素（问题、信念、形势、互动、社会趋势），看看其中哪些对将来的发展可能会有阻碍，或者相反会起到支持作用。

- 帮助咨客改变与这些要素的关系："在什么样的情况下，您的生活中会出现贫穷（喝酒、夫妻争吵）？这对您有何影响？这会给您导致怎样的后果？您想要经常还是最好不要体验这种影响？如果您不想有这样的体验：对此您现在已经偶尔会怎么做？何时您的做法特别成功？如果您经常重复这样做，会对您生活的其他方面有何影响？"

- 帮助咨客增强其与支持性的要素之间的关系："如果您'一旦开始思考'就已经对您有很大帮助，您是如何做到的？您从哪儿学会的？您如何在您的生活中给这种思考更多的位置？"

彼得·弗伦克尔（Peter Fraenkel, 2006）在一项行动研究项目中，通过多家庭小组讨论（章节21.4）把这种合作式的工作风格在纽约的哈勒姆区和布朗克斯区住在避难所里的那些无家可归的家庭进行了实践。在进行这项多家庭讨论计划之前，他先对相关的家庭成员和地方的社会辅导人员进行了深入的访谈，从评估中形成了针对这个小组的第一本手册。这本手册首先在一个试验小组中进行了尝试，然后一次又一次地进行评估，接下来对程序做了部分的修改。对这本手册持续的评估和调试一直在不断进行，截止到2006年，共有超过300个家庭参加了大约50个小组。

# 22.　工作领域的系统咨询

以下章节所描述的系统咨询实践不是针对"私人的"，而是在组织的背景下进行，如企业或行政部门。关于组织中系统咨询的历史我们已经在章节5.1中介绍过，另外，关于组织和网络的特点在第7章中描述过。如介绍系统治疗的设置（第20章）一样，我们在此处也将从小系统的咨询扩展到大系统的咨询。

由于工作领域的系统咨询还未规定统一的术语，因此我们对设置的概念在此先做简要的定义（框40）。

**定义2**

- **教练**（章节22.1）是指对个人应对工作中的挑战所做的系统咨询。
- **团队咨询**（章节22.2）是指对工作团队的咨询，其中，团队的规模和人数要在改善他们跨案例的合作中能够确保成员之间的直接互动。
- **组织咨询**（章节22.3）是指对中型和大型的相对独立的系统的咨询，这些系统具有确定的目标和成员，它的成员往往是通过决策而非互动的形式彼此联结在一起。
- **合作与网络**（章节22.4）是指超越组织界限的合作形式。
- **案例管理**（章节22.5）是指针对同一顾客的多方（个人、团队或组织）的协作服务。
- **质量管理**（章节22.6）是指通过有意识地对装备、流程和事件进行讨论，来提高一个组织或一种合作的质量的所有尝试。

框40　定义

值得一提的是，团队和组织之间以及组织和合作之间的区别，在个案中并非总是可以截然区分的，并且它们之间可以流畅地过渡。所有这些设置都不是系统咨询在工作领域中的原创发明，但是所有这些不同的咨询形式在运用系统治疗的理论、态度和方法上有各自的侧重点。

## 22.1　胜任工作：对领导的个体教练[1]

教练在英语中原本的意思是辅导、训练，是指体育和职业能力发展的过程。如今它是指一种通常是对于个人目标和观点的发展和实践以及应对工作背景中的变化所进行的长期咨询（详细的介绍见Schreyögg, 2003或Rauen, 2008）。我们想在这一章节中对"教练"的狭义理解做出界定：对领导在应对特征性的职业相关挑战时所做的咨询。

尽管这一界定将个人发展领域之外的其他咨询设置排除在外，然而还有其他也被称为教练的咨询设置，如体育教练、父母教练（章节20.3）或健康教练（Lauterbach, 2008）。在此我们所介绍的不是对领导团队的教练，也不是导师对员工所做的企业内部的咨询（Schmid & Haasen, 2011）或者领导对员工的谈话（Nagel et al., 2005）。我们为领导推荐的自行阅读的书籍包括：由罗尔夫·阿诺德（Rolf Arnold, 2012）编著的反映认知理论的合集《聪明领导的29条规则》；另外，露丝·赛利格（Ruth Seliger, 2008）的《领导的丛林之书》可以作为系统式的"导航系统"为处理大量的领导任务保驾护航（亦见Wedekind & Georgi, 2005）。

有大量的介绍系统教练的书籍，其中包括马滕斯－施密特（Martens-Schmidt, 2003）、巴克豪森和托门（Backhausen & Thommen, 2003）、特雷巴赫和内梅切克（Theuretzbacher & Nemetschek, 2009）、拉达茨（Raddatz, 2010）以及两位施韦姆勒（Schwemmle & Schwemmle, 2012）等人的作品。马蒂亚斯·奥勒（Matthias Ohler, 2011）创作的一本很好的书，则对所有过于"技术取向的"教练的理解从语言哲学方面提出了质疑。

### 教练作为过渡的仪式：减轻担任领导的恐惧

我们总是对"成为领导的人"做咨询，对他们新的职业角色中会出现的麻烦（详见Schreyögg, 2008）做出预见，或者是对于已经经历过的困难进行咨询，例如：

---

[1]　尤莉卡·茨瓦克本人的很多想法及其参与过的经验在章节22.1和22.2中有所体现。

我们在寻找横向思维者，您是吗？

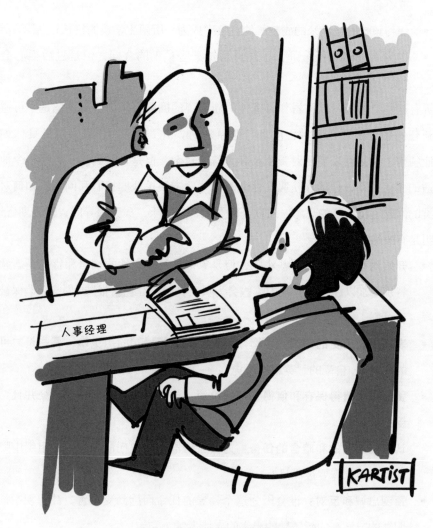

如果您需要的话，我很愿意是！

插图29　横向思维者

- 在与同事的岗位竞争中成为自己所在的慈善机构的领导，担心同事们怨恨或不合作；
- 在与该校一直以来的副校长的竞争中成为一所陌生学校的校长；
- 作为新任的主任医师，不想再延长某些员工的合同，但是过后担心会有"顶头风"。

所有这些情形都可以被看作特征性的新出现的问题，其中不确定感是不可避免的。新任的领导必须在某种程度上与他原来的"员工身份"告别，但是具体如何做？他猜想，他必须表现出对员工及其传统的尊敬，但是何时到头？有哪些令他感到不适的角色期待，他能违抗吗？他能对哪些盟友谈论他的担心和问题？如何对诸如此类的问题进行系统的思考？对以下问题的探索对于"成为领导的人过渡期咨询"被证明是有效的：

- **开始对背景敏感**：哪些小的，但是象征性的决定性的词语和行为是新领导特别要加以注意的？其中哪些会为员工亮起"红色警报"，哪些会确保被人认可？
- **表现出对历史的意识**：在迄今为止的组织领导层的历史中，哪些是"可怕的幽灵"、自豪的"英雄的历史"、一直"未愈合的伤口"？
- **赞赏那些值得保存和值得认可的价值**：员工对什么感到特别自豪并且希望受到尊敬？
- **认识到明确的和暗含的任务**：为什么恰恰是他被任命为领导？组织中哪些和谁的请求需要被满足？
- **预测忠诚和反对**：谁会因为这个领导的任命而感到受伤害、被忽视？谁是明显的或潜在的新领导的忠实的支持者？
- **透彻地思考短期、中期和长期的影响**：对新领导最初的反对在五年后会变成什么样？

关于这些问题的答案就呈现出一张关于组织的地图，新的领导也出现在其中。重要的是，在这张自己绘制的地图中要好好审查所标出的内容，尤其是新的领导感

409

到非常不确定的，但又考虑到可能存在的那些被忽视的潜在的危险之处。对此，咨询师讲一些与类似情形有关的"不必要的惊慌"和"被忽视的陷阱"的（匿名的）故事，能够提供帮助。有益的做法是，借助恶化的提问（章节15.3和15.4）对新领导可能的"把自己变小"的思考模式进行解构："在这种情况下如果您想要变得手足无措，那么关于您自己您会说些什么？"反之，"如果您想更加冷静地着手您的新任务，关于自己和关于这种情况您会怎么讲？"

按照我们的经验，在教练当中比较困难的情况是，对自负的和不顾他人感受的领导就其新的领导状况提出质疑。有些领导想要寻找单方面的、能够达到目标的、实用的处方，而自己不去适应新的组织。我们认为这种态度不仅仅是注定要失败的，而且也值得在道德上进行反思。在这种情况下，我们会尽早对咨询提出疑问，并且在第一次会谈之后就结束咨询，最好是在对方自己提出结束之前。

### 三明治的中间一层是最好吃的：对中层和低层领导的咨询

中层领导所处的三明治位置可谓是特别困难的。施泰因许贝尔（Steinhübel, 2010）建议，尽管如此，也要尤其看到这个位置的优点，它从多方面来看都被认为是很重要的（S.9）。当然在这个位置上要具备平衡各方面极为不同利益的能力，而且要有高度的敏感性。对于下级所承担的重要任务是：领导、指导、调控、代表和动员（参见 Wedekind & Georgi, 2005）。对上级则要建立专业方面的工作关系，能够做到"共同掌控"（Steinhübel, 2010）。

中层和低层的领导（如手工业和工业中的工头、部门负责人或管理部门的小组领导、医院的住院处负责人）通常被授权在基层实施上层的决议，但他们并不参与决议的过程而且对决议并未充分理解，有时他们自己也不完全知道细节。但是他们却会因为基层员工对这些决议的不满而最直接地受到指责。

对于"有依赖性的领导"的咨询，应该表现得对等级不卑不亢，对他们表示充分的尊敬，但是要尽可能广泛地研究这些"有依赖性的领导"行使权力的自由空间，并且帮助他们用灵活的方式把"不可能的任务"交还给那些更加胜任的人；此外，

410

他们能够在工作中既保持健康又令自己满意。对此，在第14章中所描述过的关于有限制的自由的基本态度有助于从不同方面很好地反映出期待什么，以及期待的期待是什么。

- **可行性**：您认为您在企业中需要做的工作实施起来有多大的现实性？会在多大程度上被接受？您估计会遭到怎样的反对？您的上级必须如何来支持您，以使得这些计划能够得以实施？

- **伦理**：以您的私人身份以及作为中层领导，您会如何思考这个问题？如果您内心中的私人身份与领导身份有不同的态度，您会怎么处理？

- **自我保护**：您的上级期望您在这个问题上怎么做？您觉得这么做有多容易或多困难？如果您发现上级的任务无法实施，您会如何跟他说？跟您平级的同事在这样的情况下会怎么做？他们当中谁会支持您？

### 避免或减轻企业中的创伤：危机教练

当遇到危机或经历创伤后需要进行教练，求助的动机可能是工作中发生了后果严重的错误，受到警告，被辞退或降级以及遭受欺负。当员工经历了一些使之受到打击的事件，会对自己和／或企业的信心产生彻底的动摇，并且他们常常会对工作关系提出质疑。因此，首次会谈往往是临时突然约定的，对此教练的首要目的是起到"急救"的作用。

> 其中包括：首先是减轻负担的谈话（"请您告诉我，发生了什么！"），然后是对事件分类（"请您按照先后顺序让我们理解所发生的事！"），对指责进行自我批判性的澄清（"对此您接受什么，不接受什么？"），检验必要的防御步骤（"您是否同律师谈过此事？他怎么说？"）以及推动支持网络（"谁在这件事上站在您的一边？"）。在第一次谈话结尾我们会询问，与谈话一开始相比咨客是否感到情绪更稳定，并与之商定他还要与谁澄清和办理什么事。

　在第二和第三次会谈上对这些急救问题继续进行澄清，并转向对观点的提问：

"您能够和愿意留在这个工作岗位上吗？您要重新建立信任，需要什么？谁必须知道这些？工作被调动、辞退，到新的工作岗位，在这样的情况下对您有何影响？对此前景如何？"

最后可以谈谈从这次经历中得到了什么经验教训：

"这次经历如何改变了您对……的态度？您今后在相似的情况下会有相似的还是不同的做法？您在接下来几个月如何对待所体验到的伤害，使得您从此能更加坚强？"

### 定义自己的风格：长期发展教练

多数年轻的领导偶尔会决定进行长期的教练（例如2到4年，约20到30次会谈），其中除了对当前的问题，还会对与上级的关系、与员工的交往、自身任务的态度进行反思，并进一步发展出自己的个人风格。

以下的工作方式对我们尤其有帮助：

- **组织理论的心理教育**：我们根据主题为接受教练者提供应用组织理论，使他们在自己的工作岗位上能够挺过来（章节7.2，及 Zwack & Pannicke, 2009 的 "令人失望的建议"）。系统组织理论可以提供解释，有利于对受损的和沉重的发展进行更好的分类，并且更少地 "从私人考虑"，例如：为什么对基层员工和领导来说，重要的和不重要的事完全不同，或者为什么在组织中自我评价高的员工原则上是可更换的。在这里重要的恰恰是，失望的产生可以追溯到不恰当地把家庭的和经济的逻辑混淆在一起（Simon, 2007）。

- **确定自身的立场**：如果接受教练者在相互矛盾的任务中 "被卷入漩涡"，我们会帮他在不同的维度上来认识 "任务的旋转木马"（von Schlippe, 2006, 2009a），然后为了找到自己的航向而关注自身——关注自身的价值观（"凭

我的直觉怎么做是正确的？我自己的价值指南针对此会怎么说？"）和自我
觉察（"我内心的布置任务者会说什么，如果我这样做或那样做，我会怎
样？"）。

412

- **促进心智化**（章节17.2）：我们不断推动来访者站到一个观察者的位置上，
  同时发展出对上级、员工和顾客的共情，这里适合用循环提问："他们如
  何看待我？我的行为对他们意味着什么？我在他们的位置上会希望我怎么
  做？"我们也会对上级、员工和顾客做出的使之感到为难的行为进行积极赋
  义（章节18.2）：把管束说成关心，把反对说成自主地、热心地参与考虑，
  把阻碍说成有意义地放慢速度。

- **独立思考**：我们鼓励人们探索和利用现有的自由空间和决策空间，对自我
  强加的思想控制（也包括对自己企业的策略）提出质疑，并使得企业的要
  求、自我的价值和对待自我的方式尽可能最佳地协调一致。

- **把私人选择考虑进来**：我们提供可能性，把私人问题带进职业相关的教练，
  这看起来是有利用价值的。父母派遣（章节1.1）和童年的经历可以让人理
  解，为什么尽管不会成功，他还是会不断地做些没有前景的尝试。与伴侣
  或孩子的关系可能对于前景的讨论（"这个工作我还要干多长时间？"）和投
  资决策（"明年我想在我的工作中每周投入多少时间？"）有很重要的意义。
  踏入工作和私人领域的边界需要对任务有高度的敏感。最好不断地标记出，
  我们现在一起走到了哪里，在教练的框架下允许做什么（在自己的历史中
  "旅行"），以及后续的心理治疗协议是关于哪个方面的。

### 平衡工作与家庭的教练

对于身居领导职位的人，另一个常见的咨询动机是可能面临的调动或搬到一个
较远的工作地点，他们往往必须在组织内部升职或调到另一个公司。很多这样的变
动无法实现或在短期内需要调整，因为这些不适合当事人的整个生活背景。这些变
动造成的阻碍常常在家庭、职业和个人的自我理念的三角关系之间摇摆。

夫妻既不能也不想放弃或中断工作，也不想搬到同一个地方；夫妻双方或一方拒绝在工作点和居住地之间来回跑。孩子对搬家表示抗议，父母也担心其转学、失去朋友或受到的照顾不够，担心在新的居住地没有可信赖的朋友，在人际关系中孤立无援。搬家不适合领导的私人生活背景。新的工作似乎不够稳定或可靠，那里的资源装备不足或无法保证对将来的事业规划是否有益，新的工作的质量很难预料。

这些需要做决定的情形的特点是它的增值性。各个论据产生于不同的社会和心理系统，且具有不同的自我逻辑，它们无法很好地相互预测（"父亲事业上的飞跃要多大，才能使夫妻关系经受得住空间距离的考验或者抵偿女儿的成绩变差？"）。

这样的教练所涉及的，首先是把来自个人生活的论据分别来看，并且借此对误解、不足的或错误的信息提出疑问，最后对这些矛盾的情况进行总的评价，通常是在一个必要的直觉的层面，因为物质上的事实同样相互无法客观地预测。在此可以证明的是：

- 提问："当您第一次听到这个消息时，您首先说的是'太棒了'，还是'天哪'？"
- 请您用各种颜色画出两年后一个特别美好的或者一个特别讨厌的生活状况，然后看看换工作是不是这种生活状况的一部分。
- 通过未来取向的问题来探索："您的生活在您接受或没有接受这个新工作的一年、两年、五年后会怎样呢？"
- 在想象的领导岗位上的时间线之旅上，象征性地体验在接下来的几个月和几年，做出这样的决定，将来会感觉怎样（Theuretzbacher & Nemetschek, 2009）。
- 在一个咨询小组中，借助雕塑或排列（例如一个四角困境的排列，参见章节16.3）让领导提出一幅直观的对他起作用的关于力量平衡的画面。例如："在老的工作、新的工作、我的家庭、我的兴趣和我的责任感之间，我站在哪里?"

所有这些做法有助于（常常并非立刻）最后产生一个对可替代的决定的直觉性的、灵活的总评价。

## 22.2　更轻松地合作：团队咨询

团队指的是一小组的人，他们的能力相互补充，为了一件共同的事、共同的业绩目标和共同的工作方法而投入工作并且相互负起责任（Kriz & Nöbauer, 2008, S.27）。
工作团队在特定的、由"上面"规定的框架条件下进行自我组织和调控。对此，如果框架条件变化了，他们往往必须自己重新安排和组织。

### 咨询动机的范围

团队咨询通常在过渡阶段时有需求，例如"不再像以前那样继续下去"和"新情况等待处理"。典型的过渡有：

- **团队开始**：如果工作有新的计划，为此要招募新人，工作流程必须在企业中重新设定；
- **团队结构**：如果一个现有的团队面临新的要求和变化的任务，或者新的成员组合；
- **团队解散**：如果一个长期存在的团队完全解散或者它的成员被分配到其他的团队中。

但是，即使在没有发生大的变动时，有时有人出于日常工作的原因也会做团队咨询，即当日常的运作功能不良时，例如由于意义、目标或工作的规则变得不清楚；由于看起来缺乏合作；由于赞赏和批评的做法不妥；由于工作进展的速度导致了冲突。此外，当消极的，甚至创伤性的事件使团队工作的正常进行暂时变得困难或受到阻碍时，也需要做团队咨询。有时，当领导团队由于团队动力的原因难以及时地做出决定时，也会做团队咨询。我们在此不想介绍大量的关于团队、团队工作、团队发展、团队角色、团队能力和团队类型的社会和组织心理学知识，关于这些知识详见克里兹和内鲍尔（Kriz & Nöbauer, 2008）。如果对同事的支持和团队中的相互咨询感兴趣，则向您推荐赫维希－莱姆浦（Herwig-Lempp, 2009）或施密德、法伊特和魏德纳（Schmid, Veith & Weidner, 2010）的书。

我们想要借助我们自己咨询实践中的案例形象地来描述系统团队咨询（详见 Zwack et al., 2007; Zwack & Schweitzer, 2010）。我们的团队咨询实践遵循以下基本思想：

1. **邀请领导加入**：对更大的组织中的团队紧密度以及团队和组织中的领导角色，我们不仅尝试做出反映，也要加以利用。团队咨询的布置任务者/出资者、咨询团队和团队咨询师之间的三角关系始终需要一个"三方协议"（章节14.4）。因此，我们通常与为团队咨询提供资金的陌生的领导（如业务领导）进行事先谈话，并且有时会在结束后做总结回顾性谈话。因此，我们邀请团队的直接领导者在会谈中共同发挥作用，在有不清楚的情况时，由他对更大的组织中的"官方政策"做出解释，或者他自己作为团队领导谈谈他对此的理解（"政府声明"），然后直接和我们就领导实践的可能性进行评估。

2. **通过透明度提升安全感**：我们尝试在咨询过程中给所有团队成员尽可能多的安全感。这要求在准备阶段就要有很高的透明度。我们通过预先谈话和书面的事前通知，也使没有咨询经验或渴望咨询的成员大致了解他们要做什么。我们在咨询开始时宣布规则，接下来根据需要不断地确认："在此一切都可以说，但是没有人必须说他不想说的事"，并且"这里不是关于单个的团队成员而始终是关于合作的"。

3. **让所有参与者发声**：我们尝试让所有团队成员都发言，也包括倾听那些不敢发言的人、内部的流亡者、少数派。常常正是这些声音才是重要的，因为它代表了团队中还没有说过的内容。因此，我们在会谈中对于存在等级结构的团队和大团队（多于10至12个成员）中出现的棘手的话题和各个有争议的问题，往往先通过简短的小组讨论，由一位发言人报告结果，而不需要每个人说出他个人对这个问题的想法。另一方面，我们尝试主动地打破话题的禁忌，做法是，我们有时会自己提出诸如此类的假设，"我们估计目前还有什么没有被说出来，但是这可能是有些人已经想到过的"。此外我们也提供机会，在不同的分组中通过反映位置，反思性地评价团队的日常生活（章节19.3）。

4. **将咨询和日常生活联系起来**：我们力求使咨询谈话尽可能紧密地与团队的日常生活联系起来。有时我们作为参与其中的观察者，观摩团队的日常生活情形（例如典型的生产过程或工作会议）并且当场以及在下次咨询会谈中反馈我们的观察。如果咨询一直没有结果或不清不楚，通常我们会结束咨询谈话，并在黑板上写出尽可能具体的商定意见，即会谈之后要发生什么事："何人做何事到何时？"

系统团队咨询的时间和范围取决于整体任务。作为紧急的危机干预通常是1到3次会谈。如果是不复杂的团队发展措施，如团队新的开始，那么小的剂量就够了。对于应对艰难的调整过程或解决长期的冲突，我们估计要半年到最多两年的时间，会谈次数在5到最多15次之间，每次一个半小时。

### 团队的开始

当成立一个全新的团队，并且员工来源完全不同时，如果团队成员的寻找和选择是一项复杂的任务，系统咨询师对此可以提供支持。

一所大医院的负责人计划建一家分院。人们大多怀着复杂的心情看待这个变化，因为现在医院的床位和职位要缩减，估计会有不少员工被调到分院工作。那些要调动的人在"良机"和"跳入冷水"之间摇摆不定，那些留下的人则在被留下的忧伤和能够留在熟悉的环境中的安心之间摇摆不定。由于这样的内心矛盾，分院的领导在招募员工方面半心半意，以至于在没有几个月分院就要开张的时候，应聘的员工还远远不够。咨询师在第二次与分院院长的会谈中评价说，这种退缩的员工招募方式似乎是对新院成立的一种聪明的自行破坏方式，也许是出于对所有疑虑的全心全意的忠诚。由此触发了一场激烈的讨论，人们如何敢于

"大张旗鼓地"或是"非常秘密地"招募员工。作为重要的象征性的行为，在第三次会谈中医院的几位高层领导收到请求，要对这个项目特别是一种大张旗鼓式的员工招募"给予祝福"。在这样做之后，分院领导决定采用这种大张旗鼓的招聘形式。三个月后几乎所有的职位都招满了。

如果是要聘用员工，"团队启动仪式"将有助于加快最初的团队建立，可以更快地达到有成效的阶段。如果员工以及领导快速制定出一张关于不同专业经验（工作岗位、职业培训经历）、个人的特殊能力（"我特别擅长什么?"）以及对于新工作的期待和担忧的"地图"，这将是很有帮助的。通过谁是谁雕塑（在章节16.6中描述过）可以很好很容易地做到这点。

团队启动的第一个半天用来打招呼、获取信息和相互认识。在一开始，使员工调动起来的方法是谁是谁雕塑，其中参与者在很多话题中与相关的人在房间中站在一起，他们关于这个话题有共同的命运：汽油价格上涨，去分院时要开长时间的车该怎么处理？那些下午要带小孩的人因此喜欢上午的班？多少吸烟的人和不吸烟的人必须取得一致，允许在哪里吸烟？谁从原来的哪些工作岗位上带来了哪些不同的能力？第二个半天用来人才交流。员工相互访谈十分钟，内容关于他们特别的天赋和兴趣，并且以一种简短的"典型特征"形式来介绍。然后住院部负责人提出要在住院部的日常工作中执行的重要任务，包括从材料订货、房间布置到花卉养护再到"医院文化"。在人才交流之后这些功能以及安排早班、晚班和夜班就容易了。

### 团队融合

两个团队的合并常常是由于销售额和员工人数的缩减，或者一个或两个团队的功能被认为是不再合时宜的或有必要的。在这样的情况下，新合并的团队中的一部分人常常会感到自己是机构发展中的失败者，并且对领导期待的新做法没有动力。

417

此外，两个团队的文化常常相互是陌生的、不理解的，并相互会提出疑问。如果工作业绩明显下降，他们在这种情况下偶尔会来做咨询，因为这种内部的摩擦损耗会"吃掉"工作的动力和能量。对此通常在2到5次的碰面中完成：

- 把两个团队既往的历史和合并的历史一并"处理"，使得两个原先团队中存在的争执首先被理解，然后被处理；

- 使以往的团队文化相互变得明确和可以接受，以便更容易找到一个新的共同的团队文化的结合点；

- 重新商定对于当前合作最重要的问题的规则；

- 以新的"我们的感觉"为这个团队与外部的关系重新定位。

一个医院的住院处由原来的两个住院部合并而成，我们与之进行了三个半天的团队咨询，前面两次之间间隔两个月，第三次在半年后。在第一个半天里，首先在"相互充分信任"的小组中互相交流，"自己在小组咨询中想象到的最美好和最可怕的事"以及"对于我来说在此应该有什么结果"，然后将在一次时间旅程（章节16.4）中走过双方14年的历史中美妙的、创伤的和常规的阶段。最后在墙报上写出，如果住院处"一切都理想地进行，一年后"的一个缩影，以及迈向那里的小小的第一步会是怎样的。关于小小的第一步，如果能够找到特别多的想法，就会在工作小组中指定一个发言人。一个月后，"工作进展顺利"，大家感到都"凑在了一起"，"彼此更加畅所欲言"，责任感也提高了。接下来，对于"共同政策"当中有争议之处的协商被放在了中心位置：如何与麻烦的病人划清界限，如何使团队商谈更加紧凑，如何更加明确地相互交流治疗计划以及改善住院处的对外代理？通过两次关于有争议的治疗问题的讨论的模拟角色扮演，可以发展出两个新的决策模式，并且在第三次会谈之前的半年中要尝试这种新的模式。六个月后团队合作和气氛都维持得很好。虽然目前他们提出了新的调整方面的问题，但是这与团队的合并无关。

### 为团队布置新的任务

如果团队在组织内部竞争（Selvini Palazzoli et al., 1984）的一次冲突中"失败"了，立即"建设性地"着手考虑布置新的、通常是强制性的任务是毫无意义的。作为一个团队咨询师，比较好的做法是，首先为这样的团队提供空间，使他们能够释放共同的愤怒、无助和自我怀疑的情绪，以及当前存在的有关复仇和阴谋破坏的幻想。在此，强制性地采取轻举妄动的"建设性"的措施，通常会起到破坏性的影响。如果情绪和幻想能够在思想上尽情发挥，这样一个团队通常能够以更多的能量重新面向未来。

> 在决定进行一次"由上级指定的"组织咨询之后，一个迄今为止既负责管理又负责专门的咨询任务的专业团队将被分成一个领导团队和一个咨询团队。那些被分到新成立的咨询团队的员工，感到在这个发展变化中自己是个失败者，并且将寻找新的团队身份。在头两次的咨询会谈中主要是"回看恼怒"，处理对降级的愤怒和悲伤。我们鼓励小组成员首先意识到哪些美好的过去的时光还值得怀念，相互交流眼前对于另一组的"复仇的幻想"（辞职、生病、按部就班工作）并且检验其现实性。在做了这些痛苦的"准备工作"之后，小组才能在中期咨询阶段，在融入的和象征性的对全景图的编辑工作中，积极地分配新的角色并使其具体化。现在是关于对自己的新发明：作为内部咨询师想要如何被人们称呼？是否额外对外部市场提供自己的服务？对此是否需要额外的培训或经验，如何能够得到这些？在这些成功之后，在结尾阶段还要第二次面对现实，即作为咨询师对于领导任务不再具有大的影响力，并且最终在思想上领悟，然后"开始行动"。

### 现有团队结构的分散和解散

419

从专业的、集中的和很少接触顾客的专业服务转变成专业性不强的、分散的和接触顾客的服务领域（见章节7.3，从组织中分化阶段到整合阶段的过渡），在这个过程中常常会解散工作团队并将他们分散到新的部门。原本隶属于中心管理部门或专业服务的工作团队，现在变成了一个接触顾客的生产或服务单位，例如汽车企业的营销或质控专家转到生产卡车的业务领域，医院中的社会工作者和心理治疗师被调到各个住院部，或者从一个大的青少年保护处调到各个城区中的工作团队。这对员工来说是痛苦的，对于组织来说则是代价昂贵的过程。长期以来，员工为自己所达到的专业水平感到自豪，他从他的同事那里得到了专业上和生活上的支持，在他的工作当中享有充分的个人自由。现在他们担心自己的工作专业性有所降低。另一方面，他们可能会对新的、更直接的、更全面的或接触顾客的、更有可能"在现场"发挥作用的工作形式感兴趣。

　　在这种过渡的过程中，人们有时在计划新的分配方案时就会来做咨询，但是通常是在较晚的时候才会来寻求帮助，目的是使现有的专业团队顺利完成过渡，尤其是对于一些由来已久的专业团队，他们对此感到困难，并且由于倔强或抑郁症状而阻碍过渡。根据我们的经验，理想的做法是当事人尽早参与到新的重组计划中。在陪伴现有的专业服务分散的过程中，我们要注意以下特征性的咨询步骤：

- **澄清任务**：我们要对负责整改的领导、专业服务人员，甚至还有团队未来的领导澄清咨询的目标和时间的分配、尚可开放的决定空间以及如何保密。我们也会询问，对于整改实际实施有多大把握。

- **回顾钟爱、悲伤、愤怒**：有必要对以往存在的好的方面表示赞赏；对专业方面和人际方面面临的丧失表示悼念，但是同时要留意对以前工作状况的不满（通常是"远离现实生活"的"象牙塔"）和重组之后新的机会。

- **与过去告别**：在顺利完成上述步骤之后，员工可以通过小的仪式（章节18.6），例如通过共同饮酒、告别座谈，甚至举办一个"葬礼"与过去象征性地告别。这有助于让人们意识到那些无法改变的事实。

- **搬家计划**：员工往往会来到一个他们并不完全了解的全新的世界，我们要与他们一起探测那些未知的领域和新的同事，想象他们到达那里之后的情形（"我们如何进入工作状态？什么可能带给我们惊喜？我们在那里的第一天不可能怎样做？"）并讨论哪些能力要在那里展示，哪些最好不要。

- **搬家后的网络维护**：员工讨论如何进行专业的交流，在搬家之后如何能够继续维持相互的培训和咨询，以及在融入新的单位中遇到困难时如何快捷地得到支持和帮助。

### 处理整改过程中出现的超负荷的情况

如果企业的领导针对整改为他们的企业设立了雄伟的业绩目标，并且压缩完成的时间和降低业绩指标弹性，然而从员工的角度来看这是不现实的，并且对此感到无法胜任，那么根据整改的形式在团队中会出现不同的反应。我们熟悉的反应形式有三种：

1. 沉默抗议的形式，例如辞职、请病假，或内心疏离的比例上升；
2. 团队中的冲突增多，或者"业务能力强"的员工由于更高的标准不再愿意像以前一样"配合""业务能力差"的同事，造成单打独斗的情况增多；
3. 出于对企业领导或企业职工委员会的抱怨进行的公开对抗。

对于这样的情况，以下的做法已被证明是有效的（Zwack & Schweitzer, 2010）：

- **让领导参加团队咨询**：如果上级领导层提出的业绩规定是冲突的重要部分，我们会尝试让高层领导参加团队咨询，在开始咨询之前的预先会谈中，要对咨询任务进行澄清，请领导在团队咨询中亲自以更明确的形式向员工解释他对员工的期待以及他可能做出让步的空间。请团队直接的领导者参加团队咨询，咨询过后立即与我们做5至15分钟的总结并且商定，哪些从团队咨询中产生的启发可能会在下次咨询之前进行实践。

- **对忠诚冲突和目标冲突明确定义**：我们为了在组织不同的派别之间能够自由地活动，并且尤其是要被其接受，作为咨询师我们首先要尽量对有争议的话题采取尽可能中立的态度（有时对于咨询师本人的世界观可能是一个重大的挑战），原则上平等地认可所有不同的立场，并且把有争议的问题尽可能拿到桌面上来谈论。

- **评估投入共同事业的意愿**：我们问，谁对领导和其他团队成员现在和将来

421

有何期待，以及自己打算为这个团队做什么。以下的四步提问或评论对我们有所帮助：

- "在接下来的时间您必须解决哪些问题，使您能够做好您的工作？"
- "这个问题已经在您的掌握之中，对此您能够把所提出的步骤付诸实践，并且在六个月之后还能继续保持下去，您认为这有多大的可能性？"
- "哪些提议无人赞同，我们就不在上面浪费时间。"
- "从现在到下次咨询之前谁会不断推进这个话题？谁会与他人共同想出解决的办法，供我们在下次讨论？"

- **在团队会谈的间歇，将团队会谈与项目管理联系起来**：我们尽量避免使团队咨询变成一个"抱怨的地方"。我们努力帮助团队做出具体的行动决定，并在下次会谈时询问其实践的情况。我们鼓励在会谈中找一位"主题照看人"，由他负责在团队内部不断遵循和推进一个主题；找一位"观察者"，由他观察所发生的变化；找一位"提醒闹钟"，由他提醒其他人在团队督导中做出的某些约定；找一位"协调人"，由他把每个人所做的准备工作集中起来，并在下次会谈中介绍。

### 改善团队中的信息交流

如果工作团队中需要经常轮班，或者有不少兼职和非专业的工作人员，或者有很多不同专业的员工，那么有可能会经常碰到的一个问题是，信息交流不足。根据我们的经验，真正要解决这个问题，就只有实现人员足够稳定；不过，一些干预有助于缓解这个问题。我们会询问一个团队中的交谈方式，并且讨论谁在何时必须与谁谈论什么，才能确保"最小剂量"的信息流通。然后，我们谈论一下目前无法实现这个最小剂量的"好的理由"。例如，或许与低效的谈话形式有关，或许是因为存在不同的优先事项：谁做什么，与谁一起做，有多重要？有时，我们拜访和观察团队的日常工作谈话，然后给予反馈以及改变的启发。我们认为，工作谈话要围绕团队的工作目标，因此，我们会留意观察到的互动过程和谈话内容看起来在多大程度上与工作目标有关：

- **出席和时间**：谁在场？哪一位对谈话的成功至关重要的人缺席了？商定好的时间遵守了吗？在某些情况下是否允许打断谈话（例如受到外部的干扰）？

- **结构**：有没有一个商定好的谈话结构，这是否有效？此外，是否遵守关于谈话的约定？

- **信息传达中的接收和送达义务**：谁负责传达重要的信息，他们应该负责发出（送达义务）还是负责接收（接收义务）？

- **话题的重要性**：所谈论的话题对于谈话的目标是否重要并且具有意义？

除了反馈，我们根据需要（也就是，不是因为"好的理由"而是由于缺乏相关的经验和知识而阻碍了更好的谈话）还会对谈话的结构进行启发，并且传授适宜团队谈话的简单的基础知识。

### 应对创伤事件

有时团队会由于既往共同经历过的一桩可怕的事件来做一次短期的"危机咨询"。这与"案例督导"相似，但是事件对行为层面已经不再有影响，所以咨询主要围绕全体团队成员如何从心理上轻松地应对事件。对此会采用一种叙事的方法，即相互交流故事，每个团队成员对这个事件的体验如何，他们对此如何应对，以及人们是如何作为一个拥有共同回忆的团队一起处理这种情况的（参见 Mahnkopf et al., 1998）。

> 在某个医院的住院部，一位病人以极为痛苦的方式死去了。医疗团队无可奈何地目睹了整个过程。在第一轮的叙述中，我们提出了主要问题，"各位目睹这位病人去世，有何感受，这给各位造成了什么影响？"我们清晰地发现，每个团队成员由于不同的护理经验和个人经验（"我的母亲也是死于这种疾病。"），在这个病人的死亡过程中感受到的消极情绪体验也来自完全不同的方面。然后我们理解了这件事被大家不断地暗示为一个过错：每个人对此还能采取一些不同的

做法吗？医生还能有些其他的办法吗？如果是另一个医院会做得更好些吗？最终护理人员相互证实，他们当时已经尽了最大的努力，但是今后如果遇到相似的案例，他们还是可以与主治医生加强沟通以达成更好的一致性。大家想到了接下来可以采取的行动是：与那位病人的丈夫最后再进行一次谈话。最后，我们高度认可了团队成员的工作热忱、接纳现实的意愿以及对这种可怕情形的承受能力，并且询问他们是如何找到这么做的力量的。此外，团队成员也相互认可并且肯定了，这一次在护理工作团队中他们为彼此提供了足够好的安慰和支持，并且所有人都认为这一点在将来类似的情况下是尤为重要的。

### 领导团队：更轻松地做出困难的决定

423

领导团队来做咨询的动机往往是为了加快决策的进程，因为这一过程会受到内部关系动力的影响而被暂时地减慢。在这些领导团队中，通常具有正式的、以等级为基础的规定，例如如何做出决定，或者在意见不一致的情况下由谁做出"最后决定"（章节7.3）。然而，团队成员往往很清楚，他们的决策过程在很大程度上是相互依赖的，这尤其取决于领导团队其他成员的工作动机和维持平衡的意愿，因此，他们会追求一种高度的公平以及对不同意见的尊重。

　　　　一个社会服务组织扩建之后将要成立两家小的分部。这样一来，五人组成的领导团队中要有两人每周两天在分部工作，其他时间在本部。那么，谁应该，谁愿意，谁将会是这两个人？我们与五位领导从不同角度探讨了这个决定：谁看起来最适合？谁有兴趣做这个组建工作并在本部和分部间"摇摆"？谁除了本部的工作，他的工作量做这份工作比较合理？组织负责人想在那里看到谁？在经过这些交流之后，我们做了雕塑，在一张城区地图上，本部位于地图中心，分部位于周边遥遥相望的两处，让所有五个人首先寻找他们"最喜欢的地点"，然后尝试如何在第二喜欢的地点工作。最后成为分院领导的正是组织负责人之前为这个角色已经物色好的那位，然而在任命之前，关于新的任务分配还进行过大量的"谈判"，需要组织负责人本人也做出一些让步。

## 22.3　遭遇转变：组织咨询[1]

在一个团队中成员相互认识并且相互影响，但在组织中却不一定如此。一方面，组织中决策的意义、书面形式交流（如过程记录、决议、纲领）的意义，以及法律规定的意义都比在团队中重大；另一方面，组织中成员之间的等级差异也比在团队中大。因此，组织咨询在当事人的数量上更多，在目标设定上常常更复杂，时间上也更久（但不总是这样，也有最小的组织和团队人数相当的情况）。因而，组织咨询采用一种正式的、透明的形式（所谓的"架构"），并且必须要以容易理解的书面方式通知所有的参与人员，告知事情目前的状态，它也需要比团队咨询更大的空间。　424
在章节5.1中我们已经介绍了系统组织咨询的历史发展，在章节7.3中我们介绍了组织作为一种社会系统进行咨询的重要特征。我们在章节14.3中描述过在更大的和更加正式的组织中如何澄清咨询任务，而象征性—行动取向的干预方法在章节16.6中已做介绍。因此，我们在本章节中主要是简单介绍组织咨询过程的架构、组织诊断的关键问题和来自我们自身工作的两个例子。

威莫尔（Wimmer, 1995, 2004）、柯尼希斯维泽和希勒布兰德（Königswieser & Hillebrand, 2007）以及黑费勒（Häfele, 2007）提供了系统组织咨询的简要总结。复杂的和教科书类型的介绍由柯尼希和沃玛（König & Volmer, 2008）、施韦姆勒和施密德（Schwemmle & Schmid, 2009）以及席尔斯曼和蒂尔（Schiersmann & Thiel, 2009）提供。对于咨询实践有用的系统理论背景观点，参见西蒙（Simon, 2007）、森格（Senge, 1996）、格罗特和威莫尔（Groth & Wimmer, 2004）、威莫尔等人（Wimmer et al., 2009）、坎贝尔和赫芬顿（Campbell & Huffington, 2008）的著作。

### 架构和设计

组织的最佳设计越来越被认为是一个企业的核心竞争力。因此，在不同的背景中需要不断地用到"架构"一词，使得所观察到的组织运作中的交互作用的复杂性

---

1　章节22.3至22.6中的很多想法是和伊丽莎白·尼古拉共同发展的。

变得明确，尤其是涉及更大的组织中的过程运作时。每一个"组织架构"都会涉及组织运作的结构和与之相联系的对于组织领导提出的挑战（Nagel et al., 2007）。咨询过程中"改变架构"涉及一个组织咨询大致的计划，即对这一问题总的回答："谁和谁在何时做什么?"（Königswieser & Hillebrand, 2004）人们可以借助一个计划概况对该问题作答，它总结了结构逻辑、时间流程和人员组合方面拟定的措施（干预），我们期待这个计划在咨询过程中始终能够适合组织新的发展。特别值得注意的一点是，要持续不断地进行自我反思，使得组织或团队能够从中进行自我观察。

改变架构的特征性要素是：

1. 一个由高层领导组成的**调控小组**，他们对变化过程的成功负责；一个**项目小组**，负责推动变化的进行。后一个小组，理想的情况下是由以下成员构成：一位领导、一位组织内部的项目经理、一位或几位内部和/或外部的咨询师以及该变化过程涉及的部门或工作小组的一位代表。

2. 一个**共振小组**（有时用英语词汇"共鸣板"［Sounding Board］或"反映小组"［Reflecting Team］表示），同样是由企业中不同利益团体的代表组成，并且不用承担决策的任务，他们能够为项目小组完成任务提供重要的中间信息，即相关部门是如何推行变化的以及"有何情绪反应"。

3. 组织的一个**系统诊断**：通过对组织不同的部门进行个体或团体的会谈，并且偶尔选出某些日常工作的情形进行参与性的观察，会发展出对系统逻辑的一种理解，从而也就理解了组织当前的状态，其中也包括组织历史中重要的持续产生影响的部分，以及有重要意义的有关未来的相互冲突的希望和担忧。

4. **干预**：一系列能够为组织带来"新的内容"的活动。可以是不同形式的"咨询"，目的是通过参与者本人产生新的想法；可以是"训练"，为的是传授并且整合新的能力和工作方式，以便最终做出"决定"，例如关于新的团队组合、新技术或工作流程。

5. **里程碑**：事先确定的时间点，在这个时间点要呈现出变化过程中需要首先实现的中间成果。在这个时间点，要报告并评估目前为止所取得的成果。在成功的情况下，要庆祝一番。如果出现明显的矛盾冲突和不可能实现的任务，就会为调整改变过程提供动机。在完全失败的情况下，或者由于急剧的环境变化使得整个项目显得不再有意义，那么就要考虑终止变化过程。

　　对于一个组织架构，它的计划概况图包括的内容越多，涵盖的时间越久，涉及的人越多，就说明它越重要。以下例子是一个进行了四年多的由维也纳柯尼希斯维泽咨询公司提供的组织咨询的架构图和网络工作图，案例中的组织是一个拥有来自世界各地的20 000多名员工的国际建筑集团（插图30）。

### 组织架构图"机会"

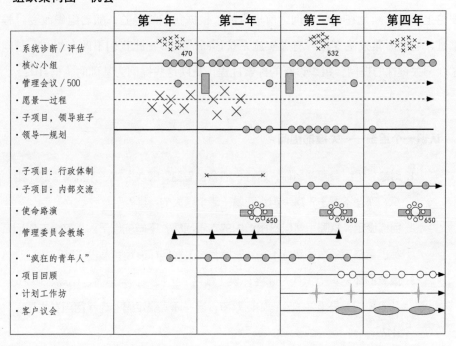

插图30　一家国际建筑集团持续四年的组织咨询"架构图"（Königswieser & Hillebrand，2007，S.65）

柯尼希斯维泽和希勒布兰德（Königswieser & Hillebrand, 2007, S.8以下）呈现的这张可视化的过程架构图，使得人们对如此庞大的组织咨询中丰富多样的干预方法和时间流程有了一定的了解。人们可以看到一个调控小组（此处称为"核心小组"）自始至终作为整个过程可以信赖的协作机构。咨询初期进行了系统诊断，但是在第三年和第四年反复对变化重新进行了评估。在整个过程的早期阶段就已经启动了"愿景过程"和"分项目管理"。在第二年和第三年的中期阶段"疯狂的青年人"开始了他们的工作，新引进的一个"客户议会"在最后的一年半才开始进行。

426

### 组织诊断

在系统咨询初期进行系统诊断，往往需要通过个体或团体咨询，以及选择性的观察组织日常工作中的重要方面来完成，有时也会通过对员工进行书面调查来完成。理论上系统诊断是在组织咨询之前进行的；根据我们的经验，随着组织改变过程的推进，它会时常发生变化。有关实施系统诊断的细节在此我们不做介绍，而是向大家介绍关键性的提问，组织诊断的探索过程正是以这些提问为基础的（框41）：

427

### 认识一个组织——关键的提问

1. **对象**：组织有哪些名称，这些名称有多重要？哪些人或子系统属于这个组织，哪些不属于？这个组织归属于哪个更大的背景？

2. **目标设定**：从哪里可以看出组织的本质目标？不同的成员对于这个本质目标的看法有多么一致或不一致？所有员工对目标设定有多少了解？

3. **重要的环境**：组织认为哪些环境（顾客、出资人、竞争者、市场、协会、政府部门）是重要的？它如何对待？这些环境稳定吗？还是目前发生了变化？

4. **信念**：重要的信念、世界观、行动的前提是什么？对这些信念的共识和冲突在哪里？这些信念如何影响实际发生的事？

5. **当前内部政策的互动模式**：谁当前在哪个领域活跃？重要行动者如何相互支持、阻止或抗争？通常会尝试做什么？通常什么会成功？什么会失败？

6. **历史**：组织从何时开始存在？哪些早期的事件到如今还有重要意义或影响？从中产生了哪些对于如今的组织的压力和优势？

7. **评价**：组织中不同的行动小组会把什么评价为资源、优势和值得保留的，什么是限制（不好的，但是现在还未被改变），什么是问题（不好的，但是现在可能已经被克服了）？

8. **未来的想法**：在一定的时间后（例如6个月后、3年后、50年后）组织看起来最好的情况（奇迹提问）是怎样的或最差的情况（最糟的脚本）是怎样的？

9. **咨询师的诉求和任务**：不同的利益团体确切地希望在这个组织中继续发展什么或改变什么？具体通过什么可以看出来已经取得了成功？咨询师为此具体要做什么，做到什么时候？

框41 组织诊断

## 我们的工作中的例子

从2001年到2004年我们（约亨·施魏策、伊丽莎白·尼古拉和同事）作为外部的咨询师并且后来作为培训师，参与了斯图加特青少年保护处的一项名为"推动大众社会服务"（ASD）的组织发展项目。这个存在争议的项目的目标是解散一个长期以来集中管理的大众社会服务机构，这是一个青少年保护处的核心机构，其100多名员工将被分散到10余个"社会行政区域"，每个区域包括一个或多个城区。这个项目实施的方法是由青少年保护处内部的咨询师计划和执行的。我们肩负着不同的特殊功能，尤其是作为持续不断的观察和反映小组。

428

我们要在项目实施的过程中"倾听，关于进展大家说了什么"，"找出还有什么是悬而未决但还未说出来的"（顾虑、怀疑、希望、想法），并且我们需要把至少半天的观察加以总结，通常是在午饭之前和下午下班之前，花大约5至10分钟时间在全体员工集合时进行报告。实践证明，在新组成的单位中，我们先前的"估计"越来越多地成为员工们公开讨论内容的一部分。

该项目九个月的准备工作包括：对服务机构的领导层和地方行政机构仔细进行目标澄清，不断完善项目实施的方法并且长期邀请参与者讨论。该项目的咨询工作由四个会议组成。

第一次会议有个好听的名称——"我们的宝藏——从内部观察ASD的质量"，这次会议上100多名员工利用很多有创造性的方法（除了会谈，还有拼图和短剧表演）确认了他们多种多样的能力。第二次会议的目的是获取外部的观点，它的名称是"ASD商店：它的陈列品中有什么，它想和合作伙伴交换什么?"这次邀请了自由从业者、警察、儿科医生等合作伙伴，将近30位ASD的代表反馈了他们对自己的工作和合作方面的体会。两个月后，我们举行了一场为期两天的开放空间会议（章节16.6）——"ASD工作的新启发"，会上收集了关于如何具体实行社会行政区域重组的想法。最后一次会议又是在两个月后，名称是"实践工作的细节：要开始做什么?"

按照计划，组织在2002年实施了解散。此后，我们作为培训师，训练员工地方性的合作，并且召开培训研讨会，为许多新成立的社会行政团队进行系统谈话能力方面的培训。

自2007年以来，我们在一些小型的心理社会组织中发展出了为期一天的"组织建议日"的设置。它的目的并非应对严重的、亟待解决的问题或重大的重组，而是为了对迄今取得的成果进行反思，为了意识到正在进行中的和眼前面临的变化，为了在发展中带动所有的员工，为了日常工作中提出更好的想法，以及为了间接地加强企业的凝聚力。在方法上，我们主要应用的是章节16.6中所描述的很多干预方法。首先，通常会让全体员工进行多次的共同探索，并且在了解了组织的概况之后，在上午的晚些时候才会对咨询任务进行澄清，大约在中午会聚焦在组织所面临的发展步骤上，下午是思考具体的办法，包括可以付诸实践的想法，在结束之前，如果有机会的话，再一次通过合适的仪式，象征性地加强组织中的凝聚力。

429

根据我们长期的经验，"组织建议"可以在一些小型组织中与全体员工一起开展，集中讨论相关的策略，并一起对此做出贡献，例子如下：

- 认识到某一个部门的工作任务极为繁重，其他部门主动提出为其分担任务；
- 对于某个"没人确切知道他们具体是干什么的"的部门，从此以后可以从阴影中走出来了；
- 如果是空间状况上的困难，可以通过小的、可行的改建或者楼层或房间之间的搬家得以克服；
- 为新项目、重组或资金方面提出想法；
- 使组织的"外交政策"、公众形象和人员招聘变得更积极。

## 22.4　网络中的合作：地方合作工作坊

在章节7.3中我们描述过：在现代的和后现代的工作环境中，除了团队和组织，松散的网络系统以及从中产生并稳固下来的合作也是有意义的（大量的例子参见 Aderhold et al., 2005）。对于网络系统的咨询是循序渐进的，也是更加自由的，与教练、团队和组织咨询相比，要少见得多，但也属于系统咨询师的工作范围（Grossmann et al., 2007）。我们自己的经验来自工作坊，以此来加强和改善同一地区同一工作领域组织之间的合作，例如在精神卫生医疗服务、儿童保护、青少年援助等方面。我们从1998年开始推行的工作坊在以下的工作领域有以下的形式（框42）：

## 地方合作工作坊的理念

**设置**：一位当地举办者邀请他的地方合作伙伴。

**规模**：20至150位参与者

**空间需求**：一个相对较大的房间，椅子可以灵活移动（每个人可以来回移动自己的椅子）。

**时间需求**：一天，例如10:00—13:00和14:00—17:00。要得出越多和越具体的结果，所需的时间就越长。

1. 以一个**位置雕塑**作为开始："哪些人来了，什么把在场的人联系在一起，以及他们相互之间的差异是什么？他们今天在这里从活动中或相互之间可以学到什么？"可以运用位置提问，询问工作地点、机构（谁在什么样的机构工作？）、雇主（谁为什么样的雇主工作？），这个工作干了多久了，在这个地方待了多久，为这个雇主干多久了，以及相互的合作程度（谁和谁经常或很少一起工作？）。

2. 一场关于合作成功先决条件的认知状态的**主题报告**。

3. 对于目前的地方合作模式的**反思**，依据某一个精心选择的案例来进行，要求在场的多数人对这个案例已经进行过或正在进行工作。

4. 介绍、讨论并尝试一些**使地方合作更容易或更紧密的方法**。例如：通过旁听或轮换工作促进员工之间的交流；按照"系统过程形成"（章节22.6）的反思列表相互拜访对方的机构，进行共同的系统取向的案例管理（章节22.5）；由双方共同的客户对地方的合作做出共同的评价；有共同利益的项目。如果合作已经继续向前推进，那么书面的合作合同会更有意义。

5. **结论**：目前还在被继续谈论的话题会被搜集起来并进行排序，首先是在小组中，然后在集会上。优先排在第2至5位的想法会被组建成头脑风暴小组。一些"身居要职者"（企业领导人、主任医师、地方政治家、管理部门高层等）坐在会场中间，围成一个小圈，其他人向他们陈述自己的想法。这些身居要职者要给出初步的反馈，即哪些想法在他们看来是可以遵循的。最后，可以商定进一步的、具体的行动。

框42　地方合作工作坊的理念

然而，我们发现，在完全不同的，但是有类似冲突的工作领域中，对于地方合作的需求也是很大的，并且合作问题会产生巨大的代价，例如在大型建筑工程的工作联合会中，在地方的经济发展促进部门和地区交通规划部门中，在市场产品制造商和原料供应商之间，在超市链与其供货商之间。我们预计这些领域未来将会成为系统咨询师的重要市场。

## 22.5　导航帮助：系统反思式案例管理

在案例管理中，这些系统咨询常用的探索和假设的技术，通过决策、计划、文献记录和评估等方式加以补充。当多个专业服务人员同时对某个咨客的问题负责，并且他们相互之间，以及与咨客的愿望达成一致并不是简单地"自发产生"的时候，案例管理就很有必要。如果担心所提供的专业服务过多、不足或是错误的（即有时做得过多，有时做得太少），案例管理也很有必要。案例管理至少在社会工作（Wendt, 1997）、卫生事业、职场调解中起着重要的作用。

案例管理的术语听起来往往过于专业。它典型的六阶段步骤分别是：评估（案例评估）、服务计划（制订帮助计划）、干预（实施帮助）、监控（陪伴及检验帮助）、辩护（为咨客说情和律师代理）和评定（评价和记录结果）。听起来，好像这些步骤都是有规律地按顺序进行的，按程序完成的，并且总是在评定之后结束。案例管理在很多情况下与死板的纲领和程序整合在一起，如同"记录法庭证词"，此外，也希望通过案例管理提高效率和节约开支。但是，实践者知道，案例管理通常并不是很有效。出于对案例管理过于专业化和不切实际的想法的不满，人们越来越多地运用系统式反思来改进和完善这种方法，以下的做法体现出案例管理中的系统式反思：

1. "管理"首先是针对咨客本人的目标，其次是服务人员的目标；

2. 咨客的家庭、朋友、邻居、同事被当作解决问题的重要资源来探索，并且尽可能地加以利用；

3. 对于那些以前和正在参与"案例工作"的其他专业服务人员（社会工作者、医生、护理人员、工作介绍人、教师……），要尊敬他们的良好意愿并且在适当的时候将其纳入；

4. 充分估计并且接纳参与者之间的差异，在谈话中澄清差异并且从中寻找大家都可以接受的解决办法；

5. 在会谈中相互询问并思考，所有参与者（包括案例管理者）在哪些方面可以合作，如何共同努力解决问题，或者使问题固定下来，甚至使问题恶化。

克莱沃等人（Kleve et al., 2008）把一个系统取向的案例管理描述为一个"后现代社会工作"的一部分，在此，后现代指的是他们充分考虑到了参与者的内心矛盾和差异，以及他们解决问题的想法，并且自然而然地接受多种可能的方式。他们系统地重新描述了案例管理的阶段，并且提供了大量的过程建议、地图和记录模式。表6中列举了一种系统取向的案例管理方式的六个步骤（Kleve et al., 2008, S.104）。

**表6　一个系统取向的案例管理的步骤**

（根据Kleve et al., 2008, S.104，做了小的改动）

| 案例评估 | | |
|---|---|---|
| 第一步 | 背景化 | 问题：过去是什么和现在是什么？ |
| 第二步 | 描述问题和分析资源 | |
| 第三步 | 提出假设 | 问题：为什么是这样？ |
| 帮助计划 | | |
| 第四步 | 制定目标和任务澄清 | 问题：要做什么？ |
| 第五步 | 行动，干预 | |
| 第六步 | 评估 | 问题：完成了什么？ |

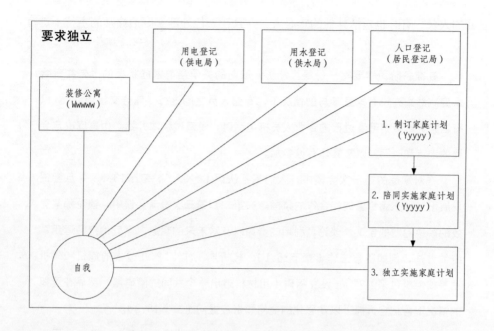

插图31　一个工作计划的举例（Müller, 2008, S.76）

　　在实践中，这六个步骤并非井然有序地一个接一个进行，每进行一步可能都需要再回到前面一个步骤上。因此，案例管理的过程最好是用网络或根茎图来描述（见Kleve et al., 2008, S.124的插图）。

　　网络地图（章节13.3）会对案例评估有帮助。此外，以一个工作计划的形式将规划好的行动可视化也是有帮助的，例如米勒（Müller, 2008, S.6）在一个咨客的例子中做过介绍，咨客希望有独立的生活（插图31）。

　　因此，这些原则在系统式澄清的会谈中被实践出来，例如，"澄清的谈话"（Cleartalk）（Herchenhan & Heppel, 2011）。澄清的谈话有助于在严重的困境中做出可以接受的，并且能够达成一致的有关青少年援助措施的决定。这种工作方式按照一种结构化的顺序，大约进行五至七次的会谈，参与者包括家庭成员、一位一直负责推进案例的青少年保护处的人员以及另外一位通过澄清的谈话进行辅导的青少年保护处的人员，有时也包括其他的热心人，并且在一位外部家庭治疗师的主持下进行。

在准备阶段需要写一份尽可能资源取向的关于当前家庭状况的报告并寄给家庭。然后在没有家庭参与的情况下，专业人员之间进行"任务交接谈话"。只有当家庭给负责澄清过程的专业人员打电话时，澄清过程才开始。由家庭决定会谈的地点和时间，以及具体有谁参加。

433

在对家庭的第一次会谈中，人们相互认识（"加入"，章节13.1）并且尝试发展出一种充满希望的和合作的氛围。在第二和第三次澄清会谈中，谈论那些有效的解决问题的尝试，谈论可利用的资源以及对未来的想象。家庭治疗师运用系统的方法，例如雕塑工作（章节16.1）、转折期工作（"您在过去的危机和转折期是如何挺过来的?"）、设立障碍（用材料建出一个共同的障碍墙，然后在可能的情况下再把它拆掉）以及恶化的提问和奇迹提问（章节15.3）。

在第四次会谈中，要告知家庭青少年保护处能够提供的帮助，并且共同思考恰到好处的帮助方法。家庭现在面临一个决定：是否接受青少年保护处的帮助？如果是，有哪些措施？如果否，那么取而代之的将是什么？或者可以决定现在还不做决定，这段时间就在没有决定中度过或忍受过去。在第五次会谈时，再次邀请已经参与过第一次会谈的对案例负责的那位青少年保护处的人员。他要倾听家庭的报告，可能还有"澄清工作者"和家庭治疗师额外的建议。从现在起，他又要对案例负起责任。整个澄清的谈话以一个对澄清过程的总结和一个有关两年、四年、十年或很多年以后的家庭生活愿景的表演结束。

434

## 22.6　从外部观察组织：根据反思列表进行考察

从20世纪90年代起，起源于工业生产中的"质量管理"的理念开始在服务行业中被推广。质量管理包括结构（材料和人员装备）、过程（实际工作流程）以及系统的从自我和外部的角度反思组织工作的结果，目的是从中产生改善的建议，或者至少可以认识到亟待消除的缺陷。以下问题是关于质量管理的一个方面——过程质量。一个组织如何能够确定，它是否以及以何种方式和规模按照他们自身的需求工作？尤其是，一个组织和外部的考察者依据什么可以看得出这是"系统的工作"？

出于一种自我批判式确认的目的，以及为了此后能够凭借这个结果坚持不懈地实现一种系统的工作方式，我们与很多来自成人精神病机构的领导在1998年共同发展出了"根据反思列表进行的考察"（Schweitzer et al., 2005）。目前该方法也被应用于儿童和青少年精神科（Höger & Geiken 2006）和疼痛治疗当中（Saalfrank, 2009），并且它被当作由德国系统治疗、咨询和家庭治疗协会（DGSF）推荐的对系统家庭取向的治疗和咨询机构进行同行评估的工具。

在反思列表中，由组织自己来确定，根据他们日常工作中的哪些方面，他们自己可以判断他们是否实践了自己的要求。依据一个"系统的"成人精神科对自身的要求，列表看起来可以是这样的（框43，根据Schweitzer et al., 2005, S.52，稍作改动）：

---

**同病人以及家属做的系统工作**

- 员工以索解取向和资源取向的态度谈论"疾病和健康"。

- 与病人和家属协商住院的意义、内容和时间。

- 病人有机会为自己选择治疗方案。

- 病人可以与医生协商用药和诊断。

- 为家属和其他参与者提供反映设置。

- 在采用强制措施前可以协商替代性的办法。

**员工参与、领导文化、组织**

- 员工都参与进来并且给予他们很大的自主权：在团队会议、与病人联系、组织发展中。

---

- 在个人发展方面充分利用员工的资源并促进员工的能力。

- 提供反映设置，如督导、团队咨询、教练。

- 领导文化体现在"激发和扰动"与"监督和管理"的结合。

- 实现领导和员工之间相互反馈。

- 内部的信息政策是透明的并能够开展对话。

**环境关系**

- 组织获取外部对于他们工作的反馈。

- 组织参与地方案例管理。

- 组织协调与其他机构关于网络协议的合作。

框43　系统过程形成反思列表（根据Schweitzer et al.，2005）

根据这个反思列表，如今就可以在机构中实施来自外部的考察（病人组织、专业协会、邻居机构、任命委员会等），这将有助于检验机构的实际工作与这些（或其他、自己提出的）目标的一致性。根据反思列表进行全面的考察通常需要一到三天的时间。考察中尤其要做的是参与性的观察和访谈。外部观察者对来自不同工作小组和等级阶层的员工、病人、家属，很有可能还有转诊者进行访谈，在团队访谈中主要是与二到六位参与者，根据反思列表中的主题对他们的日常工作进行访谈。考察者也会参与查房、团队谈话、工作会议、小组谈话，以获取亲身的印象。在每次考察结束之前，考察者会用一小时到一个半小时的时间开会，为组织进行反馈：观察者听到了哪些声音和想法，他们发现了哪些矛盾之处，以及在他们看来什么是对组织来说成功和发展的重要挑战。

如果这次考察反正已经被算作计划好的具体的改变过程的一部分，并且在组织中已经为改变过程明确地任命了过程负责人，那么这些"根据反思列表的考察"将在组织中特别有利于促进现实中的变化过程。根据这些改变的意愿，可以选择要对组织当中哪些子系统进行考察，哪些不必考察。以下几点有助于考察的成功：

1. 如果考察者的目标和过程是透明的，并且花了足够的时间向员工告知此事；

2. 如果访谈对象和接受反馈者能够代表广泛的利益小组（在一个精神病医院除　　436
   了员工和病人，还有比如家属或合作的邻近机构）；

3. 如果在小组访谈中有好的提问和主持，以及意想不到的回答，在考察的过程
   中就已经以此使参与者产生了新的认识；

4. 如果考察者切实地传达出一种善意的好奇和中立态度，在反馈信息时以一种
   匿名的形式来表达，在表达评判性的观点之前先讲他积极的印象，那么最后
   就能够激发听众在现场立即对他的反馈进行讨论。

# 第六部分　未来的乐章？还有什么我们没写到？

还有很多"重要的话题"我们在本书中没有提及，有些在我们看来它的发展尚未成熟，有些我们觉得对其不是很在行，有些则超出了这本书的范围。至少在我们看来，有些主题尚可作为未来的乐章，它们今后是否会由更大的乐团演奏，将会在未来呈现出来。

1. **在躯体、精神和沟通交流之间架设的桥梁——一种深层意义上的"生物—心理—社会的"系统实践**：尤其是从事心身医学的系统取向的医学工作者（Kröger et al., 2000; Altmeyer & Kröger, 2003; Eder, 2006; Altmeyer & Hendrischke, 2012）尝试将系统咨询和生物医学实践性的联系起来（亦见Eder, 2006）。"具体化"（Embodiment），作为心理和关系体验的躯体表现（Storch et al., 2010），以及"大脑作为关系器官"（Fuchs, 2008）是神经心理学、现象学和系统思维交叉边缘的研究方向，在今后几年它仍会是我们研究的热点（详见 Fischer, 2009）。席佩克（Schiepek, 2011）致力于这种思维方向并尝试对系统治疗重新定义，这对于协同学分析方法来说是可行的，此外还有神经内科学的治疗，例如脑部深层刺激，也同样如此。施温（Schwing, 2009）在神经生物学中发现了对系统实践者有利用价值的启示。另外，还有其他的治疗实践者也越来越多地尝试把系统治疗和躯体治疗联合起来（Wienands, 2010）。

2. **不仅是内部整合，还要在治疗流派之间整合**：虽然我们近十年来与从事心理动力学和认知行为治疗的同事共同出版了可能是最具整合性的跨流派的德语心理治疗期刊——《心理治疗对话》，但是在我们看来，目前还没有实现一种具有牢固理论基础的，并且在实践上不同的治疗流派之间的整合。系统理论对实现整合可能是合适的（Kriz, 2010），但是目前它仍是与专门的一个流派紧密联系在一起的。然而，与对流派整合的争论相比，心理治疗实践毫无疑问已经取得了自身的进步（例如Senf & Broda, 2007; Senf et al., 2010; Köllner & Senf, 2010）。

3. **系统治疗与咨询"需要"哪些组织形式？** 在什么样的机构环境下系统治疗与咨询能够充分发挥它的作用（Schweitzer, 2010）？展望未来，企业的等级和领导的体现将会是何种形式？付费的形式将会如何影响心理治疗、教练或企业咨询的质量（Broda et al., 2007）？在什么样的组织形式下系统咨询师和治疗师能够更好地工作，相互支持并具有创造性（Asen, 2010）？

4. **从系统思维中产生伦理学的世界观**？系统治疗与咨询和哲学与神学也找到了共鸣。"系统思维者"相互之间也常常感到自己属于某种隐晦的"价值团体"的一部分，它是建立在一个系统的人类形象的基础之上的（详见Hutterer-Krisch, 2007）。但是这个人类形象具体看起来是什么样的？哪些价值被明确地定义？一些"备选"答案会很快地被发现：我们意识到，没有人是"独自存在的"，如果不考虑背景谈及一个人的"性格特点"是毫无意义的，人在背景中活动并且自己不断参与到建构之中，自己如何看待其他人，与一系列的价值观有关。马克斯·弗里施（Max Frisch）在他的《日记》中曾经十分确切地表达，一种看待社会世界的系统观点的本质是："在一定程度上我们其实是这样的一种存在，我们对自身的评价来自于其他人对我们的看法，无论他是朋友还是敌人。反之，我们对自身的评价也会影响其他人对我们的看法。此外，我们也是他人的作者；我们以秘密的、无法摆脱的方式为他人展示给我们的面貌负责……我们认为自己是他人的镜子，却很少预料到，其他人就其自身而言在很大程度上也映射出我们固着的人物形象、我们的作品和我们的牺牲品。"(1964, S.33–34)这种意识近乎强制性地要求:

- 一种欣赏的、尊敬的态度, 即使是对待完全不同的事物, 并且容忍不一致;
- 对自我态度的一种持续不断的自我反思;
- 从独立自主的角度看待自由, 意味着每个人都有权利走自己的路;
- 参与, 意味着使所有参与者都有发言权;
- 以最佳的适应取代最大化的提升, 对于追求单方面的成长保持怀疑;
- 容忍错误, 小心翼翼地对待其他系统, 乃至不再进行弊大于利的鲁莽干预。

但是这些态度与公平的关系如何, 以及与公平紧密联系的平等的关系如何(Stierlin, 2005)? 系统思想是否给予我们动力, 好让我们与不公平进行抗争? 我们是为了平等的待遇和机会而受命吗? 系统思想如何与(非教条的)宗教信仰、超出体验范围的经验、超越现实的信念相协调?

5. **系统治疗与咨询有多大的政治意义?** 正如在组织咨询中发展出的、传统专业咨询之外的、通常颇具系统特点的咨询过程, 政治决策者对于系统过程咨询和调控方面的需求也同样在不断增加。显而易见, 系统咨询已经被应用于大量的"圆桌会议"和调解过程, 尤其是在地方的交通和建设政策, 以及耗资巨大的大型工程上。这是否会影响将来的政策形式, 我们拭目以待。

因此还有很多有趣的问题(不仅仅是这里提出的)仍然是开放的, 还有很多挑战有待解决。

# 参考文献

Aderhold, J., Meyer, M., Wetzel, R. (Hrsg.)(2005). Modernes Netzwerkmanagement. Wiesbaden: Gabler.

Aderhold, V., Alanen, Y.O., Hess, G., Hohn, P. (Hrsg.)(2003). Psychotherapie der Psychosen — Integrative Behandlungsansätze aus Skandinavien. Gießen: Psychosozial.

Alain (1994). Sich beobachten heißt sich verändern. Frankfurt a.M.: Insel.

Alexander, J.F., Pugh, C., Parsons, B. (Eds.)(1998). Book three: Functional family therapy. In D.Elliott (Series Ed.), Blueprints for violence prevention. Golden, CO: Vanture.

Alexander, J.F., Sexton, T.L., Robbins, M.S.(2006). The developmental status of family therapy in family psychology intervention science. In H. Liddle, D. Santisteban, R. Levant, J. Bray (Eds.), Family Psychology. Science-based interventions (pp. 17—40). Washington: APA.

Altmeyer,S., Hendrischke, A. (2012). Einführung in die systemische Familienmedizin. Heidelberg: Carl Auer.

Altmeyer, S., Kröger, F. (Hrsg.)(2003). Theorie und Praxis der systemischen Familienmedizin. Göttingen: Vandenhoeck & Ruprecht.

Ameln, F. von (Hrsg.)(2004). Konstruktivismus: Die Grundlagen systemischer Therapie, Beratung und Bildungsarbeit. Tübingen: Francke Verlag.

Ameln, F.von, Kramer, J. (Hrsg.)(2007). Organisationen in Bewegung bringen. Handlungsorientierte Methoden für die Personal-, Team- und Organisationsentwicklung. Heidelberg: Springer.

Andersen, T. (Hrsg.)(1987). The reflecting team: dialogue and meta-dialogue in clinical work. Family Process 26(4), 415—428.

Andersen, T. (Hrsg.)(1990). Das reflektierende Team. Dortmund: modernes lernen.

Anderson, H. (2007). The heart and spirit of collaborative therapy: the philosophical stance — a way of being in relationship and conversation. In H. Anderson, D. Gehart (Eds.), Collaborative Therapy. Relationships and conversations that make a difference (pp. 43—59). New York: Routledge.

Anderson, H., Gehart, D. (Eds)(2007). Collaborative Therapy. Relationships and conversations that make a difference. New York: Routledge.

Anderson, H., Goolishian, H. (1990). Menschliche Systeme als sprachliche Systeme. Familiendynamik, 15(3), 212—243.

Anderson, H., Goolishian, H. (1992a). Therapie als ein System in Sprache: Geschichten erzählen und Nicht-Wissen in Therapien. Systeme, 6(2): 15—21.

Anderson, H., Goolishian, H. (1992b). Der Klient ist Experte: Ein therapeutischer Ansatz des Nicht-Wissens. Zeitschrift für systemische Therapie, 10(3), 176—189.

Anonymous (1972). Differentiation of self in one's family of origin. In J.L. Framo (Ed.), Family Interaction (pp. 111—173). New York: Springer.

Aponte, H.J. (1976). The family school-interview − an eco-structural approach. Family Process, 15(3), 303−311.

Ariès, P. (1989). Geschichte der Kindheit. München: dtv.

Armbruster, J. (1998). Praxisreflexion und Selbstevaluation in der Sozialpsychiatrie. Freiburg i. Br.: Lambertus.

Arnold, R. (2012). Wie man führt, ohne zu dominieren, 29 Regeln für ein kluges Leadership. Heidelberg: Carl Auer Systeme.

Arnold, R. (2007). Ich lerne, also bin ich. Eine systemisch-konstruktivistische Didaktik. Heidelberg: Carl Auer Systeme.

Arnold, R., Schüßler, I. (Hrsg.)(2003). Ermöglichungsdidaktik. Hohengehren: Schneider.

Asay, T., Lambert, M. (2001). Empirische Argumente für die allen Therapien gemeinsamen Faktoren: quantitative Ergebnisse. In M. Hubble, B. Duncan, S. Miller (Hrsg.), So wirkt Psychotherapie (S. 41−82). Dortmund: modernes lernen. Orig.: The empirical case for the common factors in therapy: quantitative findings. In M.A. Hubble, B.L. Duncan, S.D. Miller (Eds.)(1999), The heart and soul of change − what works in therapy (pp. 33−56). Washington D.C.: American Psychological Association.

Asen, E. (2009). Multifamilientherapie. Familiendynamik, 34(3), 228−235.

Asen, E. (2010). Psychotherapieintegration in der Praxis: Ambulante Dienste. Psychotherapie im Dialog, 11(1), 54−57.

Asen, E. (2011). Systemische Arbeit mit »Gewaltfamilien«. Wenn Familien sich gegenseitig helfen. In U. Borst, A. Lanfranchi (Hrsg.), Liebe und Gewalt in nahen Beziehungen (S.151−164). Heidelberg: Carl Auer Systeme.

Asen, E., Fonagy, P. (2011). Mentalization based therapeutic interventions for families. Journal of Family Therapy, 34(1) Preprint. Zugriff unter http://onlinelibrary.wiley.com/doi/10.1111/j.1467−6427.2011.00552.x/abstract

Asen, E., Scholz, M. (2012). Praxis der Multifamilientherapie (2. Aufl.). Heidelberg: Carl-Auer-Systeme.

Auerswald, E. (1971). Families, change and the ecological perspective. Family Process, 15(3), 263−280.

Backes, O. (2004). Sprich nur ein Wort, so wird meine Seele gesund! Zur Konstruktion von Wirklichkeit zwischen Bert Hellinger und seinen Klienten. Kontext, 35(3), 223−235.

Backhausen, W., Thommen, J.P. (2003). Coaching. Durch systemisches Denken zu innovativer Personalentwicklung. Wiesbaden: Gabler.

Baecker, D. (2007). Studien zur nächsten Gesellschaft. Frakfurt a.M.: Suhrkamp.

Baecker, D. (Hrsg.)(2005). Schlüsselwerke der Systemtheorie. Wiesbaden: Verlag für Sozialwissenschaften.

Baerwolff, S. (2003). Wie konstruiere ich mir eine ADHS? Eine polemische Gebrauchsanweisung. System Schule, 7(4), 111−113.

Bakhtin, M.H. (1981). The dialogical imagination. Four essays. Ed. by M. Holquist. Austin, TX: University of Texas Press.

Balgo, R. (2005). Wie konstruiere ich mir eine Lernbehinderung? Eine provokative Anleitung. In R.Voß (Hrsg.), LernLust und EigenSinn. Systemisch-konstruktivistische Lernwelten (S. 65−76.). Herdelberg: Carl-Auer-Systeme.

Bandler, R., Grinder, J., Satir, V. (1978). Mit Familien reden. München: Pfeiffer.

Bandler, R., Grinder, J. (1985). Reframing. Ein ökologischer Ansatz in der Psychotherapie. Paderborn: Junfermann.

Bandura, A. (1997). Self-efficacy: The exercise of control. New York: Freeman.

Bateman, A.W., Fonagy,P. (2006). Mentalization-based treatment for borderline personality disorder: a practical guide. Oxford: Oxford University Press.

Bateson, G. (1979). Geist und Natur. Eine notwendige Einheit. Frankfurt a.M.: Suhrkamp. Orig.: Bateson, G. (1979).

Mind and Nature. New York: Dutton.

Bateson G. (1981). Ökologie des Geistes. Frankfurt a.M.: Suhrkamp. Orig.: Bateson, G. (1972) Steps to an ecology of mind. New York: Ballantine Books.

Bateson, G., Bateson, M.C. (1993). Wo Engel zögern. Unterwegs zu einer Epistemologie des Heiligen. Frankfurt a.M.: Suhrkamp.

Bateson, G., Jackson, D., Laing, R., Lidz, T., Wynne, L.u.a. (Hrsg.)(1969). Schizophrenie und Familie. Frankfurt a.M.: Suhrkamp.

Bauer, J. (2005). Warum ich fühle, was du fühlst. Intuitive Kommunikation und das Geheimnis der Spiegelneurone. Hamburg: Hoffmann und Campe.

Bauer, P., Otto, U. (2005). Mit Netzwerken professionell zusammenarbeiten. Band 2: Institutionelle Netzwerke. Tübingen: dgvt.

Bayer, I., Seel, D. (2000). Hellinger − ein Zeichen der Zeit? Familiendynamik, 25(4), 487−502.

Beck, A. (2005). »Schlaf, mit wem Du willst«. Effie Briest als Unterrichtsabenteuer. In R.Voß (Hrsg.), LernLust und Eigensinn. Systemisch-konstruktivistische Lernwelten (S. 22−31). Heidelberg: Carl-Auer-Systeme.

Beck, U. (1986). Risikogesellschaft. Auf dem Weg in eine andere Moderne. Frankfurt a.M.: Suhrkamp.

Beck-Gernsheim, E. (1998). Was kommt nach der Familie? Einblicke in neue Lebensformen. München: C.H. Beck.

Berger, P., Luckmann, T. (1970). Die gesellschaftliche Konstruktion der Wirklichkeit. Frankfurt a.M.: Fischer.

Berk, L. (2011). Entwicklungspsychologie. München: Pearson Education.

Bertalanffy, L. von (1956). General system theory. In L. Bertalanffy, A. Rappaport (Eds.), General Systems Yearbook I (pp. 1−10). Ann Arbor: Ann Arbor Press.

Bertalanffy, L. von, Rappaport, A. (Eds.)(1956). General Systems Yearbook I. Ann Arbor: Ann Arbor Press.

Beushausen, J. (2012). Genogramm- und Netzwerkanalyse. Die Visualisierung familiärer und sozialer Strukturen. Göttingen: Vandenhoeck & Ruprecht.

Bigner, J.J., Gottlieb, S.R. (Eds.)(2006). Intervention with families of gay, lesbian, bisexual and transgender people: From the inside out. New York: Harrington Press.

Bigner, J.J., Wetchler, J.L. (Eds.)(2004). Relationship therapy with same sex couples. New York u. London: The Haworth Press.

Bindernagel, D., Krüger, E., Rentel, T., Winkler, P. (Hrsg.)(2010). Schlüsselworte. Ideolektische Gesprächsführung in Therapie, Beratung und Coaching. Heidelberg: Carl-Auer-Systeme.

Binkert, D. (1993). Frauen, die mit Frauen leben. Hamburg: Hoffmann und Campe.

Birchler, G.R., Spinks, S.H. (1980). Behavioral systems marital therapy: Integration and clinical application. American Journal of Family Therapy, 8(1), 6−9.

Bischoff, R. (1998). Taped supervision as a reflecting team. In T. Nelson, T. Trepper (Eds.), 101 more interventions in family therapy (pp. 36−40). New York: The Haworth Press.

Bleakney, L.A., Welzer, H. (2009). Strukturwandel des Familiengedächtnisses. Familiendynamik, 34(1), 18−25.

Bleckwedel, J. (2008). Systemische Therapie in Aktion. Kreative Methoden in der Arbeit mit Familien und Paaren. Göttingen: Vandenhoeck & Ruprecht.

Bodenmann, G. (2000). Stress und Coping bei Paaren. Göttingen: Hogrefe.

Bodenmann, G. (2002). Die Bedeutung von Stress für die Familienentwicklung. In B. Rollett, H. Werneck (Hrsg.), Klinische Entwicklungspsychologie der Familie (S. 243−265). Göttingen: Hogrefe.

Bodin, A.M. (1981). The interactional view: Family therapy approaches of the mental research institute. In A.S. Gurman, D.P. Kniskern (Eds.), Handbook of family therapy (pp. 267−309). New York: Brunner & Mazel.

Bonacker, T. (2008). Die Konflikttheorie der autopietischen Systemtheorie. In T. Bonacker (Hrsg.), Sozialwissenschaftliche Konflikttheorien. Eine Einführung (4. Aufl., S. 267−292). Wiesbaden: Verlag für Sozialwissenschaften.

Bonney, H. (2003). Kinder und Jugendliche in der familientherapeutischen Praxis. Heidelberg: Carl-Auer-Systeme.

Bonsen, M.zur, Maleh, C. (2001). Appreciative inquiry. Weinheim: Beltz.

Borduin, C.M. (2009). Multisystemische Therapie bei antisozialem Verhalten Jugendlicher. Familiendynamik, 34(2), 236−245.

Borke, J., Eickhorst, A. (Hrsg.)(2008). Systemische Entwicklungsberatung in der frühen Kindheit. Wien: facultas.

Borst, U. (2012). Systemische Therapie. Tübingen: Verlag für Psychotherapie.

Borst, U., Hildenbrand, B. (Hrsg.)(2012). Zeit essen Seele auf. Der Faktor Zeit in Beratung und Therapie. Heidelberg: Carl-Auer-Systeme.

Boscolo, L., Bertrando, P. (1997). Systemische Einzeltherapie. Heidelberg: Carl-Auer-Systeme.

Boscolo, L., Bertrando, P., Fiocco, P., Palvarini, R., Pereira, J. (1993). Sprache und Veränderung. Die Verwendung von Schlüsselwörtern in der Therapie. Familiendynamik, 18(2), 107−124.

Boscolo, L., Cecchin, G., Hoffman, L., Penn, P. (1988). Familientherapie − Systemtherapie. Das Mailänder Modell. Dortmund: Modernes Lernen.

Böse, R., Schiepek, G. (1989). Systemische Theorie und Therapie. Ein Handwörterbuch. Heidelberg: Asanger.

Boss, P. G. (2002). Ambiguous Loss. Working with families of the missing. Family Process, 41, 14−17.

Boszormenyi-Nagy, I., Spark, G. (1981). Unsichtbare Bindungen. Die Dynamik familiärer Systeme. Stuttgart: Klett-Cotta.

Bowen, M. (1978). Family therapy in clinical practice, Northvale, NJ: Jason Aronson.

Boyd-Franklin, N. (2003). Race, class and poverty. In F.Walsh (Ed.), Normal family processes. Growing diversity and complexity (3rd rev.ed.,pp. 260−279). New York u. London: Guilford Press.

Brandau, H. (Hrsg.)(1991). Supervision aus systemischer Sicht. Salzburg: Otto Müller.

Brandl-Nebehay, A. (1998). Geschichte der systemischen Familientherapie. In A. Brandl-Nebehay, B. Rauscher-Gföhler, J. Kleibel-Arbeithuber (Hrsg.), Systemische Familientherapie. Grundlagen, Modelle und aktuelle Trends (S. 17−59). Wien: Facultas.

Brandl-Nebehay, A., Hinsch, J. (2010). Paartherapie und Identität: Denkansätze für die Praxis. Heidelberg: Carl-Auer-Systeme.

Brandl-Nebehay, A., Rauscher-Gföhler, B., Kleibel-Arbeithuber, J. (Hrsg.)(1998). Systemische Familientherapie. Grundlagen, Modelle und aktuelle Trends. Wien: Facultas.

Bräutigam, B. (2009). Die Heilungskräfte des starken Wanja. Kinder- und Jugendliteratur in der Beratung und Therapie mit Kindern und Jugendlichen. Göttingen: Vandenhoeck & Ruprecht.

Bray, J.H., Stanton, M. (Eds.)(2009). The Wiley-Blackwell handbook of family psychology. Chichester: Wiley-Blackwell.

Breitenbach, G., Requardt, H. (1996). Der Ansatz von Bert Hellinger − Rückfall oder Vorfall. Zeitschrift für systemische Therapie, 14(1), 47−49.

Breuer, F. (2008). Vorgänger und Nachfolger: Weitergabe in institutionellen und persönlichen Bezügen, Göttingen:

Vandenhoeck & Ruprecht.

Brink, B., Schlippe, A.von (2002). Unveröffentlichte Unterrichtsmaterialien des IF Weinheim. Heidelberg: IF Weinheim.

Broda, M., Senf, W., Schweitzer, J. (2007). Vorschläge zur Reform der Kassenpsychotherapie in Deutschland. Kontext, 38 (4), 372—378

Broderick, C., Schrader, S.(1981). The history of professional marriage and family therapy. In A. Gurman, D. Kniskern (Hrsg.), Handbook of Family Therapy (5—35). New York: Brunner & Mazel.

Brody, G. (1998). Sibling relationship quality: its causes and consequences. Annual Review of Psychology, 49, 1—24.

Bronfenbrenner, U. (1981). Die Ökologie der menschlichen Entwicklung. Natürliche und geplante Experimente. Stuttgart: Klett-Cotta.

Bruner, J. (1997). Sinn, Kultur und Ich-Identität. Heidelberg: Carl-Auer-Systeme. Orig: Acts of meaning (1992). Cambridge, Mass.: Harvard University Press.

Bruner, J. (1998). Vergangenheit und Gegenwart als narrative Konstruktion. In J. Straub, Erzählung, Identität und historisches Bewußtstein (S. 46—80). Frankfurt a.M.: Suhrkamp.

Brunner, E.J. (1992). Schulsozialarbeit aus der Perspektive der Theorie der Selbstorganisation. In R. Huschke-Rhein (Hrsg.), Systemisch-ökologische Pädagogik. Band V. Systemisch-ökologische Praxis (S. 68—71). Köln: Rhein-Verlag.

Brunner, E.J. (Hrsg.)(1983). Eine ganz alltägliche Familie. München: Kösel.

Brunner, E.J., Lenz, D. (1993). Was veranlaßt ein Klientensystem zu sprunghaften Veränderungen? System Familie, 6(1), 1—9.

Buchholz, M. (1993). Metaphernanalyse. Göttingen: Vandenhoeck & Ruprecht.

Buchinger, K. (1997). Supervision in Organisationen. Heidelberg: Carl-Auer-Systeme.

Bueb, B. (2006). Lob der Disziplin - Eine Streitschrift. Berlin: List.

Bünder, P. (2006). Videogestützte Beratung von Eltern zwischen Unterstützung und Entmündigung: Ein Vergleich von »Marte Meo« und »Super Nanny«. In C.Tsirigotis, A. von Schlippe, J. Schweitzer-Rothers, Coaching für Eltern. Mütter, Väter und ihr »Job« (S. 204—215). Heidelberg: Carl-Auer-Systeme.

Bünder, P., Sirringhaus-Bünder, A., Helfer, A. (2009). Lehrbuch der Marte-Meo-Methode. Entwicklungsförderung mit Video-Unterstützung. Göttingen: Vandenhoeck & Ruprecht.

Burnham, J. (2005). Relational reflexivity: a tool for socially constructing therapeutic relationships. In C. Flaskas, B. Mason, A. Perlesz (Eds.), The space between. Experience, context and process in the therapeutic relationship (pp. 1—18). London: Karnac Books.

Caby, F. (2002). Die Gruppe als System — systemische Gruppentherapie mit Kindern und Jugendlichen in der Kinder- und Jugendpsychiatrie. In M. Vogt-Hillmann, W. Burr, Lösungen im Jugendstill. Systemisch-lösungsorientierte Kreative Kinder- und Jugendlichentherapie (S. 361-372). Dortmund: modernes lernen.

Caby, F., Caby, A. (2009). Die kleine psychotherapeutische Schatzkiste. Dortmund: modernes lernen.

Caby, F., Caby, A. (2011). Die kleine psychotherapeutische Schatzkiste 02: Weitere systemisch-lösungsorientierte Interventionen. Dortmund: modernes lernen.

Caesar, P.L. (1993). Helping embattled couples shift from reactive to reflective positions. In S. Friedman (Ed.), The new language of change. Constructive collaboration in psychotherapy. (pp. 374—402). New York a. London: Guilford Press.

Campbell, D., Groenbaek, M. (2006). Taking positions in organization. London: Karnac Books.

Campbell, D.H., Huffington, C. (2008). Organizations connected: A handbook of systemic consultation. London: Karnac Books.

Carlson, C., Funk, C.L., Nguyen, K.T. (2009). Families and schools. In J.Bray, M. Stanton (Eds.), The Wiley-Blackwell handbook of family psychology (pp. 515−526). Chichester: Wiley-Blackwell.

Carr, A. (2005): Research on the therapeutic alliance in family therapy. In C. Flaskas, B. Mason, A. Perlesz (Eds.), The space between. Experience, context and process in the therapeutic relationship (pp. 187−199). London: Karnac Books.

Carr, A. (2006). Family therapy. Concepts, process and practice (2$^{nd}$ ed). New York: Wiley.

Carroll, B. (1998). The complaint technique. In T. Nelson, T. Trepper (Eds.), 101 more interventions in family therapy (pp. 230−232). New York: The Haworth Press.

Carter, B.A., McGoldrick, M. (Hrsg.)(1980). The family life cycle: A framework for family therapy. New York: Gardner.

Cecchin, G. (1988). Zum gegenwärtigen Stand von Hypothetisieren, Zirkularität und Neutralität − eine Einladung zur Neugier. Familiendynamik, 13(3), 190−203.

Cecchin, G., Lane, G., Ray, W.A. (1992). Vom strategischen Vorgehen zur Nicht-Intervention. Familiendynamik, 17(1), 3−18.

Cecchin, G., Lane, G., Ray, W.A. (1993). Respektlosigkeit − eine Überlebensstrategie für Therapeuten. Heidelberg: Carl-Auer-Systeme.

Chen, X.Y., Yang, L.L., Zuo, C.Y. (1993). Jing shen zhang ai de jia ting zhi liao yan jiu (Family Therapy for Mental Disorders). Zhong guo lin chuang xin li xue za zhi (Chinese Journal of Clinical Psychology), 1, 25−28.

Chen X.Y., Jiang, H.P. (1997). Shen zhen te qu yi hun yu ling fu nü de sheng huo zhi liang ji qi ying xiang yin su. (The Quality of Life and its Influences on Married Women of Childbearing Age in Shenzhen). Zhong guo lin chuang xin li xue za zhi (Chinese Journal of Psychology), 7(3), 138−142.

Chen X.Y. (2002). Dui ren ge hu dong, jia ting gui ze yu xi tong shi jia ting zhi liao de si kao (Thinking about personality co-activity, family rules and systemic family therapy). Jian kang xin li xue za zhi (Health Psychology Journal), 10(3), 176−178.

Christ, H. (2011). Empathie und Mustererkennung. Systeme, 25(1), 77−93.

Cierpka, M. (1986). Zur Funktion der Grenze in Familien. Familiendynamik, 11(4), 307−324.

Cierpka, M. (2009). Keiner fällt durchs Netz. Wie hoch belastete Familien unterstützt werden können. Familiendynamik, 34(2), 156−167.

Cierpka, M. (2012). Frühe Kindheit 0−3 Jahre: Beratung und Psychotherapie für Eltern mit Säuglingen und Kleinkindern. Berlin u. Heidelberg: Springer.

Cierpka, M. (Hrsg.)(2008). Handbuch der Familiendiagnostik (3. aktual. Aufl.). Berlin u. Heidelberg: Springer.

Ciompi, L. (1982). Affektlogik. Über die Struktur der Psyche und ihre Entwicklung. Stuttgart: Klett-Cotta.

Ciompi, L. (1997). Die emotionalen Grundlagen des Denkens. Einwurf einer fraktalen Affektlogik. Göttingen: Vandenhoeck & Ruprecht.

Clement, U. (2002). »Offene Rechnungen« − Ausgleichsrituale in Paarbeziehungen. In R Welter-Enderlin, B. Hildenbrand (Hrsg.), Rituale − Vielfalt in Alltag und Therapie (S. 122-138). Heidelberg: Carl-Auer-Systeme.

Clement, U. (2004). Systemische Sexualtherapie. Stuttgart: Klett-Cotta.

Cohen, M. (1999). Families coping with childhood chronic illness: a research review. Families, Systems & Health, 17(2): 149−164.

Cohn, R. (1975). Von der Psychoanalyse zur themenzentrierten Interaktion. Stuttgart: Klett-Cotta.

Conen, M.-L. (1993). Systemische Familienrekonstruktion. Zeitschrift für systemische Therapie, 11(2), 84−95.

Conen, M.-L. (2002). Wo keine Hoffnung ist, muss man sie erfinden. Aufsuchende Familientherapie. Heidelberg: Carl-Auer-Systeme.

Conen, M.-L. (2005). Zwangskontexte konstruktiv nutzen − Psychotherapie und Beratung bei »hoffnungslosen« Klienten. Psychotherapie im Dialog, 5(2), 166−169.

Conen, M.-L. (2011). Ungehorsam − eine Überlebensstrategie: Professionelle Helfer zwischen Realität und Qualität. Heidelberg: Carl-Auer-Systeme.

Conen, M.-L., Cecchin, G. (2007). Wie kann ich Ihnen helfen, mich wieder loszuwerden? Therapie und Beratung in Zwangskontexten. Heidelberg: Carl- Auer-Systeme.

Connemann, R. (1998). Das Reflektierende Team in der Aus- und Fortbildung von Beratungslehrkräften. In J. Hargens, A. von Schlippe (Hrsg.), Das Spiel der Ideen. Reflektierendes Team und systemische Praxis (S. 109−122). Dortmund: modernes lernen.

Cronen, V., Johnson, K., Lannamann, A. (1982). Paradox, Doppelbindung und Rückkoppelungsschleifen: eine alternative theoretische Perspektive. Familiendynamik, 8(2), 102−138.

Culler, J. (1988). Dekonstruktion. Derrida und die poststrukturalistische Literaturtheorie. Reinbek: Rowohlt.

Dahm, M., Geiken, G. (1998). Reflecting solutions. Dialoge über Lösungen. Zeitschrift für systemische Therapie, 16(1), 31−36.

Dallos, R. (1997). Interacting stories. Narratives, family beliefs, and therapy. London: Karnac Books.

Dallos, R. (2006). Attachment narrative therapy. Integrating narrative, systemic and attachment therapies. Glasgow: Open University Press.

Dallos, R., Draper, R. (2010). An introduction to family therapy. Systemic theory and practice (3rd rev ed.). Berkshire: Open University Press.

Dallos, R., Vetere, A. (2009). Systemic Therapy and Attachment Narrative. Applications in a range of clinical settings. New York u. London: Brunner-Routledge.

Daniels, D.D. (1998). Race in family therapy: Unnoticeable or relevant? In T.S.Nelson, T.S.Trepper (Eds.), 101 more interventions in family therapy (pp. 285−290). New York: The Haworth Press.

Danzeisen, W. (2007). Wie Eltern sich in Gruppen unterstützen können, wenn die elterliche Präsenz bedroht ist. In A. von Schlippe, M. Grabbe (Hrsg.), Werkstattbuch Elterncoaching. Elterliche Präsenz und gewaltloser Widerstand in der Praxis (S.102−112). Göttingen: Vandenhoeck & Ruprecht.

Datilio, F.M. (1998). Case studies in couple and family therapy: systemic and cognitive perspectives. New York: Guilford Press.

Deetz, U., Dithmer, A. (2000). Entwicklung eines Konzeptes zur ambulanten systemischen Gruppentherapie. Systhema, 14(1), 35−41.

Deissler, K. (1994). Erfinde Dich selbst − ein therapeutisches Orakel? Zeitschrift für systemische Therapie. 12(2), 80−96.

Deissler, K. (2000). ...ich, ‚mein Problem' und die anderen... Von Ich-Erzählungen, Beziehungsgeschichten, transformativen Dialogen und Gesprächen im im Dialog. Familiendynamik, 25(4), 411−449.

Deissler, K. (2006). Genogramme − Geschichten, Wahrheit und Perspektiven. Zeitschrift für Systemische Therapie, 24(4), 268−270.

Dell, P. (1986). Über Homöostase hinaus: Auf dem Weg zu einem Konzept der Kohärenz. In P. Dell (Hrsg.), Klinische Erkenntnis (S. 46−77). Dortmund: modernes lernen. Orig.: Dell, P. (1982). Beyond homeostasis: toward a concept of coherence. Family Process, 21, 21−41.

Dell, P., Goolishian, H. (1981). Ordnung durch Fluktuation: eine evolutionäre Epistemologie für menschliche Systeme. Familiendynamik, 6(2), 104−122.

Diamond, G.S., Levy, S. (2010). Bindungsorientierte Familientherapie für depressive Jugendliche. Psychotherapie im Dialog, 11(3), 244−248.

Diamond, G.S., Liddle, H.A. (1996). Resolving a therapeutic impasse between parents and adolescents in multidimensional family therapy. Journal of Consulting and Clinical Psychology, 64(3), 481−488.

Diamond, G.S., Wintersteen, M.B., Brown, G.K., Diamond, G.M., Gallop, R., Shelef, K., Levy, S. (2010). Attachment-based family therapy for adolescents with suizidal ideation: a randomized controlled trial. Journal of the American Academy of Child and Adolescent Psychiatry, 49(2), 122−131.

Dilts, R. (1993). Die Veränderung von Glaubenssystemen. Paderborn: Junfermann.

Dodge, K. (2006). Translational science in action: hostile attributional style and the development of aggressive behavior problems. Development and Psychopathology, 18, 791−814.

Dolan-del Vecchio, K. (2008). Dismantling white male privilege within family therapy. In M. McGoldrick, K.V. Hardy (Eds.), Re-visioning family therapy (2nd ed., pp.250 260). New York: Guilford Press.

Donaldson, M. (1982). Wie Kinder denken. Wien: Huber.

Dörner, D. (1992). Die Logik des Mißlingens. Strategisches Denken in komplexen Situationen. Reinbek: Rowohlt.

Duhl, B. (1992). Skulptur − Äquivalenz in Aktion. In G. Moskau, G. Müller (Hrsg.), Virginia Satir. Wege zum Wachstum (S. 121−137). Paderborn: Junfermann.

Duhl, F., Kantor, D., Duhl, B. (1973). Learning, space and action in family therapy: a primer of sculpture. In D. Bloch (Ed.), Techniques of family psychotherapy (pp. 47−63). New York: Grune and Stratton.

Durrant, M. (1996). Auf die Stärken kannst Du bauen. Lösungsorientierte Arbeit in Heimen und anderen stationären Settings. Dortmund: modernes lernen.

Duss-von Werdt, J. (2005). Homo Mediator. Stuttgart: Klett-Cotta.

Duss-von Werdt, J. (2011). Einführung in die Mediation. (2. Aufl.). Heidelberg: Carl-Auer-Systeme.

Duvall, E.M. (1977). Marriage and family development. (5th ed.). New York: Lippincott.

Ebbecke-Nohlen, A. (1999). Perspektivenwechsel in der Supervision − Der Supervisionswalzer. Zeitschrift für systemische Therapie, 18(4), 258−267.

Ebbecke-Nohlen, A. (2000). Systemische Paartherapie. Das Balancieren von Gemeinsamkeiten und Unterschieden. Psychotherapie im Dialog, 1(2), 21−28.

Ebbecke-Nohlen, A. (2003). In der Kürze liegt die Würze. Systemische Kurzzeitkonsultation für Paare. Kontext, 34(1), 36−55.

Ebbecke-Nohlen, A. (2009). Einführung in die systemische Supervision. Heidelberg: Carl-Auer-Systeme.

Ebbecke-Nohlen, A., Schweitzer, J. (1989). Gesprächsleitfaden: »Ich und meine schlechte Eigenschaft«. Unveröffentlichtes Manuskript.

Eberling, W., Hargens, J. (Hrsg.)(1996). Einfach kurz und gut. Zur Praxis der lösungsorientierten Kurztherapie.

Dortmund: modernes lernen.

Eckert, J., Barnow, S., Richter, R. (Hrsg.)(2010). Das Erstgespräch in der Klinischen Psychologie. Bern: Huber.

Eder, L. (2006). Psyche, Soma und Familie. Theorie und Praxis einer systemischen Psychosomatik. Stuttgart: Kohlhammer.

Efran, J., Heffner, K., Lukens, R. (1992). Sprache, Struktur und Wandel. Dortmund: modernes lernen.

Egidi, K., Boxbücher, M. (Hrsg.)(1996). Systemische Krisenintervention. Tübingen: dgvt.

Ehinger, W., Hennig, C. (1994). Praxis der Lehrersupervision. Leitfaden für Lehrergruppen mit und ohne Supervisor. Weinheim: Beltz.

El Hachimi, M., Stephan, L. (2007). Paartherapie − Bewegende Interventionen. Heidelberg: Carl-Auer-Systeme.

Elkaim, M. (1992). Wenn du mich liebst, lieb mich nicht. Freiburg: Lambertus.

Ellebracht, H., Vieten, B. (1993). Systemische Ansätze im psychiatrischen Alltag. Dortmund: modernes lernen.

Ely, R.J., Thomas, D.A. (2001). Cultural diversity at work: the effects of diversity perspectives on work group process and outcomes. Administrative Science Quarterly, 2, 229−273.

Emlein, G. (2010). Rituale als Negationsblockaden. Familiendynamik, 36(2), 128−134.

Engelmann, A. (2011). Aufsuchende Familientherapie. In M. Müller, B. Bräutigam (Hrsg.), Hilfe, sie Kommen! Ein Handbuch zu systemischen Arbeitsweisen im aufsuchenden Kontext (S. 110−123). Heidelberg: Carl-Auer-Systeme.

Epstein, E.K., Kellenbenz Epstein, M., Wiesner, M. (1998). Vom Reflektierenden Team zum Reflexiven Prozess: Reflexive Kooperation in einer Kinder- und Jugendpsychiatrie. In J. Hargens, A. von Schlippe (Hrsg.), Das Spiel der Ideen. Reflektierendes Team und systemische Praxis (S. 31−52). Dortmund: modernes lernen.

Epstein, N., Schlesinger, S.E., Dryden, W. (Eds.)(1988). Cognitive-behavioral therapy with families. New York: Brunner Mazel.

Exner, A., Königswieser, R., Titscher, S.(1987). Unternehmensberatung − systemisch. Theoretische Annahmen und Interventionen im Vergleich zu anderen Ansätzen. Die Betriebswirtschaft, 47(3), 265−284.

Falicov, C.J. (2003). Immigrant family processes. In F.Walsh (Ed.), Normal family processes. Growing diversity and complexity (3rd rev. ed., pp. 280−300). New York u. London: Guilford Press.

Falicov, C.J. (2008). Transnational journeys. In M. McGoldrick, K.V. Hardy (Eds.), Re-visioning family therapy (2nd ed., pp. 25−38). New York u. London: Guilford Press.

Farelly, F., Brandsma, J.M. (1986). Provokative Therapie. Berlin u. Heidelberg: Springer.

Fauser, P., Prenzel, M., Schratz,M. (2010). Was für Schulen! Individualität und Vielfalt − Wege zur Schulqualität. Der Deutsche Schulpreis 2009. Seelze: Klett-Kallmeyer.

Fink-Eitel, H. (1989). Foucault zur Einführung. Hamburg: Junius.

Fischer, H.R. (2009). Über das Marionettentheater. Ein kritischer Blick auf die Hirnforschung und die Möglichkeiten der Psychologie. Familiendynamik, 34(1), 44−57.

Fischer, H.R. (Hrsg.)(1991). Autopoiese. Eine Theorie im Brennpunkt der Kritik. Heidelberg: Carl-Auer-Systeme.

Fischer, H.R., Retzer, A., Schweitzer, J. (Hrsg.)(1992). Das Ende der großen Entwürfe. Frankfurt a.M.: Suhrkamp.

Fivaz-Depeursinge, E. (1991). Documenting a time-bond; circular view of hierarchies. A microanalysis of parent-infant dyadic interactions. Family Process, 30, 101−120.

Flaskas, C. (2005). Sticky situations, therapy mess: on impasse and the therapists position. In C. Flaskas, B. Mason, A. Perlesz (Eds.), The space between. Experience, context and process in the therapeutic relationship (pp. 111−125). London: Karnac Books.

Flaskas, C., Mason, B. Perlesz A. (Eds.) (2005). The space between. Experience, context and process in the therapeutic relationship. London: Karnac Books.

Fliegel, St., Kämmerer, A. (Hg.)(2006). Psychotherapeutische Schätze. 101 bewährte Übungen und Methoden für die Praxis. Tübingen: dgvt.

Fliegel, St., Kämmerer, A. (Hg.)(2009). Psychotherapeutische Schätze. 125 weitere praktische Übungen, Methoden und Herausforderungen. Tübingen: dgvt.

Foerster, H.von (1981). Das Konstruieren einer Wirklichkeit. In P. Watzlawick (Hrsg.), Die erfundene Wirklichkeit (S. 39−60). München: Piper.

Foerster, H.von (1988a). Abbau und Aufbau. In F.B. Simon (Hrsg.), Unterschiede, die Unterschiede machen (S. 19−33). Berlin u. Heidelberg: Springer.

Foerster, H.von (1988b). Konstruktivismus versus Solipsismus. Fragen an Heinz von Foerster. In F.B. Simon (Hrsg.), Lebende Systeme (S. 121−123). Berlin u. Heidelberg: Springer.

Foerster, H.von (1993). Über das Konstruieren von Wirklichkeiten. In H. von Foerster (Hrsg.), Wissen und Gewissen. Versuch einer Brücke (S. 25−49). Frankfurt a.M.: Suhrkamp

Fonagy, P., Gergely, G., Jurist, E., Target, M. (2002). Affektregulierung, Mentalisierung und die Entwicklung des Selbst. Stuttgart: Klett-Cotta.

Ford-Sori, C. (Hrsg.)(2006). Engaging children in family therapy. Creative approaches to integrating theory and research in clinical practice. New York u. London: Taylor & Francis Group.

Fraenkel, P. (2006). Engaging families as experts: collaborative family program development. Family Process, 45, 237−257.

Fraenkel, P. (2011a). Die therapeutische Palette. Ein Leitfaden für die Methodenauswahl in der integrativen Paartherapie. Familiendynamik, 36(1), 52−69.

Fraenkel, P. (2011b). Sync your relationship, save your marriage. Four steps to getting back on track. New York: Palgrave McMillan.

Fraenkel, P., Pinsof, W.M. (2001). Teaching family therapy-centered integration: assimilation and beyond. Journal of Psychotherapy Integration, 11(1): 59−85.

Freeman, J., Epston, D., Lobovits, D. (2000). Ernsten Problemen spielerisch begegnen. Narrative Therapie mit Kindern und ihren Familien. Dortmund: modernes lernen.

Friedrich-Hett, T. (2011). Paarberatung und -therapie mit älteren Menschen. Ein vernachlässigtes Gebiet. Zeitschrift für systemische Therapie und Beratung, 29(1), 20−26.

Frisch, M. (1964). Tagebuch 1946−1949. Frankfurt a.M.: Suhrkamp.

Frohn, E. (2010). Tisch-Inszenierungen aus dem Ressourcenkoffer. Szenisches Arbeiten mit Objekten in Therapie, Beratung und Supervision/Coaching. Familiendynamik, 35(3), 220−229.

Fthenakis, W., Kalicki, B., Peitz, G. (2002). Paare werden Eltern. Opladen: Leske & Budrich.

Fuchs, T. (2008). Das Gehirn − ein Beziehungsorgan. Eine phänomenologisch-ökologische Konzeption. Stuttgart: Kohlhammer.

Furman, B. (2005). Ich schaffs! Spielerisch und praktisch Lösungen mit Kindern finden. Heidelberg: Carl-Auer-Systeme.

Furman, B. (2008). Es ist nie zu spät, eine glückliche Kindheit zu haben (5. Aufl.). Dortmund: modernes lernen.

Furman, B., Ahola, T. (1995). Die Zukunft ist das Land, das niemandem gehört. Probleme lösen im Gespräch.

Stuttgart: Klett-Cotta.

Fürstenau, P. (1982). Konsequenzen einer systemischen Orientierung für die psychoanalytische Gruppentherapie. Gruppenpsychotherapie und Gruppendynamik, 18, 68−75.

Gabriel, Y. (2009). Geschichten und Geschichtenerzählen in Organisationen. Familiendynamik, 34(1), 26−29.

Gallisch, M., Schlippe, A.von, El Hachimi, M. (2002). Transkulturelle Paar- und Familientherapie. In M. Wirsching, P. Scheib (Hrsg.), Paar- und Familientherapie (S.599−620). Berlin u. Heidelberg: Springer.

Gammer, C. (2007). Die Stimme des Kindes in der Familientherapie. Heidelberg: Carl-Auer-Systeme. Orig.: Gammer, C. (2005) La voix de l'énfant dans la thérapie familiale. Toulouse: Editions Éres.

Garcia Preto, N. (2005): Latino Families − an overview. In M. McGoldrick, J. Giordano, N. Garcia Preto (Eds.), Ethnicity and family therapy (3$^{rd}$ ed., pp. 153−165). New York u. London: Guilford Press.

Gauda, G. (1990). Der Übergang zur Elternschaft. Eine qualitative Analyse der Entwicklung der Mutter- und Vateridentität. Frankfurt a.M.: Peter Lang.

Gehring, T. (1993). Familiensystemtest FAST. Weinheim: Beltz.

Gennep, A.von (1986). Übergangsriten. Frankfurt a.M.: Campus.

Georgi, H., Levold, T., Wedekind, E. (1990). Familientherapie − was sie kann, wie sie wirkt und wem sie hilft. Mannheim: Pal.

Gergen, K. (1990). Die Konstruktion des Selbst im Zeitalter der Postmoderne. Psychologische Rundschau, 41, 191−199.

Gergen, K. (1996). Das übersättigte Selbst. Heidelberg: Carl-Auer-Systeme. Orig.: Gergen, K. (1991). The Saturated Self. New York: Basic Books.

Gergen, K. (2002). Konstruierte Wirklichkeiten. Eine Hinführung zum sozialen Konstruktionismus. Stuttgart: Kohlhammer.

Gergen, K., Gergen, M. (2009). Einführung in den sozialen Konstruktionismus. Heidelberg: Carl-Auer-Systeme.

Gerland, A. (2006). Narrative Gruppentherapie. Theorie und Praxis eines systemischen Modells. Dortmund: modernes lernen.

Gimeno, A., Baulenas, G., Coma-Cross, J. (2010). Familienunternehmen führen − Komplexität managen. Göttingen: Vandenhoeck & Ruprecht. Orig.: Gimeno, A., Baulenas, G., Coma-Cross, J. (2009). Modelos de empresa familiar. Soluades prácticas para la familia empresaria. Barcelona: Deustro.

Glasersfeld, E.von (1981). Einführung in den radikalen Konstruktivismus. In P. Watzlawick (Hrsg.), Die erfundene Wirklichkeit (S. 16−38). München: Piper.

Glasersfeld, E.von (1991). Abschied von der Objektivität. In P. Watzlawick, P. Krieg (Hrsg.), Das Auge des Betrachters. Beiträge zum Konstruktivismus (S. 17−30). Heidelberg: Carl-Auer-Systeme.

Glasersfeld, E.von (2001). Was im Kopf eines anderen vorgeht, können wir nie wissen. In B. Pörksen (Hrsg.), Die Gewissheit der Ungewissheit. Gespräche zum Konstruktivismus (S.46−69). Heidelberg: Carl-Auer-Systeme.

Glasl, F. (1994). Konfliktmanagement: Ein Handbuch zur Diagnose und Behandlung von Konflikten für Organisationen und ihre Berater (4. Aufl.). Stuttgart: Freies Geistesleben.

Glasl, F., Lievegoed, B. (2004). Dynamische Unternehmensentwicklung. Grundlagen für nachhaltiges Change Management (3. Aufl.). Stuttgart: Verlag Freies Geistesleben.

Gleick, J. (1990). Chaos − die Ordnung des Universums. München: Knaur.

Gloger-Tippelt, G. (2002). Der Beitrag der Bindungsforschung zur klinischen Entwicklungspsychologie der Familie. In

B. Rollett, H. Werneck (Hrsg.), Klinische Entwicklungspsychologie der Familie (S.118−141). Göttingen: Hogrefe.

Gloger-Tippelt, G. (2005). Psychologischer Übergang zur Elternschaft. In L. Thun-Hohenstein (Hrsg.), Übergänge, Wendepunkte und Zäsuren in der kindlichen Entwicklung (S.55−73). Göttingen: Vandenhoeck & Ruprecht.

Goldenberg, I., Goldenberg, H. (2005). jia ting zhi liao gai lun (Family therapy: An overview). Xian: Shanxi Normal University.

Goldner, V. (1988). Generation and gender: Normative and covert hierarchies. Family Process, 27, 17−31.

Goldner, V., Penn, P., Sheinberg, M., Walker, G. (1992). Liebe und Gewalt: geschlechtsspezifische Paradoxe in instabilen Beziehungen. Familiendynamik, 17(2), 109−140.

Goolishian, H., Anderson, H. (1997). Menschliche Systeme. In L. Reiter, E.J. Brunner, S. Reiter-Theil (Hrsg.), Von der Famlilientherapie zur systemischen Perspektive (2. überarb. Aufl., S. 253−288). Berlin u. Heidelberg: Springer.

Goschke, T. (2007). Kognitive und affektive Neurowissenschaft des Gedächtnisses. In B. Strauß, F. Hohagen, F. Casper (Hrsg.), Lehrbuch Psychotherapie. Teil 1 und 2 (S.93−130). Göttingen: Hogrefe.

Gottman, J. (1994). What predicts divorce? The relationship between marital processes and marital outcomes. Hillsdale, NJ: Lawrence Erlbaum.

Gottman, J. (2002). Die sieben Geheimnisse der glücklichen Ehe. München: von Schröder.

Grabbe, M. (1998). Reflektierende Meta-Position − »Ich höre was, was Du nicht siehst« − Ein Modell zur Videosupervision. In J. Hargens, A. von Schlippe (Hrsg.), Das Spiel der Ideen. Reflektierendes Team und systemische Praxis (S. 203−210). Dortmund: modernes lernen.

Grabbe, M. (2001). Kooperation mit kleinen Kindern in Therapie und Beratung. In A. von Schlippe, G. Lösche, C. Hawellek (Hrsg.), Frühkindliche Lebenswelten und Erziehungsberatung. Die Chancen des Anfangs (S. 220−242). Münster: Votum.

Grabbe, M. (2003). Time-Line in der Krisenintervention. Der »Ressourcen-Orientierte-Lösungs-Fokussierte Schritt«. Psychotherapie im Dialog, 4(4), 376−379.

Grabbe, M. (2011). Zur Bündnisrhetorik im systemischen Elterncoaching. In H. Schindler, W, Loth, J. von Schlippe (Hrsg.), Systemische Horizonte (S. 131−143). Göttingen: Vandenhoeck & Ruprecht.

Grabbe, M., Jürgens, G., Schlippe, A.von (1998). »Als würden wir gemeinsam einen Teppich weben...«. Reflektierendes Team in einer systemtherapeutischen Lehrpraxis. In J. Hargens, A. von Schlippe (Hrsg.), Das Spiel der Ideen. Reflektierendes Team und systemische Praxis (S. 151−177). Dortmund: modernes lernen.

Graf, G. (2006). Auftragsklärung im System Schule. In R. Balgo, H. Lindemann (Hrsg.),Theorie und Praxis systemischer Pädagogik (S.86−102). Heidelberg: Carl-Auer-Systeme.

Granovetter, M. (1983). The strength of weak ties: a network theory revisited. Sociological Theory, 1, 201−233.

Grawe, K., Fliegel, S. (2005). »Ich glaube nicht, dass eine Richtung einen Wahrheitsanspruch stellen kann!«. Ein Gespräch. Psychotherapie im Dialog, 6(2), 128−135.

Greber F., Kranisch Schneiter, G. (2011). Dynamik häuslicher Gewalt und rechtliche Intervention. In U. Borst, A. Lanfranchi (Hrsg.), Liebe und Gewalt in nahen Beziehungen (S. 219−233). Heidelberg: Carl-Auer-Systeme.

Green, R.J. (2008). Gay and lesbian couples − successful coping with minority stress. In M. McGoldrick, K.V. Hardy (Eds.), Re-visioning family therapy. Race, culture, and gender in clinical practice (2nd rev.ed., pp. 300−310). New York u. London: Guilford Press.

Green, R.J., Framo, J.L. (Eds.)(1981). Family therapy: Major contribution. New York: International University Press.

Green, R.J., Herget, M. (1991). Die Ergebnisse systemisch/strategischer Teamkonsultationen: Die Bedeutung von

Wärme und aktiver Strukturierung von seiten des Therapeuten. Familiendynamik, 16(3), 226−254.

Green, R.J., Mitchel, V.(2008). Gay and lesbian couples in therapy: minority stress, relational ambiguity and families of choice. In A. Gurman (Ed.), Clinical handbook of couple therapy (4$^{th}$ ed., pp. 662−680). New York u. London: Guilford Press.

Greenberg, L.S., Johnson, S.M. (1988). Emotionally focused therapy for couples. New York u. London: Guilford Press.

Greene, S.M., Anderson, E., Hetherington, E.M., Forgatch, M.S., DeGarmo, D.S. (2003). Risk and resilience after divorce. In F. Walsh (Ed.), Normal family process. Growing diversity and complexity (3rd rev. ed., pp. 96−120). New York u. London: Guilford Press.

Greve, N., Herder, K. (2001). »Alltagsgruppe« − systemische Gruppenarbeit mit Psychose-Erfahrenen in einem gemeindepsychiatrischen Verbund. Zeitschrift für systemische Therapie und Beratung, 19(1), 21−26.

Greve, N., Keller, T. (2002). Systemische Praxis in der Psychiatrie. Heidelberg: Carl-Auer-Systeme.

Greve, N., Osterfeld, M., Diekmann, B. (2007). Selbstbewußter Umgang mit Ärzten und Medikamenten. In N. Greve, M. Osterfeld, B. Diekmann (Hrsg.), Umgang mit Psychopharmaka − ein Patientenratgeber (S. 15−22). Bonn: Balance Buch und Medien Verlag.

Groskurth, P., Volpert, W. (1984). Lohnarbeitspsychologie. Berufliche Sozialisation: Emanzipation zur Anpassung. Frankfurt a.M.: Fischer.

Gross, A. (2012). Die Bowen'sche Familiensystemtheorie. Eine Einführung in Theorie und Praxis. Kontext, 43(1), 4−21.

Grossmann, K.E., Grossmann, K. (2008). Die psychische Sicherheit in Bindungsbeziehungen. Familiendynamik, 33(3), 231−259.

Grossmann, K.E., Grossmann, K. (Hrsg.)(2003). Bindung und menschliche Entwicklung. John Bowlby, Mary Ainsworth und die Grundlagen der Bindungstheorie und Forschung. Stuttgart: Klett-Cotta.

Grossmann, R., Lobnig, H., Scala, K. (2007). Kooperationen im Public Management. Theorie und Praxis erfolgreicher Organisationsentwicklung in Leistungsverbünden, Netzwerken und Fusionen. Weinheim: Juventa.

Groth, T. (2004). Klassiker der Organisationsforschung: Karl Weick. OrganisationsEntwicklung, 3(04), 88−95.

Groth, T., Wimmer, R. (2004). Systemische Organisationsberatung. In F. von Ameln (Hrsg.), Konstruktivismus: Die Grundlagen systemischer Therapie, Beratung und Bildungsarbeit (S. 224−244). Tübingen: Francke Verlag.

Gumbrecht, H.-U., Pfeiffer, K.L. (Hrsg.)(1988). Materialität der Kommunikation. Frankfurt a.M.: Suhrkamp.

Guntern, G. (1980). Die kopernikanische Revolution in der Psychotherapie: Der Wandel vom psychoanalytischen zum systemischen Paradigma. Familiendynamik, 5(1), 2−41.

Gurman, A.S., Kniskern, D. (Hrsg.)(1981). Handbook of Family Therapy. New York: Brunner & Mazel.

Gussone, B., Schiepek, G. (2000). Die Sorge um sich: Burnout-Prävention und Lebenskunst in helfenden Berufe, Tübingen: dgvt.

Häfele, W. (Hrsg.)(2007). OE-Prozesse initiieren und gestalten. Ein Handbuch für Führungskräfte, Berater/innen und Projektleiter/innen. Bern: Haupt.

Hagenbüchle, R. (2002). Was heißt ,paradox'? Eine Standortbestimmung. In R. Hagenbüchle, P. Geyer (Hrsg.), Das Paradox. Eine Herausforderung des abendländischen Denkens (S. 27−43). Würzburg: Königshausen & Neumann.

Hahn, K., Müller, F.-W. (Hrsg.)(1993). Systemische Erziehungs- und Familienberatung. Mainz: Grünewald.

Haken, H. (1984). Erfolgsgeheimnisse der Natur. Synergetik: Die Lehre vom Zusammenwirken. Frankfurt a.M.:

Ullstein.

Haken, H. (2004). Ist der Mensch ein dynamisches System? In A. von Schlippe, W. Kriz (Hrsg.), Personzentrierung und Systemtheorie (S. 68−77). Göttingen: Vandenhoeck & Ruprecht.

Haken, H., Schiepek, G. (2006). Synergetik in der Psychologie. Selbstorganisation verstehen und gestalten. Göttingen: Hogrefe.

Haley, J. (1973). Uncommon therapy: the psychiatric techniques of Milton Erickson. New York: Norton.

Haley, J. (1977). Direktive Familientherapie. Strategien für die Lösung von Problemen. München: Pfeiffer.

Haley, J. (1980). Ansätze zu einer Theorie pathologischer Systeme. In P. Watzlawick, J. Weakland (Hrsg.), Interaktion (S. 61−84). Bern: Huber.

Haley, J. (1989). Ordeal Therapie. Hamburg: Isko.

Hall, A., Fagen, R. (1956). Definition of system. In L. von Bertalanffy, A. Rappaport (Eds.), General Systems Yearbook I (pp. 18−29). Ann Arbor: Ann Arbor Press.

Hammel, St. (2011). Handbuch des therapeutischen Erzählens: Geschichten und Metaphern in Psychotherapie, Kinder- und Familientherapie, Heilkunde, Coaching und Supervision. Stuttgart: Klett-Cotta.

Hansen, H. (2007). A bis Z der Interventionen in der Paar- und Familientherapie. Stuttgart: Klett-Cotta.

Hanswille, R. (Hrsg.)(2009). Systemische Hirngespinste: Impulse für die systemische Theorie und Praxis. Göttingen: Vandenhoeck & Ruprecht.

Hanswille, R., Kissenbeck, A. (2010). Systemische Traumatherapie: Konzepte und Methoden für die Praxis (2. überarb. Aufl.). Heidelberg: Carl-Auer-Systeme.

Hardt, J., Mattejat, F., Ochs, M., Schwarz, M., Merz, T., Müller, U. (Hrsg.)(2010). Sehnsucht Familie in der Postmoderne − Eltern und Kinder in Therapie heute. Göttingen: Vandenhoeck & Ruprecht.

Hardy, K.V. (2008). Race, reality and relationships. Implications for the re-visioning of family therapy. In M. McGoldrick, K.V. Hardy (Eds), Re-visioning family therapy. Race, cultrue, and gender in clinical practice (2nd rev. ed., pp. 76−84). New York u. London: Guilford Press.

Hare-Mustin, R.T. (1978). A feminist approach to family therapy. Family Process, 17, 181−194.

Hargens, J. (2004). Aller Anfang ist ein Anfang. Gestaltungsmöglichkeiten hilfreicher systemischer Gespräche. Göttingen: Vandenhoeck & Ruprecht.

Hargens, J. (2005). Das systemische Spiel mit unterschiedlichen Perspektiven. In H. Schindler, A. von Schlippe (Hrsg.), Anwendungsfelder systemischer Praxis (S. 55−70). Dortmund: modernes lernen.

Hargens, J. (2007). »Schluss ist, wenn ich es sage«. Therapieende aus lösungsorientiert-konstruktivistischer Sicht. Psychotherapie im Dialog, 7(2), 134−138.

Hargens, J. (Hrsg.)(1997). Klar helfen wir Ihnen! Wann sollen wir kommen? Systemische Ansätze in der Sozialpädagogischen Familienhilfe. Dortmund: modernes lernen.

Hargens, J. (Hg.)(2001). Gastgeber hilfreicher Gespräche. Systemische Ansätze in der sozialpädagogischen Familienhilfe. Dortmund: modernes lernen.

Hargens, J., Schlippe, A.von (Hrsg.)(1998). Das Spiel der Ideen. Reflektierendes Team und systemische Praxis. Dortmund: modernes lernen.

Harré, R., Langenhove, L.von (1999). Positioning Theory. Oxford: Blackwell.

Hartmann-Kottek, L. (2004). Gestalttherapie. Berlin u. Heidelberg: Springer.

Hawellek, C. (1995). Das Mikroskop des Therapeuten − zu den Möglichkeiten der Videokonsultation bei Eltern-Kind-

Problemen. Systhema, 9(1), 6–28.

Hawellek, C. (2011). ‚Sich beobachten heißt sich verändern' – zu den Grundlagen videobasierter Beratungsarbeit. In H. Schindler, W. Loth, J. von Schlippe (Hrsg.), Systemische Horizonte (S. 167–178). Göttingen: Vandenhoeck & Ruprecht.

Hawellek, C., Schlippe, A.von (Hrsg.)(2005). Entwicklung unterstützen – Unterstützung entwickeln. Systemisches Coaching für Eltern nach dem Marte-Meo-Modell. Göttingen: Vandenhoeck & Ruprecht.

He, C.C. (2008). Jie gou shi jia ting liao fa lian yong lü mi pa ming zhi liao er tong qiang po zheng de lin chuang yan jiu (Clinical study of structural family therapy combined with Clomipramine in treating adolescent obsessive disorder). Zhong guo min kang yi xue (Medical Journal of Chinese People's Health), 20(16), 1848–1868.

Hecker, M. (1983). Die deutsche Nachkriegsfamilie. Lernerfahrungen in einem Familientherapieseminar auf dem Hintergrund der eigenen Familiengeschichte. In E.J. Brunner (Hrsg.), Eine ganz alltägliche Familie (S. 154–170). München: Kösel.

Hegemann, T., Oestereich, C. (2009). Einführung in die interkulturelle systemische Beratung und Therapie. Heidelberg: Carl-Auer-Systeme.

Heimannsberg, B., Schmidt, C. (Hrsg.)(1988). Das kollektive Schweigen. Nazivergangenheit und gebrochene Identität in der Psychotherapie. Heidelberg: Asanger.

Heiner, M. (1995). Nutzen und Grenzen systemtheoretischer Modelle für eine Theorie professionellen Handelns (Teil I und Teil II). Neue Praxis, 5, 427–441 und 6, 525–546.

Heinl, P. (1988). Kontext und Kommunikation: Koordinaten des Genogramms. Integrative Therapie, 14(4), 365–375.

Heisenberg, N. (1955). Das Naturbild der heutigen Physik. Reinbek: Rowohlt.

Hellinger, B. (1994). Ordnungen der Liebe. Ein Kursbuch. Heidelberg: Carl-Auer-Systeme.

Henggeler, S.W., Schoenwald, S.K., Borduin, C.M., Rowland, M.D., Cunningham, P.B. (2009). Multisystemic therapy for antisocial behaviour in children and adolescents (2nd ed.). New York u. London: Guilford Press.

Hennecke, C., Schuchardt-Haim, C. (2011). Einflüsse und Bedeutung der Geschlechtsspezifität im Coaching von Männern und Frauen: ein Unterschied, der einen Unterschied macht. In H. Schindler, W. Loth, J. von Schlippe (Hrsg.), Systemische Horizonte (S. 197–209). Göttingen: Vandenhoeck & Ruprecht.

Hennig, C., Knödler, U. (1985). Problemschüler – Problemfamilien. Weinheim: Beltz.

Henning, T. (1987). Ein Interview mit Mara Selvini Palazzoli. Systhema, 1(1), 2–20.

Herchenhan, M., Heppel, S. (2011). Cleartalk – ein systemisches Konzept für die Zusammenarbeit in sozialen Kontexten. Das Projekt Systemische Klärungsgespräche. Zeitschrift für Systemische Therapie und Beratung, 29(3), 118–128.

Herr, A., Schmidt, G., Schweitzer, J. (2012). Systemische Gruppenpsychotherapie. In B. Strauß, D. Mattke (Hrsg.), Gruppenpsychotherapie (S. 159–168). Berlin u. Heidelberg: Springer.

Herwig-Lempp, J. (2002). Von der Familientherapie zur Systemischen Sozialarbeit. In M. Nühlen (Hrsg.), Geschichte und Geschichten II. Merseburger Geschichte und andere historische Streifzüge (S. 162–186). Merseburg: FH Merseburg.

Herwig-Lempp, J. (2004). Die VIP-Karte – ein einfaches Instrument für die Systemische Sozialarbeit. Kontext, 35(4), 353–364

Herwig-Lempp, J. (2009). Ressourcenorientierte Teamarbeit (2. Aufl.). Göttingen: Vandenhoeck & Ruprecht.

Herwig-Lempp, J. (2010), Beschwerden verbessern die Zusammenarbeit – die Gelbe Karte als Methode. Zeitschrift für systemische Therapie und Beratung, 4, 153−159.

Hess, T. (2003). Lehrbuch für die systemische Arbeit mit Paaren. Ein integrativer Ansatz. Heidelberg: Carl-Auer-Systeme.

Hesse, J. (2009). Systemisch-lösungsorientierte Gruppentherapie. In V. Tschuschke (Hrsg.), Gruppenpsychotherapie: Von der Indikation bis zu Leitungstechniken (S. 316−319). Stuttgart: Thieme.

Hesse, J., Friedrich, T., Greve, N., Hennecke, C., Herder, K., Schuchardt-Hain, C., Wittmund, B. (2001). Systemische Gruppenpsychotherapie. Psychotherapie im Dialog, 2(1), 44−50.

Hildenbrand, B. (2005). Fallrekonstruktive Familienforschung: Anleitungen für die Praxis. Wiesbaden: Verlag für Sozialwissenschaften.

Hildenbrand, B. (2007). Einführung in die Genogrammarbeit. Heidelberg: Carl-Auer-Systeme.

Hines, P.M., Boyd-Franklin, N. (2005). African american families. In M. McGoldrick, J.K. Pearce, J. Giordano (Eds.), Ethnicity and family therapy (2nd ed., pp. 87−110). New York u. London: Guilford Press.

Hoffman, L. (1975). »Enmeshment« and the too richly cross-joined system. Family Process, 14, 457−468.

Hoffman, L. (1995). Grundlagen der Familientherapie (3. Aufl.). Hamburg: Isko.

Hoffman, L. (1996). Therapeutische Konversationen. Von Macht und Einflußnahme zur Zusammenarbeit in der Therapie. Dortmund: modernes lernen.

Hoffmann, L., Long, L. (1969). A systems dilemma. Family Process, 8(2), 211−234.

Hofmann, A. (2006). Psychotraumatologie − der Stand des Wissens und die Versorgungslage. Psychotherapie im Dialog, 7(4), 351−357.

Hofstede, G., Neuijen, B., Ohay, D., Sanders, G. (1990). Measuring organizational cultures: a qualitative and quantitative study across 20 cases. Administrative Science Quarterly, 35, 286−316.

Höger, C., Derichs, G. (1998). Das Reflektierende Team in der ambulanten Kinder- und Jugendpsychiatrie. In J. Hargens, A. von Schlippe (Hrsg.), Das Spiel der Ideen. Reflektierendes Team und systemische Praxis (S. 53−72). Dortmund: modernes lernen.

Höger, C., Geiken, G. (2006). Praxen und Kliniken im Dialog − das Besuchsprojekt der Arbeitsgemeinschaft systemische Kinder- und Jugendpsychiatrie. Kontext, 37(3), 261−275.

Hollstein-Brinkmann, H. (1993). Soziale Arbeit und Systemtheorien. Freiburg: Lambertus.

Hollstein-Brinkmann, H., Staub-Bernasconi, S.(Hrsg.)(2005). Systemtheorien im Vergleich. Was leisten Systemtheorien für die Soziale Arbeit? Versuch eines metatheoretischen Dialogs. Wiesbaden: Verlag für Sozialwissenschaften.

Holman, P., Devane, T. (Hrsg.)(2006). Change Handbook − Zukunftsorientierte Großgruppen-Methoden (2. Aufl.). Heidelberg: Carl-Auer-Systeme.

Holtz, K. L., Mrochen, S. (2009). Einführung in die Hypnotherapie mit Kindern und Jugendlichen (2. Aufl.). Heidelberg: Carl-Auer-Systeme.

Holtz, K.L., Mrochen, S., Nemetschek, P., Trenkle, B. (2002). Neugierig aufs Großwerden. Praxis der Hypnotherapie mit Kindern und Jugendlichen. Heidelberg: Carl-Auer-Systeme.

Holzer, B. (2006). Netzwerke. Bielefeld: Transcript.

Hosemann, W., Geiling, W. (2005). Einführung in die systemische Soziale Arbeit. Freiburg: Lambertus.

Hosemann, D., Kriz, J., Schlippe, A.von (Hrsg.)(1993). FamilientherapeutInnen im Gespräch. Freiburg: Lambertus.

Hosemann, D., Krüll, M., Massing, A., Welter-Enderlin, R. (1987). Frauen über Frauen (und Männer) in der Familientherapie. Editorial zum Themenheft der Familiendynamik. Familiendynamik, 12(3), 209−211.

Hu, X., Wang, Y.L. (2007). Yi yu zheng zong he shi jia ting zhi liao: 76 li dan mang sui ji dui zhao (Synthetical family treatment for depression: A randomized-controlled single-blind study among 76 cases). Zhong guo zu zhi gong cheng yan jiu chuang kang fu (Journal of Clinical Rehabilitative Tissue Engineering Research), 11(39), 7787−7790.

Hu, X., Xiong, W. (1994). Jing shen fen lie zheng zong he shi jia ting zhi liao: 63 li qian zhan xing dan mang sui ji dui zhao yan jiu (Familientherapie für Schizophrenie: prospektive, randomisiert-kontrollierte Studie in 63 Fällen). Zhong guo xin li wei sheng za zhi (Chinese Mental Health Journal), 8(5), 201−205.

Hubble, M., Duncan, B., Miller, S. (Hrag.)(2001). So wirkt Psychotherapie. Dortmund: Modernes Lernen. Orig.: Hubble, M.A., Duncan, B.L., Miller, S.D. (1999): Directing attention to what works. In M.A. Hubble, B.L. Duncan, S.D. Miller (Eds.), The heart and soul of change − what works in therapy (pp. 407−448). Washington D.C.:American Psychological Association.

Hubert, C., Vogt-Hillmann, M. (2002). Resourcenorientierte Gruppentherapie mit Kindern und Jugendlichen. In M. Vogt-Hillmann, W. Burr (Hrsg.), Lösungen im Jugendstil. Systemisch-lösungsorientierte kreative Kinder- und Jugendlichentherapie (S. 373−386). Dortmund: modernes lernen.

Hubrig, C., Herrmann, P. (2005). Lösungen in der Schule. Systemisches Denken in Unterricht, Beratung und Schulentwicklung. Heidelberg: Carl-Auer-Systeme.

Hubschmid, T. (1983). Der Wohnungsgrundriß − ein Instrument in der Familientherapie. Familiendynamik, 8(3), 221−234.

Hutterer-Krisch, R. (Hrsg.)(1992). Systemisch-ökologische Pädagogik. Band V. Systemisch-ökologische Praxis. Köln: Rhein-Verlag.

Hutterer-Krisch, R. (Hrsg.)(2007). Grundriss der Psychotherapieethik: Praxisrelevanz, Behandlungsfehler und Wirksamkeit. Wien: Springer.

Imber-Black, E. (1992). Familien und größere Systeme. Heidelberg: Carl-Auer-Systeme.

Imber-Black, E. (1993). Ritualthemen in Familien und Familientherapie. In E. Imber-Black, J. Roberts, R. Whiting (Hrsg.), Rituale in Familien und Familientherapie (S. 73−120). Heidelberg: Carl-Auer-Systeme.

Imber-Black, E., Roberts, J., Whiting, R. (1993). Rituale in Familien und Familientherapie. Heidelberg: Carl-Auer-Systeme.

Jackson, D.D. (1957). The question of family homeostasis. Psychiatry Quarterly, 31, 79−90.

Jankowski, P. J. (1998) Columbo therapy as one-down positioning with families. In T.S. Nelson, T.S. Trepper (Eds.), 101 more interventions in family therapy (pp. 73−79). New York: The Haworth Press.

Jaynes, J. (1988). Der Ursprung des Bewusstseins durch den Zusammenbruch der bikameralen Psyche. Reinbek: Rowohlt.

Jellouschek, H. (1991).Im Irrgarten der Liebe. Dreiecksbeziehungen und andere Paarkonflikte. Zürich: Kreuz.

Johannsen, J. (2008). Systemische Therapie/Familientherapie mit älteren Menschen. Psychotherapie im Dialog, 9(1), 20−25.

Johnson, S. (2004). The practice of emotionally focused therapy. Creating connections. New York u. Hove: Brunner-Routledge.

Johnson, S., Bradley, B. (2009). Emotionally focused couple therapy: creating loving relationships. In J.H. Bray, M.Stanton (Eds.), The Wiley Blackwell handbook of family psychology (pp. 402−415). Chichester: Blackwell.

Johnson-Laird, P.N. (1983). Mental models: towards a cognitive science of language, inference, and consciousness. Cambridge: Cambridge-University Press.

Jones, E. (1995). Systemische Familientherapie. Dortmund: modernes lernen. Orig.: Jones, E. (1993). Family systems therapy. Developments in the milan-systemic therapies. Chichester: Wiley.

Jones, E., Asen, E. (2003). Wenn Paare leiden – Wege aus der Depressionsfalle. Dortmund: modernes lernen. Orig.: Jones, E., Asen, E. (2000). Systemic couple therapy and depression. London: Karnac Books.

Jung, S., Wimmer, R. (2009). Organisation als Differenz: Grundzüge eines systemtheoretischen Organisationsverständnisses. In R. Wimmer, J. Meissner, P. Wolf (Hrsg.), Praktische Oraganisationswissenschaft. Lehrbuch für Studium und Beruf (S. 101–117). Heidelberg: Carl-Auer-Systeme.

Jürgens, G., Salm, H. (1984). Familientherapie. Fünf Freiheiten. In H. Petzold (Hrsg.), Wege zum Menschen. Methoden und Persönlichkeiten moderner Psychotherapie. Ein Handbuch. Band I (S. 387–450). Paderborn: Junfermann.

Kachler, R. (2010). Hypnosystemische Trauerbegleitung. Heidelberg: Carl-Auer-Systeme.

Kallabis, O. (1992). Gestaltung von Dreieckskontrakten. Eine Kontraktierung zwischen drei Interessensvertretern. Supervision, 22, 14–29.

Kang, C.Y., Zhao, X.D., Xu, X.F., Yang, K., Yang, J.Z. (2001). Xi tong jia ting dong li xue zi peng wen juan de chu bu bian zhi ji xin xiao du fen xi (The Questionnaire of Systemic Family Dynamics: Development, Reliability and Validity). Zhong guo xin li wei sheng za zhi (Chinese Mental Health Journal), 15(2), 92–95.

Kantor, D., Lehr, W. (1977). Inside the Family. San Francisco: Jossey Bass.

Kasten, H. (2003). Geschwister. Vorbilder, Rivalen, Vertraute (5.Aufl.) München: Reinhard.

Kaufmann, R. (1990). Die Familienrekonstruktion. Heidelberg: Asanger.

Kearney, R. (2002). On stories. London: Routledge.

Keeney, B. (1991). Improvisational therapy. Paderborn: Junfermann.

Keller, T. (2002). Kooperationsgespräche »im Chaos der psychotischen Kommunikation«. Psychotherapie im Dialog, 3(3), 277–283.

Keyserlingk, L.von (2006). Die schönsten Geschichten für die Kinderseele. Freiburg: Herder.

Kieser A., Walgenbach, P. (2007). Organisation (5. Aufl.). Stuttgart: Schäfer-Pöschel.

Kim Berg, I. (1992). Familien-Zusammenhalt(en). Ein kurztherapeutisches und lösungsorientiertes Arbeitsbuch. Dortmund: modernes lernen.

Kim Berg, I., Shazer, S. de (1993). Wie man Zahlen zum Sprechen bringt: Die Sprache in der Therapie. Familiendynamik, 18(2), 146–162.

Kimmerle, H. (1988). Derrida zur Einführung. Hamburg: Junius.

Kindl-Beilfuß, C. (2008). Fragen können wie Küsse schmecken. Systemische Fragetechniken für Anfänger und Fortgeschrittene. Heidelberg: Carl-Auer-Systeme.

Klein, U. (2010). Das Spiel mit der Komplexität. Zu den systemischen Grundlagen szenischer Arbeitsformen. Familiendynamik, 35(3), 196–209.

Kleve, H. (2007). Ambivalenz, System und Erfolg. Provokationen postmoderner Sozialarbeit. Heidelberg: Carl-Auer-Systeme.

Kleve, H. (2010). Problem als System. Kontext, 41(1), 3–11.

Kleve, H., Haye, B., Hampe-Grosser, A., Müller, M. (2008). Systemisches Case Management, Falleinschätzung und Hilfeplanung in der Sozialen Arbeit mit Einzelnen und Familien – methodische Anregungen (2. Aufl.). Heidelberg: Carl-Auer-Systeme.

Kleve,H., Wirth. J. (2009). Die Praxis der Sozialarbeitswissenschaft. Eine Einführung. Baltmannsweiler: Schneider Verlag Hohengehren.

Köck, W. (1988), Kognition — Semantik — Kommunikation. In S.J. Schmidt (Hrsg.), Der Diskurs des radikalen Konstruktivismus (S. 340—373). Frankfurt a.M.: Suhrkamp.

Köllner, V. (2007). Systemische und verhaltenstherapeutische Paar- und Familientherapie. Psychodynamische Psychotherapie, 6, 210—221.

Köllner, V., Senf, W. (2010). Stationäre Psychotherapie — Modell für integrative Psychotherapie. Psychotherapie im Dialog, 11(1), 48—53.

König, E., Volmer, G. (2008). Handbuch Systemische Organisationsberatung. Weinheim: Beltz.

König, O. (2004). Familienwelten. Theorie und Praxis von Familienaufstellungen. Stuttgart: Klett-Cotta.

König, R. (1966). Soziologie der Familie. In A. Gehlen, H. Schelsky (Hrsg.), Soziologie. Ein Lehr- und Handbuch zur modernen Gesellschaftskunde (6. Aufl., S. 119—156). Düsseldorf u. Köln: Eugen Diederichs Verlag.

Königswieser, R., Hillebrand, M. (2007). Einführung in die systemische Organisationsberatung (2. Aufl.). Heidelberg: Carl-Auer-Systeme.

Königswieser, R., Sonuc, E., Gebhardt, J., & Hillebrand, M. (2008). Komplementärberatung: Das Zusammenspiel von Fach- und Prozeß-Know-how. Stuttgart: Klett-Cotta.

Kopp, S.B. (1978). Triffst du Buddha unterwegs...Psychotherapie und Selbsterfahrung. Frankfurt a.M.: Fischer.

Korittko, A., Pleyer, K.H. (2010). Traumatischer Stress in der Familie. Systemtherapeutische Lösungswege. Mit Geleitworten von Wilhelm Rotthaus und Gerald Hüther. Göttingen: Vandenhoeck & Ruprecht.

Krähenbühl, V., Jellouschek, H., Kohaus-Jellouschek, M. (2001). Stieffamilien. Struktur — Entwicklung — Therapie. Freiburg: Lambertus.

Kraus, B. (2002). Konstruktivismus — Kommunikation — Soziale Arbeit. Radikalkonstruktivistische Betrachtungen zu den Bedingungen des sozialpädagogischen Interaktionsverhältnisses. Heidelberg: Carl-Auer-Systeme.

Kraus, B. (2007). Soziale Arbeit — Macht — Hilfe und Kontrolle. Die Entwicklung und Anwendung eines systemisch-konstruktivistischen Machtmodells. In B. Kraus, W. Krieger (Hrsg.), Macht in der Sozialen Arbeit. Interaktionsverhältnisse zwischen Kontrolle, Partizipation und Freisetzung (S. 79—102). Lage: Hans Jacobs.

Krause, D. (1999). Luhmann-Lexikon. (2. erw. Aufl.). Stuttgart: Enke.

Krishnakumar, A., Bühler, C. (2000). Interparental conflict and parenting behavior. A meta-anlytic review. Family Relations, 49, 25—44.

Kriz, J., Lück, H., Heidbrink, H. (1987). Wissenschafts- und Erkenntnistheorie. Opladen: Leske & Budrich.

Kriz, J. (1990). Pragmatik systemischer Therapie-Theorie II: der Mensch als Bezugspunkt systemischer Perspektiven. System Familie, 3(2), 97—107.

Kriz, J. (1995). Naturwissenschaftliche Konzepte in der gegenwärtigen Diskussion zum Problem der Ordnung. Gestalt Theory, 17(2), 151—163.

Kriz, J. (1999). Systemtheorie für Psychotherapeuten, Psychologen und Mediziner. Wien: Facultas.

Kriz, J. (2004). Personzentrierte Systemtheorie. Grundfragen und Kernaspekte. In A. von schlippe, W.C. Kriz (Hrsg.), Personzentrierung und Systemtheorie (S. 13—67). Göttingen: Vandenhoeck & Ruprecht.

Kriz, J. (2007). Grundkonzepte der Psychotherapie (6. vollst. überarb. Aufl.). Weinheim: Beltz.

Kriz, J. (2009). Systemische Familientherapie. In T. Slunecko (Hrsg.), Psychotherapie. Eine Einführung (S. 221—261). Wien: UTB/facultas.

Kriz, J. (2010). Systemtheorie als eine Metatheorie zur Integration psychotherapeutischer Ansätze. Psychotherapie im Dialog, 11(1), 28−34.

Kriz, J., Schlippe, A.von (2011). Konstruktivismus in Psychologie, Psychotherapie und Coaching. Familiendynamik, 36(2), 142−153.

Kriz, W., Nöbauer, B. (2008). Teamkompetenz. (3. Aufl.). Göttingen: Vandenhoeck & Ruprecht.

Krizanits, J. (2009). Die systemische Organisationsberatung − wie sie wurde, was sie wird. Eine Einführung in das Professionsfeld. Wien: Facultas.

Kröger, F., Hendrischke, A., McDaniel, S. (Hrsg.)(2000). Familie, System und Gesundheit. Heidelberg: Carl-Auer-Systeme.

Kron-Klees, F. (1998). Familien begleiten. Von der Probleminszenierung zur Lösungsfindung. Freiburg: Lambertus.

Krüll, M. (1995). Unreflektiertes patriarchales Denken (Interview zu Bert Hellinger). Psychologie Heute 6, 27.

Kruse, P. (2004). Next practice − Erfolgreiches Management von Instabilität. Veränderung durch Vernetzung. Offenbach: Gabal.

Kubesch, B. (1998). »Why don't we do it in the school?« Dialoge über Dialoge über den schulischen Alltag. In J. Hargens, A. von Schlippe (Hrsg.), Das Spiel der Ideen. Reflektierendes Team und systemische Praxis (S. 91−107). Dortmund: modernes lernen.

Kuehl, B.P. (1995). The solution-oriented genogram: a collaborative approach. Journal of Marital and Family Therapy, 21, 239−250.

Kuehl, B.P., Barnard, C.P., Nelson, T.S. (1998). Making the genogram solution based. In T.S. Nelson, T.S. Trepper (Eds.), 101 more interventions in family therapy (pp. 80−86). New York: The Haworth Press.

Kühl, S. (1998). Wenn die Affen den Zoo regieren. Die Tücken flacher Hierarchien (5. aktual. Aufl.). Frankfurt a.M.: Campus.

Kühling, L. (2004). Was könnten wir tun, um die Bedeutung der Systemischen Sozialarbeit möglichst gering zu halten? Kontext, 36(4). 374−380.

Laing, R.D., Phillipson, H., Lee, A. (1973). Interpersonelle Wahrnehmung. Frankfurt a.M.: Suhrkamp.

Laird, J. (2003). Lesbian and gay families. In F.Walsh (Ed.), Normal family processes. Growing diversity and complexity (3rd rev. ed., pp. 176−209). New York u. London: Guilford Press.

Lakoff, G., Johnson, M. (1998). Leben in Metaphern. Konstruktion und Gebrauch von Sprachbildern. Heidelberg: Carl-Auer-Systeme.

Landau, J.L. (2007). Enhancing resilience: families and communities as agents for change. Family Process, 46 (3): 351−365.

Langsley, D.G., Pittmann, F.S., Machotka, P., Flomenhaft, K. (1968). Family crises therapy: Results and implications. Family Process, 7: 145−158.

Lankton, C., Lankton, S. (1994). Geschichten mit Zauberkraft (2. Aufl.). München: Pfeiffer.

Laqueur, W., LaBurt, H., Morong, E. (1964). Multiple family therapy: further developments. International Journal of Social Psychiatry, 10, 69−80.

Lauterbach, M. (2007). Wie Salz in der Suppe. Aktionsmethoden für den beraterischen Alltag. Heidelberg: Carl-Auer-Systeme.

Lauterbach, M. (2008). Einführung in das systemische Gesundheitscoaching. Heidelberg: Carl-Auer-Systeme.

Lazarus, A. (1995). Fallstricke der Liebe. 24 Irrtümer über das Leben zu zweit. Stuttgart: Klett-Cotta.

Lederer, W., Jackson, D. (1972). Ehe als Lernprozess. Wie Partnerschaft gelingt. München: Pfeiffer.

Lee, E., Mock, M.R. (2005). Asian families — an overview. In M. McGoldrick, J. Giordana, N. Garcia Preto (Eds.), Ethnicity and family therapy (3$^{rd}$ ed., pp. 269−289). New York u. London: Guilford Press.

Lemme, M., Tillner, R., Eberding, A. (2009). Neue Autorität in der Schule. Familiendynamik, 34(3), 276−283.

Lenz, G., Osterhold, G. (1994). Konzepte systemischen Coachings und Supervision. Systhema, 8(1), 6−11.

Lenz, G., Osterhold, G., Ellebracht, H. (1995). Erstarrte Beziehung — heilendes Chaos. Freiburg: Herder.

Levold, T. (1994). Die Betonierung der Opferrolle. Zum Diskurs der Gewalt in Lebenslauf und Gesellschaft. System Familie, 7(1), 19−32.

Levold, T. (1997). Affekt und System. Plädoyer für eine Perspektivenerweiterung. System Familie, 10(3), 120−127.

Levold, T. (1999). Systemische Selbsterfahrung. System Familie, 12(4), 170−179.

Levold, T. (2002). Rituale in Organisationen. In R.Welter-Enderlin, B. Hildenbrand (Hrsg.), Rituale — Vielfalt in Alltag und Therapie (S. 184−210). Heidelberg: Carl-Auer-Systeme.

Levold, T. (2003a). Die systemische Bewegung als lernendes System. Systeme, 17(2), 115−129.

Levold, T. (2003b). Affektive Kommunikation und systemische Therapie. In R.Welter-Enderlin, B. Hildenbrand (Hrsg.), Gefühle und Systeme - Die emotionale Rahmung beraterischer und therapeutischer Prozesse (S. 18−51). Heidelberg: Carl-Auer-Systeme.

Levold, T. (2008). Systemische Therapie: Zwischen den Stühlen. Psychotherapie Forum, 16, 162−171.

Levold, T., Wirsching, M. (Hrsg.)(2012). Systemische Therapie und Beratung: Das große Lehrbuch. Heidelberg: Carl-Auer-Systeme.

Li, H., Zhao, X.D. (2007). Ji zhong ce liang jia ting dong li te zheng de liang biao ping shu (Evaluation einiger Ratingskalen bezüglich Familiendynamik). Zhong guo xin li wei sheng za zhi (Chinese Mental Health Journal), 21(2), 111−113.

Li, J., Xu, X.F., Zhao, X.D. (2004). Xing wei wen ti er tong de xi dong jia ting zhi liao (Systemic family therapy to the children with behavioral problem). Zhong guo xun zheng yi xue za zhi (Chinese Evidence-based Medicine),4(8), 533−536.

Li, W.Q., Li, H., Zhao, X.D. (2006). Xi tong shi jia ting zhi liao yi zhi dao xue xiao qing jing de ke xing xing (Feasibility of systemic family therapy introduced into the school situations). Zhong guo lin chuang kang fu (Chinese Journal of clinical Rehabilitation), 10(42), 199−201.

Li, Y.C., Wang, J.Z., Zhou, X.F., Jiang, W.J., Ouyang, S. (2006). Jia ting zhi liao he bing fu ma suan kui liu ping dui yi hun jing shen bing ren jia ting zhi liang de liao xiao guan cha (Familientherapie kombiniert mit Quetiapinfumarat und dessen Wirksamkeit auf die Familienqualität von verheirateten psychisch Kranken). Zhong guo ming kang yi xue (Medical Journal of Chinese People's Health), 18(6), 444−445.

Li, H., Zhao, X.D., Chen, Z.T., et al. (2009). Jia ting dong li yu da xue xin sheng shi ying de guan xi (Relationship between Family Dynamics and Students Adaptation to College). Zhong guo xin li wei sheng za zhi (Chinese Mental Health Journal), 23(2), 133−137.

Li, W.Q., Li, H., Zhao, X.D. (2003). Xi tong shi tuan ti zi xun cu jin er tong tong ban guan xi de gan yu yan jiu (The intervention reseach on improving children's peer relationship with systematic group counseling). Zhong guo lin chuang xin li xue za zhi (Chinese Journal of Clinical Psychology), 11(2), 121−122.

Liberman, R.P. (1970). Behavioral approaches to family and couple therapy. American Journal of Orthopsychiatry, 40, 106−118.

Liddle, H. (1992). Family psychology: Progress and prospects of a maturing discipline. Journal of Family Psychology, 5, 249−263.

Liddle, H. (2002). Multidimensional family therapy: a science-based treatment system for adolescent drug abuse. In J. Bray, M. Stanton (Eds.)(2009), The Wiley-Blackwell handbook of family psychology (pp. 341−354). Chichester: Wiley-Blackwell.

Liddle, H., Bray, J., Levant, R., Santisteban, D. (2006). Family psychology interventions science: an emerging area of science and practice. In H. Liddle, D. Santisteban, R. Levant, J. Bray (Eds.), Family psychology. Science-based interventions (pp. 3−16). Washington: APA.

Liddle, H., Santisteban, D., Levant, R., Bray, J. (Eds.)(2006). Family psychology. Science-based interventions. Washington: APA.

Lidz, T., Cornelison, A., Fleck, S., Terry, D. (1957). Intrafamilial environment of the schizophrenic patient. II. Marital schism and marital skew. American Journal of Psychiatry. 114, 214−248.

Lieb H. (2009). So habe ich das noch nie gesehen. Systemtherapie für Verhaltenstherapeuten. Heidelberg: Carl-Auer-Systeme.

Lieb, H. (2010). Verhaltenstherapeutische und systemische Familientherapie. Wenn zwei das Gleiche tun, ist es noch lange nicht das Gleiche. Psychotherapie im Dialog, 11(3), 208−213.

Liebel-Fryszer, I. (2010). Systemische Aktionen in der Einzelpsychotherapie. Kleine Interventionen für den Praxisalltag. Familiendynamik, 35(3), 210−219.

Liebsch, B. (1984). Soziale Perspektivität und familiäres System. Familiendynamik, 9, 192−216.

Liechti, J. (2009). Dann komme ich, sag aber nichts. Motivierung Jugendlicher in Therapie und Beratung. Heidelberg: Carl-Auer-Systeme.

Lindemann, H., Rosenbohm, C. (2012). Die Metaphern-Schatzkiste. Systemisch arbeiten mit Sprachbildern. Göttingen: Vandenhoeck & Ruprecht.

Littmann, P., Jansen, S. (2000). Oszillodox. Virtualisierung − die permanente Neuerfindung der Organisation. Stuttgart: Klett-Cotta.

Liu, P.Y., He, M.T. (1991). Hun yin, jia ting yu xin li jian kang: dui 118 dui nian qing zhi shi fen zi de diao cha fen xi (Ehe, Familie und psychische Gesundheit: Untersuchung und Analyse von 118 jungen, intellektuellen Ehepaaren). Zhong guo xin li wei sheng za zhi (Chinese Mental Health Journal), 5, 193−197.

Loos-Hilgert, V., Wedekind, E. (2011). Mehrgenerationale Bindungsdynamik in der systemischen Paartherapie. Bindungsmuster und affektive Kommunikation bei Paaren. In H. Schindler, W. Loth, J. von Schlippe (Hrsg.), Systemische Horizonte (S. 179−186). Göttingen: Vandenhoeck & Ruprecht.

Loth, W. (1991). Problem-Systeme, Institutionen, Systemische Evaluation: »Autonomie« und »Kontrolle« im Kontext. Zeitschrift für systemische Therapie, 9(1), 31−42.

Loth, W. (1994). Entwicklung einer konstruktiven Mitgliedschaft im Hilfesystem: konzeptionelle und praktische Aspekte. Systhema, 8(1), 27−45.

Loth, W. (1998). Auf den Spuren hilfreicher Veränderungen. Das Entwickeln Klinischer Kontrakte. Dortmund: modernes lernen.

Loth, W. (2005). »Einiges könnte ganz schön anders sein« − Systemische Grundlagen für das Klären von Aufträgen. In H. Schindler, A. von Schlippe (Hrsg.), Anwendungsfelder systemischer Praxis (S. 25−54). Dortmund: modernes lernen.

Loth, W. (2006). Elterncoaching: Modus oder Mode? Eine Überlegungen und Thesen. In C. Tsirigotis, A. von Schlippe, J. Schweitzer-Rothers (Hrsg.), Coaching für Eltern. Mütter, Väter und ihr »Job« (S. 25—35). Heidelberg: Carl-Auer-Systeme.

Loth, W., Schlippe, A.von (2004). Die therapeutische Beziehung aus systemischer Sicht. Psychotherapie im Dialog, 5(4), 341—347.

Luckmann, T. (1990). Eine verfrühte Beerdigung des Selbst. (Diskussionsforum über K. Gergen). Psychologische Rundschau, 41, 203—205.

Ludewig, K. (1992). Systemische Therapie. Grundlagen klinischer Theorie und Praxis. Stuttgart: Klett-Cotta.

Ludewig, K. (1997). Problem — »Bindeglied« klinischer Systeme. Grundzüge eines systemischen Verständnisses psychosozialer und klinischer Probleme. In L. Reiter, E.J. Brunner, S. Reiter-Theil (Hrsg.), Von der Familientherapie zur systemischen Perspektive (2. vollst. überarb. Aufl., S. 305—330). Berlin u. Heidelberg: Springer.

Ludewig, K. (1999). Selbstreflexion in der systemischen Weiterbildung — zum Sinn und Unsinn eines traditionellen Vorgehens. System Familie, 12(4) 159—164.

Ludewig, K. (2002). Leitmotive systemischer Therapie. Stuttgart: Klett-Cotta.

Ludewig, K., Pflieger, K., Wilken, U., Jacobskötter, G. (1983). Entwicklung eines Verfahrens zur Darstellung von Familienbeziehungen: das Familienbrett. Familiendynamik, 8(3), 235—251.

Lüde, R. von (1996). Konstruktivistische Handlungsansätze zur Organisationsentwicklung in der Schule. In R. Voß (Hrsg.), Die Schule neu erfinden (S. 282—299). Neuwied: Luchterhand.

Luhmann, N. (1984). Soziale Systeme, Grundriß einer allgemeinen Theorie. Frankfurt a.M.: Suhrkamp.

Luhmann, N. (1988a). Selbstreferentielle Systeme. In F.B. Simon (Hrsg.), Lebende Systeme (S. 47—53). Berlin u. Heidelberg: Springer.

Luhmann, N. (1988b). Wie ist Bewußtsein an Kommunikation beteiligt? In H.-U. Gumbrecht, K.L. Pfeiffer (Hrsg.), Materialität der Kommunikation (S. 884—905). Frankfurt a.M.: Suhrkamp.

Luhmann, N. (1995). Social systems. Stanford, CA: Stanford University Press.

Luhmann, N. (2000). Organisation und Entscheidung. Opladen u. Wiesbaden: Westdeutscher Verlag.

Luhmann, N. (2001). ShortCuts (2. Aufl.). Frankfurt a.M.: Zweitausendeins.

Luhmann, N. (2002). Einführung in die Systemtheorie. Heidelberg: Carl-Auer-Systeme.

Luhmann, N. (2004). Einführung in die Systemtheorie. Heidelberg: Carl-Auer-Systeme.

Luhmann, N. (2012). Introduction to systems theory. New York: Wiley.

Luhmann, N., Bednarz, J. (2005). Social Systems. Stanford: University Press.

Lutterer, W. (2002). Gregory Bateson — Eine Einführung in sein Denken. Heidelberg: Carl-Auer-Systeme.

Maccoby, E.E., Martin, J.A. (1983). Socialisation in the context of the family: Parent-child interaction. In P.H. Mussen, E.M. Hetherington (Eds.), Handbook of child psychology, Vol. 4 (4th ed., pp. 1—102). New York: Wiley.

Madanes, C. (1980). Protection, paradox, and pretending. Family Process, 19, 73—85.

Madanes, C. (1997). Sex, Liebe und Gewalt: Therapeutische Strategien zur Veränderung. Heidelberg: Carl-Auer-Systeme.

Madsen, W.C. (1998). Attitude as intervention. In T.S. Nelson, T.S. Trepper (Eds.), 101 more interventions in family therapy (pp. 27—32). New York: The Haworth Press.

Madsen, W.C. (2007). Collaborative therapy with multi-stressed families (2nd ed.). New York: Guilford Press.

Mahnkopf, A., Dia, M.-L., Fröhlich, J., Fuchs, G., Röhrig, A. (1998). Das Reflektierende Team in der Suizidkonferenz.

Eine Methode zur Unterstützung betroffener Teams nach Patientensuiziden während stationärer psychiatrischer Behandlungen. In J. Hargens, A. von Schlippe (Hrsg.), Das Spiel der Ideen. Reflektierendes Team und systemische Praxis (S. 73−90). Dortmund: modernes lernen.

Maleh, C. (2000). Open Space: Effektiv arbeiten mit großen Gruppen. Weinheim: Beltz.

Malik, F. (1989). Strategie des Managements komplexer Systeme (3 Aufl.). Bern u. Stuttgart: Haupt.

Manteufel, A., Schiepek, G. (1998). Systeme spielen. Selbstorganisation und Kompetenzentwicklung in sozialen Systemen. Göttingen: Vandenhoeck & Ruprecht.

Markard, M. (2005). Wissenschaft, Kritik und gesellschaftliche Herrschaftsverhältnisse. In C. Kaindl (Hrsg.), Kritische Wissenschaften im Neoliberalismus (S. 19−30). Marburg: BdWi-Verlag.

Martens-Schmid, K. (2003). Alte Muster − neue Lösungen. Musteranalyse als Instrument der Veränderung im Coaching. In K. Martens-Schmid (Hrsg.), Coaching als Beratungssystem. Grundlagen, Konzepte, Methoden (S. 177−200). Heidelberg: Economica.

Mason, B. (2005). Relational risk-taking and the therapeutic relationship. In C. Flaskas, B. Mason, A. Perlesz (Eds.), The space between. Experience, context and process in the therapeutic relationship (pp. 157−170). London: Karnac Books.

Massing, A., Reich, G., Sperling, E. (2006). Die Mehrgenerationen-Familientherapie (5. Aufl.). Göttingen: Vandenhoeck & Ruprecht.

Mattke, D., Reddemann, L., Strauss, B. (2009). Keine Angst vor Gruppen. Gruppenpsychotherapie in Praxis und Forschung. Stuttgart: Klett-Cotta.

Maturana, H. (1982). Erkennen: Die Organisation und Verkörperung von Wirklichkeit. Ausgewählte Arbeiten zur biologischen Epistemologie. Braunschweig: Friedrich Vieweg & Sohn.

Maturana, H., Varela, F. (1987). Der Baum der Erkenntnis. München: Scherz.

McAdams-Mahmoud, V. (2008). Understanding families in the context of cultural adaptations to oppression. In M. McGoldrick, K.V. Hardy (Eds.), Re-visioning family therapy. Race, culture, and gender in clinical practice (2nd rev. ed., pp. 85−93). New York u. London: Guilford Press.

McDaniel, S., Hepworth, J. (2000). Kooperation mit Patienten, ihren Familien und dem Behandlungsteam. Ein neuer Ansatz zum Umgang mit Macht und Abhängigkeit. In F. Kröger, A. Hendrischke, S. McDaniel (Hrsg.), Familie, System und Gesundheit (S. 184−206). Heidelberg: Carl-Auer-Systeme.

McDaniel, S., Hepworth, J., Doherty, W. (1997). Familientherapie in der Medizin. Heidelberg: Carl-Auer-Systeme.

McFarlane, W.R. (2002). Multifamily groups in the treament of severe psychiatric disorders. New York u. London: Guilford Press.

McGoldrick, M., Gerson, R., Petri, S. (2009). Genogramme in der Familienberatung (3. Aufl.). Bern: Huber.

McGoldrick, M., Giordano, J., Garcia Preto, N. (Eds.)(2005). Ethnicity and family therapy (3rd ed.). New York u. London: Guilford Press.

McGoldrick, M., Hardy, K.V. (Hrsg.)(2008). Re-visioning family therapy. Race, culture, and gender in clinical practice (2nd rev. ed.). New York u. London: Guilford Press.

Mead, G.H. (1980). Geist, Identität und Gesellschaft. Frankfurt a.M.: Suhrkamp Orig.: Mead, G.H. (1934). Mind, self, and society. Ed. by Charles W. Morris. Chicago: University of Chicago Press.

Mengham, R. (1995). Im Universum der Worte. Über Ursprung, Funktion und Vielfalt menschlicher Sprache. Stuttgart: Klett-Cotta.

Merten, R. (Hrsg.)(2000). Systemtheorie und Soziale Arbeit. Neue Ansätze und veränderte Perspektiven. Opladen: Leske & Budrich.

Meyerstein, I. (1998). The problem box ritual: helping families prepare for remarriage. In T.S. Nelson, T.S. Trepper (Eds.), 101 more interventions in family therapy (pp. 166−170). New York: The Haworth Press.

Meynhardt, F., Brunner, E.J. (Hrsg.)(2005). Selbstorganisation managen − Beiträge zur Synergetik der Organisationen. München: Waxmann.

Miao, S.J. (2009). The comparison of family dynamic and mental health between migrant and local family in Shanghai Pudong distinct. Dissertation for PhD. Shanghai: Tongji University.

Mikesell, R.H., Lusterman, D.D., McDaniel, S.H. (Hrsg.)(2003). Integrating family therapy. Handbook of family psychology and systems theory (3$^{rd}$ rev. ed). Washington: American Psychological Association.

Miller, J.G. (1978). Living Systems. New York: McGrawhill.

Milowiz, W. (2009). Teufelskreis und Lebensweg − Systemisches Denken in der Sozialarbeit (2. Aufl.). Göttingen: Vandenhoeck & Ruprecht.

Minuchin, P., Colapinto, J., Minuchin, S. (2000). Verstrickt im sozialen Netz. Neue Lösungswege für Multiproblem-Familien. Heidelberg: Carl-Auer-Systeme.

Minuchin, S. (1977). Familien und Familientherapie. Freiburg: Lambertus.

Minuchin, S., Nichols, N.P., Lee, W.Y. (2007). Jia ting yu fu qi zhi liao: an li yu fen xi (Assessing Families and Couples: Form Symptom to System). Shanghai: East China University of Science and Technology.

Moeller, M.L.(1992). Die Wahrheit beginnt zu zweit. Das Paar im Gespräch. Reinbek: Rowohlt.

Molnar, A., Lindquist, B. (1990). Verhaltensprobleme in der Schule. Dortmund: modernes lernen.

Molter, H. (1999). Das Gehen ist der Weg. Perspektiven über Selbsterfahrung in der systemischen Ausbildung. System Familie, 12(3), 165−169.

Molter, H., Hargens, J. (Hrsg.)(2002). Ich − du − wir und wer sonst noch dazugehört. Systemisches Arbeiten in Gruppen. Dortmund: modernes lernen.

Montada, L. (2011). Mediation in Paarkonflikten. Optionen für ihre Beilegung. Familiendynamik, 36(3), 198−204.

Montada, L., Kals, E. (2007). Mediation (2. überarb. Aufl.). Weinheim: Beltz.

Montalvo, B. (1973). Aspects of live supervision. Family Process, 12, 343−359.

Moskau, G., Müller, G. (Hrsg.)(1992). Virginia Satir. Wege zum Wachstum. Paderborn: Junfermann.

Mrochen, S., Holtz, K.L., Trenkle, B. (2009). Die Pupille des Bettnässers. Praxis der Hypnotherapie mit Kindern und Jugendlichen (7. Aufl.). Heidelberg: Carl-Auer-Systeme.

Müller, M. (2008). Verfahren (Techniken) und Struktur im Case-Management-Prozess. Theorie − Praxis − Handreichungen. In H. Kleve, B. Haye, A. Hampe-Grosser, M. Müller (Hrsg.), Systemisches Case Management. Falleinschätzung und Hilfeplanung in der Sozialen Arbeit mit Einzelnen und Familien − methodische Anregungen (2. Aufl., S. 57−89). Heidelberg: Carl-Auer-Systeme.

Müller, M., Bräutigam, B. (2011). Hilfe, sie kommen! Ein Handbuch zu systemischen Arbeitsweisen im aufsuchenden Kontext. Heidelberg: Carl-Auer-Systeme.

Nagel, R., Groth, T., Krusche, B., Schumacher, T. (2007). Führungsherausforderungen in unterschiedlichen Organisationsarchitekturen (S. 21−30). Wien: OBS-reader.

Nagel, R., Oswald, M., Wimmer, R. (2005). Das Mitarbeitergespräch als Führungsinstrument (4. Aufl.). Stuttgart: Klett-Cotta.

Nagel, R., Wimmer, R. (2002). Systemische Strategieentwicklung. Stuttgart: Klett-Cotta.

Natho, F. (2009). Gespräche mit dem inneren Schweinehund. Arbeit mit Tierfiguren in systemischer Beratung und Therapie. Göttingen: Vandenhoeck & Ruprecht.

Nave-Herz, R. (2000). Wandel der Familie: eine familiensoziologische Perspektive. In K.A. Schneewind (Hrsg.), Familienpsychologie im Aufwind. Brückenschläge zwischen Forschung und Praxis (S. 19−31). Göttingen: Hogrefe.

Nemetschek, P. (2011). Systemische Familientherapie mit Kindern, Jugendlichen und Eltern: Lebensfluss-Modelle und analoge Methoden. (2. überarb. Aufl.). Stuttgart: Klett-Cotta.

Nerin, W.F. (1989). Familienrekonstruktion. Paderborn: Junfermann.

Nichols, M.P., Schwartz, R.C. (2004). Family therapy. Concepts and methods (6th ed.). Boston u.a.: Pearson.

Nichols, M.P., Schwartz, R.C. (2005). Jia ting zhi liao ji chu (The essentials of family therapy). Beijing: China light industry.

Nöcker, K., Molter, H., Rüsen, T., Schlippe, A.von (2012). Wie kann ein Gespräch zu einem Spaziergang werden? Familiendynamik, 37(1), 50−52.

Nouwens, B., Westermann, B. (1998). Korrespondenz über das »Reflektierende Team« in der Praxis einer Erziehungsberatungsstelle. In J. Hargens, A. von Schlippe (Hrsg.), Das Spiel der Ideen. Reflektierendes Team und systemische Praxis (S. 179−202). Dortmund: modernes lernen.

Ochs, M., Orban, R. (2008). Familie geht auch anders. Wie Alleinerziehende, Scheidungskinder und Patchworkfamilien glücklich werden. Heidelberg: Carl-Auer-Systeme.

Ochs, M., Schweitzer, J. (Hrsg.)(2012). Handbuch Forschung für Systemiker. Göttingen: Vandenhoeck & Ruprecht.

Oestereich, C. (2005). Nach dem Traum: nichts ist mehr wie zuvor. Wie können Traumata in die Lebenserzählung integriert werden? Systeme, 19(1), S.46−71.

Ohler, M. (2011). Was z.B. bedeutet »Coachen«? Philosophische Grammatik fürs Coaching. Profile, 22, 67−75.

Ollefs, B., Schlippe, A.von (2007). Manual für das Elterncoaching im gewaltlosen Widerstand. In A. von Schlippe, M. Grabbe (Hrsg.), Werkstattbuch Elterncoaching. Elterliche Präsenz und gewaltloser Widerstand in der Praxis (S. 47−101). Göttingen: Vandenhoeck & Ruprecht.

Ollefs, B., Schlippe, A.von (2010). Familiäre Eskalation, elterliche Präsenz und systemisches Elterncoaching im gewaltlosen Widerstand. In G. Romeike, H. Immelmann (Hrsg.), Eltern verstehen und stärken (S. 161−178). Weinheim: Juventa.

Ollefs, B., Schlippe, A.von, Omer, H., Kriz, J. (2009). Jugendliche mit externalem Problemverhalten. Familiendynamik, 34(3), 256−265.

Olson, D. (1972). Empirically unbinding the double-bind: a review of research and conceptual reformulations. Family Process, 11, 69−94.

Omer, H., Alon, N., Schlippe, A.von (2007). Feindbilder. Psychologie der Dämonisierung. Göttingen: Vandenhoeck & Ruprecht.

Omer, H., Schlippe, A.von (2004). Autorität durch Beziehung. Gewaltloser Widerstand in Beratung und Therapie. Göttingen: Vandenhoeck & Ruprecht.

Omer, H., Schlippe, A.von (2010). Stärke statt Macht. Neue Autorität in Familie, Schule und Gemeinde. Göttingen: Vandenhoeck & Ruprecht.

Orlinsky, D. (1994). »Learning from Many Masters«. Ansätze zu einer wissenschaftlichen Integration psychotherapeutischer Behandlungsmodelle. Psychotherapeut, 39, 2−9.

Osterhold, G., Lenz, G. (1994). Systemische Therapie bei Zwangsstörungen. Praxis der Klinischen Verhaltensmedizin und Rehabilitation, 7(26), 107–112.

Otto, U., Bauer, P. (2005). Mit Netzwerken professionell zusammenarbeiten. Band 1: Soziale Netzwerke in Lebenslauf- und Lebenslagenperspektive. Tübingen: dgvt.

Owen, H. (2001). Open Space Technology. Stuttgart: Klett-Cotta.

Özelsel, M. (1995). Die Integration einer kulturspezifischen Sichtweise in therapeutische Rituale. Hypnose und Kognition, 12(1), 63–71.

Palmowski, W. (1995). Der Anstoß des Steines. Systemische Beratungsstrategien im schulischen Kontext. Ein Einführungs- und Lernbuch. Dortmund: modernes lernen.

Palmowski, W. (2011). Systemische Beratung. Stuttgart: Kohlhammer.

Palmowski, W., Heuwinkel,M. (2002). Normal bin ich nicht behindert. Wirklichkeitskonstruktionen bei Menschen, die behindert werden. Dortmund: modernes lernen.

Patterson, G.R. (1971). Families: application of social learning theory to family life. Champaign, Ill.: Research Press.

Patterson, J.E., Williams, L. (2004). Jia ting zhi liao ji shu (Essential skills in family therapy). Beijing: China light industry.

Patterson, J.E., Williams, L., Edwards, T.M., Chamow, L., Grauf-Grounds, C. (2009). Essential skills in family therapy. From the first interview to termination (2$^{nd}$ rev. ed). New York u. London: Guilford Press.

Pauser,N., Wondrak, M. (Hrsg.)(2011). Praxisbuch Diversity Management. Wien: Facultas.

Pekrun, R. (2001). Familie, Schule und Entwicklung. In S. Walper, R. Pekrun (Hrsg.), Familie und Entwicklung. Aktuelle Perspektiven der Familienpsychologie (S. 54–105). Göttingen: Hogrefe.

Penn, P. (1983). Zirkuläres Fragen. Familiendynamik, 8(3), 198–220.

Penn, P. (1986). Feed-Forward – Vorwärtskopplung, Zukunftsfragen, Zukunftspläne. Familiendynamik, 11, 206–220.

Perlesz, A., Young, J., Paterson, R., Bridge, S. (1994). The reflecting team as a reflection of second order therapeutic ideals. Australian and New Zealand Journal of Family Therapy, 15 (3), 117–127.

Perrez, M. (2000). Psychologie des Familien- und Paarstresses: Forschungsentwicklungen. In K. Schneewind (Hrsg.), Familienpsychologie im Aufwind. Brückenschläge zwischen Forschung und Praxis (S. 69–88). Göttingen: Hogrefe.

Peschel, F. (2005). Offener Unterricht und sein Potential. In R.Voß (Hrsg.), Lernlust und Eigensinn. Systemisch-konstruktivistische Lernwelten (S. 32–41). Heidelberg: Carl-Auer-Systeme.

Pessoa, F. (1987). Das Buch der Unruhe des Hilfsbuchhalters Bernardo Soares. Frankfurt a.M.: Fischer.

Petri, H. (2006). Geschwister – Liebe und Rivalität. Die längste Beziehung unseres Lebens. Stuttgart: Kreuz.

Petzold, H. (Hrsg.)(1984). Wege zum Menschen. Methoden und Persönlichkeiten moderner Psychotherapie. Ein Handbuch. Band I. Paderborn: Junfermann.

Petzold, H. (1985). Die Methode der Lebensbilanz und des Lebenspanoramas in der Arbeit mit alten Menschen, Kranken und Sterbenden. In H. Petzold (Hrsg.), Mit alten Menschen arbeiten. Bildungsarbeit, Psychotherapie, Soziotherapie (S. 467–499). München: Pfeiffer.

Petzold, H. (1993). Integrative Therapie. Modelle, Theorien und Methoden für eine schulenübergreifende Psychotherapie (3. Bände). Paderborn: Junfermann.

Petzold, M. (1999). Entwicklung und Erziehung in der Familie. Familienentwicklungspsychologie im Überblick. Baltmannsweiler: Schneider.

Petzold, M. (2002). Definition der Familie aus psychologischer Sicht. In B. Rollett, H. Werneck (Hrsg.), Klinische

Entwicklungspsychologie der Familie (S. 22−31). Göttingen: Hogrefe.

Pfeifer-Schaupp, U. (Hrsg.)(2000). Systemische Praxis. Modelle − Konzepte − Perspektiven. Freiburg: Lambertus.

Pinsof, W.M. (1992). Toward a scientific paradigm for family psychology: the integrative process systems perspective. Journal of family psychology, 5, 432−447.

Pinsof, W.P., Breunlin, D., Russell, W., Lebow, J. (2010). Problemzentrierte Metarahmen: eine empiriebasierte Perspektive für die Familien- Paar- und Einzeltherapie. Psychotherapie im Dialog, 11(1), 28−33.

Pinsof, W.M., Lebow, J.L. (Hrsg.)(2005). Family psychology. The art of the science. Oxford u. New York: Oxford University Press.

Pirmoradi, S. (2012). Interkulturelle Familientherapie und -beratung. Eine systemische Perspecktive. Mit einem Vorwort von Jochen Schweitzer. Göttingen: Vandenhoeck & Ruprecht.

Pittmann, F., DeYoung, C., Flomenhaft, K., Kaplan, D., Langsley, D. (1966). Crisis Family Therapy. In R. Green, J. Framo (Eds.)(1981), Family therapy: Major contributions. New York: International University Press.

Plate, M., Groth, T., Ackermann, V., Schlippe, A.von (2011). Große deutsche Familienunternehmen. Generationenfolge, Familienstrategie und Unternehmensentwicklung. Göttingen: Vandenhoeck & Ruprecht.

Pleyer, K.H. (2003). »Parentale Hilflosigkeit«, ein systemisches Konstrukt für die therapeutische und pädagogische Arbeit mit Kindern. Familiendynamik, 28(4), 467−491.

Pleyer, K.H. (2004). Co-traumatische Prozesse in der Eltern-Kind-Beziehung. Systhema, 18(2), 132−149.

Polkinghorne, D. (1998), Narrative Psychologie und Geschichtsbewußtsein. In J. Straub (Hrsg.), Erzählung, Identität und historishces Bewußtsein (S. 12−45). Frankfurt a.M.:Suhrkamp.

Pörksen, B. (Hrsg.)(2001). Die Gewissheit der Ungewissheit. Gespräche zum Konstruktivismus. Heidelberg: Carl-Auer-Systeme.

Prigogine, I., Stengers, I. (1981). Dialog mit der Natur. München: Piper.

Prior, M. (2005). MiniMax-Interventionen. Heidelberg: Carl-Auer-Systeme.

Pruett, M.K., Barker, R. (2009). Children of divorce: new trends and ongoing dilemmas. In J. Bray, M. Stanton (Eds.), The Wiley-Blackwell handbook of family psychology (pp. 463−474). Chichester: Wiley-Blackwell.

Rabovsky, K., Stoppe, G. (Hrsg.)(2009). Diagnoseübergreifende und multimodale Psychoedukation. München: Urban & Fischer.

Raddatz, S. (2010). Einführung in das systemische Coaching (4. Aufl.). Heidelberg: Carl-Auer-Systeme.

Radice von Wogau, J., Eimmermacher, H., Lanfranchi, A. (Hrsg.)(2004). Therapie und Beratung von Migranten. Systemisch-interkulturell denken und handeln. Weinheim: Beltz.

Rampage, C., Eovaldi, M., Cassandra, M., Weigel-Foy, C. (2003). Adoptive families. In F.Walsh (2003), Normal family processes. Growing diversity and complexity (3rd rev. ed., pp. 210−234). New York u. London: Guilford Press.

Rauchfleisch, U. (1997). Alternative Familienformen (3. Aufl.). Göttingen: Vandenhoeck & Ruprecht.

Rauchfleisch, U. (2002). Paar- und Familientherapie bei gleichgeschlechtlich empfindenden Menschen. In M. Wirsching, P.Scheib (Hrsg.), Paar- und Familientherapie (S. 621−650). Berlin u. Herdelberg: Springer.

Rauen, C. (2008). Coaching. Göttingen: Hogrefe.

Reese-Schäfer, W. (1992). Luhmann zur Einführung. Hamburg: Junius.

Reich G. (1993). Partnerwahl und Ehekrisen. Eine familiendynamische Studie (4. Aufl.). Heidelberg, Asanger.

Reich, G. (1984). Der Einfluß der Herkunftsfamilie auf die Tätigkeit von Therapeuten und Beratern. Praxis der

Kinderpsychologie und -psychiatrie, 33, 61−69.

Reich, G. (2010). Zwischen Psychoanalyse und systemischer Therapie. Psychotherapie im Dialog, 11(3), 214−218.

Reich, G., Massing, A., Cierpka, M. (2007). Praxis der psychoanalytischen Familien- und Paartherapie. Stuttgart: Kohlhammer.

Reich, K. (2002). Konstruktivistische Didaktik. Neuwied: Luchterhand.

Reinhard., M. (2001). Legasthenie und Dyskalkulie − Mögliche Muster ihrer Selbstorganisation. In W. Rotthaus (Hrsg.), Systemische Kinder- und Jugendlichenpsychotherapie (S. 405−435). Heidelberg: Carl-Auer-Systeme.

Reinhard., M. (2002). 2 x 2 ist GRÜN − Wie Kinder und Jugendliche mit dem Symptombild AD(H)S in unserer Welt ihre Lösungen finden. Lernchancen, 5(30), 36−41.

Reiss, D. (1981). The family's construction of reality. Cambridge: Harvard University Press.

Reiss, D., Oliveri, M.E. (1982). Family paradigm and family coping: a proposal for linking family's intrinsic adaptive capacities to its responses to stress. In F.W. Kaslow (Ed.), The international book of family therapy (pp. 95−118). New York: Brunner & Mazel.

Reiter, L., Brunner, E.J., Reiter-Theil, S. (Hrsg.)(1997). Von der Familientherapie zur systemischen Perspektive (2. vollst. überarb. Aufl.). Berlin u. Heidelberg: Springer.

Retzer, A. (2004). Systemische Paartherapie. Stuttgart: Klett-Cotta.

Retzlaff, R. (2008). Spiel-Räume. Lehrbuch der systemischen Therapie mit Kindern und Jugendlichen. Stuttgart: Klett-Cotta.

Retzlaff, R. (2010). Familien-Stärken. Behinderung, Resilienz und systemische Therapie. Stuttgart: Klett-Cotta.

Revenstorf, D., Freudenfeld, E. (2000). Paartherapie − Stand der Kunst und Kontroversen. Psychotherapie im Dialog, 1(2), 2−7.

Richardson, C.A., Gilleard, C.A., Lieberman, S.T., Pieler, R. (1994). Working with older adults and their families. A review. Journal of Family therapy, 16, 225−240.

Richardson, H.B. (1945). Patients have families. New York: Commonwealth Fund.

Richter, H.E. (1963). Eltern, Kind, Neurose. Reinbek: Rowohlt.

Richter, H.E. (1972). Patient Familie. Reinbek: Rowohlt.

Richter, H.E., Strotzka, H., Willi, J. (Hrsg.)(1976). Familie und seelische Krankheit. Reinbek: Rowohlt.

Richterich, L. (1993). Postmoderne Psychotherapie. Zeitschrift für systemische Therapie, 11(1), 23−31.

Riedl, R. (1981). Die Folgen des Ursachendenkens. In P. Watzlawick (Hrsg.), Die erfundene Wirklichkeit (S. 67−90). München: Piper.

Rieforth, J. (2006). Triadisches Verstehen in sozialen Systemen. Heidelberg: Carl-Auer-Systeme.

Riehl-Emde, A. (2003). Liebe im Fokus der Paartherapie. Stuttgart: Klett-Cotta.

Ritscher, W. (2002). Systemische Modelle für die Soziale Arbeit. Heidelberg: Carl-Auer-Systeme.

Ritscher, W. (2007). Soziale Arbeit: systemisch. Ein Konzept und seine Anwendung. Göttingen: Vandenhoeck & Ruprecht.

Ritscher, W. (Hrsg.)(2005). Systemische Kinder- und Jugendhilfe. Anregungen für die Praxis. Heidelberg: Carl-Auer-Systeme.

Rivett, M., Street, E. (2009). Family Therapy − 100 key points and techniques. London u. New York: Routledge.

Roberts, J. (1993). Die Verwendung von Ritualen bei der Neudokumentierung psychiatrischer Fallgeschichten. In E. Imber-Black, J. Roberts, R. Whiting, Rituale in Familien und Familientherapie (S. 323−354). Heidelberg: Carl-

Auer-Systeme.

Roberts, J. (2005). Transparency and self disclosure in family therapy: dangers and possibilities. Family Process, 44, 45−63.

Rochat, P. (2009). Others in mind. Social origins of self-consciousness. Cambridge u. New York: Cambridge University Press.

Rojano, R. (2004). The practice of community family therapy. Family Process, 43(1), 59−78.

Rollett, B., Werneck, H. (Hrsg.)(2002). Klinische Entwicklungspsychologie der Familie. Göttingen: Hogrefe.

Rosen, S. (1990). Die Lehrgeschichten von Milton Erickson (2. Aufl.). Hamburg: Isko.

Rosman, B., Minuchin, S., Liebman, R. (1976). Der »Familien-Lunch«: eine Möglichkeit zur Einleitung einer Familientherapie bei Magersucht. Familiendynamik, 1(4), 334−347.

Rotthaus, W. (1998). Stationäre systemische Kinder- und Jugendpsychiatrie (2. Aufl.). Dortmund: modernes lernen.

Rotthaus, W. (Hrsg.)(2001). Systemische Kinder- und Jugendlichenpsychotherapie. Heidelberg: Carl-Auer-Systeme.

Rouse, W.B., Morris, N.M. (1986). On looking into the black box: prospects and limits in the search for mental models. Psychological Bulletin, 100(3), 349−363.

Rücker-Embden-Jonasch, I., Ebbecke-Nohlen, A. (1992). Balanceakte. Heidelberg: Carl-Auer-Systeme.

Ruf, G.D. (2005). Systemische Psychiatrie. Stuttgart: Klett-Cotta.

Rufer, M. (2012). Erfasse komplex, handle einfach. Systemische Psychotherapie als Praxis der Selbstorganisation - ein Lernbuch. Mit Geleitworten von Franz Caspar und Arnold Retzer. Göttingen: Vandenhoeck & Ruprecht.

Saalfrank, E.S. (2009). Innchalten ist Zeitgewinn. Praxishilfe zu einer achtsamen Sterbekultur. Freiburg: Lambertus.

Sander, E. (2002). Scheidungsforschung im Rahmen einer klinischen Entwicklungspsychologie der Familie. In B. Rollett, H. Werneck (Hrsg.), Klinische Entwicklungspsychologie der Familie (S. 266−296). Göttingen: Hogrefe.

Sander, R. (2005). Stell dich nicht an, stell auf. In H. Schindler, A. von Schlippe (Hrsg.), Anwendungsfelder systemischer Praxis (S. 245−264). Dortmund: modernes lernen.

Satir, V. (1990). Kommunikation, Selbstwert, Kongruenz. Paderborn: Junfermann.

Satir, V., Baldwin, M. (1988). Familientherapie in Aktion. Paderborn: Junfermann.

Scala, K., Grossmann, R. (2002). Supervision in Organisationen. Weinheim: Juventa.

Scheib, P., Wirsching, M. (2004). Paar- und Familientherapie. Leitlinien und Quellentext, Leitlinien Psychosomatische Medizin und Psychotherapie Stuttgart u. New York: Schattauer.

Schein, E.H. (2000). Prozessberatung für die Organisation der Zukunft. Bergisch Gladbach: Edition Humanistische Psychologie. Orig.: Schein E.H. (1969). Process consultation: Its role in organization development. Reading, Mass.: Addison-Wesley.

Scheithauer, H., Petermann, F., Niebank, K. (2002). Frühkindliche Risiko- und Schutzbedingungen: der familiäre Kontext aus entwicklungspathologischer Sicht. In B. Rollett, H. Werneck (Hrsg.), Klinische Entwicklungspsychologie der Familie (S. 69−97). Göttingen: Hogrefe.

Schemmel, H. (2003). Ressourcen − zum Potential einer ziel- und ressourcen-fokussierten Gruppentherapie. In H. Schemmel, J. Schaller (Hrsg.), Ressourcen. Ein Hand- und Lesebuch zur therapeutischen Arbeit (S. 281−310). Tübingen: dgvt.

Schiepek, G. (1999). Die Grundlagen der systemischen Therapie. Göttingen: Vandenhoeck & Ruprecht.

Schiepek, G. (2004). Synergetisches Prozessmanagement − ein Beitrag zur Theorie und Praxis der Psychotherapie. In A. von Schlippe, W.C. Kriz (Hrsg.), Personzentrierung und Systemtheorie (S. 252−268). Göttingen: Vandenhoeck

& Ruprecht.

Schiepek, G. (Hrsg.)(2011). Neurobiologie der Psychotherapie (2. Aufl.). Stuttgart: Schattauer.

Schiepek, G., Tschacher, W. (1997). Selbstorganisation in Psychologie und Psychiatrie. Braunschweig: Vieweg.

Schiersmann, C., Thiel, H.U. (2009). Organisationsentwicklung. Prinzipien und Strategien von Veränderungsprozessen. Wiesbaden: Verlag für Sozialwissenschaften.

Schindler, H. (1995). Die Zeitlinie. Eine Möglichkeit zur erlebnisintensiven systemischen Therapie mit Einzelklientinnen. Systhema, 9(1), 53−60.

Schindler, H. (2005). Systemische Einzeltherapie − eine immer einmalige Konstruktion von Wirklichkeiten. In H. Schindler, A. von Schlippe (Hrsg.), Anwendungsfelder systemischer Praxia (S. 91−116). Dortmund: modernes lernen.

Schindler, H., Loth, W., Schlippe, J.von (Hrsg.)(2011). Systemische Horizonte. Göttingen: Vandenhoeck & Ruprecht.

Schindler, H., Schlippe, A.von (Hrsg.)(2005). Anwendungsfelder systemischer Praxis. Dortmund: modernes lernen.

Schindler, H., Schlippe, A.von (2006).Psychotherapeutische Ausbilodungen und psychotherapeutische Praxis kassenzugelassener Psychologischer PsychotherapeutInnen und Kinder- und JugendlichentherapeutInnen. Psychotherapie im Dialog, 7(4), 334−337.

Schindler, L., Hahlweg, K., Revenstorff, D. (2007). Partnerschaftsprobleme: Möglichkeiten zur Bewältigung: Ein Handbuch für Paare: Beziehungsprobleme meistern − Ein Handbuch für Paare. Berlin u. Heidelberg: Springer.

Schley, V., Schley, W. (2010). Handbuch kollegiales Teamcoaching. Systemische Beratung in Aktion. Innsbruck u.a.: Studien Verlag.

Schlippe, A.von (2006). Das »Auftragskarussell« oder auch »Münchhausens Zopf«. In S. Fliegel, A. Kämmerer (Hrsg.), Psychotherapeutische Schätze. 101 bewährte Übungen und Methoden für die Praxis (S. 30−36). Tübingen: dgvt.

Schlippe, A.von (2009a). Das Auftragskarussell als Instrument der Fallsupervision. In H. Neumann-Wirsig (Hrsg.), Supervisions-Tools (S. 226−233). Bonn: ManagerSeminare.

Schlippe, A.von (2009b). Der Blick aus dem Adlerhorst. Reflektierende Positionen in der Teamentwicklung. In H. Neumann-Wirsig (Hrsg.), Supervisions-Tools (S. 181−187). Bonn: ManagerSeminare.

Schlippe, A.von (2010). Familientherapie im Überblick − Basiskonzepte, Formen, Anwendungsmöglichkeiten (12. überar. Neuaufl). Paderborn: Junfermann.

Schlippe, A.von, Braun-Brönneke, A., Schröder, K. (1998). Systemische Therapie als engagierter Austausch von Wirklichkeitsbeschreibungen. Empirische Rekonstruktionen therapeutischer Interaktionen. System Familie, 11(2), 70−79.

Schlippe, A.von, El Hachimi, M., Jürgens, G. (2003). Multikulturelle systemische Praxis. Heidelberg: Carl-Auer-Systeme.

Schlippe, A.von, Grabbe, M. (Hrsg.)(2007). Werkstattbuch Elterncoaching. Elterliche Präsenz und gewaltloser Widerstand in der Praxis. Göttingen: Vandenhoeck & Ruprecht.

Schlippe, A.von, Groth, T. (2007). The Power of Stories. Zur Funktion von Geschichten in Familienunternehmen. Kontext, 38(1), 26−47.

Schlippe, A.von, Klein, S. (2010). Familienunternehmen − bliner Fleck der Familientherapie? Familiendynamik, 35(1), 10−21.

Schlippe, A.von, Kriz, J. (Hrsg.)(1987). Familientherapie, Kontroverses − Gemeinsames. 1.Weinheimer Symposion 1986 in Osnabrück. Wildberg: Bögner-Kaufmann.

Schlippe, A.von, Lösche, G., Hawellek, C. (Hrsg.)(2001). Frühkindliche Lebenswelten und Erziehungsberatung. Die Chancen des Anfangs. Münster: Votum.

Schlippe, A.von, Nischak, A., El Hachimi, M. (Hrsg.)(2008). Familienunternehmen verstehen. Gründer, Gesellschafter, Generationen. Göttingen: Vandenhoeck & Ruprecht.

Schlippe, A.von, Schlippe, B.von (2012). Paradoxer Alltag. Ganz normale Verrücktheiten. Stuttgart: Klett-Cotta.

Schlippe, A.von, Schweitzer, J. (2009). Systemische Interventionen. Göttingen: Vandenhoeck & Ruprecht.

Schmid, B., Günter, A. (2012). Systemische Traumarbeit. Der schöpferische Dialog anhand von Träumen. Göttingen: Vandenhoeck & Ruprecht.

Schmid, B., Haasen, N. (2011). Einführung in das systemische Mentoring. Heidelberg: Carl-Auer-Systeme.

Schmid, B., Veith, T., Weidner, I. (2010). Einführung in die kollegiale Beratung. Heidelberg: Carl-Auer-Systeme.

Schmidt, G. (1985). Systemische Familientherapie als zirkuläre Hypnotherapie. Familiendynamik, 10(3), 241−264.

Schmidt, G. (2004). Liebesaffären zwischen Problem und Lösung. Heidelberg: Carl-Auer-Systeme.

Schmidt, G. (2011). Einführung in die hypnosystemische Therapie und Beratung. Heidelberg: Carl-Auer-Systeme.

Schmidt, M. (2003). Systemische Familienrekonstruktion. Göttingen: Hogrefe.

Schmidt, S.J. (Hrsg.)(1988). Der Diskurs des radikalen Konstruktivismus. Frankfurt a.M.: Suhrkamp.

Schmidt-Denter, U. (2001). Differentielle Entwicklungsverläufe von Scheidungskindern. In S. Walper, R. Pekrun (Hrsg.), Familie und Entwicklung. Aktuelle Perspektiven der Familienpsychologie (S. 292−313). Göttingen: Hogrefe.

Schmidt-Lellek, C. (2006). Ressourcen der helfenden Beziehung. Köln: Edition Humanistische Psychologie.

Schmidt-Relenberg, N., Luetkens, C., Rupp, K. (1976). Familiensoziologie. Eine Kritik. Stuttgart: Kohlhammer.

Schmidtchen, S. (1999). Klientenzentrierte Spiel- und Familientherapie. Weinheim: Beltz.

Schmitz, C., Gester, P., Heitger, B. (Hrsg.)(1992). Managerie. Systemisches Denken und Handeln im Management. 1. Jahrbuch. Heidelberg: Carl-Auer-Systeme.

Schmitz, H. (2007). Der Leib, der Raum und die Gefühle. Bielefeld: Edition Sirius.

Schnarch, D. (2011). Intimität und Verlangen. Stuttgart: Klett-Cotta.

Schneewind, K. (2010). Familienpsychologie (3. überarb u. erw. Auflage). Stuttgart: Kohlhammer.

Schneewind, K. (2012). Familienpsychologie − Brückenschläge zwischen Forschung und Anwendung. Familiendynamik, 37(2), 104−112.

Schneewind, K. (Hrsg.)(2000). Familienpsychologie im Aufwind. Brückenschläge zwischen Forschung und Praxis. Göttingen: Hogrefe.

Schöll, R. (2007). Atmosphärische Intelligenz. Anmerkungen eines Management-Coaches, zfo Zeitschrift Führung und Organisation, 6, 326−332.

Schratz, M., Hartmann, W., Schley, W. (2010). Schule wirksam leiten. Analyse innovativer Führung in der Praxis. Münster: Waxmann.

Schreyögg, A. (2003). Coaching. Eine Einführung für Praxis und Ausbildung. Frankfurt a.M.: Campus.

Schreyögg, A. (2008). Coaching für die neu ernannte Führungskraft. Wiesbaden: Verlag für Sozialwissenschaften.

Schreyögg, A., Schmidt-Lellek, C. (Hrsg.)(2009). Die Organisation in Supervision und Coaching. Wiesbaden: Verlag für Sozialwissenschaften.

Schulz von Thun, F. (1998). Miteinander reden 3: Das »Innere Team« und situationsgerechte Kommunikation. Reinbek: Rowohlt.

Schumacher, B. (1995). Die Balance der Unterscheidung. Heidelberg: Carl-Auer-Systeme.

Schumacher, T. (2003). Strategischer Wandel als identitätsbildender Prozess — eine systemische Perspektive. Dissertation Nr. 2764. St. Gallen: Hochschule St. Gallen.

Schwartz, R. (1997). Systemische Therapie mit der inneren Familie. München: Pfeiffer.

Schweitzer, J. (1987). Therapie dissozialer Jugendlicher. Ein systemisches Behandlungsmodell. Weinheim: Juventa.

Schweitzer, J. (2005). Organisationen systemisch in Schwung bringen: Einige kreative, handlungsorientierte Methoden. Kontext, 36(4), 324−340.

Schweitzer, J. (2006). Elterliche Sorgen lindern - Sprechchöre und Zeitlinienreisen in der Elternberatung. In C.Tsirigotis, A. von Schlippe, J.Schweitzer-Rothers (Hrsg.), Coaching für Eltern — Mütter, Väter und ihr »Job« (S. 233−241). Heidelberg: Carl-Auer-Systeme.

Schweitzer, J. (2010). System Familie im Gesundheitswesen — Entwicklungslinien und Zukunftsszenarien. In J. Hardt, F. Mattejat, M. Ochs, M. Schwarz, T. Merz, U. Müller (Hrsg.), Sehnsucht Familie in der Postmoderne - Eltern und Kinder in Therapie heute. (S. 73−94). Göttingen: Vandenhoeck & Ruprecht.

Schweitzer, J. (2011). Zeit und Zeitkonflikte in sozialen Systemen. In H. Schindler, W. Loth, J. von Schlippe (Hrsg.), Systemiche Horizonte (S. 49−56). Göttingen: Vandenhoeck & Ruprecht.

Schweitzer, J., Nicolai, E. (2002). Rituale der Organisation — Rituale der Organisationsentwicklung. In R. Welter-Enderlin, B. Hildenbrand (Hrsg.), Rituale - Vielfalt in Alltag und Therapie (S. 163−183). Heidelberg: Carl-Auer-Systeme.

Schweitzer, J., Nicolai, E. (2010). SYMPAthische Psychiatrie. Göttingen: Vandenhoeck & Ruprecht.

Schweitzer, J., Nicolai, E., Hirschenberger, N. (2005). Wenn Krankenhäuser Stimmen hören. Lernprozesse in psychiatrischen Organisationen. Göttingen: Vandenhoeck & Ruprecht.

Schweitzer, J., Ochs, M. (2008). Systemisch-konstruktivistische Diagnostik. Vom Verfeinern des Möglichkeitssinnes. In M. Cierpka (Hrsg.), Handbuch der Familiendiagnostik (3. Aufl., S. 137−152). Berlin u. Heidelberg: Springer.

Schweitzer, J., Retzer, A., Fischer, H.R. (Hrsg.)(1992). Systemische Praxis und Postmoderne. Frankfurt a.M.: Suhrkamp.

Schweitzer, J., Schlippe, A.von (2006). Lehrbuch der systemischen Therapie und Beratung II: Das störungsspezifische Wissen. Göttingen: Vandenhoeck & Ruprecht.

Schweitzer, J., Schumacher, B. (1995). Die unendliche und die endliche Psychiatrie. Zur Dekonstruktion von Chronizität. Heidelberg: Carl-Auer-Systeme.

Schweitzer, J., Weber, G. (1982). Beziehung als Metapher: die Familienskulptur als diagnostische, therapeutische und Ausbildungstechnik. Familiendynamik, 7, 113−128.

Schwemmle, M., Schmid, B. (Hrsg.)(2009). Systemisch beraten und steuern live. Modelle und Best Practices in Organisationen. Göttingen: Vandenhoeck & Ruprecht.

Schwemmle, M., Schwemmle, K. (Hrsg.)(2011). Systemisch beraten und steuern live 2. Methoden und Best Practices im Einzel- und Teamcoaching. Mit einem Vorwort von Bernd Schmid. Göttingen: Vandenhoeck & Ruprecht.

Schwemmle, M., Schwemmle, K. (Hrsg.)(2012). Systemisch beraten und steuern live 3. Methoden und Best Practices in Change Management und Führungskräfteentwicklung. Mit einem Vorwort von Bernd Schmid. Göttingen: Vandenhoeck & Ruprecht.

Schwertl, W., Emlein, G., Staubach, M., Zwingmann, E. (Hrsg.)(1998). Sucht in systemischer Perspektive. Göttingen: Vandenhoeck & Ruprecht.

Schwing, R. (2009). Spuren des Erfolgs: Was lernt die systemische Praxis von der Neurobiologie? In R. Hanswille (Hrsg.), Systemische Hirngespinste: Impulse für die systemische Theorie und Praxis (S. 37−39). Göttingen: Vandenhoeck & Ruprecht.

Schwing, R., Fryszer, A. (2006). Systemisches Handwerk. Werkzeug für die Praxis. Göttingen: Vandenhoeck & Ruprecht.

Seel, N.M. (1991). Weltwissen und mentale Modelle. Göttingen: Hogrefe.

Seikkula, J. (1994). When the boundary opens: family and hospital in co-evolution. Journal of Family Therapy, 16, 401−414.

Seikkula, J. (1995). Psychose − eine Stimme über den gegenwärtigen Dialog. Zeitschrift für systemische Therapie, 13(3), 183−192.

Seliger, R. (2008). Das Dschungelbuch der Führung. Heidelberg: Carl-Auer-Systeme.

Seliger, R. (2011). Einführung in Großgruppen-Methoden (2. Aufl.). Heidelberg: Carl-Auer-Systeme.

Selvini Palazzoli, M. (1982). Magersucht. Stuttgart: Klett-Cotta.

Selvini Palazzoli, M. (1983). Die Wahrheit interessiert mich nicht, nur der Effekt. Psychologie Heute, 10(5), 39−45.

Selvini Palazzoli, M., Anolli, L., DiBlasio, P., Giossi, L., Risano, J., Ricci, C., Sacchi, M., Ugazio, V. (1984). Hinter den Kulissen der Organisation. Stuttgart: Klett-Cotta.

Selvini Palazzoli, M., Boscolo, L., Cecchin, G., Prata, G. (1977). Paradoxon und Gegenparadoxon. Stuttgart: Klett-Cotta.

Selvini Palazzoli, M., Boscolo, L., Cecchin, G., Prata, G. (1979). Gerade und ungerade Tage. Familiendynamik, 4(2), 138−147.

Selvini Palazzoli, M., Boscolo, L., Cecchin, G., Prata, G. (1981). Hypothetisieren, Zirkularität, Neutralität: drei Richtlinien für den Leiter der Sitzung. Familiendynamik, 6, 123−139.

Selvini Palazzoli, M., Boscolo, L., Cecchin, G., Prata, G. (1983). Das Problem des Zuweisenden. Zeitschrift für systemische Therapie, 1(3), 11−20.

Selvini Palazzoli, M., Prata, G. (1985). Eine neue Methode zur Erforschung und Behandlung schizophrener Familien. In H. Stierlin, L.C. Wynne, M. Wirsching (Hrsg), Psychotherapie und Sozialtherapie der Schizophrenie. Ein internationaler Überblick (S. 275−282). Berlin u.a.: Springer.

Selvini Palazzoli, M., Cirillo, S., Selvini. M. (1991). Die psychotischen Spiele in der Familie. Stuttgart: Klett-Cotta.

Senf, W., Broda, M. (Hrsg.)(2007). Praxis der Psychotherapie: Ein integratives Lehrbuch. Stuttgart: Thieme.

Senf, W., Schweitzer, J., Broda, M. (2010). Oberflächenströmung oder/und Unterströmung. Psychotherapie im Dialog, 11(1), 93−95.

Senge, P. (1996). Die fünfte Disziplin. Stuttgart: Klett-Cotta.

Sexton, T.L., Alexander, J.F. (2003). Functional family therapy: a mature clinical model for working with at risk adolescents and their families. In T.L. Sexton, G.R. Weeks, M.S. Robbins (Eds), Handbook of family therapy (pp. 323−350). New York: Brunner-Routledge.

Shazer, St. de (1989). Wege der erfolgreichen Kurztherapie. Stuttgart: Klett-Cotta.

Shazer, St. de (1992). Muster familientherapeutischer Kurzzeittherapie. Paderborn: Junfermann.

Shazer, St. de (1997). Therapie als System. Entwurf einer Theorie. In L. Reiter, E.J. Brunner, S. Reiter-Theil (Hrsg.) (1997). Von der Familietherapie zur systemischen Perspektive (2. vollst. überarb. Aufl., S. 289−303). Berlin u. Heidelberg: Springer.

Sheng, X.C. (2000). »Zhong li« yuan ze zai xi tong shi jin ting zhi liao zhong de lin chuang ying yong (Klinische Verwendung des Prinzips von Neutralität in systemischer Familientherapie). De guo yi xue (Deutsche Medizin), 17(4), 208–209.

Siebert, H. (2006). Konstruktivistische Lehr- und Lernkulturen. In R. Balgo, H. Lindemann (Hrsg.), Theorie und Praxis systemischer Pädagogik (S. 154–176). Heidelberg: Carl-Auer-Systeme.

Signer-Fischer, S., Gysin, T., Stein, U. (2011). Der kleine Lederbeutel mit allem drin. Hypnose mit Kindern und Jugendlichen (2. Aufl.). Heidelberg: Carl-Auer-Systeme.

Simon, F.B. (Hrsg.)(1988). Lebende Systeme: Wirklichkeitskonstruktionen in der Systemischen Therapie. Berlin u. Heidelberg: Springer.

Simon, F.B. (1990). Meine Psychose, mein Fahrrad und ich. Zur selbstorganisation der Verrücktheit. Heidelberg: Carl-Auer-Systeme.

Simon, F.B. (1999). Organisationen und Familien als soziale Organisationen unterschiedlichen Typs. Soziale Systeme, 5, 181–200.

Simon, F.B. (2004). Gemeinsam sind wir blöd!? Die Intelligenz von Unternehmen, Managern und Märkten. Heidelberg: Carl-Auer-Systeme.

Simon, F.B. (2006). Einführung in Systemtheorie und Konstruktivismus. Heidelberg: Carl-Auer-Systeme.

Simon, F.B. (2007). Einführung in die systemische Organisationstheorie. Heidelberg: Carl-Auer-Systeme.

Simon, F.B. (2010). Einführung in Systemtheorie des Konflikts. Heidelberg: Carl Auer Systeme.

Simon, F.B., Clement, U., Stierlin, H. (1999). Die Sprache der Familientherapie. Ein Vokabular. Stuttgart: Klett-Cotta.

Simon, F.B., Conecta (1992). Radikale Marktwirtschaft. Grundlagen des systemischen Managements. Heidelberg: Carl-Auer-Systeme.

Simon, F.B., Rech-Simon, C. (1999). Zirkuläres Fragen. Systemische Therapie in Fallbeispielen: Ein Lernbuch. Heidelberg: Carl-Auer-Systeme.

Simon, F.B., Weber, G. (2004). Vom Navigieren beim Driften. Post aus der Werkstatt der systemischen Therapie. Heidelberg: Carl-Auer-Systeme.

Singe, G. (2006). Zur Selbstorganisation der Sozialarbeitswissenschaften – ein Überblick über aktuelle Diskurse. Kontext, 37(2), 199–203.

Singh, R., Dutta, S.(2010). »Race« and Culture. Tools, techniques and trainings. A manual for professionals. London: Karnac Books.

Skynner, R., Cleese, J. (1995). ... Familie sein dagegen schwer. Paderborn: Junfermann.

Sluzki, C. (1979). Migration and Family Conflict. Family Process, 18, 379–390.

Sluzki, C. (1992). Die therapeutische Transformation von Erzählungen. Familiendynamik, 17 (1), 19–38.

Sluzki, C.E. (2008). Migration and the disruption of the social network. In M. McGoldrick, K.V. Hardy (Eds), Revisioning family therapy. Racw, culture, and gender in clinical practice (2nd rev. ed., pp. 39–47). New York u. London: Guilford Press.

Sohni, H. (2011). Geschwisterdynamik. Gießen: Psychosozial.

Sparrer, I. (2001). Wunder, Lösung und System. Lösungsfokussierte sytemische Strukturaufstellungen für Therapie und Organisationsberatung. Heidelberg: Carl-Auer-Systeme.

Sparrer, I. (2006). Systemische Strukturaufstellungen. Theorie und Praxis. Heidelberg: Carl- Auer-Systeme.

Sparrer, I., Varga von Kibéd, M. (2000). Ganz im Gegenteil. Tetralemmaarbeit und andere Grundformen systemischer

Strukturaufstellungen. Heidelberg: Carl-Auer-Systeme.

Sparrer, I., Varga von Kibéd, M. (2010). Klare Sicht im Blindflug. Schriften zur systemischen Strukturaufstellung. Heidelberg: Carl-Auer-Systeme.

Speck, R., Attneave, C. (1973). Social Networks. New York: Pantheon Books.

Spencer-Brown, G. (1994). Laws of form. Ashland/Ohio: Cognizer.

Spohr, B., Gantner, A., Bobbink, J., Liddle, H.A. (2011). Multidimensionale Familientherapie. Jugendliche bei Drogenmissbrauch und Verhaltensproblemen wirksam behandeln. Göttingen: Vandenhoeck & Ruprecht.

Sprenkle, D.H., Piercy, F.P., (2005). Research methods in family therapy. New York: Guilford Press.

Staub-Bernasconi, S. (1995). Systemtheorie, Soziale Probleme, Soziale Arbeit: lokal, national, international. Oder: Vom Ende der Bescheidenheit. Bern: Haupt.

Steiner, E., Brandl-Nebehay, A., Reiter, L. (2002). Die Geschichte. Von der Familientherapie zur systemischen Perspektive. In M. Wirsching, P. Scheib (Hrsg.), Paar- und Familietherapie (S. 7−22). Berlin u. Heidelberg: Springer.

Steiner, T., Kim Berg, I. (2005). Handbuch lösungsorientiertes Arbeiten mit Kindern. Heidelberg: Carl-Auer-Systeme.

Steingless, P. (1998). Multiple family discussion groups for patients with chronic medical illness. Family, Systems, & Health, 16(1−2), 55−70.

Steinhübel, A. (2005). Systemisches Coaching. In H. Schindler, A. von Schlippe (Hrsg.), Anwendungsfelder systemischer Praxis (S. 297−330). Dortmund: modernes lernen.

Steinhübel, A. (2010). Führen in der Sandwich-Position. Chancen erkennen und den Überblick behalten. Berlin: Cornelsen.

Steinmetz, S.K. (1978). Battered parents. Society, 15, 54−55.

Stierlin, H. (1975). Von der Psychoanalyse zur Familientherapie. Stuttgart: Klett-Cotta.

Stierlin, H. (1978). Delegation und Familie. Frankfurt a.M.: Suhrkamp.

Stierlin, H. (1980). Eltern und Kinder. Das Drama von Versöhnung und Trennung im Jugendalter. Frankfurt a.M.: Suhrkamp.

Stierlin, H. (1988). Familie als Ort psychosomatischer Erkrankungen. Familiendynamik, 13(4). 288−299.

Stierlin, H. (1990). Zwischen Sprachwagnis und Sprachwirrnis. Familiendynamik, 15(3), 266−275.

Stierlin, H. (1997). Der Begriff »Individuation« in systemischer Sicht. In L. Reiter, E.J. Brunner, S. Reiter-Theil (Hrsg.), Von der Familientherapie zur systemischen Perspektive (2. vollst. überarb. Aufl., S. 19−39). Berlin u. Heidelberg: Springer.

Stierlin, H. (2005). Gerechtigkeit in nahen Beziehungen. Heidelberg: Carl-Auer-Systeme.

Stierlin, H., Rücker-Embden, I., Wetzel, N., Wirsching, M. (1977). Das erste Familiengespräch. Stuttgart: Klett-Cotta.

Stierlin, H., Wynne, L.C., Wirsching, M. (Hrsg)(1985). Psychotherapie und Sozialtherapie der Schizophrenie. Ein internationaler Überblick (S. 275−282). Berlin u.a.: Springer.

Stindl-Nemec, E. (2001). Wieder dabei. Systemische Sozialarbeit in der gemeindenahen Psychiatrie. Heidelberg: Carl-Auer-Systeme.

Storch, M., Cantieni, B., Hüther, G., Tschacher, W. (2010). Embodiment. Die Wechselwirkung von Körper und Psyche verstehen und nutzen. Bern: Huber.

Stratton, P., Reibstein, J., Lask, J., Singh, R., Asen, E (2011). Competences and occupational standards for systemic family and couples therapy. Journal of Family Therapy, 33(2), 123−143.

Straub, J. (Hrsg.)(1998). Erzählung, Identität und historisches Bewußtsein. Frankfurt a.M.: Suhrkamp.

Strauß, B., Hohagen, F., Caspar, F. (Hrsg.)(2007). Lehrbuch Psychotherapie, Teil 1 und 2, Göttingen: Hogrefe.

Streeck, U. (2004). Auf den ersten Blick. Psychotherapeutische Beziehungen unter dem Mikroskop. Stuttgart: Klett-Cotta.

Stroh Becvar, D. S., Becvar, R. J. (2008). Family therapy. A systemic integration (17th rev. ed). Boston: Allyn & Bacon.

Strunk, G., Schiepek, G. (2006). Systemische Psychologie. München: Elsevier.

Stuart, R.B. (1969). An operant-interpersonal treatment for marital discorder. Journal of Consulting and Clinical Psychology, 33, 675–682.

Suess, G. (2001). Eltern-Kind-Bindung und kommunikative Kompetenzen kleiner Kinder – Die Bindungstheorie als Grundlage für ein integratives Interventionskonzept. In A. von Schlippe, G. Lösche, C. Hawellek (Hrsg.), Frühkindliche Lebenswelten und Erziehungsberatung. Die Chancen des Anfangs (S. 39–66). Münster: Votum.

Süllow, M. (2005). Die Praxis des gewaltlosen Widerstands – eine Therapeutenbefragung. Systhema, 21, 343–356.

Sulz, S., Hekeerens, H. (2002). Familien in Therapie. München: CIP-Medien.

Sydow, K.von (2008). Bindungstheorie und systemische Therapie. Familiendynamik, 33(3), 260–273.

Sydow, K.von (2010). Das Erstgespräch in der Systemischen Therapie. In J. Eckert, S. Barnow, R. Richter (Hrsg.), Das Erstgespräch in der Klinischen Psychologie (S. 84–101). Bern: Huber.

Sydow, K.von, Beher, S., Retzlaff, R., Schweitzer, J. (2007). Die Wirksamkeit der Systemischen Therapie/Familientherapie. Göttingen: Hogrefe.

Symalla, T., Walther, H. (1997). Systemische Beratung schwuler Paare. Heidelberg: Carl-Auer-Systeme.

Szapocnik, J., Williams, R.A. (2000). Brief strategic family therapy: twenty-five years of interplay among theory, research and practice in adolescent behavior problems and drug abuse. Clinical Child and Family Psychology, 3, 117–134.

Szapocznik, J.F., Mitrani, V.B. Prado, G., Smith, L., Robinson-Batista, C., Schwartz, S.J., Mauer, Magaly, H., Robbins, M.S. (2004). Structural ecosystems therapy for HIV-seropositive african american women: effects on psychological distress, family hassles, and family support. Journal of Consulting and Clinical Psychology, 72(2), 288–303.

Talmon, M. (1990). Single session therapy. San Francisco: Jossey Bass.

Theuretzbacher, K., Nemetschek, P. (2009). Coaching und systemische Supervision mit Herz, Hand und Verstand. Handlungsorientiert arbeiten, Systeme aufbauen. Stuttgart: Klett-Cotta.

Thibaut, J., Kelley, H.H. (1959). The social psychology of groups. New York: Wiley.

Thiersch, H. (1986). Die Erfahrung der Wirklichkeit. Perspektiven einer alltagsorientierten Sozialpädagogik. Weinheim u. München: Juventa.

Tomm, K. (1984). Der Mailänder familientherapeutische Ansatz – ein vorläufiger Bericht. Zeitschrift für systemische Therapie, 1(4), 1–24.

Tomm, K. (1989). Das Problem externalisieren und die persönlichen Mittel und Möglichkeiten internalisieren. Zeitschrift für systemische Therapie, 7(3), 200–206.

Tomm, K. (2004). Die Fragen des Beobachters. Schritte zu einer Kybernetik zweiter Ordnung in der systemischen Therapie (4. Aufl.). Heidelberg: Carl-Auer-Systeme.

Tootell, A. (2002). »Ich versuch's einfach!« Wie Dylan Wise sein Selbstvertrauen wiederentdeckte. Systhema, 16(1), 5–19.

Trenkle, B. (1994). Das Ha-Handbuch der Psychotherapie. Witze – ganz im Ernst. Heidelberg: Carl-Auer-Systeme.

Trenkle, B. (2010). Das zweite Ha-Handbuch der Psychotherapie. Witze zu Hypnose und Psychotherapie. Heidelberg: Carl-Auer-Systeme.

Tschacher, W. (1997). Prozessgestalten. Göttingen: Hogrefe.

Tschacher, W., Grawe, K. (1996). Selbstorganisation in Therapieprozessen. Die Hypothese und empirische Prüfung der »Reduktion von Freiheitsgraden« bei der Entstehung von Therapiesystemen. Zeitschrift für Klinische Psychologie, 25(1), 55−60.

Tschuschke, V. (Hrsg.)(2009). Gruppenpsychotherapie: Von der Indikation bis zu Leitungstechniken. Stuttgart: Thieme.

Tsirigotis, C. (2011). Beobachtungsstreifzüge im Stärkenkand: Mit Eltern besonderer Kinder neues Terrain entdecken. In H. Schindler, W. Loth, J. von Schlippe (Hrsg.), Systemische Horizonte (S. 155−166). Göttingen: Vandenhoeck & Ruprecht.

Tsirigotis, C., Schlippe, A.von, Schweitzer-Rothers, J. (Hrsg.)(2006). Coaching für Eltern. Mütter, Väter und ihr »Job«. Heidelberg: Carl-Auer-Systeme.

Turner, V. (1969). Das Ritual. Frankfurt a.M.: Campus.

Tyrell, H. (1976). Probleme einer Theorie der gesellschaftlichen Ausdifferenzierung der privatisierten modernen Kernfamilie. Zeitschrift für Soziologie, 5, 393−417.

Varela, F. (1981). Der kreative Zirkel, Skizzen zur Naturgeschichte der Rückbezüglichkeit. In P. Watzlawick (Hrsg.), Die erfundene Wirklichkeit (S. 294−309). München: Piper.

Velden, M. (1994). Psychophysiologie. Eine kritische Einführung. München: Quintessenz.

Vetere, A., Dowling, E. (Hrsg.)(2008). Narrative therapies with children and their families. A practitioner's guide to concepts and approaches (3rd rev. ed.). New York u. London: Routledge.

Visher, E.B., Visher, J.S., Pasley, K. (2003). Remarriage families and stepparenting. In F. Walsh (Ed.), Normal family processes. Growing diversity and complexity (3rd rev. ed., pp. 153−175). New York u. London: Guilford Press.

Vogt, M., Caby, F. (2002). Das Ganze ist mehr als die Summe seiner Teile. Systemisch-lösungsorientierte Gruppentherapie mit Kindern und Jugendlichen. In H. Molter, J. Hargens (Hrsg.), Ich − du − wir und wer sonst noch dazugehört. Systemisches Arbeiten in Gruppen (S. 33−54). Dortmund: modernes lernen.

Vogt, M., Caby, F. (2010). Ressourcenorientierte Gruppentherapie mit Kindern und Jugendlichen. Dortmund: modernes lernen.

Vogt-Hillmann, M., Burr, W. (Hrsg.)(1999). Kinderleichte Lösungen. Lösungsorientierte kreative Kindertherapie. Dortmund: modernes lernen.

Vogt-Hillmann, M., Burr, W. (Hrsg.)(2002). Lösungen im Jugendstil. Systemisch-lösungsorientierte kreative Kinder- und Jugendlichentherapie. Dortmund: modernes lernen.

Voß, R. (Hrsg.)(1996). Die Schule neu erfinden. Neuwied: Luchterhand.

Voß, R. (Hrsg.)(2005). LernLust und EigenSinn. Systemisch-konstruktivistische Lernwelten. Heidelberg: Carl-Auer-Systeme.

Walper, S.(2001). Armut und ihre Auswirkungen auf die Entwicklung von Kindern und Jugendlichen. In A. von Schlippe, G. Lösche, C. Hawellek (Hrsg.), Frühkindliche Lebenswelten und Erziehungsberatung. Die Chancen des Anfangs (S. 151−177). Münster: Votum.

Walper, S., Gerhard, A.-K., Schwarz, B., Gödde, M. (2001). Wenn an den Kindern gespart werden muss. In S. Walper, P. Pekrun (Hrsg.), Familie und Entwicklung. Aktuelle Perspektiven der Familienpsychologie (S. 266−291). Göttingen:

Hogrefe.

Walper, S., Pekrun, R. (Hrsg.)(2001). Familie und Entwicklung. Aktuelle Perspektiven der Familienpsychologie. Göttingen: Hogrefe.

Walsh, F. (2009). Religion and spirituality in couple and family relations. In J. Bray, M. Stanton (Eds.), The Wiley-Blackwell handbook of family psychology (pp. 600−612). Chichester: Wiley-Blackwell.

Walsh, F. (Ed.)(2003). Normal family processes. Growing diversity and complexity (3$^{rd}$ rev. ed). New York u. London: Guilford Press.

Walter, J., Peller, J. (1994). Lösungsorientierte Kurztherapie. Ein Lehr- und Lernbuch. Dortmund: modernes lernen.

Watters, E. (2010). Die Amerikanisierung von psychischen Erkrankungen. Familiendynamik, 35(3), 230−239.

Watzlawick, P. (1977). Die Möglichkeit des Andersseins. Bern: Huber.

Watzlawick, P. (1983). Anleitung zum Unglücklichsein. München: Piper.

Watzlawick, P. (Hrsg.)(1981). Die erfundene Wirklichkeit. München: Piper.

Watzlawick, P., Beavin, J., Jackson, D. (1969). Menschliche Kommunikation. Stuttgart: Huber.

Watzlawick, P., Krieg, P. (Hrsg.)(1991). Das Auge des Betrachters. Beiträge zum Konstruktivismus. Heidelberg: Carl-Auer-Systeme.

Watzlawick, P., Weakland, J. (Hrsg.)(1980). Interaktion. Bern: Huber.

Watzlawick, P., Weakland, J., Fisch, R. (1974). Lösungen. Stuttgart: Huber.

Weakland, J.H. (1969). »Double-Bind«-Hypothese und Dreier-Beziehung. In G. Bateson, D. Jackson, R. Laing, T. Lidz, L. Wynne, L. u.a. (Hrsg.), Schizophrenie und Familien (S. 221−244). Frankfurt a.M.: Suhrkamp.

Weakland, J., Fisch, R., Watzlawick, P., Bodin, A. (1974). Brief therapy: focused problem resolution. Family Process, 13, 141−168.

Weber, G. (Hrsg.)(1993). Zweierlei Glück. Die systemische Psychotherapie Bert Hellingers. Heidelberg: Carl-Auer-Systeme.

Weber, G., Schmidt, G., Simon, F. (Hrsg.)(2005). Aufstellungsarbeit revisited ... nach Hellinger? Heidelberg: Carl-Auer-Systeme.

Weber, G., Simon, F. (1987). Systemische Einzeltherapie. Zeitschrift für systemische Therapie, 5(3), 192−206.

Weber, G., Stierlin, H. (1989). In Liebe entzweit: Die Heidelberger Therapie der Magersucht. Reinbek: Rowohlt.

Weber, R. (2008). Paare in Therapie. Erlebnisintensive Methoden und Übungen. Stuttgart: Klett-Cotta.

Wedekind, E., Georgi, H. (2005). Orientierende Rahmung − Überlegungen zu einem systemischen Leitungsverständnis. In H. Schindler, A. von Schlippe (Hrsg.), Anwendungsfelder systemischer Praxis (S. 265−284). Dortmund: modernes lernen.

Weeks, G.R., Odell, M., Methven, S.(2005). If only I had known. Avoiding common mistakes in couples therapy. New York u. London: W.W. Norton & Company.

Weick, K.E. (1995). Der Prozess des Organisierens. Frankfurt a.M.: Suhrkamp. Weick, K.E. (2001). Making sense of the organization. Oxford: Blackwell.

Weinblatt, U., Omer, H. (2008). Non-violent resistance: a treatment for parents and children with acute behavior problems. Journal of Marital and Family Therapy, 34, 75−92.

Weiner-Davis, M., Shazer, S. de, Gingerich, W. (1987). Using pretreatment change to construct a therapeutic solution: a clinical note. Journal of Marital and Family Therapy, 13, 359−363.

Weiss, T. (1988). Familientherapie ohne Familie. Kurztherapie mit Einzelpatienten. München: Kösel.

Welsch, W. (1991). Unsere Postmoderne Moderne (3. Aufl.). Weinheim: VCH, Acta Humaniora.

Welter-Enderlin, R. (1987). Familismus, Sexismus und Familientherapie. Heißt »systemisch« auch »politisch«? Familiendynamik, 12(3), 261−281.

Welter-Enderlin, R. (1998). Was hat Säuglingsforschung mit Therapie und Beratung zu tun? In R. Welter-Enderlin, B. Hildenbrand (Hrsg.), Gefühle und Systeme (S. 213 − 227). Heidelberg: Carl-Auer-Systeme.

Welter-Enderlin, R., Hildenbrand, B. (1996). Systemische Therapie als Begegnung. Stuttgart: Klett-Cotta.

Welter-Enderlin, R., Hildenbrand, B. (Hrsg.)(1998). Gefühle und Systeme. Heidelberg: Carl-Auer-Systeme.

Welter-Enderlin, R., Hildenbrand, B. (Hrsg.)(2002). Rituale − Vielfalt in Alltag und Therapie. Heidelberg: Carl-Auer-Systeme.

Wendt, W.R. (1997). Case Management im Sozial- und Gesundheitswesen. Freiburg: Lambertus.

Whitaker, C. (1976). The hindrance of theory in clinical work. In P.J. Guerin (Ed.), Family Therapy: Theory and Practice (pp. 154−164). New York: Gardner Press.

Whitaker, C. (1991). Das David und Goliath Syndrom. Manifeste eines Familientherapeuten. Paderborn: Junfermann.

White, H.C. (1995). Network Switchings and Bayeson Forks: reconstructing the social and behavioral sciences. Social Research, 62(4), 1035−1063.

White, M. (1985). Ehetherapie bei langwierigen Eheproblemen. Familiendynamik, 9(3), 206−240.

White, M. (1992). Therapie als Dekonstruktion. In J. Schweitzer, A. Retzer, R. Fischer (Hrsg.),Systemische Praxis und Postmoderne (S. 39−63). Frankfurt a.M.: Suhrkamp.

White, M. (2010). Landkarten der narrativen Therapie. Heidelberg: Carl-Auer-Systeme.

White, M., Epston, D. (1992). Zähmung der Monster. Heidelberg: Carl-Auer-Systeme.

Wienands, A. (2010). Einführung in die körperorientierte systemische Therapie. Heidelberg: Carl-Auer-Systeme.

Willi, J. (1976). Die Zweierbeziehung. Reinbek: Rowohlt.

Willi, J. (1978). Therapie der Zweierbeziehung. Reinbek: Rowohlt.

Willi, J. (1985). Ko-Evolution − die Kunst gemeinsamen Wachsens. Reinbek: Rowohlt.

Willi, J. (1991). Was hält Paare zusammen? Reinbek: Rowohlt.

Willi, J. (2007). Wendepunkte im Lebenslauf: Persönliche Entwicklung unter veränderten Umständen. Die ökologische Sicht der Psychotherapie. Stuttgart: Klett-Cotta.

Willke, H. (1993). Systemtheorie (4. Aufl.). Stuttgart: G. Fischer.

Willke, H. (1995). Beobachtung, Beratung und Steuerung von Organisationen in systemtheoretischer Sicht. In R. Wimmer (Hrsg.), Organisationsberatung − Neue Wege und Konzepte (S. 17−45). Wiesbaden: Gabler.

Willke, H. (1997). Systemtheoretische Grundlagen des therapeutischen Eingriffs in autonome Systeme. In L. Reiter, E.J. Brunner, S. Reiter-Theil (Hrsg.), Von der Familientherapie zur systemischen Perspektive (2. vollst. überarb. Aufl., S. 67−80). Berlin u. Heidelberg: Springer.

Willke, H. (2005). Systemtheorie II: Interventionstheorie (4. Aufl.). Stuttgart: Lucius & Lucius.

Wilms, H.U., Mory, C., Lützkendorf, V. (2004). Angstbewältigung in der Gruppe oder: Wozu brauchen wir Therapeuten? Systema, 18(1), 44−57.

Wilson, J. (2003). Kindorientierte Therapie. Ein systemisch-kooperativer Ansatz. Heidelberg. Carl-Auer-Systeme.

Wilson, J. (2006). Woran erkennt man, ob ein Goldfisch weint? Wie man Bilder für therapeutische Geschichten mit Kindern findet. Systema, 20(19), 5−13.

Wilson, J. (2010). Engagement bei Kindern und Jugendlichen erwecken − ein Theater der Möglichkeiten. Systhema,

24(2), 105−125.

Wimmer, R. (2004). Organisation und Beratung: Systemtheoretische Perspektiven für die Praxis. Heidelberg: Carl-Auer-Systeme.

Wimmer, R. (2007). Die Gruppe − ein eigenständiger Grundtypus sozialer Systembildung? Ein Plädoyer für die Wiederaufnahme einer alten Kontroverse. In J. Aderhold, O. Kranz (Hrsg.), Intention und Funktion. Zur Vermittlung von sozialer Situation und Systemkontext (S. 270−289). Wiesbaden: Verlag für Sozialwissenschaften.

Wimmer, R. (2010). Systemische Organisationsberatung − jenseits von Fach- und Prozessberatung. Revue für postheroisches Management, 7, 88−103.

Wimmer, R. (Hrsg.)(1995). Organisationsberatung− Neue Wege und Konzepte. Wiesbaden: Gabler.

Wimmer, R., Meissner, J., Wolf, P. (Hrsg.)(2009). Praktische Organisationswissenschaft. Lehrbuch für Studium und Beruf. Heidelberg: Carl-Auer-Systeme.

Winek, J. (2010). Systemic family therapy. From theory to practice. Los Angeles u. London: Sage.

Winnicott, D. (1989). Vom Spiel zur Kreativität. Stuttgart: Klett-Cotta.

Winslade, J., Monk, G. (2011). Narrative Mediation: ein besonderer Konfliktlösungsansatz. Familiendynamik, 36(3), 206−213.

Wirsching, M., Scheib, P. (Hrsg.)(2002). Paar- und Familientherapie. Berlin u. Heidelberg: Springer.

Wirth, J.V., Kleve, H. (Hrsg.)(2012). Lexikon des Systemischen Arbeitens. Grundbegriffe der systemischen Praxis, Methodik und Theorie. Heidelberg: Carl-Auer-Systeme.

Wittgenstein, L. (1994). Tractatus logico-philosophicus. Logisch-philosophische Abhandlung (24. Aufl.). Frankfurt a.M.: Suhrkamp.

Wittgenstein, L. (1996). Ein Reader. Hrsg. von A. Kenny. Stuttgart: Reclam.

Wittmund, B., Schötz, D., Wilms, H.U. (2001). Gruppentherapie mit reflektierendem Team im teilstationären und ambulanten Setting einer psychiatrischen Klinik. Zeitschrift für Systemische Therapie, 19(1), 4−10.

Wynne, L., Singer, M. (1965). Denkstörung und Familienbeziehung bei Schizophrenen. Psyche, 19, 82−95.

Wynne, L.C., Ryckoff, I., Day, J., Hirsch, S.I. (1958). Pseudomutuality in the family relationships of schizophrenics. Psychiatry, 21, 205−220.

Xiong, W., Phillips, M.R., Hiong, H., Wang, R., Dai, Q., Kleinman, J., Kleinman, A. (1994). Family-based intervention for schizophrenia patients in China: a randomized controlled trial. British Journal of Psychiatry, 165, 239−247.

Yang, J.Z., Kang, C.Y., Zhao, X.D., Xu, X.F. (2002). Xi tong jia ting dong li xue zi ping wen juan de bian zhi ji xin xiao du fen xi (The self-rating inventory of systematic family dynamics: development, reliability and validity). Zhong guo lin chuang xin li xue za zhi (Chinese Journal of Clinical Psychology), 10(4), 263−265.

Yang, K., Zhao, X.D., Tang, Y., Xu, X.F. (1999). Dui 18 sui yi xia xin li wen ti zhe jin xing jia ting zhi liao de yan jiu (A study of applying systemic family therapy to the psychological problem people under 18 years old). Yun nan yi yao (Medicine and Pharmacy of Yunnan), 20(3), 162−164.

Zander, B., Knorr, M. (Hrsg.)(2003). Systemische Arbeit in der Erziehungsberatung. Göttingen: Vandenhoeck & Ruprecht.

Zhao, S.J. (2006). Jia ting yu hun yin: Taiwan xin li xue yan jiu de xian zhuang yu qu shi (Familie und Ehe: Zustand und Tendenz der psychologischen Forschung in Taiwan). Ben tu xin li xue yan jiu (Forschung der einheimischen Psychologie), 26, 3−34.

Zhao, Y.L., Chao, Y.P., et al. (2004). Hu nan sheng jia ting bao li de liu xing bing xue diao cha: yan jiu fang fa yu chu bu jie guo (Epidemiological methodology for domestic violence in Hunan province). Zhong guo xin li wei sheng za zhi (Chinese Mental Health Journal), 18(5), 326−328.

Zhao, X.D. (1999). Xin li zhi liao de cao zuo xing yu yan (Therapeutische Sprache in der Psychotherapie). Zhong guo xin li wei sheng za zhi (Chinese Mental Health Journal), 13(4), 246−248.

Zhao, X.D. (2009). Mental Health in Contemporary China. In M. Incayawar, L. Bouchard, R. Wintrob (Eds.), Psychiatrists and Traditional Healers: Unwitting Partners in Global Mental Health (pp. 135−149). Chichester: John Wiley & Sons.

Zhao, X.D., Chen, X.Y., Sheng, X.C. (2004). Shen jing xing yan shi ji qi xin shen yi xue zong he zhi liao (Anorexia nervosa und ihre psychosomatische Therapie). Zhong guo yi kan (Chinese Journal of Medicine), 39(5), 51−53.

Zhao, X.D., He, M.T., Xu, M.D., Wang, W.P. (1991). She hui wen hua bian qian yu jing shen wei sheng (Soziokultureller Wandel und psychische Gesundheit). Zhong guo xin li wei sheng za zhi (Chinese Mental Health Journal), 5(3), 113−115.

Zhao, X.D., Xu, X.F., Yang, K. (2000). Xi tong jia ting zhi liao qian hou jing shen zhang ai huan zhe jia ting dong li xue bian hua ji qi yu liao xiao de guan xi (A prospective study of systemic family therapy: the relations between therapeutic outcomes and changes of family dynamics). Zhong hua jing shen ke za zi (Chinese Journal of Psychiatry), 33(2), 1−4.

Zhao, X.D., Xuan, X. (1997). »Zi yuan qu xiang« jia ting zhi liao de cao zuo ji shu (Technik der Ressourcenorientierung in der Familientherapie). Zhong guo lin chuang xin li xue za zhi (Chinese Journal of Clinical Psychology), 7(2), 119−121.

Ziegenhain, U., Fries, M., Bütow, B., Derksen, B. (2004). Entwicklungspsychologische Beratung für junge Eltern. Grundlagen und Handlungskonzepte. Weinheim: Juventa.

Zwack, M. (2011). Die Macht der Geschichten: Erzählungen als Form der Wertevermittlung in Familienunternehmen. Heidelberg: Carl-Auer-Systeme.

Zwack, J., Pannicke, D. (2009). Surviving the Organisation. Einige Landkarten zur Navigation im ganz normalen organisationalen Wahnsinn. In A. Schreyögg, C. Schmidt-Lellek (Hrsg.), Die Organisation in Supervision und Coaching. Reihe Organisation, Supervision und Coaching, Band 3 (S. 111−125). Wiesbaden: Verlag für Sozialwissenschaften.

Zwack, J., Schweitzer, J. (2010). Resilienzfördernde Möglichkeiten der Supervision bei Change-Prozessen. Organisation, Supervision und Coaching, 18(1), 31−48.

Zwack, J., Zwack, M., Schweitzer, J. (2007). Systemische Teamberatung − Mitarbeiter und Führungskräfte miteinander »ins Geschäft bringen«. Psychotherapie im Dialog, 3, 267−273.

图片说明

插图1, 2, 3, 4, 6, 7, 20, 21, 22, 23 ,24, 25, 26, 27, 29（© 阿里斯特·冯·施利佩和比约恩·冯·施利佩）使用了下书中的图片：Schlippe, A. von, Schlippe, B. von (2012). Paradoxer Alltag. Ganz normale Verrücktheiten. Stuttgart: Klett-Cotta.

插图19：© 阿里斯特·冯·施利佩

# 人名索引

（索引后的页码为边码）

# 主题索引

（索引后的页码为边码）

**图书在版编目（CIP）数据**

系统治疗与咨询教科书：基础理论 /（德）阿里斯
特·冯·施利佩,（德）约亨·施魏策著；史靖宇, 赵旭东,
盛晓春译.—北京：商务印书馆, 2018（2023.1重印）
ISBN 978－7－100－15741－4

Ⅰ. ①系…　Ⅱ. ①阿…　②约…　③史…　④赵…　⑤
盛…　Ⅲ. ①精神疗法 — 教材②心理咨询 — 教材
Ⅳ.①R749.055②B841

中国版本图书馆 CIP 数据核字（2018）第008028号

**权利保留，侵权必究。**

系 统 治 疗 与 咨 询 教 科 书
基 础 理 论

〔德〕阿里斯特·冯·施利佩
〔德〕约亨·施魏策　　著

史靖宇　赵旭东　盛晓春　译

商 务 印 书 馆 出 版
（北京王府井大街36号　邮政编码 100710）
商 务 印 书 馆 发 行
山东临沂新华印刷物流集团印刷
ISBN　978－7－100－15741－4

2018年3月第1版　　开本 710×1000　1/16
2023年1月第6次印刷　　印张 35

定价：118.00元